Rückfallprophylaxe bei Drogenabhängigkeit

Hartmut Klos
Wilfried Görgen

Rückfallprophylaxe bei Drogenabhängigkeit

Ein Trainingsprogramm

2., überarbeitete und erweiterte Auflage

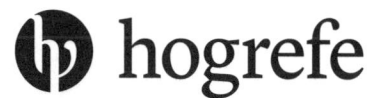

Dipl.-Päd. Hartmut Klos, geb. 1963. 1982–1988 Studium der Pädagogik in Münster. Seit 1988 in unterschiedlichen Arbeitsfeldern der Sucht- und Drogenhilfe als Berater und Therapeut tätig. 1993–2000 Ausbildung in Integrativer Therapie an der EAG/FPI Hückeswagen. Seit 1996 klinischer Einzel- und Gruppentherapeut für Abhängigkeitserkrankungen bei der Drogenhilfe Köln gGmbH. Seit 1997 Heilkundlicher Psychotherapeut (HPG). Seit 2002 Freiberufliche Tätigkeit in Fortbildung, Beratung und Supervision für Mitarbeiter und Institutionen der Drogenhilfe und Suchtmedizin. Lehrtätigkeit an Hochschulen und Akademien.

Dipl.-Psych., Dipl.-Sportlehrer Wilfried Görgen, geb. 1951. 1972–1978 Studium der Psychologie in Köln und Sportstudium an der Deutschen Sporthochschule, Köln. 1979–1991 in unterschiedlichen Arbeitsfeldern der Sucht- und Drogenhilfe als Streetworker, Berater und Psychotherapeut tätig. Ausbildung in Gesprächspsychotherapie. Seit 1986 als Psychotherapeut und Supervisor in freier Praxis. 1991–2008 Projektleiter bei FOGS – Gesellschaft für Forschung und Beratung im Gesundheits- und Sozialbereich mbH, Köln. 2008–2016 Beauftragter für Organisations- und Qualitätsentwicklung beim Sozialdienst Katholischer Männer e.V. Köln. Freier Mitarbeiter der FOGS-GmbH.

Bibliografische Information der Deutschen Nationalbibliothek
Die Deutsche Nationalbibliothek verzeichnet diese Publikation in der Deutschen Nationalbibliografie; detaillierte bibliografische Daten sind im Internet über http://dnb.dnb.de abrufbar.

Das Werk einschließlich aller seiner Teile ist urheberrechtlich geschützt. Jede Verwertung außerhalb der engen Grenzen des Urheberrechtsgesetzes ist ohne Zustimmung des Verlags unzulässig und strafbar. Das gilt insbesondere für Vervielfältigungen, Übersetzungen, Mikroverfilmungen und die Einspeicherung und Verarbeitung in elektronischen Systemen.

Fortbildungsangebote zu diesem Trainingsprogramm finden Sie unter: www.hartmutklos.de und www.rueckfallprophylaxe.de

Hogrefe Verlag GmbH & Co. KG
Merkelstraße 3
37085 Göttingen
Deutschland
Tel. +49 551 999 50 0
Fax +49 551 999 50 111
info@hogrefe.de
www.hogrefe.de

Satz: Beate Hautsch, Göttingen
Druck: mediaprint solutions GmbH, Paderborn
Printed in Germany
Auf säurefreiem Papier gedruckt

2., überarbeitete und erweiterte Auflage 2020
© 2009 und 2020 Hogrefe Verlag GmbH & Co. KG, Göttingen
(E-Book-ISBN [PDF] 978-3-8409-2905-2; E-Book-ISBN [EPUB] 978-3-8444-2905-3)
ISBN 978-3-8017-2905-9
http://doi.org/10.1026/02905-000

Inhaltsverzeichnis

Kapitel 1: Einleitung ... 7

Kapitel 2: Theoretischer Hintergrund ... 10
- 2.1 Grundlagen ... 10
- 2.1.1 Drogenkonsum und -abhängigkeit ... 10
- 2.1.2 Störungsmodell ... 11
- 2.1.3 Prävalenz ... 14
- 2.1.4 Hilfesystem ... 15
- 2.2 Problemlagen ... 16
- 2.2.1 Komorbide psychische Störungen ... 16
- 2.2.2 Somatische (Begleit-)Erkrankungen ... 20
- 2.2.3 Soziale Problemlagen ... 21
- 2.2.4 Identität und Drogenabhängigkeit ... 22
- 2.2.5 Devianz, Kriminalität und Drogenabhängigkeit ... 27
- 2.3 Rückfall bei Drogenabhängigkeit ... 31
- 2.3.1 Verständnis und Definition des Rückfalls ... 31
- 2.3.2 Empirische Befunde ... 34
- 2.3.3 Theorien zum Rückfall ... 39
- 2.3.4 Theorie der Veränderung – das Transtheoretische Modell ... 42
- 2.3.5 Rückfallauslöser ... 45
- 2.4 Rückfallprophylaxe bei Drogenabhängigkeit ... 47
- 2.4.1 Faktoren und Maßnahmen ... 47
- 2.4.2 Trainingsprogramme ... 50

Kapitel 3: Das Rückfallprophylaxetraining (RPT) ... 51
- 3.1 Zur Überarbeitung des RPT ... 51
- 3.2 Kernelemente und Anwendungshinweise ... 52
- 3.3 Ziele ... 54
- 3.4 Aufbau des Rückfallprophylaxetrainings ... 56
- 3.5 Methoden ... 60
- 3.6 Trainer ... 63
- 3.7 Gruppen- und Einzelsetting ... 65
- 3.8 Einsatzfelder des RPT ... 66
- 3.8.1 Ambulante Einsatzfelder ... 67
- 3.8.2 Stationäre Einsatzfelder ... 72

Kapitel 4: Praktische Anwendung – Basismodule (BM) **78**

4.1	Basismodul 1: Einführung in das Rückfallprophylaxetraining	78
4.2	Basismodul 2: Wege aus der Drogenabhängigkeit – die Phasen der Veränderung	85
4.3	Basismodul 3: Schutzfaktoren	91
4.4	Basismodul 4: Risikofaktoren	97
4.5	Basismodul 5: Ambivalenzen – die Vor- und Nachteile der Drogenfreiheit	103
4.6	Basismodul 6: Strategien für den Umgang mit Drogenverlangen	109
4.7	Basismodul 7: Verhalten nach dem Rückfall – das Airbag-Modell	117
4.8	Basismodul 8: Lust und andere gute Gefühle	123
4.9	Basismodul 9: Erfolge, Anerkennung und Belohnungen	127
4.10	Basismodul 10: Abschluss und Auswertung des Rückfallprophylaxetrainings	132

Kapitel 5: Praktische Anwendung – Indikative Module (IM) **135**

5.1	Indikatives Modul 1: Strategien in Risikosituationen	135
5.2	Indikatives Modul 2: Drogenabhängigkeit und Alkoholkonsum	140
5.3	Indikatives Modul 3: Kriminalität und Rückfälligkeit	146
5.4	Indikatives Modul 4: Kriminalität und materielle Sicherheit	151
5.5	Indikatives Modul 5: Risikobereitschaft und Rückfallgeschehen	156
5.6	Indikatives Modul 6: Angehörige und Rückfallgeschehen	160
5.7	Indikatives Modul 7: Komorbide Störungen und Rückfall I – Zusammenhang der Erkrankungen	166
5.8	Indikatives Modul 8: Komorbide Störungen und Rückfall II – Funktion der Substanzen	172
5.9	Indikatives Modul 9: Identitätsentwicklung und Rückfall I – die 5 Säulen der Identität	177
5.10	Indikatives Modul 10: Identitätsentwicklung und Rückfall II – Vorbilder, Werte, Lebensstil	181
5.11	Indikatives Modul 11: Identitätsentwicklung und Rückfall III – Gruppenzugehörigkeit	185
5.12	Indikatives Modul 12: Zukunftsentwurf und Rückfall – Perspektiven, Visionen und Hoffnung	190

Kapitel 6: Ausblick **196**

Literatur **197**

Anhang

Übersicht über die Materialien auf der CD-ROM 205

CD-ROM

Die CD-ROM enthält PDF-Dateien aller Materialien, die zur Durchführung des Gruppenprogramms verwendet werden können.

Die PDF-Dateien können mit dem Programm Acrobat® Reader (eine kostenlose Version ist unter www.adobe.com/de/reader erhältlich) gelesen und ausgedruckt werden.

Kapitel 1
Einleitung

Vor 10 Jahren wurde das Trainingsprogramm „Rückfallprophylaxe bei Drogenabhängigkeit" (RPT) erstmals veröffentlicht. Es richtet sich an Personen und Institutionen der gesundheitlichen und sozialen Versorgung, die Hilfen für Menschen mit drogenbezogenen Problemlagen vorhalten. Von diesen Fachkräften – u.a. aus der Sucht- und Drogenhilfe, der Suchtmedizin und der Forensik – wurde das Trainingsprogramm sehr gut angenommen. Als Indikator hierfür kann einerseits die hohe Nachfrage nach der Erstveröffentlichung als auch andererseits die konstant starke Nachfrage nach dem entsprechenden Fortbildungscurriculum[1] dienen, darüber hinaus auch die Vielzahl positiver Rückmeldungen zur Anwendung des Programms mit Patienten[2] sowie die Empfehlung des Programms in den S3-Leitlinien zur Behandlung von methamphetaminbezogenen Störungen (AWMF, DGPPN & DG-Sucht, 2016).

Getragen davon liegt nunmehr eine überarbeitete und erweiterte Neuauflage des RPT vor. Darin werden Veränderungen, Entwicklungen und Trends aus der Arbeit mit drogenabhängigen Menschen aus den letzten 10 Jahren berücksichtigt. Eine wesentliche Entwicklung liegt darin, dass sich die Gewichtung von einer substanzbezogenen hin zu einer kontextbezogenen Betrachtung der Suchterkrankung verschoben hat.

Die Einteilung und Differenzierung des Versorgungssystems in Hilfen für Menschen mit drogenbezogenen Problemen und alkoholbezogenen Problemlagen stehen nicht mehr so im Vordergrund. Die Ableitung der Problemlagen aus substanzspezifischen bzw. substanzassoziierten Faktoren verändert sich hin zur Berücksichtigung von personenbezogenen komplexen somatischen, psychischen und sozialen Bedingungsgefügen. Mit Blick auf die Versorgung geht diese Entwicklung mit einem Wechsel von einer eher institutionsbezogenen hin zu einer personenbezogenen Organisation der Hilfen sowie einer stärkeren Teilhabeorientierung einher.

Veränderte Konsummuster und Verhaltensweisen sind zu beobachten, so z.B. die Verschiebung von einem intravenösen Opioidkonsum hin zu einem differenzierten polyvalenten Konsum, in dem Cannabinoide und Amphetamine, in z.T. regionalen Schwerpunkten (z.B. Methamphetaminkonsum in den südöstlichen Bundesländern), im Vordergrund stehen. Mit der Ausdifferenzierung von Konsummustern werden die Übergänge zwischen legal und illegal mit Blick auf die konsumierte Substanz, deren Verfügbarkeit sowie das umgebende Milieu fließender. Gleichzeitig nimmt die Bedeutung personaler und sozialer Bedingungen der Sucht zu. Das Hilfesystem hat begonnen, auf diese Entwicklungen und Trends zu reagieren. So erfolgen Zuweisungen in Einrichtungen der medizinischen Rehabilitation nicht mehr allein über die Art der konsumierten Substanz, sondern verstärkt unter Berücksichtigung weiterer Faktoren wie z.B. Alter, Zusatzerkrankungen (z.B. Doppeldiagnosen), Grad der sozialen Schwierigkeiten und Devianzbelastung. Gleichzeitig sind Veränderungen in der Umsetzung der Bestimmungen des Betäubungsmittelgesetzes beobachtbar. Insbesondere bei opiatabhängigen Personen ziehen Gerichte eine Unterbringung in der Forensik (nach § 64 StGB) der Möglichkeit einer Maßnahme der medizinischen Rehabilitation (auf Grundlage des § 35 BtMG) vor. Schließlich festigen und differenzieren sich die Angebote und Interventionen der Suchtme-

---

1 Fortbildungsangebote zu diesem Trainingsprogramm finden Sie unter: www.hartmutklos.de und www.rueckfallprophylaxe.de
2 In diesem Manual wird zur sprachlichen Vereinfachung durchgehend von Patienten gesprochen. Dabei wird vorausgesetzt, dass in der Praxis auch andere Begriffe benutzt werden, die die Personen der Zielgruppe adäquater bezeichnen als z.B. Klienten, Nutzer, Hilfesuchende, Betroffene etc. Ebenfalls zur sprachlichen Vereinfachung wird die männliche Form gewählt, wobei i.d.R. Personen jeglichen Geschlechts gemeint sind.

dizin für unterschiedliche Bedarfslagen (z. B. Substitution, Diamorphinvergabe, Therapieangebote für Cannabiskonsumenten). Praxen mit dem Schwerpunkt „Sucht" und die Öffnung ambulanter Psychotherapie für die Behandlung von suchtkranken Menschen lassen erahnen, was möglich wäre, wenn die strukturellen Bedingungen und die Bereitschaft der Anbieter in die eingeschlagene Richtung bedarfsgerecht weiterentwickelt würden.

Verändert bzw. weiterentwickelt hat sich auch der Umgang mit dem Rückfallthema innerhalb der Hilfen. Wurden in der Erstauflage des RPT noch ambivalente Haltungen und Einstellungen der Mitarbeiter in Bezug auf das Rückfallgeschehen beschrieben, so zählt die Rückfallprophylaxe heute zum Standard in der Arbeit mit suchtkranken Menschen. Dies zeigt sich z. B. in den medizinischen Leitlinien (AWMF) zur Behandlung von suchtkranken Menschen, in den Anforderungen der Deutschen Rentenversicherung zur medizinischen Rehabilitation wie auch in der Praxis der Sucht- und Drogenhilfen. Die insgesamt verbesserte Akzeptanz von pychoedukativen Interventionen und Programmen hat hierzu einen Beitrag geleistet. Vor diesem Hintergrund sind Überlegungen und Perspektiven zum Rückfallverständnis in der hier vorliegenden Neuauflage verstärkt herausgearbeitet.

Die Neuauflage berücksichtigt die hier nur kurz skizzierten Entwicklungen und Trends auf unterschiedlichen Ebenen. Ohne den Fokus auf drogenbezogene Problemlagen aufzugeben, wird an verschiedenen Stellen eine substanzmittelübergreifende Suchtperspektive eingenommen. An anderen Stellen, z. B. bei dem Thema Identität, werden drogenbezogene Problemlagen demgegenüber eher akzentuiert.

Der Bedarf an Maßnahmen zur Rückfallprophylaxe besteht in unterschiedlichen Bereichen und Settings. Im Grundsatz kann und sollte das RPT überall dort eingesetzt werden, wo Menschen mit suchtbezogenen Problemlagen ihre Kompetenzen im Umgang mit der Erkrankung entwickeln und stärken wollen und gegebenenfalls einen „Weg aus der Sucht" suchen. Dies kann in der Sucht- und Drogenhilfe mit ihren unterschiedlichen Bereichen ebenso stattfinden wie in der Suchtmedizin, der Psychiatrie, der Forensik oder dem Strafvollzug.

Das Trainingsprogramm muss dabei die unterschiedlichen Settings und Anwendungsbedingungen berücksichtigen und bedarfsgerecht angepasst werden. Dies betrifft sowohl die inhaltliche Seite mit ihren Themen und Schwerpunkten als auch die methodisch-didaktische Seite hinsichtlich der Struktur und Flexibilität des Programms sowie der Modellierbarkeit einzelner Module. Das neue RPT greift aus diesem Grund neue Themen auf, wie z. B. den Zusammenhang von Sucht und komorbiden psychischen Störungen, einschließlich der Aufmerksamkeitsdefizit-Hyperaktivitätsstörung (ADHS), und dessen Bedeutung für die Rückfallprophylaxe. Zudem wird das Thema Identität mit Blick auf seine Bedeutung für die Entwicklung einer Abhängigkeit, der Aufrechterhaltung einer drogenkonsumbezogenen und/oder abstinenten Lebensweise und damit ebenfalls in seiner Bedeutung für die Rückfalldynamik behandelt. Für beide Themenblöcke enthält das Trainingsprogramm nunmehr die entsprechenden Module.

Eine weitere Neuerung ist die Unterscheidung zwischen Basismodulen und Indikativen Modulen. In zehn *Basismodulen* werden Grundlagen der Rückfallprävention und des Rückfallmanagements gelegt und die wichtigsten Problemlagen und Interventionen vermittelt. Die zwölf *Indikativen Module* zielen auf spezifische personen- bzw. settingbezogene Bedarfslagen ab. Sie enthalten neben neuen Themen auch Vertiefungsanteile zu den Basismodulen.

Das neue RPT berücksichtigt natürlich auch die Anwendungserfahrungen aus der Praxis der letzten 10 Jahre sowie die Erkenntnisse aus Mitarbeiterqualifizierungen. Schließlich wurde der theoretische Teil hinsichtlich neuerer Forschungsdaten und Erkenntnisse aktualisiert und mit Blick auf die neuen Module erweitert.

Bei aller Neuerung: Orientiert am Grundsatz „Bewahre das Bewährte" enthält das neue Trainingsprogramm auch viel vom alten RPT. Dies betrifft sowohl Aufbau und Gliederung des Manuals, die behandelten Themen und Inhalte des theoretischen Teils, den inneren Aufbau der einzelnen Manuale als auch eine Vielzahl methodischer Elemente. Nach wie vor gilt die folgende Aussage aus der Erstveröffentlichung: „Dieser Band
- gibt einen aktuellen Überblick zum wissenschaftlich-theoretischen Hintergrund,
- greift die zentralen Fragestellungen und Thesen im Zusammenhang mit dem Rückfallgeschehen bei drogenabhängigen Menschen auf,
- bietet ein umfassendes Manual zur praktischen Umsetzung des Rückfallprophylaxetrainings in unterschiedlichen Behandlungskontexten und
- vermittelt erfahrungsorientierte Aspekte und methodische Anregungen zur Optimierung der Behandlungspraxis."

All dies, die Identifikation von Veränderungsbedarfen wie auch die Bestätigung von Bewährtem, war nur möglich durch die intensive Anwendung des RPT in der Arbeit mit drogenabhängigen Menschen.

Unser Dank gilt deshalb allen Mitarbeitern, die in den letzten 10 Jahren das Trainingsprogramm angewandt und eingesetzt haben. Ganz besonders danken wir den Patienten, die sich auf das Trainingsprogramm eingelassen und damit erst den Erfahrungsraum ermöglicht haben, auf dem diese Neuauflage im Wesentlichen basiert.

Kapitel 2
Theoretischer Hintergrund

2.1 Grundlagen

2.1.1 Drogenkonsum und -abhängigkeit

Thema dieses Buches ist die Rückfallprophylaxe bei Menschen mit drogenbezogenen Problemen. Der dargestellte Ansatz der Rückfallprophylaxe ist, zum besseren Verständnis, einzubetten in Grundkenntnisse der Bedingungen und Voraussetzungen des Konsums illegaler Drogen und von Drogenabhängigkeit sowie den Strukturen des Hilfesystems und der Versorgung von drogenabhängigen Menschen. Dabei geht es weniger um eine Darstellung der fachlichen Grundlagen der Sucht- und Drogenhilfe (Gaspar et al., 1999; Tretter, 2000, 2016; Thomasius et al., 2009; Batra & Bilke-Hentsch, 2012; Heinz et al., 2012; Steingass, 2015) als vielmehr darum, relevante Aspekte dieser fachlichen Grundlagen mit Blick auf die Rückfallprophylaxe zu reflektieren. Im Zentrum stehen dabei diejenigen Bedingungen und Voraussetzungen, die sich aus den Besonderheiten der einbezogenen illegalen Substanzen sowie dem gesellschaftlichen Umgang mit diesen ergeben. Dabei liegt auch weiterhin ein Fokus der Betrachtung auf den Unterschieden zwischen Drogen und Drogenabhängigkeit einerseits und Alkohol und Alkoholabhängigkeit andererseits und damit auf den Gesichtspunkten, die ein spezifisches Trainingsprogramm zur Rückfallprophylaxe für drogenabhängige Menschen gegenüber vergleichbaren Programmen für alkoholabhängige Menschen (Körkel & Schindler, 2003; Altmannsberger, 2004) begründen. Gleichwohl haben sich – seit der ersten Auflage des RPT – Konsummuster und -gewohnheiten dahingehend verändert, dass, insbesondere durch einen verstärkten klinisch relevanten Cannabis- und Amphetaminkonsum, Übergänge zwischen Alkohol- und Drogenabhängigkeit fließender geworden sind.

Mit „Drogenabhängigkeit" ist der abhängige Konsum von illegalen Drogen gemeint. Klinisch relevant sind dabei vor allem Cannabis, Ecstasy, Amphetamine und Derivate, LSD, Benzodiazepine und Barbiturate sowie Kokain und Heroin. War bisher der Missbrauch von Heroin, oft in Kombination mit dem Missbrauch anderer illegaler (z. B. Amphetamine, Benzodiazepine) und/oder legaler (z. B. Alkohol) psychoaktiver Substanzen, vorherrschend, so ist eine substanzbezogene Betrachtung inzwischen um Cannabis und Amphetamine und seine Derivate zu ergänzen. Dies zeigt

Tabelle 1: Wirkweise häufig konsumierter Drogen (Tretter, 2000, S. 132)

Droge	Stimulierend	Sedierend	„Psychodysleptisch"
Cannabis		++	++
Ecstasy	++		++
LSD	+		+++
Benzodiazepine		++	
Kokain	++		++
Heroin		++	+

Anmerkung: Die „psychodysleptischen" Drogen werden auch als „psycholytische" bzw. „psychotomimetische" Drogen bezeichnet, da sie psychoseinduzierend wirken können.

sich sowohl in den vorherrschenden Konsumgewohnheiten und -mustern als auch in der Inanspruchnahme von Beratung und Behandlung und damit auch hinsichtlich der Nachfrage nach Rückfallprophylaxe. Tretter (2000) unterscheidet mit Blick auf die Wirkungsweise der häufig konsumierten Drogen zwischen (a) stimulierender und (b) sedierender sowie (c) „psychodysleptischer" („bewusstseinsverändernder") Wirkung (vgl. Tab. 1).

Voraussetzung klinischen Handelns ist es, die phänomenologisch fließenden Übergänge zwischen dem Konsum, dem Missbrauch und der Abhängigkeit von psychoaktiven Substanzen diagnostisch abzugrenzen und für Interventionen handhabbar zu machen. Die Diagnoseschemata der ICD-10 (World Health Organization [WHO]/Dilling et al., 2016) bzw. des DSM-5 (American Psychiatric Association [APA]/Falkai, Wittchen et al., 2018) haben sich dabei in der Praxis bewährt. Sie unterscheiden sich jedoch nach der Anzahl der zugrunde gelegten Kriterien sowie der Ausprägung nach Schweregraden:

- Die ICD-10 unterscheidet zwischen einem „schädlichen Gebrauch" – bei Vorliegen einer körperlichen oder psychischen Gesundheitsschädigung aufgrund des Konsums psychotroper Substanzen – und dem „Abhängigkeitsyndrom", bei dem eine definierte Anzahl beschriebener Kriterien vorliegen muss.
- Demgegenüber sieht das DSM-5 lediglich eine Kategorie vor, die „Substanzkonsumstörung". Die Unterscheidung des Schweregrads erfolgt nach den Stufen „leicht", „mittel" und „schwer".

Eine weitere Unterscheidung besteht darin, dass in der ICD-10 Substanzgruppen (z. B. Sedative/Hypnotika, Stimulanzien) codiert werden, während im DSM-5 die jeweils spezifische Substanz (z. B. Leichtgradige Alprazolamkonsumstörung, Mittelgradige Methamphetaminkonsumstörung) codiert wird.

Nach ICD-10 kann von „schädlichem Gebrauch" gesprochen werden, wenn der Konsum psychotroper Substanzen zu Gesundheitsschädigung führt. Diese kann als körperliche Störung auftreten, etwa in Form einer Hepatitis nach Selbstinjektion der Substanz, oder als psychische Störung, z. B. als depressive Episode nach massivem Alkoholkonsum. Unter einem „Abhängigkeitsyndrom" wird eine Gruppe von Verhaltens-, kognitiven und körperlichen Phänomenen verstanden, die sich nach wiederholtem Substanzgebrauch entwickeln. Typischerweise bestehen: (1) ein starker Wunsch, die Substanz einzunehmen, (2) Schwierigkeiten, den Konsum zu kontrollieren sowie (3) anhaltender Substanzgebrauch trotz schädlicher Folgen. Dem Substanzgebrauch wird Vorrang vor anderen Aktivitäten und Verpflichtungen gegeben (4). Es entwickelt sich eine Toleranzerhöhung (5) und manchmal ein körperliches und/oder psychisches Entzugssyndrom (6). Das Abhängigkeitssyndrom kann sich auf einen einzelnen Stoff beziehen (z. B. Tabak, Alkohol oder Diazepam), auf eine Substanzgruppe (z. B. opiatähnliche Substanzen) oder auch auf ein weites Spektrum pharmakologisch unterschiedlicher Substanzen (ausführlich zu den Diagnosekriterien von ICD-10 und DSM-5 vgl. Zaudig et al., 2000; WHO/Dilling et al., 2015; APA/Falkai, Wittchen et al., 2018).

Insbesondere für die (medizinische) Rehabilitation hat die Internationale Klassifikation der Funktionsfähigkeit, Behinderung und Gesundheit (ICF) an Bedeutung gewonnen (WHO/Deutsches Institut für Medizinische Dokumentation und Information, 2005). Diese Klassifikation der Weltgesundheitsorganisation (WHO) ist in Deutschland insbesondere in der Rehabilitations-Richtlinie und im Bundesteilhabegesetz verankert. Die ICF dient dabei als einheitliche und standardisierte Sprache zur Beschreibung des funktionalen Gesundheitszustandes, der Behinderung, der sozialen Beeinträchtigung und der relevanten Umgebungsfaktoren eines Menschen. Mit der ICF können die biopsychosozialen Aspekte von Krankheitsfolgen unter Berücksichtigung der Kontextfaktoren systematisch erfasst werden. Gegenüber der ICD-10 und dem DSM-5 erweist sich die ICF durch die Komponenten Aktivität, Partizipation und Kontext erweitert und ist damit auch auf die (noch) verfügbaren Ressourcen orientiert.

2.1.2 Störungsmodell

Das Verständnis von Drogenabhängigkeit als „Störung" ist einzubinden in eine umfassende Betrachtung menschlicher Entwicklungschancen und -grenzen, wie sie Antonovsky (1997) in seiner Theorie der Salutogenese dargestellt hat. Demnach sind Krankheit und Gesundheit zwei sich gegenseitig beeinflussende Dimensionen in der Entwicklung des Menschen und seiner Lebenswelt, die nicht voneinander isoliert betrachtet werden können. Pathogenese ist immer multifaktoriell und lebenslaufbezogen zu sehen. Demnach gibt es eine Vielzahl von Faktoren zur Erklärung der Krankheitsentwicklung. Hilfreich zum Verständnis der Krankheitsentwicklung von drogenabhängigen Menschen ist zunächst die Unterscheidung von (a) protektiven Faktoren bzw. salutogenen Stimulierungen und (b) Risiko- bzw. Belastungsfaktoren bzw. pathogenen Stimulierungen. Petzold (2002) hat salutogenetische und pathogenetische

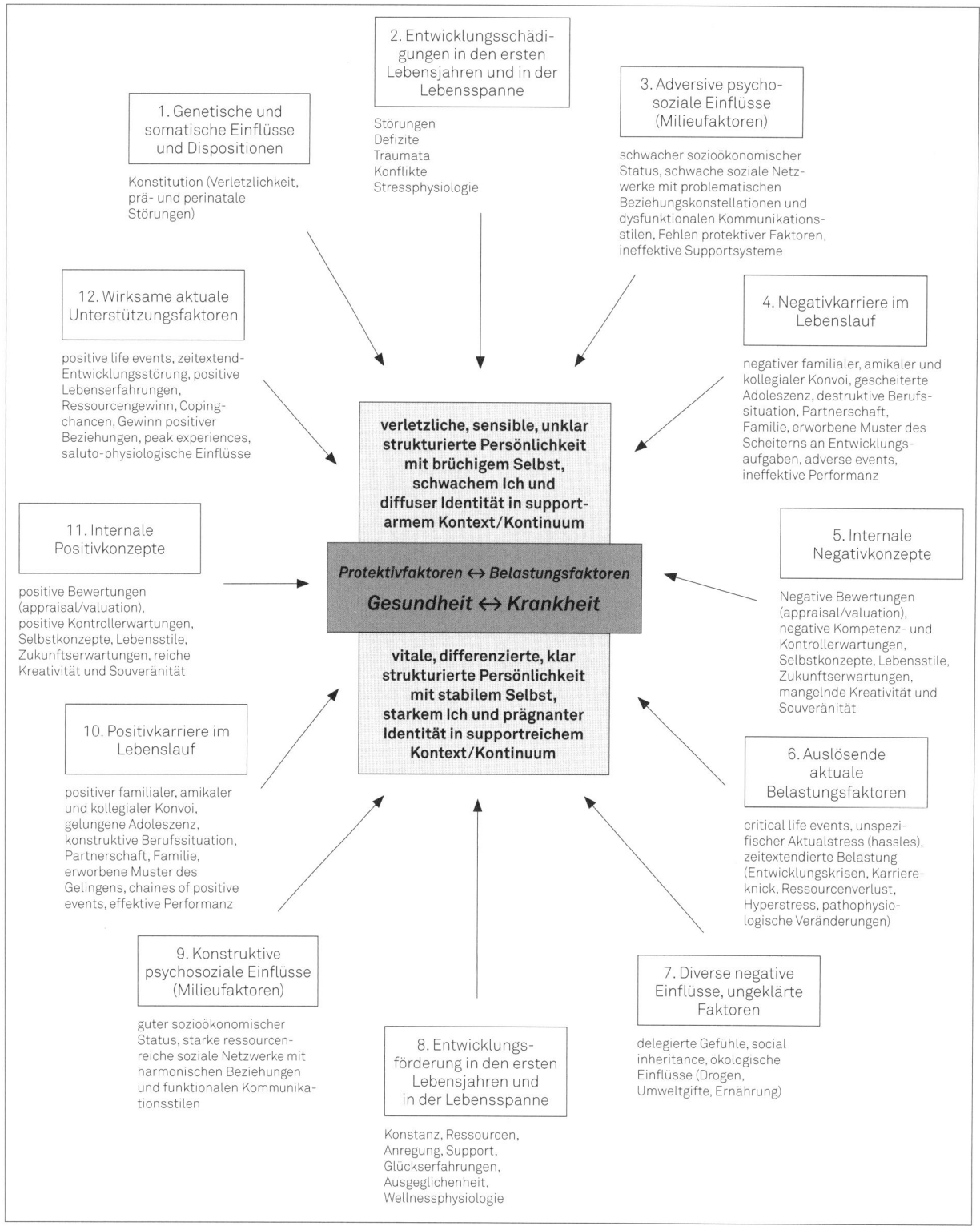

Abbildung 1: Salutogenese und Pathogenese über die Lebensspanne (Petzold, 2002, S. 48)

Faktoren über die Lebensspanne zusammenfassend dargestellt (vgl. Abb. 1).

Drogenabhängigkeit ist eine komplexe chronische Erkrankung. Als auslösende Faktoren kommen nicht nur traumatische Erlebnisse in Betracht, sondern vor allem exogene Ketten schädigender Ereignisse, die mit familiären und sozialen Lebensbedingungen verknüpft sind und die das, ggf. unterdurchschnittliche, Bewältigungspotenzial und die Ressourcenlage des Einzelnen überlasten.

Zur näheren Systematisierung der Darstellung der Drogenabhängigkeit wird das Modell von Feuerlein et al. (1998) zugrunde gelegt, in dem die Entwicklung von Sucht mit drei grundlegenden Faktoren verknüpft ist, auf die sich jeweils unterschiedliche Erklärungsmodelle beziehen. Das sogenannte „biopsychosoziale Modell der Sucht" besteht aus den Faktoren Droge, Person und Umwelt. Diese Faktoren sind jeweils aufeinander bezogen und beeinflussen sich gegenseitig (vgl. Abb. 2):

- *Droge:* Die illegalen Substanzen, insbesondere Opioide (Heroin), Kokain und Amphetamine/Derivate, besitzen ein hohes Suchtpotenzial, d. h. eine psychische und/oder körperliche Abhängigkeit tritt sehr schnell auf. Zudem können illegale Drogen durch ihre unterschiedlichen Wirkspektren gezielt eingesetzt werden, was sich u. a. in der häufigen Kombination des Konsums von stimulierenden und sedierenden Drogen wie z.B Amphetamine und Cannabis zeigt. Illegale Beschaffung und Handel verhindern eine staatliche Kontrolle der Warenqualität und tragen vor allem in Verbindung mit intravenösen Konsumformen und den oft unhygienischen Konsumbedingungen dazu bei, dass der Konsum von Drogen eine Fülle schwerer Erkrankungen nach sich ziehen kann (u. a. HIV- und Hepatitisinfektionen). Der Konsum von Cannabis und Amphetaminen geht demgegenüber häufig mit psychischen Auffälligkeiten und Störungen einher. Schließlich muss berücksichtigt werden, dass Drogenabhängigkeit meist in Form von Polytoxikomanie auftritt, d. h. dass mehrere Drogen gleichzeitig konsumiert werden. Mit Blick auf den Rückfall geht damit eine Minderung von Risikoabschätzung und Bewältigungspotenzial einher.
- *Person:* Neben individuellen Voraussetzungen (z.B. genetische Risikofaktoren, unbewältigte Traumata, unzureichende Bewältigungsstrategien) ist es vor allem das frühe Auftreten einer Abhängigkeit unter illegalisierten Konsumbedingungen, die zur Störung der Persönlichkeitsentwicklung und Schwierigkeiten bei der Bewältigung von Entwicklungsaufgaben im Jugendalter führt. Zudem besteht ein enger Zusammenhang zwischen frühem Drogenkonsum und devianten Verhaltensweisen (vgl. Kap. 2.2.5) sowie dem Auftreten (schwerer) psychischer Störungen (vgl. Kap. 2.2.1). Im Falle, dass drogenabhängige Menschen neben rehabilitativen Leistungen auch Hilfen zur Nachsozialisation benötigen, sind mit Blick auf die Rückfallprophylaxe spezifische Bewältigungsstrategien in Rückfallsituationen sowie bei kritischen Lebensereignissen zu entwickeln.
- *Umwelt:* Neben eher personenbezogenen Umweltbedingungen (z. B. Broken-home-Situation, fehlendes soziales Netzwerk und Beziehungsdiskontinuität) ist es vor allem das mit dem Drogenkonsum einhergehende Ausmaß an sozialer Desintegration, das mit Drogenabhängigkeit verbunden ist und sich u. a. im weitgehenden Verlust von gesellschaftlichen Basisvoraussetzungen und -bindungen (z.B. Bildung, Arbeit/Beschäftigung, Konsum) und dem Ausschluss aus bürgerlichen sozialen Milieus zeigt. Die Besonderheiten illegaler Drogen werden zudem durch die Illegalität des Verkehrs (Erwerb, Besitz, Handel) mit der Droge und die gesellschaftliche Reaktion auf drogenabhängige Menschen bestimmt. Neben den o. g. Konsumbedingungen sind es vor allem die Ausgrenzung und Stigmatisierung drogenabhängiger Menschen, die krankheitsbedingte Störungen der gesellschaftlichen Teilhabe und sozialen Integration verstärken und Desintegrationsprozesse aktivieren. Dabei verlaufen diese Prozesse bspw. bei Menschen, die Heroin konsumieren, anders als bei Menschen, die Cannabis und Amphetamine/Derivate bevorzugen. Bei letzteren kann der Konsum häufiger über eine längere Zeit noch sozial integriert bzw. verdeckt erfolgen und damit umweltfeldbezogene Abstoßungsprozesse minimieren. Insgesamt betrachtet ist die Reaktion der Umwelt auf drogenabhängige Menschen durchaus ambivalent, da sie – u. a. aufgrund grundgesetzlich verankerter Rechte und eines sozialstaatlichen Selbstverständnisses – gleichzeitig zum Objekt öffentlicher Fürsorge und Wohlfahrt gemacht werden, indem ein umfängliches und differenziertes Angebot an Hilfen vorgehalten wird.

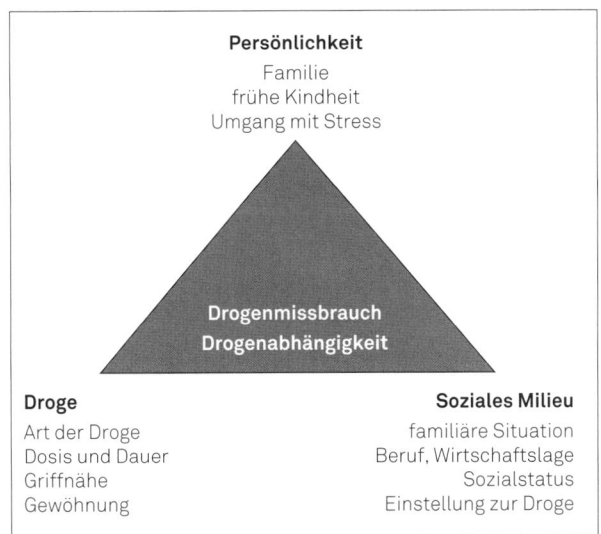

Abbildung 2: Das biopsychosoziale Modell der Sucht (Kluge, 2003, S. 31)

Die hier kurz skizzierten Faktoren sind Veränderungen unterworfen. So verändern sich Konsummotive, -muster und -gewohnheiten ebenso wie die Verfügbarkeit und der Zugang zu illegalen Drogen. Veränderte gesellschaftliche Bedingungen (z.B. ökonomische Verhältnisse, Wertewandel) sowie die jeweiligen sozialstaatlichen Strategien beeinflussen die personalen Entwicklungsbedingungen ebenso wie die Reaktion der Umwelt auf den Konsum psychoaktiver Substanzen und Drogenabhängigkeit. Alle Faktoren haben Auswirkungen auf die Beziehung drogenabhängiger Menschen zur Gesellschaft, sie bestimmen deren Chancen und Risiken, Möglichkeiten und Grenzen. Sie bestimmen auch die (Rahmen-)Bedingungen des Rückfalls und der Rückfallprophylaxe. Der Rückfall ist deshalb auch kein spezifisches und abgrenzbares Thema, sondern steht im Zentrum der Abhängigkeit und ihrer Behandlung. In den Rückfall und seine Prophylaxe fließen die Substanz mit ihren Möglichkeiten und Risiken, die physische und psychische Verfasstheit der Betroffenen (Fähigkeiten und Behinderungen) und die Reaktionen und Bedingungen des gesellschaftlichen Umfelds ein.

2.1.3 Prävalenz

Der gesellschaftliche Umgang mit Suchtstoffen beruht auf Konventionen und Vereinbarungen und ist eher durch die „Legalitätsgrenze" als durch das jeweilige substanzbezogene Sucht- und Schadenspotenzial definiert. Die öffentliche Wahrnehmung des sogenannten Drogenproblems ist heute – am Ende der zweiten Dekade des 21. Jahrhunderts – immer noch stark durch die Unterscheidung von legalen und illegalen Drogen bestimmt. Vor allem die mediale Öffentlichkeit interessiert sich mehr für „das Drogenproblem" mit „Drogentoten" und „öffentlichen Szenen" als für die Folgen des Alkohol- und Tabakmissbrauchs. Die Suchtpolitik löst sich erst langsam von ihrer Fixierung auf die Drogenpolitik, indem beispielsweise eine aktivere Tabakpolitik betrieben wird. Der Begriff „Droge" impliziert immer noch illegale Suchtstoffe (z. B. Cannabis, Amphetamine/Derivate, Kokain, Heroin), während vor allem Alkohol deutlich neutraler als psychoaktive Substanz, als Genussmittel oder gar als Nahrungsmittel wahrgenommen wird. Der Wandel in der öffentlichen Wahrnehmung und in der Politik erfolgt langsam und es bedarf mit Blick auf den Zusammenhang von Konsumverbreitung und -intensität und die gesellschaftlichen, ökonomischen und gesundheitlichen Folgen vor allem einer Intensivierung der Alkoholpolitik.

Denn die Zahlen sprechen eine deutlich „andere Sprache". So stehen – wie Tabelle 2 zeigt – 1.77 Millionen Personen mit einem abhängigen Konsum von Alkohol „nur" 319 000 Personen mit einem abhängigen Konsum von Cannabis, Kokain und Amphetaminen/Derivaten gegenüber (Pabst et al., 2013). Hinzu kommen (geschätzte) 160 322 heroinabhängige Personen (Deutsche Beobachtungsstelle für Drogen und Drogensucht [DBDD], 2017). Im europäischen Vergleich liegt Deutschland meist im mittleren Drittel der Prävalenzraten bei 15- bis 34-jährigen Personen. Eine Ausnahme bildet der missbräuchliche Konsum von Amphetaminen, hier sind für Deutschland hohe Prävalenzraten dokumentiert (Bartsch et al., 2017; Simon et al., 2018).

Die vergleichsweise geringe Prävalenz abhängigen Konsums illegaler Drogen gegenüber legalen Drogen wird noch deutlicher, wenn man Medikamente mit in die Betrachtung einbezieht, wobei von geschätzten 2.31 Millionen medikamentenabhängigen Personen ausgegangen werden muss (Pabst et al., 2013).

Mit Blick auf illegale Drogen sind jedoch erhebliche regionale Unterschiede zu beachten, wobei das „Drogenproblem" in seiner „klassischen Variante des Heroinmissbrauchs" deutlich als Problem großstädtischer Metropolen auftritt (Krausz & Raschke, 1999). Demgegenüber dürften problematische Formen des Konsums von Cannabis, Amphetaminen/Derivaten und Kokain flächendeckender auftreten.

Die Prävalenzraten verweisen dabei tendenziell auf einen Rückgang des Konsums bei Heroin und Kokain bei einer gleichzeitigen Zunahme bei Cannabis und Amphetaminen/Derivaten (DBDD, 2017). Diese sich verändernden Konsummuster und -gewohnhei-

Tabelle 2: Missbrauch und Abhängigkeit bei Alkohol und illegalen Drogen im Vergleich (Schätzzahlen, erwachsene Allgemeinbevölkerung von 18 bis 64 Jahren; Pabst et al., 2013, S. 325f.)

	Alkohol	Illegale Drogen (Cannabis, Kokain, Amphetamine)
missbräuchlicher Konsum (nach DSM-IV)*	1.61 Millionen Personen	283 000
abhängiger Konsum (nach DSM-IV)	1.77 Millionen Personen	319 000

* Die Unterscheidung nach missbräuchlichem und abhängigem Konsum erfolgt hier noch nach DSM-IV. Im DSM-5 (APA/Falkai, Wittchen et al., 2018) ist diese Unterscheidung nicht mehr vorgesehen (vgl. Kap. 2.1.1).

ten gehen mit einer Zunahme von gesundheitlichen und sozialen Problemlagen in den entsprechenden Konsumentengruppen einher. So stehen einem Rückgang der Nachfrage[3] vor allem im Zusammenhang mit Heroin ein deutlicher Anstieg bei Cannabis und Amphetaminen/Derivaten gegenüber (DBDD, 2017; Deutsche Suchthilfestatistik, 2017). Dabei sind jeweils regionale Unterschiede zu beachten. So wird bspw. Methamphetaminmissbrauch vor allem in einigen südlichen und östlichen Bundesländern beobachtet (Drogenbeauftragte der Bundesregierung et al., 2016).

Unterschiede in der Prävalenz der Abhängigkeit von illegalen und legalen Drogen weisen – rein quantitativ – auf eine höhere Auftretenswahrscheinlichkeit und damit auf eine breitere Konfrontation der Allgemeinbevölkerung mit Phänomenen der Sucht und des Rückfalls bei legalen Drogen hin. Qualitativ drücken sich in den Zahlen auch Unterschiede der kulturellen und gesellschaftlichen Akzeptanz von legalen und illegalen Drogen aus.

2.1.4 Hilfesystem

Der Rückfall und seine Bewältigung können bei einer so hoch belasteten Personengruppe wie bei drogenabhängigen Menschen nicht unabhängig vom System der Hilfen betrachtet werden. Dabei spielen Aspekte des Erreichungsgrads, der Betreuungsdichte sowie des Differenzierungsgrads der Hilfen ebenso eine Rolle wie die Regularien des Umgangs mit Rückfällen in den einzelnen Angebotssegmenten.

Die Drogenhilfe als spezialisiertes System der Hilfen für drogenabhängige Menschen ist seit Anfang der 70er Jahre in erheblichem Maße auf- und ausgebaut worden. In mehreren Entwicklungsetappen hat sich die Drogenhilfe zu einem System differenzierter Angebote und Einrichtungen entwickelt (Schmid, 2003). In den letzten Jahren hat sich die Tendenz zu integrativen Hilfen verstärkt. Bei dieser steht nicht mehr so sehr das Substanzmittel im Vordergrund, sondern der personenbezogene Bedarf an gesundheitlichen und sozialen Hilfen. In der Folge sind heute in Teilbereichen die Grenzen zwischen Drogenhilfe, Suchthilfe, den Hilfen für psychisch Kranke sowie den sozialen Hilfen fließend.

Die Sucht- und Drogenhilfe hält ein differenziertes Spektrum von Hilfen (überwiegend) flächendeckend vor. So stehen u. a. folgende Hilfen zu Verfügung:
- 1431 ambulante Beratungsstellen und -dienste,
- 518 spezialisierte Krankenhausabteilungen, psychiatrische Kliniken einschließlich psychiatrische Institutsambulanzen,
- ca. 2000 Plätze im qualifizierten Entzug,
- 13200 vollstationäre Plätze der medizinischen Rehabilitation und 1200 Plätze in Adaptionseinrichtungen,
- ca. 12000 Plätze im ambulant betreuten Wohnen (Bartsch, 2017).

Im ambulanten Bereich gibt es vor allem in Großstädten auf drogenabhängige Menschen spezialisierte Beratungs- und Behandlungsstellen sowie, in einem deutlich stärkeren Maße ausgebaut als für alkoholabhängige Menschen, niedrigschwellige Hilfen (z. B. Kontaktläden, Notschlafstellen, Drogenkonsumräume). Darüber hinaus waren 2016 78500 gemeldete Substitutionspatienten registriert (Bartsch, 2017). Im (Maß-)Regelvollzug nimmt insbesondere die Zahl der untergebrachten heroinkonsumierenden Personen zu. So berichtet Wittmann (2012) von 1800 drogenabhängigen Personen im Regelvollzug im Jahr 2010.

Hinweise auf die Gewichtung der Hilfen nach Substanzmitteln liefern Daten zur Inanspruchnahme der Hilfen nach der Hauptdiagnose. In der Jahresstatistik der professionellen Suchthilfe von 2016 wurden Daten aus 863 ambulanten und 211 stationären Einrichtungen dokumentiert. 83 % der ambulanten und 69 % der stationären Einrichtungen geben drogenkonsumierende Personen mit als Zielgruppe an. Nach Hauptdiagnosen dominiert Alkoholabhängigkeit in den ambulanten Einrichtungen mit 48.9 % und in den stationären Einrichtungen mit 68.9 %. Auf illegale Drogen entfallen in den ambulanten 41.3 % und in den stationären Einrichtungen 23.4 % der Hauptdiagnosen (Specht et al., 2018). Im Längsschnittvergleich zwischen 2007 und 2017 zeigt sich im Bereich ambulanter Hilfen ein deutlicher Anstieg der Hauptdiagnosen bei Stimulanzien- (+282 %) und Cannabinoidabhängigkeit (+51 %). Demgegenüber stagniert die Hauptdiagnose Kokainabhängigkeit (+1 %), während bei Opioiden ein Rückgang dokumentiert ist (-23 %; Bartsch et al., 2017).

Setzt man diese Beratungs-, Betreuungs- und Behandlungsangebote in Relation zur geschätzten Prävalenz von illegal drogenabhängigen Menschen und berücksichtigt dabei, dass es vor allem opiatabhängige und polyvalent konsumierende Personen sind, auf die diese Hilfen zielen, dann kann davon ausgegangen

---

3 Betrachtet wird hier die Nachfrage nach ambulanter und (teil-)stationärer Beratung und Behandlung. Einen Anstieg verzeichnete bei heroinkonsumierenden Personen demgegenüber die Substitutionsbehandlung zwischen 2006 (64500 Patienten) und 2016 (77200 Patienten) (DBDD, 2017).

werden, dass ein Großteil der Zielgruppe Zugang zum Hilfesystem hat und durch entsprechende Angebote erreicht werden kann. Damit unterscheidet sich der Erreichungsgrad bei drogenabhängigen deutlich vom Erreichungsgrad alkoholabhängiger Menschen.

Im Verlauf der Entwicklung der Drogenhilfe hat sich das Krankheits- und Hilfeverständnis verändert. Herrschte bis Mitte der 80er Jahre das „Abstinenzparadigma" vor, so hat sich seitdem ein Verständnis in den Vordergrund geschoben, das die stoffgebundene Abhängigkeit als chronisch rezidivierende Erkrankung anerkennt und ein psychotherapeutisch ausgerichtetes Suchtparadigma zugrunde legt, zu dessen zentralem Merkmal der Rückfall zählt.

Auf struktureller Ebene wurde das Konzept der „therapeutischen Kette", in der ein konsumbezogener Rückfall i. d. R. zu einem „Rückfall" in ein früheres Betreuungsstadium bzw. im ungünstigen Fall zu einem Betreuungsabbruch geführt hat, durch verbundbezogene Konzepte von sozialen Hilfenetzwerken ersetzt, die personenbezogene-, situations- bzw. bedarfsbezogene Unterstützungsleistungen vorhalten.

Mit Blick auf Rückfallvermeidung und -bewältigung kommt den Hilfen eine hohe Bedeutung zu. Im Betreuungskontakt können Rückfall auslösende Krisen und Konflikte erkannt und bearbeitet sowie Rückfälle im Verlauf abgemildert werden. Anders als bei vielen alkoholabhängigen Menschen müssen dabei von drogenabhängigen Menschen kaum strukturelle Zugangsschwellen überwunden werden. Diesem Verständnis der Hilfen als protektiver Faktor bei Rückfallvermeidung und -bewältigung ist jedoch der Anspruch der Förderung der Autonomie der Patienten gegenüberzustellen. Diese sollen (schrittweise) in die Lage versetzt werden, im Sinne einer zunehmenden Festigung der eigenen Bewältigungskompetenzen, Probleme und Krisen auch ohne professionelle Hilfe zu meistern. Diese Ambivalenz erfordert auch mit Blick auf die Rückfallprophylaxe eine Interventionsvielfalt sowie die Berücksichtigung der besonderen Bedingungen und Anforderungen der verschiedenen Einsatzfelder (vgl. auch Kap. 3.8).

2.2 Problemlagen

2.2.1 Komorbide psychische Störungen

Grundlagen

Komorbidität oder Doppeldiagnose wird von der Weltgesundheitsorganisation (WHO) als das gleichzeitige Auftreten von psychoaktiven substanzbedingten Störungen und weiteren psychiatrischen Störungen (WHO, 2020) definiert. Da diese begriffliche Fassung von Doppeldiagnosen keine Aussage zum Schweregrad der Erkrankungen macht, schlagen Moggi und Donati (2004) vier für Verlauf und Prognose relevante Typen von Doppeldiagnosen vor (vgl. Tab. 3).

Die Sicht auf den Zusammenhang von Drogenabhängigkeit und psychischen Störungen ist einem Wandel unterworfen. In den ersten beiden Jahrzehnten der epidemischen Entwicklung des Konsums illegaler Drogen stand die Drogenabhängigkeit im Fokus von Behandlung und Rehabilitation. Andere psychische Störungen wurden – wenn überhaupt – als Folge des Drogenmissbrauchs bzw. der mit einer Drogenabhän-

Tabelle 3: Vier für Verlauf und Prognose relevante Typen von Doppeldiagnosen (Moggi & Donati, 2004, S. 12)

Doppeldiagnosen-Typ	Beschreibung
Typ I: Schwere Substanzstörung mit hoher psychopathologischer Belastung	Substanzabhängigkeit, einschließlich Polytoxikomanie *und* Schizophrenie, bipolare Störung, schwere Depression oder Persönlichkeitsstörungen (z. B. paranoide, schizoide, Borderline-, antisoziale u. ä. Persönlichkeitsstörungen)
Typ II: Leichte Substanzstörung mit hoher psychopathologischer Belastung	Substanzmissbrauch *und* psychische Störungen wie Typ I
Typ III: Schwere Substanzstörung mit geringer psychopathologischer Belastung	Substanzabhängigkeit, einschließlich Polytoxikomanie *und* Angst-, Belastungsstörungen, leichte bis mittelgradige Depression
Typ IV: Leichte Substanzstörung mit geringer psychopathologischer Belastung	Substanzmissbrauch *und* Dysthymia, einfache Phobie, Persönlichkeitsstörungen (z. B. ängstliche, abhängige u. ä. Persönlichkeitsstörungen)

gigkeit i.d.R. einhergehenden desolaten und belastenden Lebensumstände betrachtet. Erst in den 90er Jahren wurde der Zusammenhang zwischen Drogenabhängigkeit und anderen psychischen Störungen und damit die Bedeutung letzterer für die Entwicklung und Aufrechterhaltung der Drogenabhängigkeit systematisch untersucht (Sadowski & Niestrat, 2010). Dabei wurde im Sinne einer Komorbidität zunächst das zeitlich gemeinsame Auftauchen einer Drogenabhängigkeit und weiterer psychischer Störungen bei Opiatabhängigen betrachtet. Internationale Studien belegen dabei eine Lebenszeitprävalenz psychischer Störungen bei (opiat-)drogenabhängigen Menschen von 50 % und damit ein gegenüber der Allgemeinbevölkerung deutlich höheres Erkrankungsrisiko (vgl. Krausz et al., 1998; Scherbaum & Specka, 2014).

Im Rahmen einer Studie von 350 drogenabhängigen Menschen, die in Hamburg Kontakt zum Hilfesystem hatten, diagnostizierten Krausz et al. (1998) bei 55 % eine Lebenszeitprävalenz und bei 23 % eine aktuelle Prävalenz einer psychischen Störung (ohne Persönlichkeitsstörungen). Dabei standen Angst und affektive Störungen im Vordergrund. Andere Studien (vgl. Günthner et al., 2000) sowie die klinischen Erfahrungen bestätigen die Ergebnisse nationaler und internationaler Studien. So berichten bspw. Muhl et al. (2018) von 2 941 stationär behandelten Patienten aus 18 Fachkliniken: 28.2 % wiesen komorbide Persönlichkeits- und Verhaltensstörungen, 28.9 % affektive Störungen und 18.4 % neurotische, Belastungs- und somatoforme Störungen auf. Zudem wurden Verhaltens- und emotionale Störungen mit Beginn in der Kindheit und Jugend mit 13.5 % sowie Schizophrenie, schizotypische und wahnhafte Störungen mit 9.8 % diagnostiziert. Geschlechtsspezifische Unterschiede scheinen auf, wenn in einer Studie der Deutschen Rentenversicherung zu den Maßnahmen zur medizinischen Rehabilitation (Jahr 2016) bei drogenabhängigen Männern Persönlichkeitsstörungen (7.7 %), rezidivierende depressive Störungen (5.8 %) und Impulskontrollstörungen (5.4 %) und bei drogenabhängigen Frauen rezidivierende depressive Störungen (12.6 %) und Anpassungsstörungen (9.0 %) festgestellt wurden (Weinbrenner et al., 2018).

Bemerkenswert ist in epidemiologischen Studien der hohe Anteil von Substanzmittelstörungen bei Personen mit einer Persönlichkeitsstörung (insbesondere mit einer Störung des Cluster B nach DSM, z.B. antisoziale Persönlichkeitsstörung, oder emotional instabile Persönlichkeitsstörung vom instabilen bzw. Borderline-Typ nach ICD-10; Draig et al., 2011; Dürsteler-McFarland et al., 2013). Eine weitere psychische Störung, die im Zusammenhang mit Substanzmittelmissbrauch bzw. -abhängigkeit zunehmend in den Fokus von Wissenschaft und Behandlungspraxis tritt, ist die Aufmerksamkeitsdefizit- bzw. Hyperaktivitätsstörung (ADHS; Barth et al., 2015). Einen vertieften Einblick in die differenziellen Zusammenhänge einzelner psychischer Störungen und komorbider Suchterkrankungen bzw. zwischen den Abhängigkeiten von einzelnen Substanzen und komorbider psychischer Störungen liefern Walter und Gouzoulis-Mayfrank (2014).

Die vergleichsweise hohe Suizidalität vieler drogenabhängiger Menschen kann als ein bedeutsamer Hinweis auf erhebliche psychische Belastungen im Vorfeld der Suchterkrankung und/oder als Folge derselben betrachtet werden. So berichtet Krausz (2001) in mehreren Studien über Suizidversuche bei 54 % der Opiatabhängigen sowie über eine dokumentierte Suizidrate von 6 bis 10 % bei den Drogentodesfällen.

Zum funktionalen Zusammenhang von Drogenabhängigkeit und psychischer Störung können unter systematischen Gesichtspunkten gegenwärtig vier allgemeine Modelle unterschieden werden (Krausz et al., 2000; Scherbaum & Specka, 2014):

- Eine bestehende „primäre" psychische (psychiatrische) Erkrankung erhöht das Risiko des Missbrauchsverhaltens. Die Drogenabhängigkeit wird in ihrer Entstehung, ihrem Verlauf und ihrer Aufrechterhaltung von dieser psychischen „Primärerkrankung" beeinflusst. Der Konsum von psychoaktiven Substanzen kann dabei u.a. zur Dämpfung der Symptomatik der psychischen Störung eingesetzt werden (Selbstmedikationshypothese).
- Eine „primär" bestehende Drogenabhängigkeit induziert, beeinflusst bzw. verstärkt die Entstehung einer psychischen Störung. Dabei geht es weniger darum, dass die psychische Störung durch den Drogenmissbrauch „verursacht" wird als um eine Beeinflussung in einem komplexen Gefüge von individuellen Dispositionen und Wechselwirkungen (Vulnerabilität/Sensitivitätsmodell).
- Psychische Störung und Drogenabhängigkeit beeinflussen sich gegenseitig. So kann z.B. eine depressive und hoffnungslose Stimmung den Substanzmittelmissbrauch befördern und die, mit einer körperlichen Schwächung und sozialen Desintegration einhergehende, Reduktion der psychischen und sozialen Ressourcen kann wiederum die Depression verstärken (bidirektionales Modell, „Teufelskreis-Modell").
- Drogenabhängigkeit und psychische Störung treten gleichzeitig nebeneinander auf, ohne dass eine kausale Beziehung bzw. eine stärkere Wechselwirkung zwischen beiden besteht. In Umkehr dieses Modells der „Beziehungslosigkeit" wird andere-

seits ein gemeinsamer (dritter) Faktor postuliert (z. B. genetischer Faktor, psychosoziale Faktoren), der sowohl die Abhängigkeitserkrankung als auch die psychiatrische Erkrankung prädisponiert (gemeinsame Vulnerabilität; vgl. Barth et al., 2015).

Abbildung 3 gibt diese Modelle schematisch wieder, wobei der obere Teil der Abbildung die ersten beiden Modellvorstellungen zusammenfasst.

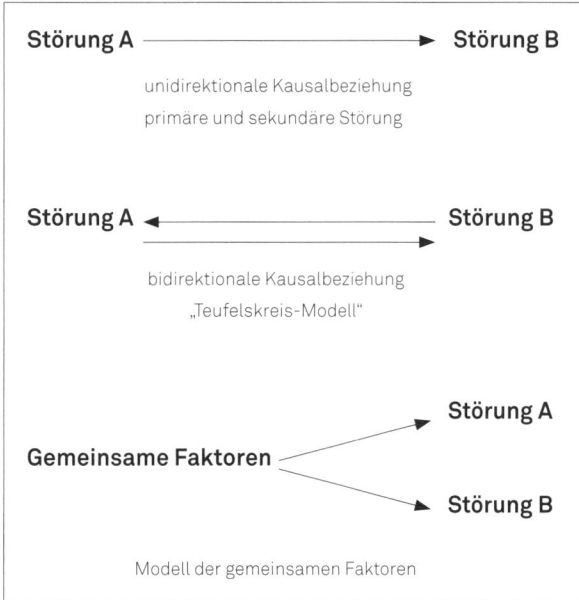

Abbildung 3: Drei Modelle für Doppeldiagnosen (nach Moggi, 2014)

Je nach Modellvorstellung kann der Drogenkonsum als „Selbstmedikation" einer psychischen Störung und/oder als „Verursacher" bzw. „Verstärker" einer solchen Störung interpretiert werden. Mit Blick auf die klinische Arbeit mit drogenabhängigen Menschen erfordert der festgestellte Zusammenhang von Abhängigkeit und weiteren psychischen Störungen eine differenzierte Diagnostik der Komorbidität und des individuellen funktionalen Zusammenhangs der beiden Störungsformen. Die hierbei gewonnenen Erkenntnisse müssen in spezifischen Interventionen und Behandlungs- und Rehabilitationsverläufen umgesetzt werden (z. B. suchttherapeutische, psychotherapeutische und medikamentöse Behandlung, Suchtnachsorge und psychiatrische Hilfen). Hierzu zählt auch die Berücksichtigung der individuellen Krankheitsgeschichte und -situation im Rahmen der Rückfallprophylaxe. So kann davon ausgegangen werden, dass drogenabhängige Menschen mit einer oder mehreren psychischen Störungen ein geringeres psychosoziales Funktionsniveau aufweisen und einen erhöhten Behandlungs- und Rehabilitationsbedarf haben. Rückfallauslösende Faktoren können im Zusammenhang mit der psychischen Störung stehen und der erneute Konsum kann bspw. in Form einer Selbstmedikation ein Bewältigungsversuch einer psychischen Krise (z. B. Regulation von Stress, Angst, Unruhe) sein. Übergreifend sind bei drogenabhängigen Menschen, die noch unter weiteren psychischen Störungen leiden, eine realistische Zielsetzung und eine langfristige Therapiestrategie angezeigt (Rubischung, 1997). Mit Krisen und Rückfällen ist zu rechnen, und deshalb muss Rückfallprophylaxe grundlegender Bestandteil der Behandlungsplanung sein (Grothe, 1999).

Praxiserfahrungen zeigen, dass bei komplexen komorbiden Störungsbildern, insbesondere bei schwerer Substanzstörung und hoher psychopathologischer Belastung (Typ I; Moggi & Donati, 2004), eine integrierte, i.d.R. stationäre Behandlung, indiziert ist. Dabei muss bei schwach motivierten Patienten in einem ersten Schritt eine Problemeinsicht bzw. Compliance befördert werden, bevor in einem zweiten Schritt eine am individuellen Bedarf des Patienten orientierte Behandlung mit kombinierten medikamentösen, psychotherapeutischen und suchttherapeutischen Interventionen erfolgt (Draig et al., 2011; Dürsteler-McFarland et al., 2013; Vogelgesang & Schuhler, 2016). Lässt man sich von der Prämisse „Je heterogener ein Störungsbild, desto individualisierter muss die Behandlung sein" leiten oder gar von Viktor Frankls Verständnis, demzufolge zwei Menschen gleich zu behandeln bedeutet, mindestens einen Menschen falsch zu behandeln, dann stellt die Behandlung von Patienten mit Doppeldiagnosen deutliche Anforderungen an die Behandler. Dürsteler-McFarland und Wiesbeck (2014) verdichten die Grundsätze und Prozesse einer integrativen Behandlung von Doppeldiagnose-Patienten (vgl. Abb. 4).

Im Rahmen einer solchen integrierten Behandlung ist die Rückfallprävention ein fester Bestandteil (Moggi & Donati, 2004). Dabei sind bei der Rückfallvermeidung wie beim Rückfallmanagement (störungs-)spezifische erweiterte Anforderungen an Patienten mit Doppeldiagnosen zu beachten, die sich zudem je aus dem zugrunde liegenden Ätiologie-Modell ergeben. Gleichwohl bestehen Schnittstellen und Gemeinsamkeiten zwischen einer eher drogenbezogenen und einer auf Doppeldiagnosen ausgerichteten Rückfallprophylaxe. So ist es bei Patienten mit einer Doppeldiagnose bedeutsam, den Entstehungszusammenhang beider Erkrankungen sowie die Funktion der Substanz mit Blick auf die psychische Störung (Bedürfnis und Wirkung) herauszuarbeiten. Gemeinsamkeiten bestehen u.a. mit Blick auf die Beachtung von Frühwarnzeichen, das Erlernen von Bewältigungsstrategien, Veränderungen im Lebensstil sowie die Motivierung zu einer längerfristigen Behandlung, einschließlich der Förderung der Compliance der medikamentösen Be-

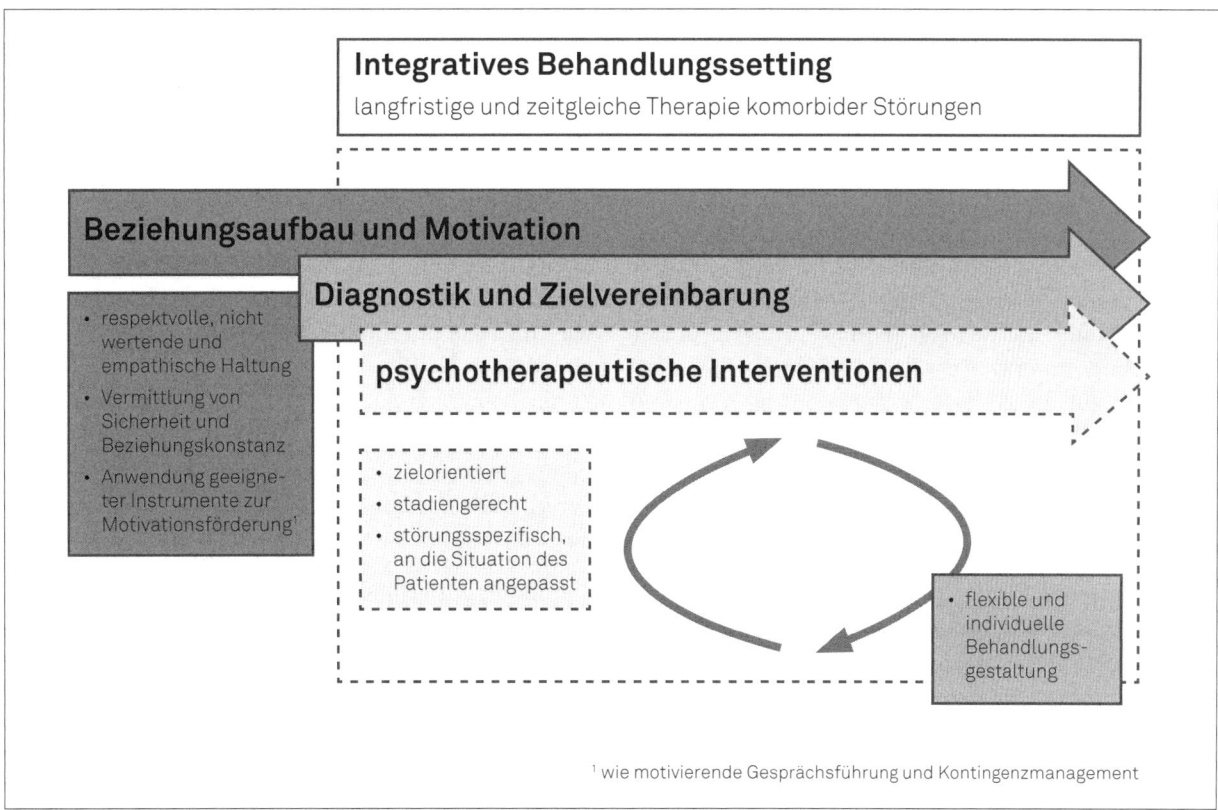

Abbildung 4: Therapeutische Grundsätze (Aufzählungspunkte in Kästchen) und Prozesse (Pfeile) in der integrativen Behandlung von Doppeldiagnose-Patienten (Dürsteler-McFarland & Wiesbeck, 2014, S. 57)

handlung der psychischen Störung. Dies gilt es, im Rahmen der Rückfallprophylaxe angemessen zu beachten.

Für die integrierte Behandlung komorbider Störungen haben D'Amelio et al. (Schizophrenie; 2007) und Gouzoulis-Mayfrank (Psychosen; 2007) spezifische psychoedukative Programme entwickelt. Dabei werden in beiden Programmen rückfallrelevante Themen wie bspw. individuelle Gefahrensituationen, dysfunktionale kognitive Schemata, Skill-Trainings und Bewältigungsstrategien psychoedukativ behandelt bzw. eingeübt. Körkel (2010) erörtert die Potenziale und Grenzen des Motivational Interviewings (MI) in der Behandlung von Doppeldiagnose-Patienten. Büge (2017) behandelt das Thema Cannabiskonsum und psychische Störung aus Sicht der Beratungspraxis.

Aufmerksamkeitsdefizit-Hyperaktivitätsstörung (ADHS)

Die Aufmerksamkeitsdefizit-Hyperaktivitätsstörung, die zuerst einmal im Kindes- und Jugendalter auftritt, kann auch bis ins Erwachsenenalter bestehen bleiben (Stieglitz & Rösler, 2006). Die Prävalenz liegt bei erwachsenen Personen bei 3 bis 5 %. Verursacht wird die ADHS durch genetische, soziale und Umweltfaktoren, wobei die Erblichkeit auf ca. 70 bis 80 % geschätzt wird (Faraone et al., 2005). Je nach Ausprägungsgrad der jeweiligen Kernsymptome können verschiedene Typen des Störungsbildes beschrieben werden: (a) Mischtyp: Aufmerksamkeitsstörung mit Hyperaktivität/Impulsivität, (b) vorwiegende Aufmerksamkeitsstörung, (c) vorwiegende Hyperaktivität/Impulsivität. ADHS ist mit zahlreichen funktionellen Beeinträchtigungen assoziiert, die bedeutsame Risikofaktoren im weiteren Verlauf darstellen. Zu den funktionellen Beeinträchtigungen gehören u.a. Probleme in den Bereichen Schule, Ausbildung und Beruf, aber auch soziale Schwierigkeiten in der Familie, im Kontakt mit Gleichaltrigen und Beziehungspartnern (S3-Leitlinie; Deutsche Gesellschaft für Kinder- und Jugendpsychiatrie, Psychosomatik und Psychotherapie e.V. [DGKJP], Deutsche Gesellschaft für Psychiatrie und Psychotherapie, Psychosomatik und Nervenheilkunde [DGPPN], Deutsche Gesellschaft für Sozialpädiatrie und Jugendmedizin e.V. [DGSPJ] et al., 2017).

Personen mit ADHS weisen – gegenüber der Allgemeinbevölkerung – eine etwa doppelt so hohe Prävalenz für Substanzmittelmissbrauch bzw. -abhängigkeit auf. In epidemiologischen Studien fanden sich bei Personen mit Substanzmissbrauch – über alle Suchtformen hinweg – deutlich erhöhte Prävalenzen von ADHS gegenüber der Allgemeinbevölkerung (Barth et al., 2015). Spezielle Nachweise eines z. T. deutlich erhöhten Auftretens von ADHS liegen mit Blick auf cannabisabhängige, kokainabhängige und methadonsubstituierte opiatabhängige Patienten vor (vgl. Stadler et al., 2014; Barth et al., 2015). Ohlmeier et al. (2005) fanden bei drogenabhängigen Personen eine höhere aktuelle Prävalenz der ADHS gegenüber alkoholabhängigen Personen, wobei die Unterschiede auch mit Blick auf das Auftreten von ADHS in der Kindheit der jeweiligen Personen beobachtbar waren. Mit Blick auf die Genese beider Störungskomplexe spielen familiäre Faktoren der Genetik wie des familiären Erziehungsverhaltens eine vergleichbar wichtige Rolle.

Die Zusammenhänge zwischen ADHS und einer substanzbezogenen Störung lassen sich – wie bei anderen psychischen Störungen – in verschiedenen Modellen darstellen (vgl. Barth et al., 2015):

- Es besteht zwar kein direkter Zusammenhang zwischen ADHS und einer substanzbezogenen Störung, gleichwohl können dritte Faktoren (z. B. Störung des Sozialverhaltens, antisoziale Persönlichkeitsstörung) diesen moderieren.
- ADHS-typische Eigenschaften (z. B. erhöhtes Risikoverhalten, erhöhte Impulsivität, geringer Selbstwert) erhöhen das Risiko einer substanzbezogenen Störung.
- Die erhöhte Prävalenzrate des Kokain- und Amphetaminkonsums bei Personen mit ADHS verweist auf eine Selbstmedikation mit dem Ziel der Reduktion der ADHS-Symptomatik. Der Drogenkonsum wirkt bei hyperkinetischen Störungen „paradox", führt er doch u. a. zur Gedankenberuhigung, zur verbesserten Konzentrationsfähigkeit sowie zu einem sozial adäquateren Verhalten, was wiederum zu einer Verstärkung des Substanzkonsums führen kann.
- Eine Störung der „Exekutivfunktion" (EF) führt zu einer geringeren Verhaltensflexibilität, die in ihren Auswirkungen in beiden Störungsbildern beobachtbar ist und auf eine gemeinsame neuronale Basis verweist. Die EF ist eine Frontalhirnfunktion, die eine Schlüsselrolle bei der Handlungsüberwachung, der Planung und Selbstregulation, der Konfliktverarbeitung sowie der mentalen Flexibilität spielt.

Der Zusammenhang von ADHS und substanzbezogenen Störungen ist komplex und verweist neben dem Selbstmedikationsmodell auf Gemeinsamkeiten mit Blick auf genetische Grundlagen, neuropsychologische Faktoren, familiäre Einflussfaktoren sowie strukturelle Grundlagen des Sozialverhaltens (Möller, 2005; Frölich & Lehmkuhl, 2006; Retz et al., 2007; Havemann-Reinecke, 2009; DG-Sucht, 2015).

Das komorbide Vorliegen beider Störungen, insbesondere in Kombination mit einer Störung des Sozialverhaltens, erschwert die Behandlung, da häufigere Therapieabbrüche und eine geringere Behandlungsmotivation beobachtet werden (Frölich & Lehmkuhl, 2006). Groß und Philipsen (2015) weisen auf die Potenziale einer psychotherapeutischen Behandlung hin. Der Einsatz von Methylphenidat (MPH) – als 1. Mittel der Wahl bei ADHS im Erwachsenenalter – wird im Zusammenhang mit einer gleichzeitig bestehenden komorbiden Suchterkrankung kontrovers diskutiert (Paslakis et al., 2010). Gleichwohl stellt die medikamentöse Therapie mit unterschiedlichen Medikamenten (u. a. MPH als Retardpräparat, Atomoxetin) einen wichtigen Baustein bei der Behandlung einer komorbiden Störung von ADHS und Sucht dar.

Die therapeutischen Herausforderungen sind insgesamt als komplex anzusehen. Gemeinsam ist beiden Störungsbildern der hohe Stellenwert der Motivation des Patienten. Bei ADHS geht es dabei wesentlich um die Sicherung der Motivation, das eigene Verhalten durch Selbstinstruktion zu managen. Bei der Suchterkrankung geht es um die Veränderungs- und Behandlungsmotivation im Hinblick auf das konsumbezogene Verhalten. Auf Basis einer grundsätzlichen Abstinenzmotivation ist ein integrierter Behandlungsansatz, der suchttherapeutische/-medizinische und rehabilitative Maßnahmen mit psychoedukativen, psychotherapeutischen und medikamentösen Maßnahmen verbindet, erforderlich. Dabei kommt der Psychoedukation eine besondere Bedeutung zu (DGKJP, DGPPN, DGSPJ et al., 2017). Mit Blick auf die Rückfallprophylaxe gilt dies insbesondere zum funktionalen Zusammenhang der beiden Störungen sowie zur Pharmakologie der verschiedenen Psychostimulanzien (Davids & Gaspar, 2003).

2.2.2 Somatische (Begleit-)Erkrankungen

Neben einer rein quantitativen Betrachtung von Konsum und Abhängigkeit müssen – mit Blick auf den Rückfall und seine Prophylaxe – Unterschiede zwischen legalen und illegalen Drogen auch hinsichtlich der Morbidität und Mortalität beachtet werden. Dabei ist es vor allem der intravenöse Konsum, der unter unhygienischen Bedingungen zu einer Reihe somatischer Folgeerkrankungen führt. So sind bei heroinkonsumierenden Patienten chirurgische Erkrankungen, z. B. Abszesse, Gefäßdefekte und Embolien, ebenso diagnostizierbar wie internistische Erkrankungen, z. B. Hypotonie, Endokarditis und endokrine Störungen. Zudem haben 70 bis 90 % der politoxikomanen Patienten eine Hepatitis (A, B und/oder C). Schließlich liegt die HIV-Infektionsrate bei drogenabhängigen Menschen regional unterschiedlich zwischen 5 und 20 % (Tretter, 2000).

Es ist deshalb davon auszugehen, dass das Morbiditäts- und Mortalitätsrisiko bei einem (abhängigen) Konsum von illegalen Drogen, vor allem von Opiaten, deutlich höher ist als bei einem abhängigen Konsum von legalen Drogen (z. B. Alkohol). So standen bspw. im Jahr 2015 326 971 Krankenhausbehandlungen wegen des Konsums von Alkohol, 101 306 Behandlungen wegen illegaler Drogen (davon Opioide: 34 916) gegenüber (vgl. Deutsche Hauptstelle für Suchtfragen, 2015). Das Risiko eines Krankenhausaufenthalts ist für drogenabhängige Menschen also deutlich höher als für Menschen mit einem abhängigen Alkoholkonsum.

Mit Blick auf das Mortalitätsrisiko bestehen ebenfalls Unterschiede zwischen den Konsumentengruppen. Auch wenn jährlich 42 000 Personen sterben, deren Tod direkt (z. B. Alkoholmissbrauch) oder indirekt (z. B. Straßenverkehr) im Zusammenhang mit Alkohol steht (Bühringer et al., 2000), so zeigen 1 226 sogenannte Drogentote im Jahr 2015 ein deutlich höheres Mortalitätsrisiko beim Konsum illegaler als legaler Drogen auf (DBDD, 2017). Damit ist aber auch der erneute Drogenkonsum bzw. der Rückfall unmittelbarer und enger mit der Gefahr einer Erkrankung sowie mit einem Mortalitätsrisiko verknüpft.

2.2.3 Soziale Problemlagen

Drogenabhängige Menschen sind häufig bereits in frühen Stadien ihrer Entwicklung malignen Bedingungen ausgesetzt. So zeigt bspw. die klinische Erfahrung, dass drogenabhängige Patienten vermehrt Broken-home-Situationen ausgesetzt waren, sucht- und/oder psychisch kranke Eltern haben bzw. hatten, Gewalt und Missbrauch sowie Vernachlässigung erfahren haben. Ein Blick in die biografische Entwicklung von jungen drogenabhängigen Menschen zeigt ein verstärktes Auftreten von sozialen Belastungsfaktoren wie z. B. häufigerer Schul- und Ausbildungswechsel, Schulversagen und fehlender Schulabschluss, Scheitern der Ausbildungsbemühungen (Uchtenhagen & Zimmer-Höfler, 1985; Degkwitz et al., 1999). Die sozialen Belastungen verschärfen sich i. d. R. im Verlauf einer „Drogenkarriere" und tragen zusammen mit fehlenden bzw. eingeschränkten Ressourcen auch während und nach einer Behandlung bzw. (medizinischen) Rehabilitation dazu bei, dass die soziale (Wieder-)Eingliederung erschwert und die Risiken des Rückfalls erhöht sind.

Drogenabhängige Menschen sind in ihrer gesellschaftlichen Teilhabe oft dadurch beeinträchtigt, dass grundlegende Voraussetzungen von Wohnen und Arbeit eingeschränkt bzw. nicht vorhanden sind. Obwohl bereits grundsätzlich Suchterkrankung mit einem erhöhten Risiko der Arbeitslosigkeit (Henkel,

Tabelle 4: Soziale Belastung von Patienten mit der Hauptdiagnose Alkoholabhängigkeit oder Opioidabhängigkeit in ambulanten Beratungs- und Behandlungsstellen (alle Betreuungen) sowie in (teil-)stationären Rehabilitations- und Adaptionseinrichtungen (mit Beendigung der Therapie) im Vergleich (Deutsche Suchthilfestatistik, 2017)

Belastung/Lebenssituation	Ambulante Beratungs- und Behandlungsstellen		(teil-)stationäre Rehabilitations- und Adaptionseinrichtungen	
	Alkohol	Opioide	Alkohol	Opioide
alleinstehend	N = 119 929	N = 49 142	N = 27 776	N = 2 163
	47.3 %	52.2 %	52.6 %	57.1 %
selbstständiges Wohnen (in den letzten 6 Monaten)	N = 122 614	N = 49 743	N = 27 961	N = 2 172
	84.7 %	68.3 %	83.4 %	50.2 %
ohne Schulabschluss abgegangen	N = 116 958	N = 48 952	N = 27 994	N = 2 156
	4.3 %	15.7 %	5.0 %	11.6 %
Erwerbssituation (in den letzten 6 Monaten), davon:	N = 120 525	N = 48 444	N = 28 021	N = 2 147
arbeitslos nach SGB II (AGL II)	26.6 %	52.6 %	33.00 %	59.0 %
Nichterwerbsperson (z. B. SGB XII)	3.8 %	10.5 %	3.6 %	13.5 %

2007) und unsicherer Wohnsituation einhergeht, zeigt der Vergleich von (betreuten) alkohol- und medikamentenabhängigen und drogenabhängigen Menschen deutliche Unterschiede auf (vgl. Tab. 4). Betrachtet man die oft nur noch gering verfügbaren Ressourcen der beiden Personengruppen, so wird die insgesamt starke soziale Belastung drogenabhängiger Menschen deutlich.

2.2.4 Identität und Drogenabhängigkeit

Identität – Grundlagen

Das Konstrukt „*Identität*" und damit verbundene Identitätskonzepte sind in den Sozialwissenschaften breit diskutiert und behandelt worden (Erikson, 1973; Keupp & Höfer, 1997; Keupp et al., 2008; Abels, 2017). Diese Entwicklung ist an der Psychotherapie aber weitgehend vorbeigegangen und wurde in ihrer Relevanz für die psychotherapeutische Praxis unterschätzt (Petzold, 2012). Die Identitätskonzepte sowohl in den therapierelevanten Referenzdisziplinen (z. B. Sozialwissenschaften) als auch in den einzelnen Psychotherapieschulen sind heterogen, sodass das, was Identität ist, und wie sich Identitätsprozesse vollziehen, unterschiedlich definiert bzw. beschrieben wird. Gleichwohl können die verschiedenen Perspektiven auf Identität, die interdisziplinären Diskurse zwischen den therapierelevanten Referenzdisziplinen sowie die Auseinandersetzung zwischen den einzelnen Therapierichtungen genutzt werden, um die psychotherapeutische Praxis zu bereichern. Lange Zeit an einer individualisierenden Perspektive ausgerichtet, bietet sich der Psychotherapie mit dem Identitätsbegriff und seiner Brückenfunktion ins Soziale, mit der anthropologischen Konstante der „interaktiven Sozialität", die Chance, verstärkt „Gesellschaft" mit in die psychotherapeutische Praxis einzubringen. Ausgehend von der anthropologischen Annahme, dass der Mensch verwoben mit der Welt bzw. bezogen auf die Welt ist (Merleau-Ponty, 1965) und sich Identität zumeist in Prozessen zwischen Menschen entwickelt.

Als Referenztheorie dient in diesem Manual die klinisch-sozialpsychologische Identitätstheorie der Integrativen Therapie nach H. G. Petzold, da sie „Perspektiven verschiedener identitätstheoretischer Ansätze verbindet, einen differenzierten, mehrperspektivischen Ansatz bevorzugt" und darüber hinaus mit den Konstrukten der „persönlichen Identität" und der „sozialen Identität" Interpretationsraster für Identitätsphänomene von Einzelpersonen und Gruppen bietet. Zudem werden verschiedene Perspektiven miteinander verschränkt, indem das Identitätskonzept als „Schnittstelle zwischen Individuum und Gesellschaft, zwischen Privatem und Kollektivem" und in der Dialektik von „Leiblichkeit und Sozialität" verstanden wird (Petzold, 2001, 2002, 2012).

Jede pädagogische oder therapeutische Praxis ist immer auch Identitätsarbeit bzw. Initiierung von Identitätsprojekten und muss identitätstheoretisch fundiert sein. Gewinnt man drogenabhängige Menschen dafür, „sich selbst zum Projekt zu machen", sich auf Kooperationen einzulassen, sie zu ermutigen, trotz vielfältiger negativer Beziehungserfahrungen im Lebensverlauf, positive Beziehungserfahrungen im dyadischen System oder in Gruppen zu suchen und damit wieder Beachtung, Anerkennung und Selbstwert zu erfahren, so kann dies mit Blick auf die Erreichung einer abstinenten Lebensführung hilfreich sein.

Das „Herauswachsen aus der Sucht" erfordert von den Betroffenen eine nicht unerhebliche Identitätsentwicklung und -veränderung. In der Arbeit mit drogenabhängigen Menschen werden Prozesse begleitet, in denen es z. B. „um die Stabilisierung ‚labilisierter Identität', Heilung der ‚beschädigten Identität', Klärung ‚dysfunktionaler Identitätsprozesse' oder die Unterstützung der ‚beruflichen Identitätsbildung' geht" (Wijnen & Petzold, 2003). Gerade in der Rückfallprophylaxe muss diesem Umstand Rechnung getragen werden. Identitätstheoretische Aspekte wie die Konzepte zur „Identitätsentwicklung" sowie die Konstrukte „soziale Identität" und „persönliche Identität" müssen auf ihre Relevanz für das Rückfallgeschehen drogenabhängiger Menschen hin untersucht und in die therapeutische Praxis eingebracht werden.

Identitätsentwicklung – Lebensstil – soziale Milieus

Das Identitätsmodell der Integrativen Therapie ist ein prozessuales Modell, das Identität als beständigen lebenslangen Entwicklungsprozess darstellt, wobei den permanent stattfindenden Fremd- und Selbstzuschreibungsprozessen (Identifizierungen und Identifikationen) und deren subjektiver Bewertung in den Interaktionen mit anderen Menschen große Bedeutung zukommt. Im günstigen Fall kommt es zur Erlangung einer hinreichend stabilen Identität, die jedoch aufgrund des Konstanz-Wandel-Phänomens ständige Passungsarbeit bzw. Identitätsarbeit von Menschen erfordert (Sennett, 2000; vgl. Abb. 5).

Identitätsbildung vollzieht sich überwiegend im Kontakt zwischen Menschen und in sozialen Gruppen. Wenn auch die Identitätsbildung ab dem zweiten Lebensjahr über die gesamte Lebensspanne fortdauert,

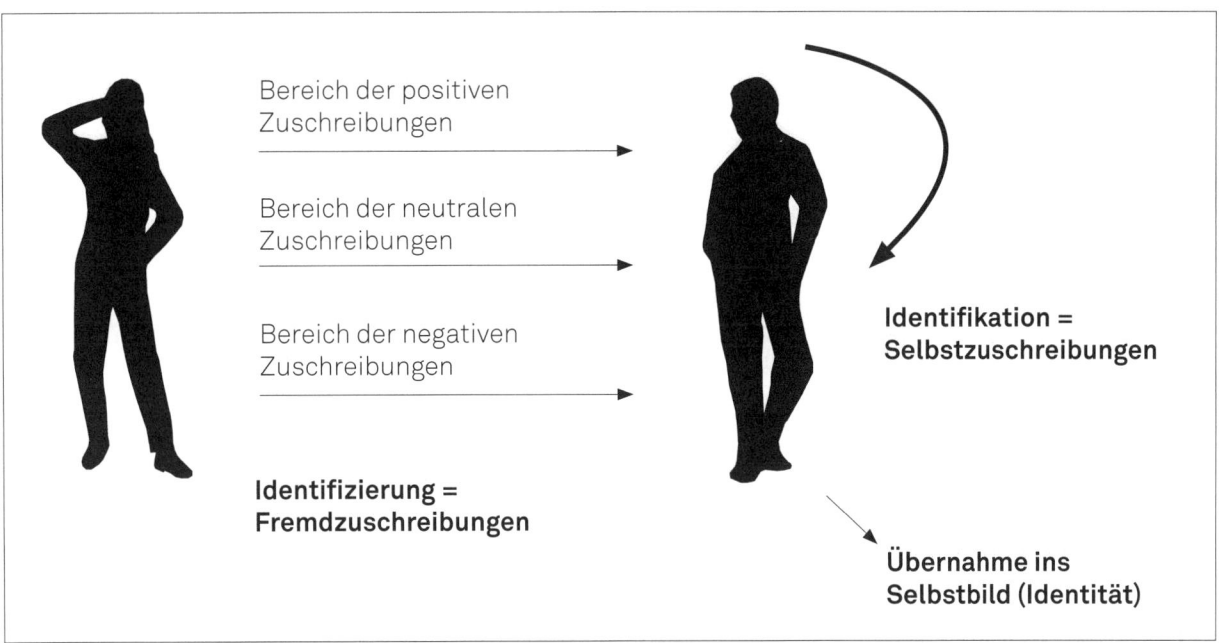

Abbildung 5: Identifizierung und Identifikation

so ist die Jugendphase die lebendigste Phase der Identitätsbildung. In dieser Phase erfolgt die Ablösung vom Elternhaus und gleichzeitig muss die berufliche, persönliche, sexuelle und soziale Identitätsbildung bewältigt werden. Auf der Suche nach der eigenen Identität vollziehen Jugendliche z. T. einen vermehrten Wechsel der sozialen Gruppen, suchen eventuell extreme soziale Gruppen auf, probieren verschiedene Identitäten aus und zeigen dabei An-, aber auch Abgrenzungstendenzen (z. B.: „Ich kann Punker nicht leiden", sagt der Jugendliche von der Freiwilligen Feuerwehr.). In dieser Zeit werden Identitätsstile ausprobiert, erste Festlegungen getroffen und weitere Identitätsfacetten erworben. Die Synchronisierung von Emotionen, Kognitionen und Volitionen sowie die Übernahme von Lifestyle-Markern sind dabei wesentliche Voraussetzungen. Dabei ist die Jugendphase auch die Zeit, in welcher in der Regel der Umgang mit psychoaktiven Substanzen erlernt wird. Da dies vielfach im Rahmen der Peergroups stattfindet, ist der Konsum psychoaktiver Substanzen damit nicht nur auf der persönlichen Ebene zu verorten, sondern wird auch „geteilte Erlebniswelt".

Im Zusammenhang mit „Identität" ist das Konzept des „*Lebensstils*" bedeutsam. Der Ausdruck Lebensstil bezeichnet umgangssprachlich die Art und Weise der Lebensführung bzw. ein relativ stabiles Muster der alltäglichen Lebensführung. Mit dem Lebensstil sind Attribute verbunden, die einen Menschen von anderen abgrenzen oder mit anderen verbinden. Der Begriff Lebensstil ist historisch vor allem mit dem Lebensstil-Konzept des Individualpsychologen Alfred Adler (1870-1937) verbunden. In dieser Tradition wird der Begriff Lebensstil „eng" definiert, im Sinne eines einzigen übergreifenden Lebensstils, den ein Individuum praktiziert. Das Lebensstil-Konzept umfasst nach Adler eine Vielzahl von persönlichkeitsspezifischen Aspekten wie Einstellungen, Meinungen, persönlichen Überzeugungen, Gefühlen, Erwartungen und Zielen. Mittlerweile wird eher eine „weite" Definition des Begriffs Lebensstil verwendet, bei welchem das Verständnis vorherrscht, dass Menschen mehrere Lebensstile in unterschiedlichen sozialen Gruppen parallel praktizieren und Lebensstile für einzelne Lebensbereiche entwickelt werden.

Aus Perspektive der Integrativen Therapie entstehen *Lebens- bzw. Identitätsstile* „in der Identitätsarbeit des Ich" in sozialen Mikro-, zuweilen Mesowelten als typifizierende Prozesse der Selbst- und Identitätskonstitution. Diese Prozesse lassen bestimmte Selbstbilder und Identitätsfacetten prägnant werden, akzentuieren bestimmte Bewertungen (appraisals, valuations) der Identitätsperformanz und führen zu habitualisierten bzw. ritualisierten Formen der Selbst- und Identitätspräsentation. Diese Präsentationen von Identitätsstilen finden in der Alltagswelt im Rahmen der übergreifenden Kultur, spezifischer „cultural and social worlds" und besonderer „lifestyle communities" statt." Identitätsstile sind demnach vom Subjekt und von den Lebenskontexten gleichermaßen bestimmte Formen (Narrative, Skripts) der verbalen und aktionalen Selbstinszenierung (Narrationen, Dramen), mit der die Partizipation an sozialen Gruppen und Gemeinschaften, die spezifische „lifestyles" (Lebensstile) praktizieren und kultivieren, geregelt wird. Persönlichkeiten mit einer prägnanten und flexiblen

Identität verfügen über ein Spektrum von Identitätsstilen und sind mit verschiedenen „social worlds" und „lifestyle communities" verbunden (Petzold, 2012).

Entwicklungspsychologisch sind Vorbilder und der mit diesen Personen verbundene Wertekanon bedeutsam für die Herausbildung von Lebensstilen. Vorbilder, welche sich sowohl im Familienverbund, im nahen Wohnbereich, im Freizeitbereich, in der Schule und Arbeitsstelle als auch medial finden lassen, aber auch Feindbilder geben Orientierung und in der Auseinandersetzung mit ihnen werden Werte avisiert, übernommen, verworfen oder neu entwickelt.

Zwischen dem Begriff des „*Lebensstils*" und dem Begriff des „*sozialen Milieus*" besteht ein enger inhaltlicher Zusammenhang. Spezifische Lebensstile konstituieren spezifische Milieus bzw. werden als distinktives (abgrenzendes) Charakteristikum eines spezifischen Milieus betrachtet. Umgangssprachlich werden mit Milieu Personenkreise bezeichnet, die mit Kriminalität und Prostitution in Verbindung gebracht werden. In der Soziologie wird unter Milieu im engeren Sinne die Gesamtheit der natürlichen, räumlichen, kulturellen und sozialen Bedingungen verstanden, die ein Individuum bzw. eine spezifische Gruppe von Individuen prägen. Im erweiterten Sinne beschreiben soziale Milieus soziale Gruppen, deren Wertorientierungen, Lebensziele, Lebensweisen ähnlich sind.

Identitätsentwicklung – Lebensstil – soziale Milieus bei drogenabhängigen Menschen

Betrachtet man die Identitätsentwicklung drogenabhängiger Menschen, so sind vermehrt Störungen und pathogene Belastungen in den primären Sozialisationsinstanzen festzustellen. Fehlende, übergriffige bzw. schädigende Elternteile, kranke, stark problembelastete oder auch überfürsorgliche Eltern sind vermehrt anzutreffen, wobei Patienten oftmals über Jahre negative, keinerlei positive oder insgesamt sehr schwache Attributionen erhalten haben (Petzold, Schay & Ebert, 2004). Diese ersten, oft hoch problematischen Beziehungserfahrungen bzw. Autoritätskonflikte setzen sich im weiteren Lebensverlauf häufig fort und führen dazu, dass Beziehungen zu anderen Autoritäten (Lehrern, Erziehern, Vorgesetzte etc.) oftmals nicht tragfähig gestaltet und Bindungen nicht eingegangen werden können. Vielfach fehlende oder schädigende Vorbilder in der Familie und dem nahen Umfeld sowie auch ein Mangel an positiven, Orientierung gebenden Menschen führt zu wechselseitig negativen Fremdzuschreibungsprozessen, die fortgeschrieben werden. Auf der Suche nach Vorbildern und positiven Attribuierungen führt dies zu einer verstärkten Hinwendung zu Peergroups, die Zugehörigkeit, Anerkennung und Erfolg versprechen, Ähnlichkeiten aufweisen und auch eine positive Identifizierung ermöglichen. Vielfach sind dies im Fall drogenabhängiger Menschen Peergroups bzw. Milieus, die einen devianten Lebensstil verfolgen, sich nach außen hin verstärkt abgrenzen und andererseits eine geringe Zugangsschwelle besitzen. Dabei hat der Drogenkonsum im Kontext der Aufnahme eines generell abweichenden „Lebensstils" neben anderen Verhaltensweisen identitätsstiftenden Charakter. Er verschafft Gemeinsamkeiten, sichert Zugehörigkeit, Anerkennung und ermöglicht die Übernahme von Rollen bzw. Funktionen. Der Drogenkonsum stellt dabei nur einen unter mehreren abweichenden Aspekten wie z. B. Schulschwänzen, Diebstähle, Einbrüche, Gewalttaten etc. dar. Der Aufenthalt in diesen positiv wahrgenommenen und Gleichwertigkeit vermittelnden Milieus verstärkt vielfach die Delinquenz-Entwicklung, stabilisiert den Drogenkonsum und unterstützt den devianten Lebensstil.

Als Konsequenz findet die Bildung von Teilidentitäten in den Milieus der Normgesellschaft (Schule, Lehrstelle, Freizeit etc.) nur unzureichend statt, was zur Folge hat, dass die Entwicklung von entsprechenden Identitätsfacetten gering ist. Teilweise schon vor der Manifestierung einer Abhängigkeitserkrankung, teilweise als Folge langjährig wirkender Abhängigkeitsprozesse sind drogenabhängige Menschen in ihrer Identität erheblich belastet.

Gleichzeitig gewinnen drogenbezogene bzw. subkulturelle „*soziale Milieus*" an Bedeutung. Drogenabhängige Menschen kommen aus unterschiedlichen Herkunftsmilieus und aus allen sozialen Schichten der Gesellschaft. Die Population der drogenabhängigen Menschen wird zumeist primär in ihrer populären und medial relevanten Facette der „offenen Drogenszene" wahrgenommen, wobei es „*die* Drogenszene" jedoch nicht gibt. „Die Drogenszene" ist vielmehr durch unterschiedlich stark abgegrenzte Subgruppen gekennzeichnet, die aber aufgrund der Illegalität der Drogen z. T. schon stark abgegrenzte lifestyle communities mit eigener Sprache, eigenem Outfit, eigenen Lebensbereichen, eigener Symbolik etc. darstellen.

Einerseits gibt es eine nicht unerhebliche Zahl von Drogenkonsumenten, die sich für längere Zeiten in bürgerlichen Milieus aufhalten können, andererseits stellen wir fest, dass die soziale Identität drogenabhängiger Menschen im Sinne der Prozesse zwischen Individuum und Gesellschaft/sozialen Gruppen stark vom zeitextendierten Aufenthalt in abgegrenzten Milieus mit abweichenden Lebensstilen bestimmt ist. Der überwiegende Teil drogenabhängiger Menschen, der Hilfesysteme kontaktiert, hat durch den zeitintensiven Aufenthalt in jugendlichen Subkulturen, der Drogenszene, kriminellem Milieu oder im Gefängnis eine starke subkulturelle Prägung der persönlichen und sozialen Identität erworben. In diesen Kontexten finden vertraute Selbst- und Fremdzuschreibungen statt, die subjektiv als z. T. positiv erlebt und bewertet werden und identitätsstärkend sind. Drogenabhängige Menschen verfügen in diesen Milieus über Rollensicherheit, befinden sich in vertrauten Beziehungen, in denen sie wiedererkannt, identifiziert werden, in denen „man einen Namen hat", welcher wiederum mit Geschichten aus der Vergangenheit und einer Stellung bzw. Funktion im jeweiligen sozialen System verbunden ist. Das Gefühl der Zugehörigkeit, des „sich Auskennens", und die Vertrautheit mit den Normen, Werten und Regeln schaffen Sicherheit, werden gesucht und positiv bewertet. Der Einsatz von milieuabhängigen Stärken, wie z. B. Gewalt-, und Risikobereitschaft, Verschwiegenheit etc., führt zu einer positiven Wahrnehmung und Bewertung der Person durch andere Gruppenmitglieder. Identitätsmarker, wie z. B. gemeinsame Kommunikationsstile und -codes, spezifische Tätowierungen etc., zeigen erneut ihre positiven Wirkungen und stellen Verbindungen zwischen den Gruppenmitgliedern her. Anerkennung und Beachtung – in ihrer Bedeutung als „psychische Grundnahrungsmittel" – werden wieder erfahrbar (vgl. Klos, 2010).

Das Modell der „5 Säulen der Identität" bei drogenabhängigen Menschen

Das Modell der „5 Säulen der Identität" (vgl. Abb. 6) dient als Strukturierungshilfe, um ein klares und eindeutiges Verständnis vom jeweiligen Menschen und seiner Identität zu gewinnen. Petzold (2001, 2002) unterscheidet in seinem Modell fünf Bereiche:

1. *Der Bereich der Leiblichkeit:* Der Bereich der Leiblichkeit bezieht sich auf den individuellen Leib, d. h. die körperliche Verfassung, die Gesundheit, das Wohlbefinden, die Vitalität, das Aussehen, Charaktereigenschaften, psychische und seelische Verfassung etc.
2. *Der Bereich des sozialen Netzwerks:* Die sozialen Beziehungen bilden den zweiten Identitätsbereich. Die Familie, der Freundeskreis, das kollegiale Netzwerk, die Freizeitgemeinschaft etc. sind soziale Netzwerke (Konvois), denen man sich zugehörig fühlt und die zu einem gehören. Beziehungen in den jeweiligen sozialen Kontexten haben diverse Ausrichtungen, Intensität und befriedigen unterschiedliche Bedürfnisse.
3. *Der Bereich der Arbeit, Leistung, Freizeit:* Berufliche Tätigkeiten, berufliche Leistung sowie Status beeinflussen maßgeblich den Bereich der materiellen Sicherheit, bestimmen den Lebensstil und sind in unserem Kulturkreis von herausragender Bedeutung. Besondere Fähigkeiten sowie die Ausgestal-

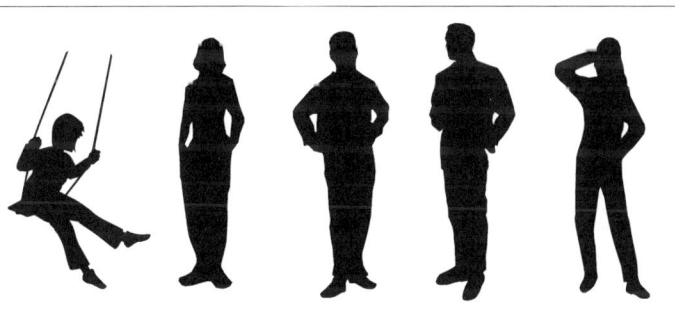

Abbildung 6: 5 Säulen der Identität (in Anlehnung an Petzold, 2001, 2002)

tung der Freizeit haben in Bezug auf die Identitätsbildung an Gewicht gewonnen.
4. *Der Bereich der materiellen Sicherheit:* Geld, Wohnung, Kleidung, Luxus, Altersvorsorge etc. sind wesentliche Faktoren für die Identität. Finanzielle Spielräume eröffnen „Freiräume", die die Verwirklichung von Identität maßgeblich beeinflussen. Andererseits beschränkt bzw. verhindert materielle Armut die Teilhabe am gesellschaftlichen Leben und hat negative gesundheitliche Folgen. Einflussmöglichkeiten sind eingeschränkt und Entwicklungsperspektiven beschnitten. Art und Umfang der materiellen Sicherheit legen fest, zu welcher gesellschaftlichen „Schicht" man gehört und mit welchen Menschen man sich eher umgibt.
5. *Der Bereich der Werte und Normen:* Menschen beziehen aus ihren Werten und Normen Sinn und Kraft und richten ihr Handeln daran aus. Ihre Zugehörigkeit zu Wertegemeinschaften, zu denen die Menschen auch von außen zugeordnet werden können (Glaubensgemeinschaften, politische Organisationen, Freizeitgruppen etc.), sind wichtige identitätsstiftende Quellen.

Die Manifestierung und Aufrechterhaltung einer Drogenabhängigkeit ist ursächlich mit unterschiedlichen, zumeist erhöhten und längerfristig wirkenden Belastungsfaktoren in allen 5 Säulen der Identität verbunden und führt in der Regel im weiteren Verlauf zu einer Kumulation dieser Belastungsfaktoren. Andersherum hat die Erkrankung, so sie denn lange wirkt, schädigende Auswirkungen auf alle Bereiche der Identität, sodass es sich um ein reziprokes Geschehen handelt.

Nutzt man das Modell der 5 Säulen der Identität als Strukturierungshilfe zur prägnanten Beschreibung der Identität von Personen, so ist zu konstatieren, dass bei drogenabhängigen Menschen in zumeist allen fünf Bereichen der Identität vermehrt pathogene oder fehlende Faktoren sowie oft nur wenig Schutzfaktoren identifizierbar sind. In diesem Zusammenhang erfolgen Zuschreibungen an drogenabhängige Menschen wie z. B. die einer instabilen, schwachen oder labilisierten Identität. Zudem erfolgt im Zuge von Stigmatisierungsprozessen oft eine Reduzierung des betroffenen Menschen mit all seinen Erfahrungen, Entwicklungen und Identitäten auf seinen Erkrankungsstatus in Form einer primären Zuschreibung als „Drogenabhängiger" (vgl. Goffmann, 2010). Andererseits sind Bewertungen von Identität und Identitätsbildung vom jeweiligen Kontext abhängig, in dem sich der Mensch aufhält. So können die Säulen der Identität im Milieu aufgrund des zeitintensiven Aufenthalts stark ausgeprägt sein. Im Kontext von Drogenszene, Gefängnis, Milieu etc. kann die, aus Perspektive der Normgesellschaft definierte brüchige und schwache Identität des drogenabhängigen Menschen andere Bewertungen erfahren und als subkulturelle Identität gestärkt und verfestigt wahrgenommen werden (Klos, 2010).

Auswirkungen auf die Rückfallprophylaxe

Die Drogenabhängigkeit hat in der Regel – wie zuvor beschrieben – negative Auswirkungen auf alle Lebensbereiche, vor allem aber auf die Gestaltung sozialer Beziehungen, die Gestaltung des Lebensalltags, den Lebensstil, die Übernahme und Ausgestaltung sozialer Rollen und Funktionen sowie die dort stattfindenden Identitätsprozesse. Die anthropologische Annahme von der „Verwobenheit" und „Bezogenheit" des Menschen mit der Welt (Merleau-Ponty, 1965) vertieft das Verständnis von Drogenabhängigkeit sowohl mit Blick auf die Manifestierung der Erkrankung als auch hinsichtlich der Auswirkung der Erkrankung auf das jeweilige „So-Sein", die soziale und persönliche Identität des Menschen.

Die Einstellung des Drogenkonsums und die (Wieder-)Aufnahme eines drogenfreien Lebensstils sind mit einem identitätstheoretisch bedeutsamen Kontextwechsel verbunden und verändern die Selbst- und Fremdzuschreibungsprozesse schlagartig. Die Frage „Wer bin ich, wenn ich den Drogenkonsum und den damit verbundenen Lebensstil einstelle?" kann bei drogenabhängigen Menschen mit einer stark subkulturell geprägten Identität zu Gefühlen der Depotenzierung und einer starken Verunsicherung sowie Identitätsdiffusion führen. Beim Versuch der Integration in drogenfreie Lebenskontexte werden viele Patienten mit ihren gering ausgeprägten Identitätsfacetten konfrontiert. Sie erleben sich in diesem Kontext als „Versager", „unbedeutend" oder so, als „haben sie nichts zu bieten". Negative Zuschreibungen und z. T. Stigmatisierungen müssen ausgehalten und verarbeitet werden. Milieus, die Zugehörigkeit, Gleichwertigkeit sowie positive Fremdzuschreibungen versprechen, sind nur äußerst schwierig zu finden.

Rückfälle sind vor diesem Hintergrund u. a. als Konsequenz eines nicht gelingenden Integrationsprozesses und in Verbindung mit dem Nichtaushalten von negativen Zuschreibungen und Zurückweisungen zu interpretieren. Mit einem Drogenrückfall als „(Wieder-)Eintritt" in das alte und bekannte Milieu erfährt die soziale Identität der betroffenen Person schlagartig eine Aufwertung. Die wiedergewonnene Zugehörigkeit zum kriminellen Milieu bzw. zur Drogenszene sichert Identität und ist in der Folge mit einem subjektiv erlebten Identitätszugewinn verbunden (Klos, 2016).

Aus identitätstheoretischer Perspektive gehen mit dem „Herauswachsen aus der Drogenabhängigkeit" somit erhebliche, aber für das Gelingen auch notwendige, Veränderungen der Identitätskonstruktion einher. Sei es z. B. die Veränderung des alltäglichen Lebensstils, die Neuorientierung und Angrenzung an neue soziale Gruppen, die Erweiterung der Rollenvielfalt/Identitätsfacetten und Funktionsübernahmen oder die Infragestellung und Umbewertung bisher gültiger Normen und Werte. Bei einem solchen, die ganze Person erfassenden, „Umbauprozess" sind Krisen und Rückschläge kaum vermeidbar, wobei Prozesse, die die soziale und persönliche Identität der Betroffenen labilisieren, dazu führen können, dass auf gesicherte Identitätsformen des drogenbezogenen Lebensstils zurückgegriffen wird. Der Drang nach Zugehörigkeit („soziale Identität") und die Aufrechterhaltung des Lebensstils („persönliche Identität) können deshalb als Rückfallauslöser fungieren (vgl. Kap. 2.3.5).

In der Begleitung und Behandlung drogenabhängiger Menschen sollten die Grenzen von Identitätsentwicklung und -modulation – vor allem auch mit den Patienten – offensiv diskutiert werden, um illusionäre und überfordernde Therapie- und Veränderungserwartungen bei allen Beteiligten zu vermeiden. Der Frage „Wie viel Wandel der Identität ist möglich?" sollte dabei sorgfältig nachgegangen werden (Klos, 2016).

2.2.5 Devianz, Kriminalität und Drogenabhängigkeit

Konsum und Umgang mit illegalen Drogen gehen i. d. R. mit einem hohen Maß an straffälligen Verhaltensweisen und Kriminalität einher (Egg, 1999a, b). Dabei bestimmen Beschaffungsdelikte (z. B. Verstöße gegen das Betäubungsmittelgesetz, Diebstahl, Betrug), Gewaltdelikte (Körperverletzung, Raub, Erpressung, szeneinterne Gewalttaten) und Folgedelinquenz (z. B. Prostitution, Straßenverkehrsdelikte) das Bild der Straffälligkeit drogenabhängiger Menschen. Delinquenz wird dabei vor allem als Folge des Drogenmissbrauchs angesehen. Diese Sichtweise bestimmt nicht nur die öffentliche Wahrnehmung, sondern dominiert auch das Bild drogenabhängiger Menschen in Prävention und Hilfe. Das Verhältnis von Drogenabhängigkeit und Delinquenz ist jedoch vielschichtig und umfassender als die einfache Kausalbeziehung (Drogenabhängigkeit führt zur Delinquenz) dies vermuten lässt. Das besondere Verhältnis hat weitreichende Auswirkungen auf die Behandlung und Rehabilitation von drogenabhängigen Menschen und stellt mit Blick auf die Prävention des Rückfalls einen bedeutsamen Faktor dar, der nicht nur berücksichtigt werden muss, sondern für den spezifische Interventionen erforderlich sind.

Nachfolgend wird auf Grundlage empirischer Studien der Zusammenhang zwischen Drogenabhängigkeit und Delinquenz dargestellt. Ausgangspunkt bildet dabei die, bei drogenabhängigen Menschen beobachtete, Devianzbelastung. Anschließend werden Modellvorstellungen beschrieben und Schlussfolgerungen für Behandlung und Rehabilitation formuliert.

Nach vorliegenden älteren empirischen Studien, die überwiegend im Zusammenhang mit Modellprojekten durchgeführt worden waren (Arnold & Korndörfer, 1993; Möller et al., 1993; Küfner et al.,1994; Hartmann et al., 1994; Arnold et al., 1995; Vogt et al., 1995; Görgen et al., 1997; Arnold & Simmendinger, 1999; Görgen & Hartmann, 2003), liegt der Anteil derjenigen, gegen die zu Betreuungs- bzw. Behandlungsbeginn ein aktuelles Strafverfahren anhängig war – je nach Behandlungsform – zwischen 26.2 und 51.0 %. Bezogen auf die bisherige Lebensspanne sind 53.7 % bis 92.0 % der erreichten Personen mindestens einmal mit einem Strafverfahren konfrontiert. Ähnlich hoch liegt mit 33.1 % bis 78.0 % der Anteil derjenigen, die bereits mindestens einmal in U- und/oder Strafhaft waren, wobei die durchschnittliche Haftdauer von 15 bis 31 Monaten – je nach Studie – die hohe Kriminalitätsbelastung von drogenabhängigen Menschen unterstreicht.

Ein hohes Maß an justizieller Vorbelastung zeigt sich auch bei Personen mit einem schädlichen bzw. abhängigen Gebrauch illegaler Drogen, die ambulante oder stationäre Hilfen nachfragen. So betrug im Jahr 2016 der Anteil der Personen, die in ambulanten Beratungs- und Behandlungsstellen Hilfe nachfragten und eine strafrechtliche Auflage, überwiegend nach dem Betäubungsmittelgesetz (BtMG), aufwiesen, je nach Hauptdiagnose: bei Opioidabhängigkeit 15 %, bei Cannabinoidabhängigkeit 28.9 % und bei Stimulanzienabhängigkeit 21.5 %. Von den Hilfe nachfragenden Personen mit der Hauptdiagnose einer Opioidabhängigkeit waren in den letzten 6 Monaten vor Betreuungsbeginn 7.3 %, bei Cannabinoidabhängigkeit 4 % und bei Stimulanzienabhängigkeit 7.6 % in einer JVA bzw. im Maßregelvollzug untergebracht. Im Jahr 2016 hatten in stationären Einrichtungen von den aufgenommenen Personen mit der Hauptdiagnose Opioidabhängigkeit 39.3 %, bei Cannabinoidabhängigkeit 22.1 % und bei Stimulanzienabhängigkeit 24.1 % eine strafrechtliche Auflage, überwiegend nach dem BtMG. Von den aufgenommenen Personen mit der Hauptdiagnose Opioidabhängigkeit waren in den letzten 6 Monaten vor Behandlungsbeginn 19.2 %, bei Cannabinoidabhängigkeit 9 % und bei Stimulanzienabhängigkeit 12.4 % in einer JVA bzw. im Maßregelvollzug untergebracht (Deutsche Suchthilfestatistik, 2017).

Heilmann und Scherbaum (2016) weisen darauf hin, dass mit Blick auf die Delinquenz bei monovalenten Cannabiskonsumenten Rauschmitteldelikte (Verstöße gegen das BtMG) und cannabisbezogene Straßenverkehrsdelikte im Vordergrund stehen, während bei polyvalenten (Cannabis-)Konsumenten auch andere Deliktformen (direkte und indirekte Beschaffungskriminalität) eine Rolle spielen.

Aus einer anderen Perspektive betrachtet: Zum Stichtag 31.03.2010 befanden sich über 60 000 Strafgefangene und Sicherheitsverwahrte in deutschen Haftanstalten. Im Jahr 2009 gab es knapp 650 000 Haftantritte, also mehr als zehnmal so viele Haftantritte jährlich wie Strafgefangene zu einem bestimmten Zeitpunkt. Der Anteil intravenös konsumierender Drogenabhängiger in deutschen Gefängnissen wird auf etwa 30 % bei Männern und über 50 % bei Frauen geschätzt, der Anteil Alkoholabhängiger auf ca. 38 % (Jakob et al., 2013).

Einen direkten Vergleich zwischen Abhängigen von illegalen und Abhängigen von legalen Suchtmitteln liefern die Ergebnisse des Modellprogramms *Case Management in der Suchtkranken- und Drogenhilfe* (vgl. Oliva et al., 2001). Ein Vergleich der strafrechtlichen Belastungen bei chronisch mehrfach beeinträchtigt Abhängigen (CMA) zeigt deutliche Unterschiede zwischen den Gruppen. Waren Abhängige von illegalen Drogen zu 60.4 % mindestens einmal verurteilt worden, waren es bei Abhängigen von legalen Drogen 25.9 %. Die durchschnittliche Anzahl der Verurteilungen lag bei der ersten Gruppe bei 4.2, bei der zweiten Gruppe bei 2.7. Waren 46.7 % der illegal Drogenabhängigen bereits mindestens einmal inhaftiert, waren es bei den Abhängigen von legalen Drogen lediglich 19.3 %.

Den engen Zusammenhang zwischen Drogenabhängigkeit und Kriminalität belegen auch die Ergebnisse der Studien zur ärztlichen Vergabe von Betäubungsmitteln (Originalstoffvergabe). So lag im bundesdeutschen Modellprojekt zur kontrollierten Heroinvergabe an Schwerstabhängige bei 1 015 Patienten im Jahr vor Behandlungsbeginn in der Heroingruppe bei 78.8 % und in der Methadongruppe bei 79.1 % ein Delikt vor (Löbmann, 2006). Der durch die Behandlung festgestellte Rückgang der Kriminalitätsbelastung wird im Zusammenhang mit der Reduktion des Konsums illegaler Drogen sowie dem dadurch bedingten Wegfall der Beschaffungskriminalität diskutiert. Gleichzeitig wurde festgestellt, dass bei einem Teil der Patienten eine „Habitualisierung" von Delikten (z. B. Diebstahl) stattgefunden hatte. Delikte waren in den Lebensstil der Patienten integriert worden und eine Beendigung des delinquenten Verhaltens dadurch erschwert. Außerdem konnte gezeigt werden, dass Patienten, die bereits deutlich ausgeprägte Delinquenzkarrieren vor Beginn der Drogenkarriere aufwiesen, erheblich stärker mit Gewalt belastet waren als Patienten, bei denen die Abhängigkeit kriminellem Verhalten vorausgegangen war (Kreuzer & Köllisch, 2006).

In einer Übersichtsarbeit berichtet Klär (2002) über den Stand der internationalen Forschung zum Zusammenhang von Drogengebrauch und Kriminalität. Dabei unterscheidet sie drei Grundthesen (vgl. Tab. 5).

Für den deutschen Sprachraum liegen vergleichsweise wenige – meist ältere – Studien zum Zusammenhang von Drogengebrauch und Kriminalität vor, was nach

Tabelle 5: Grundthesen zum Zusammenhang von Drogengebrauch und Kriminalität (Klär, 2002)

These	Erläuterung
„drug use leads to crime"	Drogenkonsum führt zu Kriminalität: Demnach steigen Kriminalitätsraten bei Drogenkonsumenten in aktiven Konsumphasen deutlich an und sinken in Abstinenzperioden ebenso ab.
„crime leads to drug use"	Drogenkonsum ist das Resultat krimineller Orientierung: Diese These wird durch Beobachtungen gestützt, dass dem Drogengebrauch oft kleine sowie schwere Kriminalität vorangeht.
Common-cause-Modell	Drogenkonsum und Kriminalität sind gemeinsamer Ausdruck devianter Orientierung: Demnach wurzeln Drogenkonsum und Kriminalität in einer gemeinsamen Orientierung zu deviantem Verhalten. Der Zusammenhang von Kriminalität und Drogengebrauch ist über soziale und psychologische Faktoren oder subkulturelle Orientierungen vermittelt.

Kreuzer et al. (1991) vor allem darauf zurückzuführen ist, dass in Deutschland Drogenforschung vor allem Therapie- und Versorgungsforschung ist. Deviantes Verhalten und Kriminalität spielen in diesem Zusammenhang eine eher nachgeordnete Rolle. Killias et al. (1994) kommen auf Grundlage einer Studie an 970 Schweizer Jugendlichen zum Ergebnis, dass zwischen Kriminalität und Drogenkonsum ein deutlicher Zusammenhang besteht. So konsumieren Nichtdelinquente kaum, häufig delinquente Jugendliche jedoch oft harte Drogen. Küfner et al. (1999) haben bei 1147 Personen das deviante Verhalten ab einem Alter von 12 Jahren bis zum Einstieg in den Drogenkonsum analysiert. Dabei weisen Personen mit einem diagnostizierten missbräuchlichen bzw. abhängigen Drogenkonsum bei 14 von 19 devianten Verhaltensweisen eine signifikant größere Häufigkeit auf als Personen ohne Drogenkonsum. Auf kulturelle Unterschiede, die bspw. durch verschiedene Bedeutungen von Peergroups sowie deren Einstellung zu Substanzmissbrauch und Devianz vermittelt werden, weisen Knibbe et al. (2006) hin.

Kreuzer et al. (1991) kommen auf Grundlage der Analyse von 217 Intensivinterviews zu einer Typisierung von Karriereverläufen. Demnach wurden festgestellt:
- bei 0.5 % eine Drogenkarriere ohne vorangegangene und ohne begleitende Delinquenzkarriere,
- bei 53 % der Befragten eine Drogenkarriere mit begleitender Devianzkarriere,
- bei 27 % eine Drogenkarriere im Verlauf einer angebahnten mäßigen, durch die Drogenkarriere verstärkten Delinquenzkarriere und
- bei 19 % eine Drogenkarriere im späteren Verlauf einer bereits deutlich bestehenden Delinquenzkarriere.

Dabei sind in der letzten Gruppe Männer (26 %) gegenüber Frauen (6 %) deutlich häufiger vertreten. Lediglich bei 0.5 % der Befragten lag eine Drogenkarriere ohne vorangehende und/oder begleitende Delinquenzkarriere vor.

Im Auftrag des Bundesgesundheitsministeriums hat Rautenberg (1997) im Rahmen einer Expertise zum Zusammenhang von Devianzbereitschaft, kriminellem Verhalten und Drogenmissbrauch die Ergebnisse internationaler und nationaler Studien dargestellt. Zusammenfassend kommt er zu dem Ergebnis, dass im Zusammenhang zwischen Delinquenz und Drogenmissbrauch sehr schwer zwischen Ursache und Wirkung zu unterscheiden ist. Er weist auf Grundlage der ausgewerteten Studien insbesondere auf die Bedeutung des o. g. Common-cause-Modells hin, nach dem Drogenmissbrauch und Delinquenz als Bestandteil einer generell devianten Lebensführung bzw. eines spezifischen Lebensstils verstanden werden. Anknüpfend an Kreuzer et al. (1991) nennt Rautenberg (1997) zehn Faktoren, die Delinquenz und Drogenmissbrauch beeinflussen (vgl. unten stehenden Kasten).

König (2003) kommt nach einer Übersicht der vorhandenen Studien sowie aufgrund eigener Untersuchungen zu dem Schluss, dass für Teilgruppen alle drei Grundthesen zum Zusammenhang von Drogenabhängigkeit und Devianz zutreffen können. Darüber hinausgehend stellt er fest, dass sich der Konsum „harter" Drogen immer wieder als Verstärker delinquenter Verhaltensmuster erweist, bestehende kriminelle Karrieren festigt und das Herauswachsen aus der Kriminalität verzögert.

Delinquenz und Drogengebrauch beeinflussende gemeinsame Faktoren (Rautenberg, 1997, S. 85)

1. Persönlichkeitsfaktoren des betreffenden Konsumenten
2. Sozialisationsdefizite
3. Art und Umfang delinquenter Vorerfahrungen
4. eigene Opfererfahrungen
5. familiärer Hintergrund
6. das Alter und der soziale Kontext bei Beginn des Drogenmissbrauchs
7. die Einbindung in eine Gleichaltrigengruppe (bzw. Peergroup) mit ihren jeweils eigenen, z. T. diversen Einstellungen und Normen
8. die Eigendynamik der Abhängigkeit
9. die jeweils zeitbedingte Zusammensetzung des Milieus bzw. der Drogenszene
10. drogenpolitische Kontrollstrategien

Kreuzer (2015) hat die o. g. Faktoren in ein erweitertes Modell der ursprünglichen Trias von „Persönlichkeit, Droge, soziales Milieu" eingebaut und kommt zu einem Modell aus fünf zentralen Einflussfaktoren, die miteinander interagieren (vgl. Abb. 7).

Mit Blick auf die Rückfallprophylaxe bei Drogenabhängigkeit ergeben sich aus den vorliegenden Ergebnissen zum Zusammenhang von Kriminalität und Drogenmissbrauch Schlussfolgerungen, die im unten stehenden Kasten benannt werden.

Schlussfolgerungen für die Rückfallprophylaxe

1. Mit einer erfolgreichen ambulanten bzw. stationären Behandlung der Abhängigkeit bzw. Rehabilitation drogenabhängiger Menschen verschwindet nicht automatisch auch die Kriminalität der behandelten Personen.
2. Eine nicht bewältigte Neigung zu deviantem Verhalten bzw. Delinquenz stellt auch nach Abschluss einer Behandlung ein erhebliches Rückfallrisiko dar.

3. Behandlung, Rehabilitation und Rückfallprävention erfordern bei Drogenabhängigkeit eine intensive Beschäftigung mit der beim einzelnen Patienten vorliegenden Verknüpfung von Drogenabhängigkeit, Delinquenz und Devianz sowie mit dem damit verbundenen Lebensstil (Küfner et al., 1999).

Über die besonderen Bedingungen der Behandlung von drogenabhängigen Personen im Rahmen des Maßregelvollzugs nach § 64 StGB berichtet Wittmann (2012). Demnach stellt Drogenabhängigkeit den häufigsten Grund für die Anordnung einer Maßregel dar. So wurden im Jahr 2010 ca. 1 800 drogenabhängige Personen zur Unterbringung nach § 64 StGB verurteilt. Bei diesen Patienten liegen eine vergleichsweise hohe Sucht- und Delinquenzbelastung, längere Haftsozialisation sowie eine hohe psychosoziale (z. B. fehlender Schulabschluss, Schulden) und psychische Belastung in Form weiterer psychischer Störungen (z. B. Persönlichkeitsstörungen) vor. Sowohl mit Blick auf die schwierigen Behandlungsbedingungen (z. B. Fehleinweisungen, Rückführung in Haft) als auch hinsichtlich der Schwierigkeiten und Belastungen bei der Rehabilitation bzw. Wiedereingliederung ist bei dieser Patientengruppe Rückfallprävention und -management nicht hoch genug einzuschätzen.

Hinweise auf die therapeutisch zu beachtenden Themen kann die forensische Forschung liefern. Kriminogene Faktoren sind u. a. nach Claßen et al. (2006): antisoziale Ansichten und Einstellungen, antisoziale Peerkontakte, kriminelle Identität, Impulsivität, Mangel an sozialen Fertigkeiten, selbstschädigende Copingstrategien, Unfähigkeit, zu planen und konzeptionell zu denken, mangelnde Antizipation von Konsequenzen, unzureichende Problemlösefähigkeiten, Externalisierung von Verantwortung, irrationale und rigide Denkgewohnheiten, mangelnde Selbstkontrolle und substanzgebundene Probleme. Diese kriminogenen Faktoren können aus den Erfahrungen

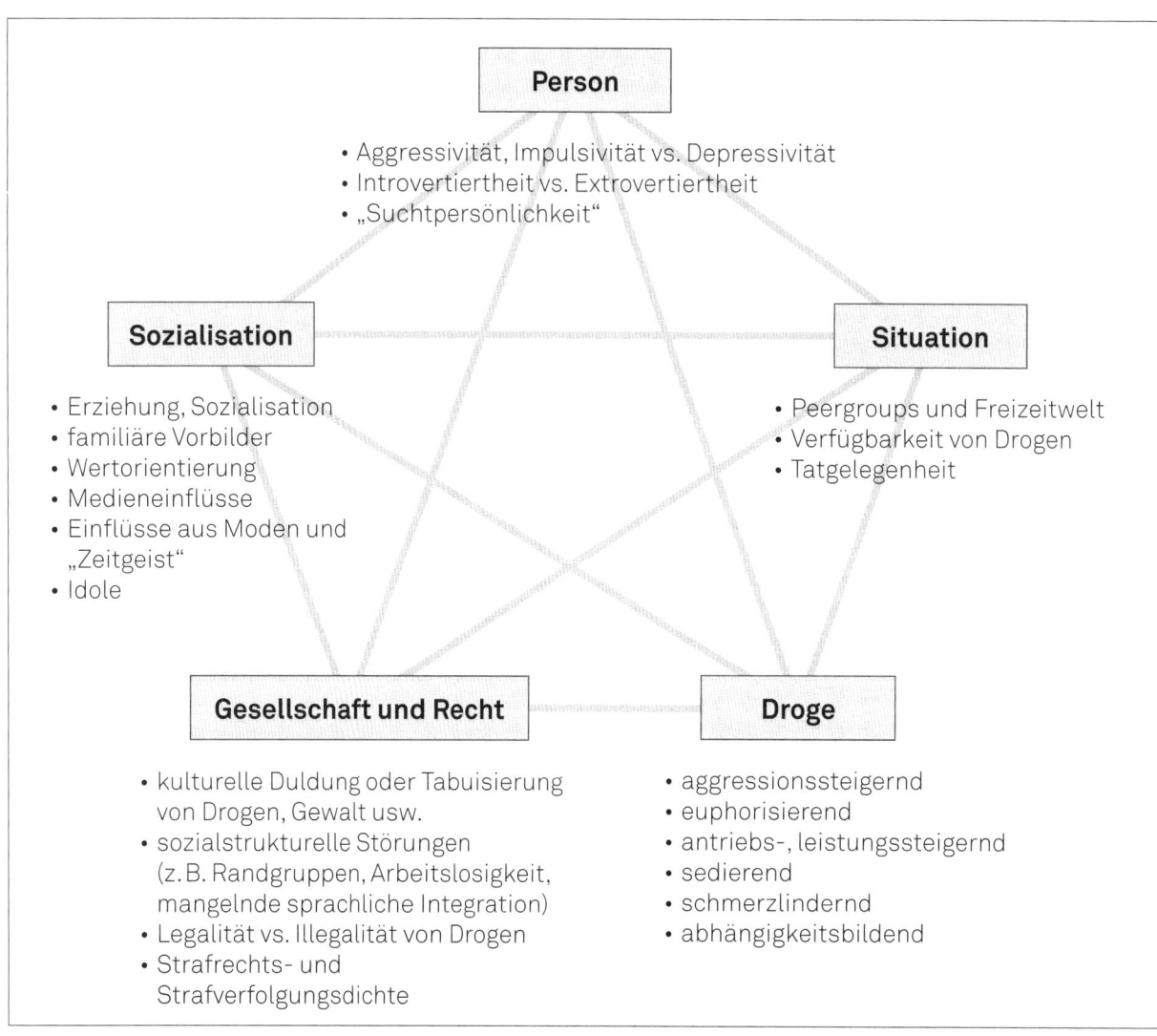

Abbildung 7: Einflussfaktoren für Drogenabhängigkeit (Kreuzer, 2015, S. 5)

der Behandlungspraxis um zwei weitere Aspekte ergänzt werden. So zeigen drogenabhängige Menschen oft einen geringen Ausprägungsgrad „bürgerlicher" Identität und verfügen über geringe materielle Ressourcen und fehlende Mittel zur Erreichung gesellschaftlich entwickelter kultureller Ziele im Sinne der Anomie-Theorie von Durkheim und Merton (Ortmann, 2000). Dieser Theorie liegt die zentrale Hypothese zugrunde, dass abweichendes Verhalten als Symptom für das Auseinanderklaffen von kulturell vorgegebenen Zielen (z. B. Wohlstand, Reichtum) und von sozial strukturierten Wegen, auf denen diese Ziele zu erreichen sind, betrachtet werden kann (Ortmann, 2000).

Abschließend sei angemerkt, dass sich im Fehlen aktuellerer Studien zum Zusammenhang von Drogenabhängigkeit, Devianz und Kriminalität auch eine Sättigung des kritischen Diskurses zu den gültigen Regularien des Betäubungsmittelgesetzes (BtMG) ausdrückt. Zusammen mit der Tendenz einer verstärkten Verbringung vor allem von heroinabhängigen Personen in den Maßregelvollzug verweist dies auf eine Stärkung repressiver Maßnahmen im gesellschaftlichen Umgang mit den betroffenen Personengruppen.

2.3 Rückfall bei Drogenabhängigkeit

2.3.1 Verständnis und Definition des Rückfalls

Rückfallverständnis

Für eine gute, professionelle Begleitung, Betreuung und Behandlung ist das Verstehen des suchtkranken Menschen von zentraler Bedeutung. Dieses Verstehen muss sich dabei auf die beobachtbaren Phänomene wie auf die zugrunde liegenden Strukturen des Erlebens und Verhaltens beziehen. Erst die Annäherung an einen solchen Verstehenszusammenhang ermöglicht die Auswahl geeigneter professioneller personenbezogener Reaktionen in der Begegnung und Arbeit mit suchtkranken Menschen und schützt vor der bloßen Anwendung von erlernten Techniken und Methoden.

Dabei sind die eigene professionelle Sichtweise und deren begleitende kritische (Über-)Prüfung eine wichtige Grundlage eines vertieften Verständnisses. Dies gilt insbesondere mit Blick auf den Rückfall und die damit einhergehenden Veränderungs- bzw. Behandlungsziele. Die (professionelle) Sichtweise ist dabei, neben persönlichen Überzeugungen und eigenem Erfahrungswissen aus der Begegnung mit suchtkranken Menschen, immer auch geprägt von vorherrschenden fachlichen Konzepten, zugrunde liegenden Theorien sowie dem Forschungsstand zu Rückfall und Suchterkrankung.

Diese Konzepte und Theorien haben sich im historischen Verlauf verändert. Galt der Konsumrückfall bis in die 70er Jahre des letzten Jahrhunderts oft noch als Ausdruck eines persönlichen Versagens des suchtkranken Menschen, so wurde mit dem Urteil des Bundessozialgerichts von 1968 Sucht als Krankheit anerkannt. Damit wurde der Weg geebnet, den Rückfall als Teil der Erkrankung zu verstehen und in den Behandlungszusammenhang einzubinden. Durch das „Abstinenzparadigma" mit der Setzung der Abstinenz als oberstes Behandlungsziel blieb der Rückfall auch nach 1968 noch lange Zeit mit Versagenszuschreibungen an suchtkranke Menschen oder auch an die Hilfeagenturen verbunden. Gleichwohl wurden in der Folge schrittweise Grundlagen für ein differenziertes Verständnis des Rückfallgeschehens geschaffen (Körkel, 1995).

Heute gilt: „Drogenabhängigkeit ist eine chronische rezidivierende Erkrankung" oder in der Formulierung der Deutschen Hauptstelle für Suchtfragen (2015): Sucht ist eine „behandlungsbedürftige, psychosoziale und psychiatrisch relevante Krankheit und Behinderung mit chronischen Verläufen". In diesem fachlichen Verständnis wird nicht nur auf die Dauer und Hartnäckigkeit der Erkrankung abgehoben, sondern auch darauf, dass auf Phasen einer freiwilligen oder erzwungenen Unterbrechung des Konsumverhaltens das „Rezidiv" als integrierter Bestandteil der Erkrankung verstanden wird. Damit rückt das Verständnis der Drogenabhängigkeit näher an andere chronische körperliche und inzwischen auch viele (schwere) psychische Erkrankungen heran. Das mit der feinen unterschiedlichen Konnotation von Rezidiv und Rückfall immer noch „Schuld"-Zuweisungen an die betroffene Person einhergehen können, ist auch weiterhin zu beobachten (Kemper, 2016; Berger, 2017). Schneider und Ünlü (2016) diskutieren am „Rückfall" gar die „moralische Dimension der Krankheit". Letzteres verweist darauf, dass es – bei aller Vergleichbarkeit – Unterschiede zwischen körperlichen Erkrankungen und Drogenabhängigkeit zu beachten gilt. So weist Kemper (2016) darauf hin, dass es bei einer Krebserkrankung darum geht, das Rezidiv zu verhindern, während bei einer Suchterkrankung die Auseinandersetzung mit dem Rückfall oft ein erforderlicher Schritt der Störungsbewältigung darstellt. Die Annahme der Regelhaftigkeit des Rückfalls und im Einzelfall gar die Feststellung der Notwendigkeit des Rückfalls verweist auf

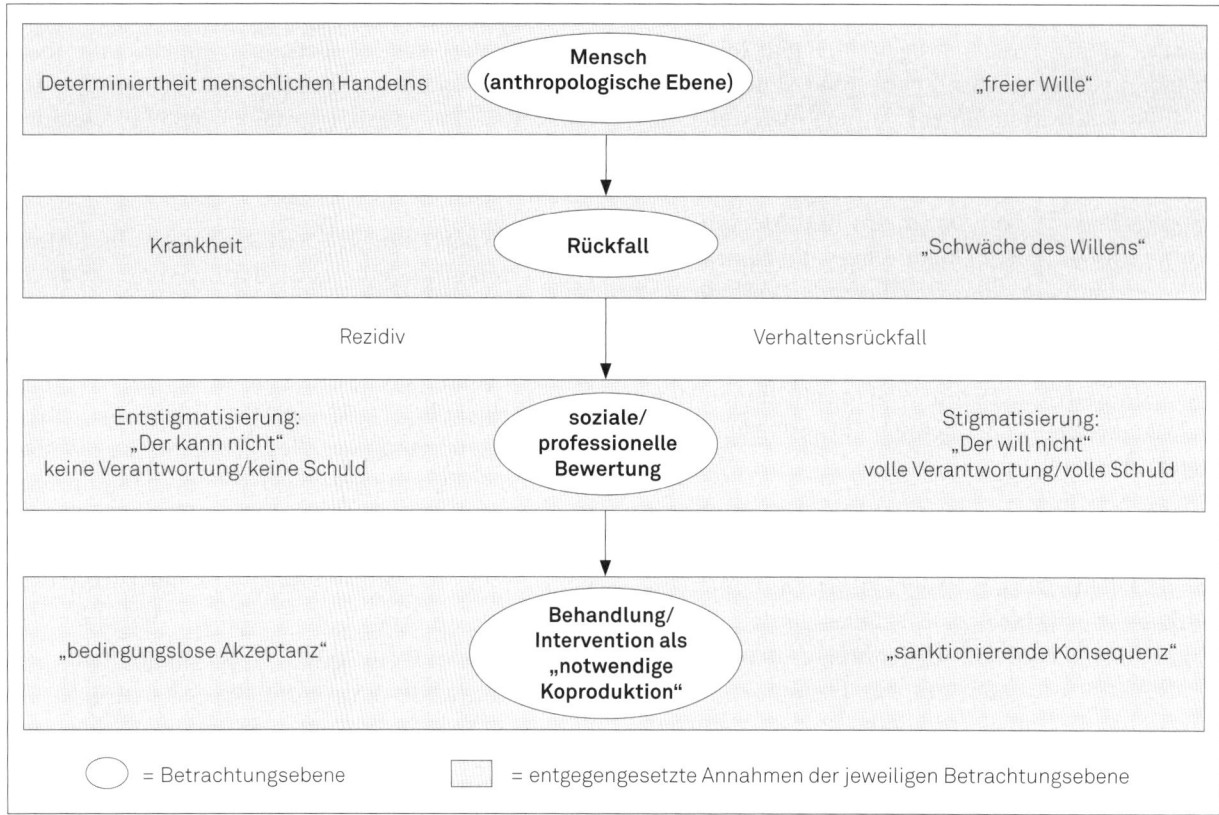

Abbildung 8: Betrachtung von „Sucht" auf vier Ebenen mit je zwei entgegengesetzten Betrachtungsweisen. Der „Rückfall" befindet sich dabei im Spannungsverhältnis zwischen „Krankheit" und „Schwäche des Willens".

die Bedeutung eines vertieften Verständnisses des Rückfalls ebenso wie auf die Bedeutung der Rückfallprophylaxe als Vorbeugung, Bewältigung und/oder dem Management der Störung.

Das dem Rückfallprophylaxetraining (RPT) zugrunde liegende Rückfallverständnis soll im Folgenden vertieft werden (vgl. Abb. 8).

Tretter (2012) betont, dass die bei suchtkranken Menschen oft beobachtbare Veränderungsresistenz die prinzipielle Frage nach der „Determinierung" menschlichen Verhaltens bzw. nach dem „freien Willen" des Menschen aufwirft. Dabei weist die Auffassung von „Sucht ist Krankheit" eher in Richtung der ersten und „Willensschwäche" eher in Richtung der zweiten Annahme (vgl. Abb. 8). Der Rückfall kann aus unserer Sicht in dieses Spannungsverhältnis eingeordnet und darin verstanden werden. Wird Sucht als Krankheit aufgefasst (Determiniertheit), kann „süchtiges Verhalten" beim suchtkranken Menschen fachlich als Rezidiv innerhalb eines chronisch auftretenden Krankheitsprozesses verstanden werden. Wird die Sucht hingegen im Kontext des „freien Willens" betrachtet, geht der Rückfall mit einer „Schwächung des Willens" einher und lässt sich eher als „Verhaltensrückfall" bezeichnen. Aus der Sicht der Behandlung „als notwendige Koproduktion" zwischen der betroffenen (süchtigen) Person und dem Behandler geht eine solche Auffassung dann auch mit einem geschwächten Willen, Behandlungsziele zu erreichen, einher.

Krankenbehandlung im Sinne des SGB V zielt darauf, eine Krankheit zu erkennen, zu heilen, ihre Verschlimmerung zu verhüten oder Krankheitsbeschwerden zu lindern. Psychische Störungen im Allgemeinen und Sucht im Besonderen erfordern eine aktive, willentlich gestützte Mitarbeit der betroffenen Person. Die Realisierung der personenbezogenen Ziele ist nur in einer gemeinsamen therapeutischen und konsensorientierten Arbeit möglich.

Die Sichtweise, den Rückfall als Teil einer chronischen Krankheit zu verstehen, hat gesamtgesellschaftlich wie auch in den beteiligten Professionen zu einer Entstigmatisierung von suchtkranken Menschen beigetragen. Alle Beteiligten müssen es andererseits aushalten, dass bei einer Sichtweise, die den Rückfall im Kontext des „Willens" einordnet, immer Reste einer Stigmatisierung im Sinne einer zugeschriebenen, wenn auch nur nach Dauer und Tiefe begrenzten, Willensschwäche erhalten bleiben.

Auf einen engen Zusammenhang zwischen Stigma und Krankheitseigenschaften weist Schneider (2018) hin, wenn er die enge Verknüpfung von „Sucht und Ethik" postuliert und feststellt, dass süchtiges Verhalten mit einem Mangel an Kontrolle und wiederkehrender Unmäßigkeit einhergeht. Die damit einhergehende soziale Abgrenzung und/oder Stigmatisierung ist deshalb als immanenter Bestandteil des sozialen Phänomens Sucht zu sehen. Schneider (2018) plädiert deshalb dafür, sich in der Suchthilfe selbst um ein Stigma-armes Klima zu bemühen. Dabei gilt es u. a. auch, moralisierenden und dramatisierenden Sichtweisen auf die Sucht und ihre Phänomene entgegenzutreten, da diese auch mit Blick auf die Herstellung eines Verstehenszusammenhangs wenig hilfreich sind.

In der Diskussion um eine zieloffene Suchtarbeit (Körkel & Schindler, 2003; Kemper, 2016) wird Abstinenz als primäres Ziel von Behandlung attackiert und auf das Selbstbestimmungsrecht des Patienten verwiesen. Ohne auf die ethischen und fachlichen Implikationen der jeweiligen Sichtweisen einzugehen, plädieren wir für eine etwas andere Sichtweise. Nimmt man Abstinenz aus der Zielkategorie der Behandlung heraus und ordnet sie der Kategorie „Mittel/Kompetenzen" zu, kann dies zu einer Entlastung von Patienten und Behandlern beitragen. Die Zielformulierung der Abstinenz unterstellt, dass das süchtige Verhalten das Problem und seine Unterlassung die Problemlösung sei. Eine solche Sichtweise wird patientenseitig spätestens dann konterkariert, wenn ein suchtkranker Mensch seinen Substanzkonsum einstellt und seine Realität aber weiterhin als belastend bzw. schmerzhaft oder als gar noch belastender bzw. schmerzhafter als vorher erlebt. Der Substanzkonsum ist in unserem Verständnis eher ein Anzeichen oder Phänomen, welches deutlich macht, dass auf dahinter liegende Probleme nicht angemessen bzw. „gesünder" reagiert werden kann und aus Mangel an Alternativen auf eine langfristig untaugliche Bewältigungsstrategie zurückgegriffen werden musste bzw. muss.

Ziele sollten positiv formuliert werden. Wenn der Patient positiv formulierte Ziele entwickeln kann („ich möchte wieder Kontakt zu meinen Kindern", „meine hohen Leberwerte sollen auf den Wert X sinken", „ich möchte wieder einer Beschäftigung nachgehen"), wird deutlich, dass diese – vielfach, aber nicht immer – nur unter der Voraussetzung der Abstinenz erreicht werden können. Die Abstinenz ist in dieser Sichtweise deshalb eher „Mittel zum Zweck". Der Rückfall stellt so deshalb auch kein „Scheitern" in der Verfolgung des zentralen Ziels dar, sondern es gilt eher die Feststellung, dass dem Patienten derzeit das „Mittel zum Zweck" nicht zur Verfügung steht.

Definition

Es gibt bis heute keine einheitliche und allgemein verbindliche Definition des Begriffs „Rückfall" bei drogenabhängigen Menschen. Rückfälle werden sowohl von den Betroffenen selbst als auch von den Beteiligten, wie z. B. Angehörigen oder Mitarbeitern, unterschiedlich definiert und bewertet. Blicken wir auf die wenigen überwiegend älteren Evaluationsstudien im Bereich der Drogen- und Mehrfachabhängigkeit, so finden wir in den Forschungsdesigns äußerst unterschiedliche Kriterien und Interpretationen des Rückfallbegriffs. Daher erscheint es sinnvoll, die Vielfalt der Definitionen und den Diskussionsstand zu umreißen und somit unterschiedliche Perspektiven auf das Rückfallgeschehen zu verdeutlichen. Grundsätzlich lassen sich bei Drogenabhängigkeit enge und weite Rückfalldefinitionen unterscheiden:

- *Enge Rückfalldefinitionen* basieren auf einer dichotomen Sichtweise des Rückfallgeschehens, unterscheiden lediglich zwischen „drogenfrei" und „rückfällig" und bewerten jeglichen erneuten Konsum einer psychoaktiven Substanz nach einer Phase der Abstinenz als Rückfall. Zu einer engen Rückfalldefinition zählt auch die Einbeziehung von Alkohol als Rückfallsubstanz.
- *Weite Rückfalldefinitionen* differenzieren nach der Art der Substanz und bewerten Rückfälle quantitativ abgestuft, indem die Häufigkeit des Konsums oder die aufgenommene Substanzmenge, die Konsummotive sowie das Konsummuster mit in Betracht gezogen werden.

Die Schwierigkeiten der Bewertung von Rückfällen bei drogenabhängigen Menschen beginnen schon bei der Art der Substanz. Im Gegensatz zur Alkoholabhängigkeit ist die Frage, welcher Konsum einer bestimmten psychoaktiven Substanz als Drogenrückfall bewertet wird, nicht leicht zu beantworten. Ist der Cannabiskonsum eines Menschen mit vorliegender Opiatabhängigkeit als Rückfall zu bewerten? Ist generell der Konsum von Alkohol bei drogenabhängigen Menschen als Rückfall zu bezeichnen, unabhängig von ihrer jeweiligen Vor- bzw. Krankheitsgeschichte mit dieser Substanz? Zu diesen Fragen gibt es sehr unterschiedliche Ansichten, die im fachlichen Diskurs zu erörtern sind.

Eine weitere Ausdifferenzierung der Rückfalldefinition ergibt sich im Zusammenhang mit der medikamentösen Behandlung der Drogenabhängigkeit als Substitutionsbehandlung mit Methadon, Buprenorphin oder Diamorphin. Hier stellt sich die Frage nach der Rückfalldefinition u. a. im Zusammenhang mit der Frage des Zugangs zum Substitut über die geordnete ärztliche Vergabe bzw. den illegalen Bezug mit einer nicht kontrollierbaren Menge und Häufigkeit oder hinsichtlich des Beigebrauchs von anderen (illegalen) Drogen.

Quantitativ abgestufte Rückfalldefinitionen differenzieren unterschiedliche Schweregrade eines Rückfalls und lehnen sich an das Zwei-Phasen-Modell von Marlatt (1985) an, welches zwischen einem leichten Rückfall (lapse, Ausrutscher) und einem schweren Rückfall in ein früheres Symptomverhalten (relapse) unterscheidet. Diese Unterscheidung wird herangezogen, um zwei unterschiedliche Phänomene zu verdeutlichen. Einerseits einen erneuten (moderaten) Konsum, der nach kurzer Zeit ohne gravierende Folgen bzw. Nebenwirkungen wieder beendet wird. Andererseits einen erneuten Konsum, der zu einer Rückkehr zum alten Konsumniveau oder gar darüber hinaus führt und mit Folge- bzw. Begleitschäden für die Person, deren soziale Beziehungen oder Lebensumstände einhergeht (Körkel & Lauer, 1995; Lindenmeyer, 2000). McKay (1999) differenziert den Schweregrad eines Rückfalls noch weiter, indem er „slips" (Ausrutscher), „minor lapse" (Stürze) und „major relapse" (Rückfälle) unterscheidet. Diese differenzierte, aber nicht eindeutig abgrenzbare Sichtweise auf Rückfälligkeit unter der Einbeziehung einer quantitativen Perspektive stellt auch in den wenigen Drogenkatamnesen bzw. bei der Operationalisierung des Abstinenzkriteriums im Forschungsbereich ein Problem dar (Deutsche Gesellschaft für Suchtforschung und -therapie [DGSS], 1985, 2001). Eine solche Differenzierung ist gleichwohl erforderlich, da sie Voraussetzung für einen möglichen „rationalen" Umgang mit dem Rückfall darstellt und dem Betroffenen ein Rückfallmanagement ermöglicht, dass erlernbar und umsetzbar ist.

Die Bewertung eines erneuten Konsums als Rückfall wird von manchen Beteiligten auch von den Kontextbedingungen bzw. von der Motivation zum Konsum abhängig gemacht. So fließen in die subjektive Bewertung des Konsums einer psychoaktiven Substanz als Rückfall u.a. mit ein, ob z.B. Alkohol in Gesellschaft oder allein zu Hause getrunken wird oder ob z.B. dem Anlass des Konsums von Cannabis starke Probleme oder eine gute Stimmung zugrunde liegen.

Anlass zur Diskussion bietet auch der Aspekt der vorangegangenen Abstinenzphase bzw. der Aspekt der Freiwilligkeit. Dabei werden z.B. Ansichten diskutiert, inwiefern der erneute Konsum nach einer Zwangsabstinenz, wie beispielsweise einer Inhaftierung, als Rückfall zu bewerten ist oder nicht. Auch der erneute Konsum einer Substanz nach einer Entgiftungsbehandlung wird von einigen Beteiligten nicht als Rückfall bewertet, mit dem Argument, dass zu diesem Zeitpunkt noch keine richtige Abstinenzphase erreicht worden sei.

Der Vollständigkeit halber sei noch erwähnt, dass der Rückfallbegriff auch unabhängig vom Konsum einer psychoaktiven Substanz Verwendung findet. Im Kontext der Alkohol-Selbsthilfegruppen wird bspw. der Begriff des „trockenen Rückfalls" verwendet, der auf süchtiges bzw. unangemessenes, maßloses oder grenzenloses Verhalten abzielt, welches dem Substanzrückfall oftmals vorausgeht. Im Bereich der Drogenhilfepraxis wird dieses Phänomen mit dem Begriff des Verhaltensrückfalls belegt. Wie unterschiedlich das Rückfallgeschehen bewertet werden kann, zeigt auch ein „Bonmot" aus der Praxis der Drogenhilfe, in der ein drogenabhängiger Patient seine Rückfälle als „Auszeiten vom Clean-Sein" bezeichnete.

Ausgehend von der Zielsetzung dieses Buches ergibt sich aus den vorangegangenen Ausführungen die Notwendigkeit, sich als Mitarbeiter und/oder Einrichtung bei der Arbeit mit drogenabhängigen Menschen mit den eigenen Kriterien und Haltungen bei der Bewertung von Rückfällen auseinanderzusetzen. In der Betreuungs- und Behandlungspraxis gilt es, unter den Beteiligten einen Diskurs anzuregen, in welchem eine Verständigung über das jeweils bestehende persönliche und „institutionelle" Rückfallverständnis erfolgt, wobei letzteres gegenüber den Patienten transparent gemacht werden muss.

2.3.2 Empirische Befunde

Bevor nachfolgend über Ergebnisse empirischer Forschung zum Rückfallgeschehen berichtet wird, sei aus der Sicht einer erfahrungsgestützten praktischen Suchtarbeit darauf verwiesen, dass das Rückfallgeschehen hochkomplex ist, individuell geschieht und sich damit in einer nach oben offenen Anzahl von Formen und Verläufen realisiert. Phaseneinteilungen, statistische Verteilungen und Vergleiche helfen dabei, Gemeinsamkeiten und Strukturen zu erkennen, um – im Kontakt mit betroffenen Menschen – im Meer der Besonderheit Orientierung zu finden und planvolles personenzentriertes Handeln zu ermöglichen.

Während zum Rückfall bei alkoholabhängigen Menschen nach ambulanter und vor allem stationärer Entzugs- bzw. Entwöhnungsbehandlung in Deutschland in den letzten Jahrzehnten kontinuierlich Studien durchgeführt und veröffentlicht wurden (Körkel & Schindler, 2003), sind systematische Untersuchungen des Rückfallgeschehens nach einer ambulanten oder stationären Behandlung bei drogenabhängigen Menschen eher ein seltenes Ereignis (Bachmann,

2011; Bundesverband für stationäre Suchtkrankenhilfe, 2011; Hamdorf et al., 2015).

In einem älteren Übersichtsartikel fasst Körkel (1999) die vorhandenen Untersuchungsbefunde zum Rückfallgeschehen nach ambulanter und stationärer Behandlung von drogenabhängigen Menschen zusammen. Dabei wird in vier Studien (Herbst et al., 1989; Dehmel, 1989; Roghmann & Lüdtke, 1991; Herbst, 1992) aus ambulanter und stationärer Therapie über Abstinenzquoten zwischen 27 und 37.5 % berichtet. Berücksichtigt werden muss jedoch, dass – wegen damals noch fehlender Dokumentationsstandards – diesen Untersuchungen unterschiedliche Katamnesezeiträume und Rückfallkriterien zugrunde lagen. In der Tendenz wurden die Ergebnisse dieser Studien aber durch europäische Studien aus der gleichen Zeitspanne bestätigt. So berichtet Ladewig (1986) von Abstinenzraten zwischen 23 und 43 % bei verschiedenen Katamnesezeiträumen und Behandlungsprogrammen.

Aus dieser frühen Phase der Drogenforschung liegen auch zwei Studien zu Langzeitverläufen vor. So berichtet Klett (1987) über eine katamnestische Studie bei 89 Patienten bis zu 10 Jahre nach Behandlungsende: Nach durchschnittlich 8 Jahren – je nach Berechnungsform – waren 24 bis 43 % der Patienten drogenfrei, wobei diejenigen, die im ersten Jahr nach der Behandlung drogenfrei waren, doppelt so hohe Chancen hatten, auch nach 8 Jahren drogenfrei zu leben, wie die Gesamtstichprobe. In einer 12-Jahres-Studie haben Raschke und Rometsch (1987) 268 Patienten, die zwischen 1970 und 1981 ein Behandlungsprogramm absolviert haben, nachuntersucht. Dabei haben sie festgestellt, dass nur 10 bis 15 % der Patienten nach der Behandlung drogenfrei lebten, dass jedoch bei 38 % der untersuchten Personen Drogenfreiheit (keine illegalen Drogen über einen längeren Zeitraum und keinen übermäßigen Alkoholkonsum) nach mehreren Jahren dokumentiert werden konnte.

Das Ausmaß des Gefährdungspotenzials drogenabhängiger Menschen und die Chronizität ihrer Erkrankung werden durch eine Studie in 34 deutschen stationären Therapieeinrichtungen unterstrichen. Sie zeigt, dass bereits während der Behandlung – trotz z. T. erheblicher Anstrengungen der Einrichtungen, dem vorzubeugen, – 23.4 % der Therapiebeender und (geschätzte) 32.9 % der Therapieabbrecher rückfällig werden (Küfner et al., 1994)[4]. Dabei haben rückfällige Patienten keine schlechteren Chancen, die Behandlung erfolgreich abzuschließen, als Patienten ohne Rückfall während des stationären Aufenthalts (vgl. Küfner et al., 1995) – vorausgesetzt, der Rückfall wird nicht erkannt und es erfolgt keine disziplinarische Entlassung.

Neben diesen, z. T. „historischen" Studien[5], sind es vor allem die systematisch durchgeführten jährlichen Studien des Fachverbands Sucht (FVS) zur „Effektivität der stationären abstinenzorientierten Drogenrehabilitation", die seit 2007 veröffentlicht werden und im Entlassjahrgang 2014 auf den Daten von acht Fachkliniken basierten (Fischer et al., 2017). Diese Katamnesestudien liefern einen wichtigen Beitrag zur Schließung der offensichtlich vorhandenen Kenntnislücken.

Beispielhaft wird nachfolgend über die Katamneseergebnisse zum Entlassjahrgang 2014 berichtet (Fischer et al., 2017). Einbezogen waren 1508 Patienten, die im Jahr 2014 in acht Fachkliniken behandelt wurden. Die Ausschöpfungsquote der Jahreskatamnese lag bei 33.5 %. Abstinenzquoten können auf unterschiedlichen Berechnungsformen basieren (Deutsche Gesellschaft für Suchtforschung und -therapie [DGSS], 1985). Tabelle 6 zeigt die Abstinenzeinschätzung auf Grundlage der Berechnungsform DGSS 4 (alle entlassenen Patienten des Jahrgangs sind einbezogen, keine bzw. unvollständige Daten werden als „rückfällig per Definition" gewertet.) sowie der Berechnungsform DGSS 3 (berücksichtigt alle Patienten, die einen Katamnesebogen ausgefüllt haben, unabhängig von der Entlassart).

Es kann davon ausgegangen werden, dass – bezogen auf alle Patienten des Entlassjahrgangs – die tatsächlichen Abstinenz- bzw. Rückfallquoten jeweils zwischen den Angaben der Berechnungsformen DGSS 3 und DGSS 4 liegen. Bei einem Vergleich der Daten über die Entlassjahrgänge 2009 bis 2014 zeigen sich die Ergebnisse vergleichsweise stabil, wobei hinsichtlich der Berechnungsform DGSS 3 bei den letzten beiden Jahrgängen eine Verbesserung der katamnestischen Erfolgsquote (abstinent und abstinent nach Rückfall) dokumentiert ist (Fischer et al., 2017).

Eine Differenzierung der Abstinenz- bzw. Rückfallquoten nach DGSS 4 nach den der Behandlung zugrunde liegenden Hauptdiagnosen zeigt Tabelle 7.

---

4 Einen Überblick über die verschiedenen Formen des Umgangs mit Rückfällen während stationärer Therapie gibt der Themenschwerpunkt „Rückfälle während stationärer Therapie" in der Zeitschrift SUCHT, Hefte 2 und 6, April und Dezember 2002.

5 In dieser Zeit wurden einige Katamnesen nach verschiedenen Formen der qualifizierten Entzugsbehandlung veröffentlicht (Zinkler et al., 1998; Tretter et al., 2001; Datzer et al., 2002). Die Ergebnisse zeigen, bezogen auf unterschiedliche Katamnesezeiträume, Abstinenzraten zwischen 17.4 und 42.2 %, wobei jedoch zu berücksichtigen ist, dass nach einer Entzugsbehandlung ein Teil der Patienten in ambulante bzw. stationäre Behandlung übergeht.

Tabelle 6: Abstinenzquoten nach DGSS-Berechnungsformen DGSS 3 und DGSS 4 (nach Fischer et al., 2017)

Abstinenzeinschätzung	DGSS 3 (N = 492)		DGSS 4 (N = 1508)	
	Absolut	Prozent	Absolut	Prozent
abstinent	238	48.4	238	15.8
abstinent nach Rückfall (wenigstens 30 Tage wieder abstinent)	121	24.6	121	8.0
rückfällig	133	27.0	133	8.8
Rückfall per Definition (einschließlich keine oder unvollständige Angaben)	/	/	1016	67.4
Gesamt	492	100.0	1508	100.0

Die Ergebnisse bestätigen die Notwendigkeit einer differenzierten Betrachtung unterschiedlicher Patientengruppen, z. B. entlang der Hauptdiagnose. So sind in den genannten Katamneseuntersuchungen vor allem Patienten mit der Hauptdiagnose Opioidabhängigkeit, die eine besonders geringe katamnestische Erfolgsrate von 11.9 % aufweisen. Demgegenüber sind die katamnestischen Erfolgsraten der Patienten mit den Hauptdiagnosen Alkohol- (30.4 %), Cannabis- (25.8 %) und Stimulanzienabhängigkeit (27.6 %) deutlich höher.

Es sind vor allem Cannabis (47.9 %), Stimulanzien (44.2 %) und Alkohol (41.1 %), mit denen die Patienten rückfällig geworden sind (Fischer et al., 2017).

Wie ältere und neuere Untersuchungen zeigen, sind Rückfälle nach einer Behandlung bei drogenabhängigen Menschen eher die Regel als die Ausnahme. Sie sind bei zwei von drei Behandelten manifester Bestandteil eines i. d. R. länger andauernden Ausstiegsprozesses oder eines fortgesetzten Drogenkonsums.

Die spezifische Rückfallgefährdung von drogenabhängigen Menschen wird auch deutlich, wenn man das Rückfallgeschehen nach (stationärer) Drogenbehandlung mit dem der Alkoholbehandlung vergleicht. So zeigt die FVS (Fachverband Sucht)-Jahreskatamnese der stationären Suchtrehabilitation des Entlassjahrgangs 2014 (12 014 Patienten, davon 92.5 % mit der ICD-10-Diagnose F10 „Störungen durch Alkohol") folgendes Ergebnis bei der Berechnungsform DGSS 4 (N=11 033; Bachmeier et al., 2017):

- abstinent 30.5 %,
- abstinent nach Rückfall 10.4 %,
- rückfällig 13.1 %,
- rückfällig per Definition (einschließlich keine bzw. unvollständige Angaben) 46.0 %.

Damit liegt die katamnestische Erfolgsquote (einschließlich nach Rückfall) der Jahreskatamnese mit 40.9 % bei alkoholabhängigen Menschen deutlich über der Vergleichsquote bei drogenabhängigen Menschen mit 23.8 %.

Gleichwohl bedarf es auch hier einer Differenzierung zwischen Subgruppen von drogenabhängigen Menschen. So weisen erste Ergebnisse darauf hin, dass für ausgewählte Patientengruppen, die im Rahmen einer Einrichtung an einem individualisierten Be-

Tabelle 7: Abstinenzraten nach der Berechnungsgrundlage DGSS 4, differenziert nach Hauptdiagnosen (Fischer et al., 2017, S. 73)

Abstinenzeinschätzung	Alkohol N = 102		Opioide N = 193		Cannabis N = 431		Kokain N = 61		Stimulanzien N = 391		Polytoxikomanie N = 320	
	N	%	N	%	N	%	N	%	N	%	N	%
durchgehend abstinent	20	19.6	12	6.2	68	15.8	12	19.7	79	20.2	46	14.4
abstinent nach Rückfall	11	10.8	11	5.7	43	10.0	3	4.9	29	7.4	23	7.2
Rückfällig	14	13.7	25	13.0	28	6.5	6	9.8	27	6.9	32	10.0
rückfällig per Definition	57	55.9	145	75.1	292	67.7	40	65.6	256	65.5	219	68.4
katamnestische Erfolgsrate	*31*	*30.4*	*23*	*11.9*	*111*	*25.8*	*15*	*24.6*	*108*	*27.6*	*69*	*21.6*

Tabelle 8: Art der Therapiebeendigung und Katameseergebnisse bei Patienten mit der Erstdiagnose Drogen- oder Alkoholabhängigkeit (Vollmer & Domma-Reichart, 2016)

	Erstdiagnose	
	Drogenabhängigkeit	**Alkoholabhängigkeit**
reguläre Therapiebeendigung	78.6 % N = 209	78.2 % N = 208
Katamneserücklauf	36.8 N = 98	45.9 % N = 122
Abstinenz nach DGSS 4	21.1 % N = 56	27.1 % N = 72
Abstinenz nach DGSS 3	57.1 % N = 56	59 % N = 72

handlungsprogramm teilgenommen haben, die Unterschiede zwischen den als alkoholabhängig und den als drogenabhängig diagnostizierten Patienten mit Blick auf Abstinenz und Rückfall in einer 1-Jahres-Katamnese deutlich minimiert sind (Vollmer & Domma-Reichart, 2016). Der Vergleich erfolgte auf Grundlage einer retrospektiven quasiexperimentellen Matched-Feldstudie. Dabei wurden die beiden Vergleichsgruppen von je 266 Patienten nach Geschlecht, Alter, Schulbildung, Partner- und Arbeitssituation einander angeglichen, sodass sich die beiden Gruppen auch nicht in der Kombination dieser Merkmale unterschieden. Tabelle 8 zeigt die Ergebnisse des Gruppenvergleichs.

Vollmer und Domma-Reichart (2016) weisen darauf hin, dass mit Blick auf die Konsummuster psychotroper Substanzen in den beiden betrachteten Patientengruppen eine Annäherung beobachtbar ist. Als drogenabhängig diagnostizierte Personen konsumieren neben den „klassischen" Opiaten vermehrt Cannabis, Stimulanzien oder polyvalent, während als alkoholabhängig diagnostizierte Personen auch häufiger illegale Drogen konsumieren. Dieser Umstand sowie die in den beiden Untersuchungsgruppen vorgenommene Angleichung der soziodemographischen Merkmale sind bei der Interpretation der Ergebnisse zu beachten. Schließlich sind vermutlich auch Unterschiede zwischen drogenabhängigen Personen, die in Fachkliniken für Drogenabhängigkeit, und solchen, die in einer Fachklinik für Alkoholabhängigkeit behandelt werden, ergebnisbeeinflussend.

Sowohl für Behandler als auch für Patienten sind die Zusammenhänge zwischen behandlungsbezogenen Merkmalen und dem Rückfallgeschehen zur generellen Orientierung wie auch zur Erarbeitung von Therapiezielen von Interesse. So sind die Chancen auf einen abstinenten Verlauf ohne Rückfall nach einer Behandlung bei regulären Therapiebeendern höher als bei Personen, die die Behandlung abbrechen. In den älteren Studien liegt die Rückfallquote bei Therapieabbrechern einheitlich bei über 90 %. So registrieren bei Therapieabbrechern z. B.:
- Dehmel (1989) eine Rückfallquote von 90 % nach ambulanter Behandlung,
- Herbst et al. (1989) eine Rückfallquote von 90 % sowie
- Kampe und Kunz (1985) von 98 % nach stationärer Behandlung.

Fischer et al. (2007a, b) berichten, bezogen auf verschiedene Kriterien zur Beurteilung von Rückfällen, über deutliche Unterschiede zwischen Therapiebeendern und Abbrechern:
- Bezogen auf die Beantworter der Halbjahreskatamnese waren bspw. 46.6 % der *planmäßig entlassenen Patienten* abstinent oder hatten höchstens einen Rückfall von längstens 3 Tagen ohne negative Folgen.
- Bei der Gruppe der *nicht planmäßig entlassenen Patienten* lag der Vergleichswert bei 19.2 %.

Herbst (1992) belegt auch einen Zusammenhang zwischen *Behandlungsdauer und Rückfallwahrscheinlichkeit*. Demnach führt eine längere Therapiedauer bzw. die längere Inanspruchnahme verschiedener intensiver Hilfen zu einer Verlängerung der Zeit bis zum ersten Rückfall.

Die Rückfallwahrscheinlichkeit ist in den ersten *3 Monaten nach Behandlungsende* am höchsten (Herbst, 1992; Steier et al., 1995; Körkel, 1999). Fischer et al. (2017) dokumentieren 70.4 % aller Rückfälle in den ersten 3 Monaten nach Behandlungsende, 50.6 % al-

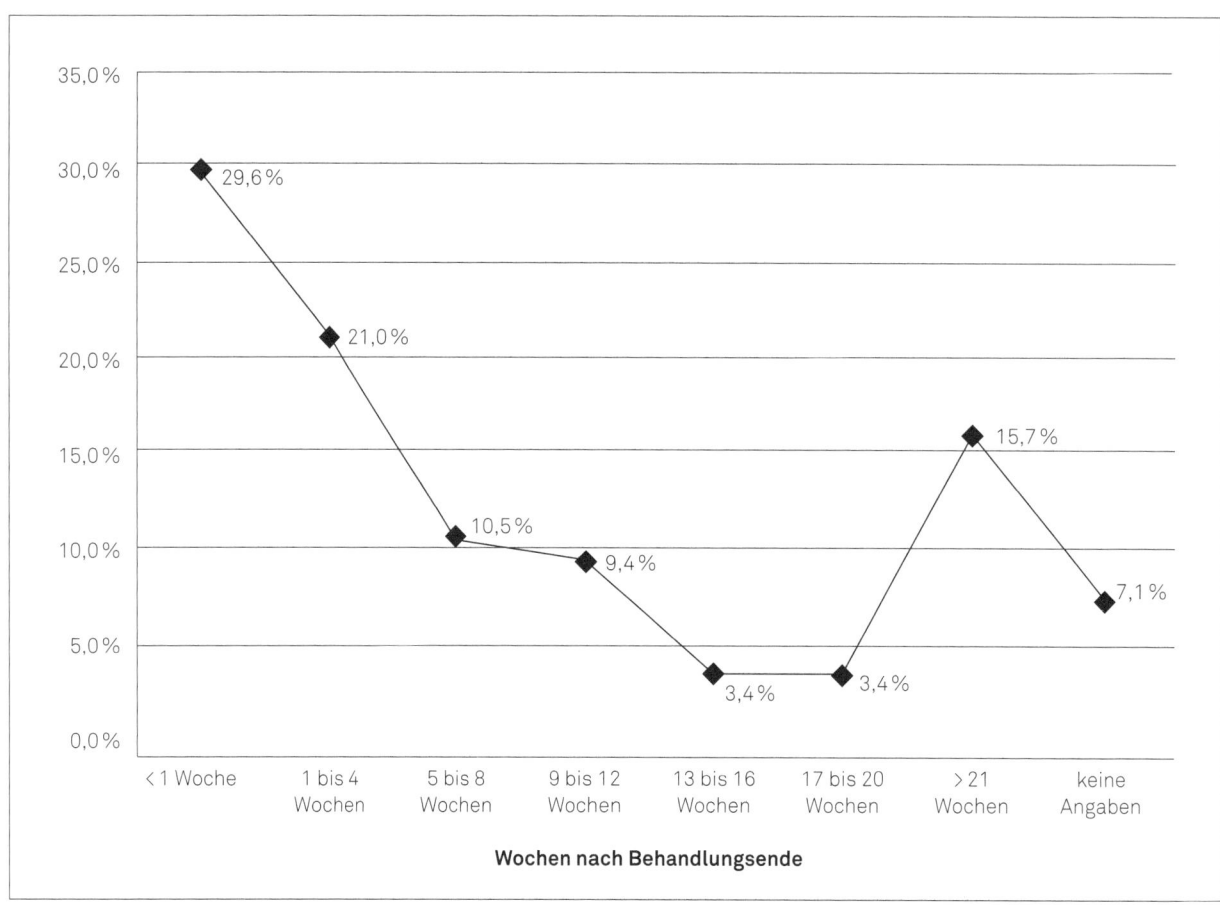

Abbildung 9: Eintritt des Rückfalls nach Behandlungsende in % (N = 267; Fischer et al., 2017, S. 74)

leine in den ersten 4 Wochen und 29.6 % in der ersten Woche nach Behandlungsende (vgl. Abb. 9).

Der Übergang von einer (stationären) Behandlung in den Alltag bzw. in nachfolgende Formen der Betreuung ist offensichtlich eine besonders sensible Phase im Rehabilitationsprozess. Es ist deshalb sinnvoll, bereits während der stationären Behandlung eine rückfallpräventive Vorbereitung auf diese Umstellungsphase, die Regelhaftigkeit von Nachsorge sowie gezielte Absprachen mit Blick auf einen zu erwartenden Rückfall vorzunehmen. Generell ist es zudem angezeigt, die vorhandenen differenzierten Angebotsstrukturen stärker rückfallpräventiv und rückfallbegleitend zu nutzen und das Hilfesystem – mit Blick auf den Rückfall – im Sinne eines auffangenden und stützenden Netzwerks zu organisieren. Dies ist auch deshalb angezeigt, weil Rückfälle auch bei drogenabhängigen Menschen kein statisches, sondern ein dynamisches Phänomen sind. Die Unterscheidung von Körkel und Schindler (2003) zwischen kurzen „Ausrutschern" („*lapse*") und *längerfristigen Rückfällen* („*relapse*") ist auch hier ein wichtiges Differenzierungskriterium des Rückfalls. In den wenigen vorhandenen Studien, die Rückfallverläufe differenziert untersucht haben, wurde nachgewiesen, dass eine Teilgruppe von rückfälligen Personen mit einem moderaten und kontrollierten Konsum mittelfristig Abstinenz erzielt (Gossop, 1989; Vollmer et al., 1989).

Im Sinne einer am Prinzip der „*Schadensminimierung*" ausgerichteten Hilfeerbringung ist zudem zwischen einem moderaten, kontrollierten bzw. zeitweiligen und einem regelmäßigen und mit allen Folgen einer Abhängigkeit belasteten Drogengebrauch zu unterscheiden. Ergebnisse der qualitativen Drogenforschung (Weber & Schneider, 1992) haben gezeigt, dass zuvor körperlich abhängige Opiatkonsumenten zu solch kontrollierten Gebrauchsmustern übergegangen sind. Die Stärkung der Selbststeuerungskräfte und der Selbstwirksamkeit der Betroffenen, der Verzicht auf eine Dramatisierung des Konsum- bzw. Rückfallgeschehens zur Vermeidung des „Abstinenzverletzungseffekts" (Marlatt, 1985) sowie der Zugang zu den Hilfeeinrichtungen im Bedarfsfall sind wichtige Interventionen bzw. Rahmenbedingungen.

Fischer et al. (2007b, S. 45 f.) kommen nach vertieften Analysen ihrer Daten zu dem Ergebnis – und diese gelten im Grundsatz nach wie vor –, dass Patienten dann katamnestisch erfolgreicher sind, wenn „die Behandlungsbeendigung planmäßig erfolgt, die Behandlungsdauer über 16 Monate betrug, sie freiwillig in

Behandlung waren und eine eher kürzere Abhängigkeitsdauer bis maximal 10 Jahre aufweisen. Zudem sind die Zugehörigkeit zum weiblichen Geschlecht und ein eher niedrigeres Alter bei Behandlungsantritt eher prognostisch günstige Faktoren". Die Ergebnisse dieser Katamnese zeigen zudem, dass das Ausmaß an Rückfällen mit illegalen Drogen (Heroin, Kokain, Amphetaminen) im Katamnesezeitraum abgenommen hat. Der Konsum von Alkohol ist bei drogenabhängigen Menschen differenziert und entlang der individuellen Voraussetzungen zu bewerten und bedarf deshalb mit Blick auf den Rückfall und seine Prophylaxe einer besonderen Beachtung.

In der Katamnese des Entlassjahrgangs 2014 analysierten Fischer et al. (2017) auch den Zusammenhang von psychosozialen Veränderungen und dem Rückfallgeschehen. Demnach differenziert sowohl das Ausmaß der erlebten Veränderung in zentralen Lebensbereichen wie auch die Zufriedenheit – in abfallender Stärke – in zentralen Lebensbereichen mit den Rückfallkategorien „abstinent", „abstinent nach Rückfall" und „rückfällig".

Die Ergebnisse der Rückfallforschung bei drogenabhängigen Menschen zeigen insgesamt die hohe Rückfallgefährdung dieser Patientengruppe aufgrund der Chronizität ihrer Erkrankung. Sie belegen aber auch, dass durch die Dauer der Behandlung und die Regelhaftigkeit ihres Abschlusses entsprechend den therapeutischen Konzepten und individuellen Behandlungszielen die Rückfallgefährdung reduziert und insbesondere die individuellen Bewältigungsstrategien der Patienten bei auftretenden Rückfällen verbessert werden können.

2.3.3 Theorien zum Rückfall

Die Vielzahl an Theorien zur Erklärung, zur Vorhersage und zum Verlauf des Rückfallgeschehens bei suchtkranken Menschen (Körkel & Lauer, 1995) sind fast ausschließlich aus der Beobachtung und Erforschung von alkoholabhängigen Menschen abgeleitet worden. Rückfallprozesse sind dynamische und hochkomplexe Phänomene, die durch vielfältige Einflussfaktoren bestimmt werden und individuell unterschiedlich ausgeprägt sind. Dabei unterscheiden sich Rückfallprozesse bei Drogenabhängigkeit in der Feinanalyse deutlich von denen anderer Suchterkrankungen wie z.B. der Alkoholabhängigkeit. Drogenabhängige Menschen unterliegen unterschiedlich ausgeprägten spezifischen Belastungsfaktoren, seien es Komorbidität, psychische Zusatzerkrankungen, somatische Risiken – insbesondere Infektionsgefahren – Illegalität der Substanzen, hohe Kriminalitätsbelastung verbunden mit Strafverfolgung und oftmals auch Hafterfahrungen etc. Eine spezifische Rückfalltheorie für drogenabhängige Menschen liegt bisher nicht vor.

Die mittlerweile große Zahl von Rückfalltheorien bei suchtkranken Menschen lässt sich hinsichtlich der zugrunde liegenden therapeutischen Ausrichtungen und Perspektiven grob in vier Kategorien unterteilen:

1. *Das sozial-kognitive Rückfallmodell.* Das sozial-kognitive Rückfallmodell von Marlatt und Gordon (1985) ist das empirisch am besten gestützte und in der Suchtkrankenhilfe am weitesten verbreitete theoretische System zur Erklärung von Rückfällen und deren Verlauf. Es ist ein Prozessmodell, welches kognitive, soziale und verhaltensbezogene Bedingungsfaktoren integriert. Es wird maßgeblich für das Verständnis von Rückfallprozessen bei Suchtkranken herangezogen und bietet die Grundlage für die meisten rückfallprophylaktischen Maßnahmen (vgl. Kap. 2.4.1). In diesem Modell werden Rückfälle durch das Zusammenspiel von vier Faktorenbereichen erklärt.

Vor dem Hintergrund eines unausgewogenen Lebensstils und scheinbar irrelevanter Entscheidungen (1) soll sich die Wahrscheinlichkeit der Entstehung von Risikosituationen erhöhen (2), die nicht mit den vorhandenen Bewältigungsfertigkeiten (3) angemessen gelöst werden können. Den Drogenkonsum begünstigende Kognitionen und eine geringe Selbstwirksamkeitserwartung (4) sollen dabei eine wesentliche Rolle spielen (Körkel & Schindler, 2003).

Auf der Grundlage dieses sozial-kognitiven Erklärungsansatzes wurden weitere kognitiv-behavioral ausgerichtete Theorien sowie klassische Konditionierungsmodelle entwickelt, die sich stark an der Ursprungstheorie orientieren (Veltrup, 1995; Körkel, 1999; Lindenmeyer, 2000).

Das sozial-kognitive Rückfallmodell erfuhr 2004 durch Witkiewitz und Marlatt eine Erweiterung, indem die vielfältigen Einflussfaktoren beim Rückfallgeschehen noch weiter ausdifferenziert und der Fachöffentlichkeit als „Dynamisches Modell des Rückfalls" (DMdR) präsentiert wurden (Witkiewitz & Marlatt, 2004). Das Konzept erfuhr jedoch aufgrund seiner großen Komplexität („Alles hängt mit allem zusammen", AMAZ) und unterstellter mangelnder Wissenschaftlichkeit viel Kritik (Lindenmeyer, 2008), sodass es sich in der Behandlungspraxis nicht durchsetzen konnte.

Andererseits kann dieses Konzept aufgrund seiner Vielfalt von Einflussfaktoren den Prozess der Demut bei der Vorhersage von Rückfällen unterstützen und dazu beitragen, in seiner Ableitung die Notwendigkeit individueller und personen-

und umgebungsbezogener Interventionen aufzeigen sowie einer normierenden Behandlungsplanung und algorithmischer Therapiemanuale eine Absage erteilen.

2. *Systemische Rückfalltheorien.* Systemische Rückfalltheorien erweitern die rein individualistische Perspektive um beziehungsdynamische Aspekte im sozialen Umfeld des Betroffenen. Suchtkranke Menschen können nicht unabhängig von ihrem Umfeld und ihrem sozialen System gesehen und verstanden werden (Schlippe & Schweitzer, 2016). Das soziale Netzwerk eines suchtkranken Menschen ist immer auch mitbetroffen, beschädigt bzw. erkrankt und oftmals durch belastete, toxische Beziehungen, geringe supportive Valenz und starre Rollenmuster gekennzeichnet. Rückfälle werden in diesem Kontext u. a. als Wiederherstellung eines bekannten Beziehungssystems mit vertrauten Rollenaufteilungen verstanden. Die mit den systemischen Perspektiven verbundenen und für Rückfallprozesse relevanten Identitätsprozesse werden im Kapitel 2.2.4 und 2.3.5 gesondert betrachtet (Schmidt, 1992: Schwertl et al., 1998; Klos, 2010, 2016; Petzold et al., 2012).

3. *Psychoanalytische Rückfalltheorien.* Psychoanalytische Rückfalltheorien stellen die psychische Disposition in den Mittelpunkt der Betrachtung von Rückfallprozessen (Rost, 1994, 2001). Dabei gibt es innerhalb der psychoanalytischen Gemeinde Erklärungsansätze, die die Rückfälle mit dem Ausagieren unterdrückter Affekte in Verbindung bringen (triebpsychologische Theorie), Ansätze die im erneuten Suchtmittelkonsum selbstzerstörerische Tendenzen vermuten (objektpsychologische Theorie) sowie Theorien, die dem erneuten Suchtmittelkonsum Selbstheilungstendenzen (ich-psychologische Theorie) zugrunde legen (Körkel & Schindler, 2003). Im Rahmen des psychoanalytischen Krankheitsverständnisses werden „ich-syntone" von „ich-dystonen" Rückfällen unterschieden (Büchner, 2002). Während ich-syntone Rückfälle im Einklang mit den bewussten Strebungen und Überlegungen der Patienten stehen, finden ich-dystone Rückfälle unter dem Einfluss nicht steuerbarer innerer Kräfte statt, die suchtmittelabhängige Menschen veranlassen – entgegen ihrer eigenen Bemühungen – erneut psychoaktive Substanzen zu konsumieren.

4. *Neurobiologische Rückfalltheorien.* Neurobiologische Theorien und Rückfallmodelle sind in der medizinischen Suchtforschung derzeit im Vormarsch und versuchen, Rückfälle anhand von Prozessen von Transmittersystemen (z. B. dopaminerges und serotonerges System) zu erklären. Das dopaminerge sowie das serotonerge System sind lediglich zwei bedeutsame von einer Vielzahl von Transmittersystemen, die dadurch gekennzeichnet sind, dass sie bei fast allen psychischen Störungen in irgendeiner Art und Weise mit affiziert sind (Hüther, 2004). Demnach sollen genetische oder durch Suchtmittelmissbrauch erworbene Defekte der jeweiligen Transmittersysteme zu einer ungenügenden Selbstaktivierung des Belohnungssystems führen. Der Mangel an endogenen Endorphinen (vgl. Soyka, 1995), welcher u. a. Reizbarkeit, Depression, Ärger und Dysphorie bewirke, führe zu Suchtmittelverlangen und durch den Konsum von psychoaktiven Substanzen zum Ausgleich der Endorphindefizite (vgl. Lindenmeyer, 2000). In diesem Kontext wird auch die Existenz eines sogenannten „Suchtgedächtnisses" (Böning, 1994; Heinz et al., 2002; Grüsser-Sinopoli, 2006) diskutiert. Auf die Grenzen eines auf die neurobiologischen Erkenntnisse zentrierten Suchtverständnisses verweist Tretter (2012). Demnach sind derzeit lediglich punktuelle Beschreibungen der Zusammenhänge zwischen beobachtbaren Hirnaktivitäten und Suchtphänomenen möglich. Diese sind weit entfernt von einer neurobiologischen Theorie der Sucht und damit einer Erklärung süchtigen Verhaltens auf Basis neurobiologischer Erkenntnisse. Insbesondere das Verständnis des Gehirns als ein komplexes und lebendiges Netzwerk sowie die Unterscheidung zwischen Gehirnprozessen und geistigen Prozessen weist vorschnelle Schlussfolgerungen sowie den Anspruch einer Letzterklärung der Neurobiologie in ihre Grenzen.

Die hier beschriebenen Rückfalltheorien, die sich vornehmlich auf alkoholabhängige Menschen beziehen, scheinen sich auf den ersten Blick auch auf drogenabhängige Menschen übertragen zu lassen. Sie decken schließlich auch spezifische Phänomene des Rückfallgeschehens bei drogenabhängigen Menschen ab. So ist z. B. das Phänomen des Sucht- bzw. Drogenverlangens bei beiden Gruppen von Abhängigkeitskranken zu beobachten, und die dafür notwendigen Bewältigungsstrategien müssen von alkohol- und drogenabhängigen Menschen gleichermaßen entwickelt werden. Für beide Personengruppen gilt das Konstrukt der Selbstwirksamkeitserwartung, und neurobiologische Prozesse können ebenfalls einheitlich als Erklärungsfolie für Rückfälle zugrunde gelegt werden. Bei genauerer Betrachtung sind die in den oben skizzierten Theorien erwähnten Aspekte aber mit Blick auf drogenabhängige Menschen unscharf gewichtet und nähern sich ungenügend der spezifischen Realität dieser Personengruppe und ihrem Rückfallgeschehen an:

- Während die *psychoanalytischen Überlegungen* in ihrer Abstraktheit noch weitestgehend ohne Modifizierungen für drogenabhängige Menschen zu übernehmen sind, bedürfen die *systemischen Betrachtungen* des Rückfallgeschehens einer gesonderten Perspektive. Der Verlauf des Rückfallgeschehens nach einem erneuten Konsum unterliegt bei drogenabhängigen Menschen z. T. anderen Wirkkräften und besitzt eine eigene Dynamik. Während der Substanzrückfall mit Alkohol quasi öffentlich stattfinden kann, ist der Rückfall mit einer unter das Betäubungsmittelgesetz (BtmG) fallenden psychoaktiven Substanz strafrechtlich relevant, da der Erwerb, Handel und Besitz dieser Substanzen gegen das BtmG verstoßen. Somit reagiert der repressive Teil des sozialen Systems auf einen Rückfall ggf. mit der strafrechtlichen Verfolgung; bei ausstehenden Haftstrafen mit einem Haftbefehl bzw. mit erneuter Inhaftierung. Der „Beschaffungsdruck" von drogenabhängigen Menschen ist ungleich schwieriger und höher als bei alkoholabhängigen Menschen. Der Erwerb von Drogen beinhaltet zwangsläufig die Kontaktaufnahme und Hinwendung zu Personen, die mit der Drogenszene und z. T. mit dem kriminellen Milieu verbunden sind. Zumeist werden das alte Umfeld bzw. die früheren Bezugskontakte aufgesucht. Drogenrückfälle haben somit zugleich „soziale Nebenwirkungen". Da viele drogenabhängige Menschen schon seit Jahren nicht mehr bzw. z. T. noch nie sozial integriert gelebt haben, müssen auch Abstinenzphasen und Drogenrückfälle vor diesem Hintergrund unterschiedlich bewertet werden. Eine Drogenabhängigkeit kann offensichtlich schlechter sozial integriert gelebt werden als eine Alkoholabhängigkeit, sodass der Drogenrückfall nach einer Phase der Abstinenz vermutlich schneller zu einer erneuten Änderung des Lebensstils führt. Gerade die systemisch orientierten Rückfalltheorien müssen Lebensstil und Zugehörigkeit zu Milieu und Drogenszene und deren Abgegrenztheit innerhalb der Gesellschaft stärker berücksichtigen. Beim Rückfall eines alkoholabhängigen Menschen scheinen diese Aspekte nicht so zwingend zu sein.
- Die Spezifika drogenabhängiger Menschen in den *neurobiologischen Erklärungsmodellen* lassen sich im Rahmen dieses Manuals nicht annähernd adäquat erörtern. Hier sei auf die umfassende Filmdokumentation „Gehirn unter Drogen" (Carrière et al., 2004; Heinz et al., 2012) verwiesen. Es lässt sich jedoch vermuten, dass illegale Drogen (z. B. Opiate, Amphetamine, THC, Kokain) aufgrund ihres unterschiedlichen Wirkspektrums und ihrer z. T. enormen Wirkkraft die Ausprägung des Drogenverlangens in anderer Weise beeinflussen als dies z. B. der Alkohol vermag.
- Auch die *sozial-kognitive Rückfalltheorie* nach Marlatt und Gordon muss in Bezug auf ihre Relevanz für drogenabhängige Menschen in ihrer Feinstruktur modifiziert werden. Das Konstrukt des „ausgewogenen Lebensstils" (Marlatt, 1985) als Basis für eine abstinente Lebensführung konnte von ihm nicht zwingend belegt werden und findet z. B. auch in der Studie von DeJong-Meyer und Farke (1993) keine Bestätigung. Es scheint auch in seinem Erklärungsgehalt für das Rückfallgeschehen von drogenabhängigen Menschen strittig, zumal es ein mittelschichtorientiertes Theorem darstellt, welches unter den heutigen Lebensbedingungen selbst von „Normalbürgern" kaum einzulösen ist. Vielmehr sind die mit der Postmoderne einhergehenden gesellschaftlichen Veränderungen (Individualisierung, Rollenvielfalt, Diskontinuitäten etc.) mit zu berücksichtigen. Diese erweitern die Möglichkeit, auch „unausgewogene" Lebensstile sozial integriert zu leben, wodurch sich wiederum lösungsorientierte Perspektiven auch für die Behandlung eröffnen (DeShazer, 2006). Auch die Risikosituationen bzw. Rückfallauslöser, die Marlatt für alkoholabhängige Menschen ausgemacht hat, haben für drogenabhängige Menschen nicht die gleiche Relevanz. Aspekte wie Suchtdruck, Verführungssituationen, Kontrollüberzeugungen etc. müssen bei dieser Zielgruppe anders gewichtet und ergänzt werden. Weitere Einflussfaktoren wie das Scheitern von Integrationsbemühungen, Kriminalitätsbelastung, geringe Teilhabe am gesellschaftlichen Wohlstand, die Auswirkungen von somatischen Erkrankungen, komorbide psychische Störungen, die Ausprägung der Identität sowie die Gefährlichkeit des Rückfalls vor dem Hintergrund eines erhöhten Morbiditäts- und Mortalitätsrisikos sollten beim Rückfallgeschehen bei drogenabhängigen Menschen mit berücksichtigt werden (vgl. Kap. 2.2).

Bei der Analyse der Einflussfaktoren von Rückfallprozessen drogenabhängiger Menschen sollten Rückfälle nicht nur unter substanzspezifischer Perspektive betrachtet werden. Wie Praxiserfahrungen zeigen, ist es wichtig, *identitätstheoretische Aspekte* beim Rückfallgeschehen von drogenabhängigen Menschen stärker als bisher – im Sinne einer Perspektiverweiterung – in den Blickpunkt zu rücken und diese in Richtung einer identitätstheoretischen Rückfalltheorie bei drogenabhängigen Menschen weiter zu entwickeln. Dabei besteht nicht die Absicht, Drogenabhängigkeit zu einer Lebensstilfrage zu stilisieren und ihr die Anerkennung als Krankheit zu verwehren. Vielmehr ist zu diskutieren, inwiefern die Erkrankung im

Rahmen eines wieder aufgenommenen devianten Lebensstils und einer damit verbundenen Identitätsperspektive erneut in Erscheinung tritt bzw. wieder ausbricht (vgl. Kap. 2.2.4).

Es ließen sich sicherlich in der Feinanalyse noch weitere Unterschiede hinsichtlich Beginn, Verlauf und Folgen des Rückfallgeschehens zwischen alkoholabhängigen und drogenabhängigen Menschen herausarbeiten. Die hier aufgeführten Aspekte basieren auf Erfahrungen aus der Behandlungspraxis mit drogenabhängigen Menschen und sollten im Sinne einer praktischen Evidenz bei der Entwicklung eines Rückfallverständnisses für diese Zielgruppe Berücksichtigung finden. Mit Blick auf eine verbesserte Fundierung dieser Erfahrungen wäre sowohl die Intensivierung des fachlichen Diskurses als auch eine Überprüfung im Rahmen von Forschungsvorhaben wünschenswert.

2.3.4 Theorie der Veränderung – das Transtheoretische Modell

Um Rückfallprozesse bei drogenabhängigen Menschen zu erklären bzw. zu verstehen, kommt man nicht umhin, das Transtheoretische Modell (TTM, „Transtheoretical Model") von Prochaska und DiClemente (1982, 1992) zu berücksichtigen. Es ist ein Konzept zur Beschreibung, Erklärung, Vorhersage und Beeinflussung von intentionalen Verhaltensänderungen. Dabei stehen, neben affektiven und verhaltensbezogenen Aspekten sowie sozialen oder biologischen Einflüssen auf das individuelle Verhalten, rational-kognitive Elemente und die jeweiligen Entscheidungsprozesse des Individuums im Mittelpunkt des Modells. Das TTM ist bereits in den 80er Jahren des vorigen Jahrhunderts für den Bereich des Gesundheitsverhaltens entwickelt worden, stellt aber eine bedeutsame Folie zum Verständnis des Rückfallgeschehens auch bei drogenabhängigen Menschen dar und wird deshalb im folgenden Abschnitt vorgestellt.

Das Transtheoretische Modell der Verhaltensveränderung wurde maßgeblich von Prochaska und DiClemente (1982) entwickelt und besitzt seit etwa 1985 vor allem in den USA, Australien und Großbritannien große Popularität. Es findet Anwendung in der öffentlichen Gesundheitsvorsorge, der Klinischen Psychologie sowie der Prävention. Die Leistung des Modells besteht in der Integration der Konstrukte aus verschiedenen psychologischen Richtungen hin zu einem differenzierten und gleichzeitig pragmatischen Modell zur Beschreibung, Erklärung und Beeinflussung von Verhaltensänderungen. Im deutschsprachigen Raum findet das TTM vor allem durch den Interventionsansatz der „Motivierenden Gesprächsführung" nach Miller und Rollnick (2015) große Verbreitung.

Ausgangspunkt des Modells ist die Frage nach den bedeutendsten Wirkelementen und Strategien bei der Veränderung menschlichen Verhaltens. Dabei werden die Wirkmechanismen unterschiedlicher Therapieschulen gebündelt, schulenübergreifend Kernfaktoren herausgearbeitet und zehn Prozesse bzw. Strategien identifiziert, die maßgeblich für die Umsetzung von Verhaltensveränderungen („processes of change") sind. Dieses schulenübergreifende Verständnis relevanter Veränderungsstrategien führte letztendlich auch zur Bezeichnung des „Transtheoretischen Modells".

Im Rahmen der Forschung nach Wirkfaktoren bei Verhaltensänderungen, die vor allem bei der empirischen Beobachtung von Personen erfolgten, die den Nikotinkonsum ohne Hilfe aufgegeben haben, wurden Gesetzmäßigkeiten hinsichtlich des Verlaufs von Veränderungsprozessen deutlich. Diese konnten als ein Prozess beschrieben werden, der durch das aktive zeitliche Durchlaufen unterschiedlicher, aufeinander aufbauender Stufen („stages of change") gekennzeichnet ist (Prochaska & DiClemente, 1983; Keller, 1998, 1999).

Die beiden Kernkonstrukte des Transtheoretischen Modells sind die *Stufen der Veränderung* („stages of change") sowie die *Strategien der Veränderung* („processes of change"). Sie werden im Folgenden kurz skizziert. Speziell für das Rückfallprophylaxetraining und das Verständnis über die Ausstiegsverläufe von drogenabhängigen Menschen ist das Stufenmodell der Veränderung von vorrangiger Bedeutung und wird daher ausführlicher behandelt.

Stufen der Veränderung – „stages of change"

Das Konstrukt „stages of change" gliedert den Veränderungsprozess auf einer zeitlichen Dimension in sechs Veränderungsphasen/Stufen, die auf dem Weg zu einer dauerhaften Verhaltensänderung vom Individuum durchschritten werden. Diese Stufen beschreiben charakteristisch, wann ein Fortschreiten im Veränderungsprozess stattfindet (vgl. Abb. 10).

Verhaltensänderung ist somit ein Prozess, der über die Zeit in einer Abfolge von einzelnen Stufen abläuft. Die Stufen sind gleichzeitig stabil und zugänglich für Veränderungen. Die unterschiedlichen Phasen werden in Tabelle 9 aufgeführt.

Das Modell der „Stufen der Verhaltensänderung" wurde für den Einsatz im Rahmen des Rückfallprophylaxetrainings für drogenabhängige Menschen modifiziert (Heidenreich & Hoyer, 2001). Dabei wurden vor allem die Zeiträume, die Bezeichnungen für die einzelnen Phasen und die inhaltlichen Schwerpunkte in den einzelnen Stufen den Bedingungen und Voraussetzungen von drogenabhängigen Menschen angepasst (vgl. Kap. 4.2 zu Basismodul 2).

Tabelle 9: Phasen der Veränderung nach Prochaska und DiClemente (1982)

Phasen	Erläuterung
Absichtslosigkeit (Precontemplation)	In dieser Phase hat der Mensch keine Absicht, sein Verhalten bzw. seine Überzeugungen in der absehbaren Zukunft zu verändern. Fehlende Absicht zur Verhaltensänderung kann dabei in einem Mangel an relevanten Informationen oder einem Mangel an Problembewusstsein gründen. Darüber hinaus finden sich in dieser Phase Personen, die sich nach mehreren erfolglosen Versuchen von einem erneuten Änderungsversuch keinen Erfolg mehr versprechen. Personen in dieser Phase tendieren dazu, Informationen bzgl. ihres Risikoverhaltens auszublenden und damit eine Auseinandersetzung mit dieser Thematik zu vermeiden.
Absichtsbildung (Contemplation)	In dieser Phase ist sich der Mensch seiner Problematik bewusst und denkt ernsthaft über Veränderungen im nächsten halben Jahr nach. Im Unterschied zur Phase der Absichtslosigkeit setzt sich der Mensch in dieser Phase mit seinem Verhalten und den Vor- und Nachteilen auseinander, ohne dass diese Auseinandersetzung jedoch in das unmittelbare Ergreifen von Maßnahmen mündet.
Vorbereitung (Preparation)	In dieser Phase hat der Mensch die Intention einer Verhaltensänderung in nächster Zukunft und trifft verhaltensmäßige Vorbereitungen. In dieser Phase ist der Mensch zwar ambivalent, aber z.T. auch hoch motiviert. Das Treffen einer klaren Entscheidung, das Vorhandensein einer Handlungsintention sowie auch bereits vorbereitendes Handeln sind bezeichnend, wobei der intentionale Charakter noch im Vordergrund steht.
Aktion/Handlung (Action)	In dieser Phase verändert der Mensch etwa seit einem halben Jahr aktiv sein Verhalten und strukturiert seine Erfahrungen oder seine Umwelt um, um seine Probleme zu lösen. Bezeichnend für diese Phase ist die Tatsache, dass das jeweilige Zielkriterium erreicht ist und beobachtbare Verhaltensweisen im Vordergrund stehen. Sie birgt das größte Risiko für eventuelle Rückfälle in frühere Phasen.
Aufrechterhaltung (Maintenance)	In dieser Phase behält der Mensch seine erreichten Veränderungen etwa seit mehr als 6 Monaten bei und beugt möglichen Rückfällen vor. Das Zielverhalten erfährt in dieser Phase eine Konsolidierung und wird zunehmend ins Leben integriert. Je nach Verhaltensbereich kann diese Phase den Rest des Lebens umspannen. Zumeist wird für diese Phase jedoch ein Zeitraum von 6 Monaten bis zu 5 Jahren angenommen.
Stabilisierung (Termination)	In dieser Phase hat der Mensch sein Problemverhalten gänzlich aufgegeben. Diese Phase ist durch eine große Zuversicht gekennzeichnet, das gewünschte Zielverhalten beizubehalten. Die Rückfallgefahr wird dementsprechend als gering erachtet.

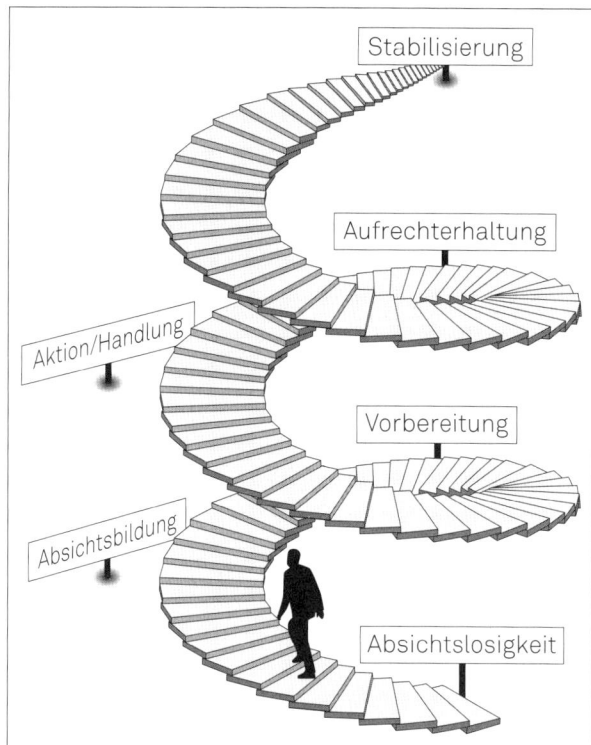

Abbildung 10: Spiralmodell der „stages of change" (nach Prochaska, Norcross & DiClemente, 1997)

Strategien der Veränderung – „processes of change"

Im Transtheoretischen Modell hat man es nicht bei der Frage nach der Kategorisierung von Veränderungsprozessen zum Zwecke der Standortbestimmung und der Beschreibung, wann ein Fortschreiten im Veränderungsprozess stattfindet, belassen. Vielmehr wurde auch der Frage nachgegangen, wie, d. h. durch welche Strategien, Personen von einer Stufe in die nächste gelangen. Diese Spezifizierung der Strategien führt zur Identifizierung von zehn Hauptstrategien, die nach ihrer Ausrichtung in kognitiv-affektive und verhaltensorientierte Strategien unterschieden werden (vgl. Tab. 10).

Während sich kognitiv-affektive Strategien vorwiegend auf subjektive Bewertungsprozesse und das emotionale Erleben eines problematischen Verhaltens beziehen, sind die verhaltensorientierten Strategien – wie die Bezeichnung schon vermuten lässt – in starkem Maße handlungsbezogen.

Verkürzt wiedergegeben, wirken kognitiv-affektive Strategien verstärkt in den ersten drei Stufen des Veränderungsprozesses, während verhaltensbezogenen Strategien in den Stufen 4 und 5 verstärkt Bedeutung zukommt.

Die Verschränkung von aus der Psychotherapieforschung bekannten Behandlungs- und Interventionsstrategien mit den jeweiligen Phasen ist deshalb von großer Bedeutung, weil somit die „richtige Strategie zum richtigen Zeitpunkt" empfohlen werden kann, und Interventionen wie die Motivierende Gesprächsführung von Miller und Rollnick (2015) an Effektivität gewinnen.

Im Laufe der Zeit wurden weitere Variablen identifiziert, die Veränderungsprozesse beeinflussen. Zum einen das Konstrukt der *Selbstwirksamkeitserwartung/ „self-efficacy"* (Bandura, 1982, 1997), zum anderen das Konstrukt der *Entscheidungsbalance/„decisional balance"* (Janis & Mann, 1977), die beide in das TTM eingefügt wurden.

Beide Konstrukte sollen hier kurz skizziert werden, da sie für die Arbeit mit drogenabhängigen Menschen bedeutsam sind:
- *Selbstwirksamkeitserwartung und situative Versuchung.* Im TTM geht man davon aus, dass sich die Selbstwirksamkeitserwartung (SWE) über die Zeit der Verhaltensänderung erhöht, während es gleichzeitig zu einer stetigen Reduzierung der situativen Versuchungen kommt. Dies ließe die Abnahme des Rückfallrisikos mit zunehmender zeitlicher Beibehaltung des gewünschten Verhaltens erklären. Das Konstrukt der Selbstwirksamkeitserwartung ist für

Tabelle 10: Strategien der Veränderung

Grundausrichtung	Strategien
kognitiv-affektive Strategien	• Steigern des Problembewusstseins • emotionales Erleben • Neubewertung der persönlichen Umwelt • Selbstneubewertung • Wahrnehmen förderlicher Umweltbedingungen
verhaltensorientierte Strategien	• Selbstverpflichtung • Kontrolle der Umwelt • Gegenkonditionierung • Nutzen hilfreicher Beziehungen • (Selbst-)Verstärkung

die Arbeit mit drogenabhängigen Menschen insofern von Bedeutung, als in Ausstiegsverläufen von Patienten zu beobachten ist, dass diese entweder eine deutlich zu geringe SWE oder eine unrealistisch hohe SWE im Sinne einer starken Selbstüberschätzung haben. Beides scheinen gute Prädiktoren für eine erhöhte Rückfallgefährdung von drogenabhängigen Menschen zu sein. Bei dieser Klientel geht es also darum, eine realistische SWE anzuvisieren.
- *Entscheidungsbalance.* Unter Entscheidungsbalance versteht man die wahrgenommenen und bewerteten Vor- und Nachteile einer Verhaltensänderung. Die Gegenüberstellung der subjektiv gewichteten Vor- und Nachteile spielt bei allen Ambivalenzphänomenen eine Rolle und ist eine nicht zu unterschätzende Einflussgröße bei der Beibehaltung bzw. Aufgabe eines bestimmten Verhaltens. Das Konstrukt der Entscheidungsbalance spielt bei drogenabhängigen Menschen ebenfalls eine wesentliche Rolle, da starkes Verlangen ein wesentliches Phänomen der Suchterkrankung darstellt, Ambivalenzkonflikte stark ausgeprägt sind und drogenabhängige Menschen oftmals extrem intensive Versuchungssituationen zu bewältigen haben.

Aus diesen Gründen finden die Variablen Selbstwirksamkeitserwartung (Basismodule 6, 7, 8, 9; Indikative Module 1, 2, 4, 8, 11, 12), situative Versuchung (Basismodul 6; Indikative Module 1, 3, 4, 11) und Entscheidungsbalance (Basismodule 5, 6; Indikative Module 2, 3, 4, 5, 8, 9, 10) in verschiedenen Modulen des Trainingsprogramms ihren Niederschlag. Allgemeine Zielrichtung in der Arbeit mit drogenabhängigen Menschen ist dabei:
- die Regulierung der SWE hin zu einer realistischen Selbstwirksamkeitserwartung,
- die Stärkung hinsichtlich der Beachtung und Bewältigung situativer Versuchungen,
- die Stärkung und Verbesserung im Umgang mit Ambivalenzkonflikten.

Das Rückfallverständnis im TTM

Während zu Beginn der Entwicklung des TTM der Rückfall noch als eine eigene Stufe betrachtet wurde, ist er heute integraler Bestandteil der Veränderungsprozesse. Im TTM wird das Zurückgehen in eine frühere Stufe allgemein als Regression bezeichnet. Eine Regression von der Handlungs- oder Aufrechterhaltungsstufe (Stufe 4 und 5) in eine frühere Stufe wird als Rückfall definiert. Das Spiralmodell (vgl. Abb. 10) veranschaulicht, dass Rückfälle nicht zwangsläufig in die Absichtslosigkeit (Phase 1) führen (nach dem Motto: „Ich muss wieder bei Null anfangen") und dass man nach einem Rückfall auch nicht in eine zirkuläre Endlosschleife geraten muss. „Die konstruktive Verarbeitung der Misserfolgserfahrungen vergangener Versuche kann zur Auswahl günstigerer Strategien führen und somit zu einem Fortschreiten innerhalb des Stufengefüges beitragen" (Keller, 1999). Die damit einhergehende Abwendung von einem „abstinenzlerischen" hin zu einem eher funktionalen Rückfallverständnis eröffnet erst den Raum, in dem Interventionen und Hilfen zum Rückfallmanagement auf Grundlage eines personenzentrierten Verständnisses platziert werden können.

2.3.5 Rückfallauslöser

Neben den Theorien zum Rückfallgeschehen, welche den Prozesscharakter des Rückfallgeschehens hervorheben und sich auf ein Bündel von rückfallförderlichen Faktoren beziehen, ist auch von Interesse, ob bei drogenabhängigen Menschen Einzelfaktoren identifiziert werden können, die Rückfälle auszulösen vermögen. Dabei muss berücksichtigt werden, dass einzelne abgegrenzte Faktoren nicht im Sinne eines kausalen Zusammenhangs betrachtet und den komplexen Zusammenhängen der Wirklichkeit nur bedingt gerecht werden können. Bei der Frage, welche Faktoren dazu führen, dass drogenabhängige Menschen ihre selbst formulierten Ziele nicht erreichen oder diese verwerfen bzw. das „Mittel der Abstinenz" nicht weiter aufrechtzuerhalten vermögen, spielen vielfältige Aspekte (motivationale, ressourcenorientierte Aspekte etc.) eine Rolle. Trotzdem kann die Identifizierung einzelner Faktoren das Verständnis für das Rückfallgeschehen bei drogenabhängigen Menschen erhöhen.

Zur Beantwortung der Frage nach den Rückfallauslösern werden vielfach alkoholbezogene Studien herangezogen. Für den Bereich der Alkoholabhängigen hat Marlatt (1985, 1996) nach Rückfallauslösern geforscht und auf der Grundlage seines kognitiv-behavioralen Rückfallmodells diese in acht Kategorien zusammengefasst (vgl. nachfolgenden Kasten).

Rückfallauslöser nach Marlatt (1985, 1996)
Intrapersonale Einflussfaktoren: - unangenehme Gefühlszustände - unangenehme körperliche Gefühlszustände - angenehme Gefühlszustände - Austesten der eigenen Kontrollmöglichkeiten - Alkoholverlangen

Interpersonale Einflussfaktoren:
- zwischenmenschliche Konflikte
- Trinkaufforderungen und Zusammensein mit Menschen, die Alkohol konsumieren
- angenehme Gefühlszustände im Zusammensein mit anderen

Forschungsvorhaben zu der Frage nach möglichen Rückfallauslösern in Bezug auf drogenabhängige Menschen fehlen weitgehend. Die Forschungsergebnisse sind insgesamt unbefriedigend:
- Ältere Interviewstudien mit Heroinabhängigen (Cummings, Gordon & Marlatt, 1980; Kampe, Kunz & Schreck, 1989; Birke, Edelmann & Davis, 1990; Heather, Stallard & Tebbutt, 1991) kommen zu der allgemeinen Erkenntnis, dass die Rückfallursachen bei heroinabhängigen Menschen zu einem gewichtigen Teil in *negativen Gefühlszuständen* liegen.
- Sickinger (1994) untersuchte die Rückfallursachen bei heroinabhängigen Patienten und kommt zu der Erkenntnis, dass Patienten Anlässe bzw. Gründe für den erneuten Drogengebrauch weniger in den sozialen Lebensverhältnissen, sondern eher *bei sich selbst identifizieren*. Höchste Zustimmung fanden die Aussagen zur „Schussgeilheit", die „Anhäufung von Konfliktsituationen" sowie die Aussage „Ich habe mich total sicher gefühlt".
- Hinsichtlich der *„Schussgeilheit"* korrespondiert das Ergebnis mit der Untersuchung von Kampe et al. (1989), in welcher das Drogenverlangen von 18 % der Beteiligten als Rückfallauslöser angegeben wurde.
- Während *„Craving"* in der Rückfallforschung bei alkoholabhängigen Menschen eine untergeordnete Rolle spielt (Marlatt, 1996), scheint sich dies in den wenigen Untersuchungen bei drogenabhängigen Menschen nicht widerzuspiegeln. Diese lassen vermuten, dass – wenn wir auf die Erfahrungsberichte der drogenabhängigen Menschen zurückgreifen und uns das z.T. hohe Wirkpotenzial und die Wirkweisen einzelner Drogen anschauen – für drogenabhängige Menschen dem „Craving" bzw. dem „Suchtdruck" eine größere Bedeutung beim Rückfallgeschehen zukommen könnte als bei alkoholabhängigen Menschen.
- Steier et al. (1995) haben während einer stationären Behandlung bei ihren Patienten vor einem Rückfall eine Verschlechterung des *Befindens* und der *Stimmung* (z.B. reizbar, schlecht gelaunt, depressiv), eine Zunahme der Erregung (z.B. motorische Unruhe, Sprechstörungen) sowie eine Einschränkung der therapeutischen Zugänglichkeit beobachtet.
- Fischer et al. (2007b) haben (in der Halbjahreskatamnese) 148 Patienten zu Auslösern des erneuten Suchtmittelkonsums befragt. Genannt werden dabei ebenfalls überwiegend *intrapersonelle Faktoren* wie bspw. Frustration, Enttäuschung (45.9 %), unwiderstehliches Verlangen/Suchtdruck (35.8 %), Depression (35.1 %), Langeweile (34.5 %), innere Spannungen/Unruhe (33.1 %), Einsamkeit (33.1 %). Erst an achter Stelle wird „in schwieriger Lebenssituation" (33.1 %) und an elfter Stelle „in Gesellschaft der Versuchung nicht widerstehen können" (22.3 %) als Grund für den Rückfall angegeben.

Diese recht vereinfachte Gegenüberstellung von intra- und interpersonellen Faktoren muss jedoch mit Blick auf das Rückfallgeschehen um das komplexere Modell der wechselseitigen Beeinflussung von Droge, Person und Umwelt ergänzt werden. So ist davon auszugehen, dass sich unangenehme Gefühle, zwischenmenschliche Konflikte und eine belastete Lebenssituation gegenseitig beeinflussen (Sickinger, 1994). In der Studie von Fischer et al. (2007b) wird dieser Zusammenhang ebenfalls deutlich, wenn die Angaben der befragten Patienten zu ihrer Zufriedenheit mit zentralen Lebensbereichen unterdurchschnittliche Werte vor allem hinsichtlich ihrer sozialen Situation, ihrer beruflichen/ schulischen Situation sowie ihrer finanziellen Situation ergeben. DeJong (1994) stellt auf Basis einer Analyse von Studien zu Behandlungsergebnissen fest, dass die *Rückfallwahrscheinlichkeit* drogenabhängiger Menschen nach Behandlung bei krimineller Belastung, einer schwachen Arbeitssozialisation, schwerer Abhängigkeitsentwicklung und psychiatrischer Komorbidität steigt.

Einige kleinere und ältere Untersuchungen weisen auf spezielle kognitive Prozesse als Rückfallvorläufer hin (Körkel, 1999). Hall et al. (1990) machen das Fehlen einer klaren *Selbstverpflichtung zur Abstinenz* als eine Rückfallursache aus. In anderen Studien werden sowohl eine zu geringe Abstinenzzuversicht (Reilly et al., 1995) als auch eine *unrealistisch hohe, sich selbst überschätzende Abstinenzzuversicht* (Powell et al., 1993) als Rückfallauslöser identifiziert.

Erstaunlicherweise bleiben in den Untersuchungen diejenigen Rückfallauslöser unerwähnt, die die *Kriminalität, das Identitätsgeschehen, das Ausmaß der Integrationsbemühungen und den devianten Lebensstil* von drogenabhängigen Menschen betreffen. Aus der klinischen Betreuungs- und Behandlungspraxis ergeben sich zwei Rückfallvorläufer bzw. Risikofaktoren, die für drogenabhängige Menschen besondere Relevanz besitzen und in den nächsten Abschnitten näher erläutert werden: (a) der Drang nach Zugehörigkeit zur Szene, zum zumeist kriminell belasteten Milieu, zur Konsumgruppe (soziale Identität) sowie (b) die Wiederaufnahme strafbarer Handlungen, u.a. zur Aufrechterhaltung eines bestimmten Lebensstils (persönliche Identität).

Risikofaktor „soziale Identität"

Für eine gesunde Identitätsentwicklung sind positive Fremdzuschreibungen, also Beachtung und Anerkennung, wie sie in sozialen Gruppen und in Interaktionen mit anderen Menschen vorkommen, von zentraler Bedeutung. Die soziale Identität drogenabhängiger Menschen im Sinne der Prozesse zwischen Individuum und Gesellschaft/sozialen Gruppen ist stark vom Aufenthalt in abgegrenzten Milieus bestimmt.

Der „Ausstieg aus der Sucht" erfordert zumeist eine Distanzierung vom vertrauten sozialen Milieu, das bisher einen wesentlichen Beitrag zur Entwicklung und Sicherung der sozialen Identität geleistet hat. (Soziale) Identität kann aber nicht „wie ein Mantel gewechselt" werden. Selbst dort, wo komplexe Unterstützungssysteme (z. B. Rehabilitation, Integrations- und Selbsthilfen) vorgehalten werden, bedeutet – insbesondere für Menschen mit einem langjährigen Drogenkonsum – der „Ortswechsel" der sozialen Identität eine erhebliche Herausforderung. Diese kann, im Modus der Überforderung, rückfallauslösend wirken. Dabei liegt der Gewinn nicht nur in einer Aufhebung des inneren Spannungs- und Druckverhältnisses durch den Drogenkonsum und somit einer intrapsychischen Regulierung, sondern auch, mit der Rückkehr in die „Szene", in der Wiedergewinnung bekannter und bewährter Identität stiftender Umfeldbedingungen (vgl. Kap. 2.2.4).

Risikofaktor „persönliche Identität"

Bei vielen drogenabhängigen Menschen ist ein schon vor der Manifestierung der Abhängigkeit stattfindender Ausstieg aus bürgerlichen Sozialisationsinstanzen und die Aufnahme eines devianten Lebensstils zu beobachten. Die Entwicklung der persönlichen Identität im Kontext von Regelverstoß und Delinquenz erweist sich im Zusammenhang mit der Rückfalldynamik als eigener Risikofaktor, der, je nach individueller Verknüpfung von Drogenabhängigkeits- und Devianzentwicklung, auslösend und/oder verstärkend auf das Rückfallgeschehen wirkt. So kann bspw. der „Ausstieg" aus geordneten Verhältnissen oder die (Wieder-)Aufnahme devianter Aktivitäten als „Rückgewinnung" der eigenen Identität erlebt werden. Ist dieser Lebensstil dann mit Drogenkonsum assoziiert – was i.d.R. der Fall sein dürfte – steigt das Risiko eines Rückfalls erheblich (vgl. Kap. 2.2.5).

Da sich delinquentes Verhalten und ein devianter Lebensstil bei einem erheblichen Teil der drogenabhängigen Menschen schon vor bzw. parallel zur Manifestierung der Abhängigkeit entwickeln und zeigen, ist mit der Einstellung des Drogenkonsums nicht automatisch die Aufgabe des devianten Lebensstils bzw. Aufgabe des delinquenten Verhaltens verbunden (Kreuzer, 1999). Vielmehr kann sich mit der Delinquenz ein eigener Problembereich entwickeln. Geringe materielle Ressourcen und fehlende Mittel zur Erreichung gesellschaftlich entwickelter kultureller Ziele wie angemessenes Einkommen, Wohlstand und Konsumverhalten, hohe Ansprüche bezüglich materieller Güter, die Unfähigkeit, mit wenig Geld umzugehen, mangelndes Rechtsbewusstsein etc. können als Rückfall provozierende Faktoren wirken.

Der vertraute Lebensstil führt zu Handlungssicherheit und der Einsatz von bewährten Bewältigungsstrategien sowie milieuabhängigen Stärken, die im drogenfreien Kontext als Problem definiert werden, führen zu einer positiven Selbstbewertung. Es werden aus der Perspektive der drogenabhängigen Menschen wieder „Erfolge" erzielt, was das Gefühl der Selbstwirksamkeit stärkt. Die finanzielle Potenz ist durch die Delinquenz zeitweilig erhöht und wird trotz ständigen Umlaufs des Geldes als subjektiv attraktiver eingeschätzt als die oftmals geringen finanziellen Ressourcen in drogenfreien Zeiten (Klos, 2010, 2016).

Nicht zuletzt sollten bei der Frage von Rückfallauslösern die vielfach bei drogenabhängigen Menschen zu diagnostizierenden psychischen Zusatzerkrankungen mit betrachtet werden. Unerkannte oder unzureichend behandelte oder gar unbehandelte Depressionen, Angststörungen, affektive Störungen, ADHS etc. sind ein großes Risiko bei dem Versuch, einen abstinenten Lebensstil aufrechtzuerhalten. Hier bedarf es des Angebots von integrierten Behandlungskonzepten und aufeinander abgestimmten Interventionen verschiedener Professionen und vor allem großer Anstrengungen, um eine oftmals nur gering vorhandene Compliance bzw. Adhärenz aufseiten der drogenabhängigen Menschen zu fördern (vgl. Kap. 2.2.1).

2.4 Rückfallprophylaxe bei Drogenabhängigkeit

2.4.1 Faktoren und Maßnahmen

Rückfallprophylaxe ist eine Kernaufgabe in der Behandlung und Betreuung von drogenabhängigen Menschen. Seit jeher Zielsetzung und Bestandteil der Drogenhilfepraxis, wird die Umsetzung rückfallprophylaktischer Maßnahmen jedoch sehr unterschiedlich gehandhabt. Rückfallprophylaxe findet auf verschiedenen Ebenen statt und beinhaltet im Bereich der Drogenabhängigkeit eine Vielzahl von Einzel- und Gruppenangeboten, manualisierten Trainings, praktischen Einzelfallhilfen, medizinischen Interventionen, Strukturhilfeangeboten und Kriseninterventionsprogrammen (Drogenbeauftragte der Bundesregierung et al., 2016). Dabei hängt die konkrete Ausgestaltung der Rückfallprophylaxe von den Modellvorstellungen und dem Verständnis über das Rückfallgeschehen der jeweiligen Praktiker, deren therapeutischer Ausrichtung und Handwerkszeug sowie vom jeweiligen Betreuungs- oder Behandlungskontext ab. In einer unspezifischen Sichtweise sind alle therapeutischen Leistungen und Hilfestellungen für drogenabhängige Menschen rückfallprophylaktischer Natur. Auch die Inanspruchnahme von umfassenden Hilfeangeboten wie z. B. die Teilnahme an Selbsthilfegruppen, die Inanspruchnahme einer Nachsorgebehandlung nach Therapie etc. sind demnach von rückfallprophylaktischer Relevanz. Mit dem hier vorgestellten handlungsorientierten Trainingsprogramm werden jedoch diejenigen rückfallprophylaktischen Maßnahmen ins Zentrum gerückt, welche im direkten Kontakt mit den drogenabhängigen Menschen von Bedeutung sind, also spezifische und konkrete Interventionen in der praktischen Arbeit.

Bei Maßnahmen zur Rückfallprophylaxe wird im Suchtbereich zwischen primärpräventiven und sekundärpräventiven Maßnahmen unterschieden (vgl. Körkel & Schindler, 2003; Altmannsberger, 2004):

- *primärpräventive Maßnahmen* zielen auf die Vorbeugung von Rückfällen (*relapse prevention strategies;* Parks et al., 2001),
- *sekundärpräventive Maßnahmen* zielen darauf, einen Rückfall in Dauer, Intensität und Folgewirkungen gering zu halten und möglichst zeitnah zur Abstinenz zurückzukehren (*relapse management strategies;* Parks et al., 2001).

Diese Unterscheidung ist auch für die Arbeit mit drogenabhängigen Menschen sinnvoll.

Eine Systematik rückfallprophylaktischer Einzelmaßnahmen liefert Marlatts Rückfalltheorie (1985, 1996), die mit Blick auf Rückfallentstehung und -verarbeitung vier Ansatzpunkte für Maßnahmen identifiziert (vgl. Kap. 2.3.3). In Tabelle 11 wird eine Übersicht von Einzelmaßnahmen verschiedener Autoren gegeben, die sich an diesen Ansatzpunkten orientieren. Die Einzelmaßnahmen sind methodisch unterschiedlich fundiert, wobei kognitiv-verhaltenstherapeutische

Tabelle 11: Maßnahmen zur Rückfallprophylaxe in Anlehnung an Marlatt (1985, 1996)

Ansatzpunkte	Maßnahmen
Maßnahmen zur Förderung eines ausgewogenen Lebensstils	• Identifizierung und Abbau belastender Alltagsfaktoren • Planung angenehmer Dinge • Techniken zur Stressbewältigung
Maßnahmen zur Identifizierung von Rückfallrisiken	• Identifizierung zentraler Rückfallrisiken und belastender Gefühlszustände • Analyse früher Rückfallepisoden und Rückfallphantasien • Methoden wie Risikochecklisten, Risikokalender, Risikotagebuch, Rückfalllandkarten etc.
Maßnahmen zur Verbesserung der Bewältigungskompetenz	• Ablehnungstraining • Konfrontation in vivo • Expositionsbehandlung/„cue exposure", bei der der Abhängige rückfallprovozierenden Stimuli ausgesetzt wird (vgl. O'Brien et al., 1990) • soziales Kompetenztraining zum Umgang mit Kritik und Anerkennung • Ressourcenaktivierung • Erlernen alternativer Verhaltensmuster • Maßnahmen zur Steigerung der Selbstwirksamkeitsüberzeugung • Bewältigungstonbänder • allgemeine Selbstkontrollstrategien
Maßnahmen zur Veränderung rückfallbezogener Kognitionen	• Erstellung einer „Entscheidungsmatrix" • Umdeutung von Ausrutschern • „Entkatastrophierung" von Substanzverlangen (vgl. Lindenmeyer, 2000; Isebaert, 2002; Körkel & Schindler, 2003)

Ansätze überwiegen. Die Maßnahmen zielen dabei vor allem auf alkoholabhängige Menschen (vgl. Körkel & Schindler, 2003).

Viele dieser Einzelmaßnahmen sind auch in der Behandlung von drogenabhängigen Menschen einsetzbar, müssen aber den konkreten Bedingungen dieser Zielgruppe angepasst werden. Ergänzt werden sollten sie durch rückfallprophylaktische Einzelmaßnahmen, die ganz speziell in der Arbeit mit drogenabhängigen Menschen relevant sind und im Folgenden kurz skizziert werden:

- *Maßnahmen in Bezug auf den Alkoholkonsum.* Rückfallprophylaktische Maßnahmen bei drogenabhängigen Menschen müssen sich auch dem Themenbereich „Umgang mit Alkohol" widmen. Dabei bedarf es einer gemeinsamen Diagnostik zur realistischen Einordnung der individuellen Belastung im Zusammenhang mit dem Alkoholkonsum, der Schärfung des Problembewusstseins im Sinne einer „Risikomarkierung", der Auseinandersetzung mit konkreten Alltagssituationen und deren Bewältigung sowie einer individuellen Zielbestimmung.
- *Maßnahmen in Bezug auf die Kriminalitätsbelastung.* Rückfallprophylaktische Interventionen in Bezug auf die Kriminalitätsbelastung der drogenabhängigen Menschen müssen darauf abzielen, eine realistische Einschätzung des individuellen devianten Verhaltens sowie der Kriminalitätsbelastung zu gewinnen. Zudem ist es wichtig, einen angemessenen Umgang mit Geld zu erlernen und die Haltung zu materiellen Werten zu überprüfen. Weiterhin sollte man sich mit Normen und Werten sowie mit dem Thema „Schuld" auseinandersetzen und sich der eigenen Identitätsfacetten und dem Selbstbild bewusst werden. Schließlich sind das Abgrenzungsverhalten zum Milieu zu trainieren sowie weitere Maßnahmen zur Vermeidung von Kriminalität zu erarbeiten.
- *Maßnahmen in Bezug auf Identitätsarbeit und Identitätsentwicklung.* Neben den „klassischen" rückfallspezifischen Themen/Aspekten wie z. B. Umgang mit Suchtdruck, Strategien zur Regulierung von Emotionen, Risikosituationen, Abgrenzungsverhalten etc. sollte Rückfallprophylaxe auch den eher vernachlässigten identitätstheoretischen Aspekten drogenabhängiger Menschen Rechnung tragen. Die Fachkräfte sollten identitätstheoretische Gesichtspunkte wie z. B. Identitätszugewinn und Lebensstilwechsel mit einbeziehen und Behandlungs- bzw. Betreuungsplanungen verstärkt auf der Grundlage einer längs-, querschnittlich sowie prognostisch ausgerichteten Identitätsanalyse entwickeln. Es ist schließlich für drogenabhängige Menschen nicht ausreichend, ein Milieu zu verlassen oder einen Lebensstil aufzugeben; genauso wenig wie die Einstellung des Drogenkonsums die Lösung von Problemen darstellt. Stattdessen müssen alternative Milieus gesucht bzw. Lebensstile entwickelt werden, um den Konsum von Drogen überflüssig zu machen. Daher sind in der Behandlung die Patienten bei ihrer Suche nach „Lebensstilnischen" zu unterstützen. Nach sozialen Gruppen, in denen positive Zuschreibungsprozesse, Gefühle von Zugehörigkeit und Gleichwertigkeit sowie ein identitätsstärkendes Miteinander erfahrbar werden können. Dabei sollten die Grenzen von Identitätsentwicklung und -modulation nicht außer Acht gelassen werden.
- *Maßnahmen zur Behandlung der Zusatzerkrankungen.* Da ein nicht unerheblicher Teil der drogenabhängigen Menschen von somatischen und psychischen Zusatzerkrankungen betroffen und das Morbiditätsrisiko bei dieser Patientengruppe überdurchschnittlich hoch ist (vgl. Kap. 2.2.1 und 2.2.2), ist unter rückfallprophylaktischen Gesichtspunkten auf die angemessene Berücksichtigung dieser Zusatzerkrankungen und ihrer Auswirkungen zu achten. Dies erfordert sowohl eine gute Diagnostik als auch die Reduzierung von negativen Begleiterscheinungen im Behandlungsprozess. Nicht diagnostizierte bzw. unbehandelte Depressionen, ADHS, Angststörungen, Persönlichkeitsstörungen etc. können ebenso Rückfälle fördern wie die Nichtbeachtung von belastenden Auswirkungen in der Behandlung von Zusatzerkrankungen wie z. B. bei der Interferontherapie.
- *Maßnahmen der Fremdkontrolle.* Bei der Rückfallprophylaxe mit drogenabhängigen Menschen ist der Aspekt der Fremdkontrolle von großer Relevanz. Drogenscreenings, Alkoholtests und andere Arten von Kontrolle sind hochwirksame rückfallprophylaktische Maßnahmen. Der Zusammenhang zwischen Kontrollen und niedrigen Rückfallquoten in stationären Entwöhnungsbehandlungen ist gut belegt (vgl. Küfner et al., 1994). Diese oftmals mit als negativ empfundenen Konsequenzen verbundene Fremdkontrolle wird von Patienten mit noch gering ausgeprägter Drogendistanz und Abstinenzmotivation sowie labiler Selbstkontrolle vielfach als Hilfe zur Vermeidung von Rückfällen und als Hauptgrund für den Verzicht auf erneuten Alkohol- oder Drogenkonsum gewertet. Aber auch Patienten mit einer bereits größeren Drogendistanz und weitergehender Stabilität erleben bei bestehender Compliance und hoher Abstinenzmotivation Kontrollen als hilfreiche Unterstützung bei der Vermeidung von Rückfällen.

Sekundäre rückfallprophylaktische Maßnahmen mit dem Ziel eines angemessenen Umgangs mit Rückfällen und der zeitnahen Rückkehr zur Abstinenz beinhalten unter anderem die

- Auseinandersetzung mit bisherigen Rückfallerfahrungen,
- Antizipation vom Rückfallgeschehen,
- Erarbeitung von Notfallplänen,
- Entdramatisierung des Rückfallgeschehens,
- Stärkung von Selbstverantwortung und Selbstverpflichtung,
- Reduzierung des „Abstinenzverletzungseffekts",
- Erarbeitung einer realistischen Selbstwirksamkeitserwartung,
- (frühzeitige) Inanspruchnahme von Hilfe.

Medikamentöse/pharmakotherapeutische Maßnahmen. Zuletzt sei noch auf den Bereich der medikamentösen/pharmakotherapeutischen Rückfallprophylaxe eingegangen. Für drogenabhängige Menschen gibt es im Gegensatz zur Behandlung von Alkoholabhängigen keine Behandlung mit Aversiva oder „Anticraving"-Substanzen. Allein für die Opioidabhängigkeit steht derzeit die medikamentöse Behandlung zur Rückfallprophylaxe mit dem Opioidantagonisten Naltrexon (Nemexin®) zur Verfügung. Als Antagonist unterscheidet sich dessen Wirkmechanismus von dem der Aversiva und der „Anticraving"-Substanzen. Naltrexon reduziert bei Opioidabhängigkeit nicht das „Craving", sondern verhindert durch vorherige Blockade der Opioidrezeptoren, dass Opioide ihre Wirkung überhaupt entfalten können und erreicht dadurch einen rückfallprophylaktischen Effekt.

Die Behandlung erfolgt in der Regel ambulant. Sie ist weniger für Langzeitkonsumenten und polytoxikomane Patienten geeignet (vgl. Soyka, 1995). Für Abstinenz hoch motivierte opioidabhängige Patienten profitieren eher von einer ambulanten Behandlung mit Naltrexon in Kombination mit Verhaltenstherapie (vgl. Havemann-Reinecke et al., 2004).

2.4.2 Trainingsprogramme

Die Erfahrung, dass einzelne rückfallprophylaktische Maßnahmen allein häufig ineffektiv geblieben sind, hat in der Arbeit mit alkoholabhängigen Menschen dazu geführt, dass Einzelmaßnahmen gebündelt und zu Prophylaxeprogrammen zusammengefasst wurden (Körkel & Schindler, 2003; Altmannsberger, 2004).

Ein vergleichbares, die Spezifika des Rückfallgeschehens bei drogenabhängigen Menschen berücksichtigendes Behandlungsmanual zur Rückfallprophylaxe fehlte hingegen lange Zeit. Erst mit der ersten Auflage des Trainingsprogramms „Rückfallprophylaxe bei Drogenabhängigkeit" wurde diese Lücke 2009 geschlossen.

Mittlerweile wurden weitere themenspezifische Programme und Inhalte veröffentlicht. Bereits 2006 hatten D'Amelio, Behrendt und Wobrock das Programm *GOAL – Gesund und Ohne Abhängigkeit Leben* entwickelt: ein integratives Behandlungsprogramm für Patienten mit der Doppeldiagnose schizophrene Psychose und Sucht. In diesem Programm spielen rückfallprophylaktische Themen bezogen auf die Dimensionen Sucht und Psychose eine zentrale Rolle. Leonhardt und Mühler (2010) haben einen Erfahrungsbericht zur Arbeit mit chronisch mehrfachgeschädigten Abhängigkeitskranken veröffentlicht, der das Thema Rückfallprävention als Schwerpunkt hatte. Unter dem Titel *Achtsamkeitsbasierte Rückfallprävention bei Substanzabhängigkeit – Das MBRP-Programm* (Bowen et al., 2012; Kreh, Lava & Hofer, 2016) steht ein Behandlungsmanual zur Verfügung, das auf Alkoholpatienten im Anschluss an eine erfolgte Suchtbehandlung zielt. Hierbei werden achtsamkeitsbasierte Meditationspraktiken mit bisherigen Ansätzen zur Rückfallprophylaxe verbunden.

Vonseiten der Leistungsträger ambulanter oder stationärer Maßnahmen für drogenabhängige Menschen wird die Umsetzung von Interventionen und Maßnahmen zur Rückfallprophylaxe in der Praxis erwartet (vgl. Kulick, 2004). Dies wollen die Leistungsträger auch konzeptionell verankert sehen. Die konkrete Ausgestaltung rückfallprophylaktischer Maßnahmen bleibt dabei den jeweiligen Einrichtungen vorbehalten. Rückfallprophylaxe kann daher unspezifisch in allgemeine therapeutische Angebote eingebunden sein, aber auch als indikative Gruppe oder expliziter Behandlungsblock angeboten werden. Die Inhalte bestimmen sich durch die Perspektiven der Praktiker auf das Rückfallgeschehen sowie die Angebotsstruktur der Einrichtung und deren Rahmenbedingungen. Die Form variiert zwischen einzelnen Gruppenstunden bis hin zu in Tagesseminare gefassten Angeboten zur Rückfallprophylaxe. So bieten z.B. Einrichtungen der stationären medizinischen Rehabilitation in Form und Inhalt sehr individuell gefasste Angebote zur Rückfallprophylaxe an. Andere Hilfeangebote wiederum greifen rückfallprophylaktische Maßnahmen unsystematisch und vielfach in Verbindung mit aktuellen Geschehnissen des Behandlungs- oder Betreuungsalltags auf.

Kapitel 3
Das Rückfallprophylaxetraining (RPT)

3.1 Zur Überarbeitung des RPT

Rückfallprophylaxe ist heute ein anerkannter und indizierter Bestandteil der Behandlung von drogenabhängigen Menschen. Mit dem Rückfallprophylaxetraining (RPT) liegt ein Behandlungsmanual vor, das Antworten auf die Besonderheiten der Drogenabhängigkeit im Spektrum der substanzbezogenen psychischen Störungen gibt. Diese Besonderheiten ergeben sich nicht nur aus den Spezifika der jeweiligen (illegalen) Substanzen, sondern auch – wie im biopsychosozialen Modell der Sucht dargestellt (vgl. Abb. 2 auf S. 13) – aus individuellen sowie sozialen Merkmalen und Voraussetzungen.

In der starken Nachfrage nach dem Trainingsprogramm aus den Bereichen Suchthilfe, Psychiatrie (Suchtmedizin), Forensik und dem Strafvollzug spiegeln sich diese Besonderheiten wider. Die persönlichen genetischen und psychischen Dispositionen, die familiären und sozialen Entwicklungsbedingungen, die Suchtpotenziale der illegalen Substanzen, die gesellschaftliche Diskriminierung, der Verfolgungsdruck und die prekären Lebensbedingungen ergeben insbesondere bei heroinkonsumierenden Personen eine Gemengelage, die oft mit schweren psychischen Störungen sowie Devianz und Kriminalität einhergeht. Deshalb kommt bei dieser Personengruppe den o. g. Hilfebereichen eine hohe Bedeutung zu. Bereits in der ersten Auflage des RPT wurden diese besonderen Bedingungen mit Blick auf die Rückfallprophylaxe insgesamt sowie auch hinsichtlich spezifischer Themen wie der Herausforderung des Alkoholkonsums bei Drogenabhängigkeit und der Bedeutung von Kriminalität im Rahmen abweichender Lebensweisen herausgestellt. Für eine ausführliche Beschreibung der Entwicklung des Programms verweisen wir auf die erste Auflage (Klos & Görgen, 2009).

Mit dem Aufkommen neuer Konsummuster und Zielgruppen ergeben sich neue Anforderungen an das Trainingsprogramm und an das Hilfesystem. Der Cannabis- und Amphetaminmissbrauch ist mit anderen bzw. modifizierten Defiziten und Ressourcen verknüpft und erfordert spezifische Antworten bei Rückfallprävention und Rückfallmanagement. Mit Blick auf die vorrangig geforderten Hilfebereiche kommt neben der Sucht- und Drogenhilfe sowie der Suchtmedizin der allgemeinen medizinischen Versorgung sowie der ambulanten psychiatrischen und psychotherapeutischen Versorgung eine größere Rolle zu.

Auf die Ausdifferenzierung der Konsummuster und der damit einhergehenden Zielgruppen und Problemlagen haben wir, bei der vorliegenden Überarbeitung, in Form einer Erweiterung der Inhalte sowie durch eine Veränderung des Aufbaus des RPT reagiert. Die Inhalte der ersten Auflage, wie die Vermittlung von Grundinformationen, Rückfallursachen und Rückfallvermeidung, spezifische Themen, Rückfallmanagement sowie Ressourcenorientierung und Salutogenese, haben sich grundsätzlich bewährt. Sie dienen deshalb auch weiterhin als inhaltliche Binnengliederung, da sie auch für die Patienten einer nachvollziehbaren und erlebbaren Logik folgen. Gleichzeitig ist das Trainingsprogramm um Inhalte, wie schwere komorbide psychische Störungen (Doppeldiagnosen) – einschließlich ADHS –, Identität sowie Visionen/Perspektiven, von bisher 16 Modulen auf 22 Module erweitert worden.

Aufgrund dieser inhaltlichen Erweiterung und unter Berücksichtigung der Ausdehnung der Anwendungsfelder gliedert sich das neue RPT in zehn *Basismodule* (BM) und zwölf *Indikative Module* (IM).

In den *Basismodulen* werden bewährte Inhalte wie die Vermittlung von Grundinformationen (BM 1 bis 3), Rückfallursachen und Rückfallvermeidung (BM 4 bis 6), Rückfallmanagement (BM 7) sowie Ressourcenorientierung und Salutogenese (BM 8 und 9) behandelt. Die Basismodule können als vollständiges Curriculum oder bedarfsbezogen in einer Teilauswahl angewendet werden. Sie schließen mit dem Auswertungsmodul (BM 10) ab.

In den *Indikativen Modulen* werden ausgewählte Themen aus den Basismodulen vertieft (z. B. werden die in BM 6 behandelten Strategien für den Umgang mit Drogenverlangen in IM 1 um Strategien in Risikosituationen erweitert) und spezifische rückfallbezogene Themen neu behandelt: Alkoholkonsum (IM 2), Kriminalität (IM 3 und 4), Risikobereitschaft (IM 5), Angehörige (IM 6), komorbide Störungen (IM 7 und 8), Identitätsentwicklung (IM 9 bis 11) und Zukunftsentwürfe (IM 12). Hinweise auf den Einsatz der Indikativen Module enthält Kapitel 3.8 zu den Einsatzfeldern des RPT.

3.2 Kernelemente und Anwendungshinweise

Im folgenden Kapitel werden die Kernelemente des RPT für drogenabhängige Menschen beschrieben und Anwendungshinweise gegeben. Während sich Kernelemente eher auf inhaltliche Aspekte des RPT beziehen, sind Anwendungshinweise auf die Durchführung ausgerichtet. In diesem Abschnitt sollen das spezifische Verständnis des Arbeitsansatzes verdeutlicht und ein Orientierungsrahmen für die Durchführung der einzelnen Module umrissen werden.

Kernelemente

Kernelement 1: Personenorientierung
Ausgangs- und Bezugspunkt des Programms ist die jeweilige Person in ihrem „So-Sein", ihrer Geschichte, mit ihren Ressourcen und Defiziten, ihren Motivationslagen sowie ihren Hoffnungen und Perspektiven. Das manualisierte Vorgehen und die psychoedukative Anlage haben gegenüber der Personenorientierung „dienenden Charakter" und sollen helfen, Rückfallprävention und -management an die Person zu bringen.

Kernelement 2: Therapeutisch-psychoedukativer Ansatz
Neben dem Rückgriff auf unterschiedliche therapeutische Verfahren, Methoden und Wirkfaktoren versteht sich das Training als psychoedukativ, d.h. es vermittelt die aktuellen wissenschaftlichen Erkenntnisse und den Forschungsstand auf adäquate, zielgruppenspezifische Weise und macht die Teilnehmer damit zu „Experten" ihrer Suchterkrankung (Behrendt & Schaub, 2005). Aus dieser Perspektive kann das Programm auch als „angeleitete Patientenaufklärung" verstanden werden. Komplexe Konzepte, Modelle, Theorien und Forschungsergebnisse werden unter Zuhilfenahme von Modellen, Bildern, Symbolen, Vergleichen etc. „heruntergebrochen". Dies ermöglicht es den Teilnehmern, diese zum Gegenstand einer intersubjektiven Auseinandersetzung zu machen und für sich „hinlängliche Wahrheiten" zu entwickeln. In den angebotenen Modellen werden komplexe Prozesse verdichtet, sie sind erinnerungsfähig und können Orientierung geben.

Kernelement 3: Komplexitätsreduktion
Die überwiegend komplexen biologischen, psychischen und sozialen Vorgänge im Zusammenhang mit Substanzmittelmissbrauch und Rückfallgeschehen gilt es so zu reduzieren, dass eine Kommunikation mit den Patienten über diese Themen möglich wird. Zudem ist eine solche Verminderung der Komplexität erforderlich, um Patienten und Mitarbeitern Einsicht, Zugang, Verständnis und Entwicklung zu ermöglichen. Dabei geht es nicht um eine Simplifizierung, sondern um eine patientengerechte Zuschneidung, die dem Therapeuten den „Weg zum Patienten" und dem Patienten den „Weg zu sich selbst" ebnet. Davon ausgehend gilt: „komplexer geht immer".

Kernelement 4: Lifespan-Development-Perspektive (inkl. prospektiver Sichtweisen)
Es wird – dem chronischen Charakter angemessen – eine Perspektive mit Bezug auf den Gesamtverlauf der Suchterkrankung (d.h. über Jahrzehnte) eingenommen. Dieses Verständnis von „partieller Begleitung" übersteigt die i.d.R. zu kurz greifende Orientierung bis zum nächsten Rückfall und hilft, überzogenen „Heilungsfantasien" – auch der Mitarbeiter – entgegenzuwirken. Die Initiierung von Erkenntnisprozessen ist nicht wie in vielen Behandlungskonzepten schwerpunktmäßig auf die Ätiologie der Suchterkrankung bezogen. Themen und Arbeitsweise sind prospektiv, antizipatorisch, d.h. auf das gegenwärtige und zukünftige Verhalten ausgerichtet. Damit wird bewusst einer „Ätiologiefixierung" entgegengewirkt.

Kernelement 5: Explizite Einbeziehung sekundärer Rückfallprophylaxe
Neben der primären Rückfallprophylaxe mit dem Ziel der Vermeidung von Rückfällen fokussiert das Training speziell mit dem „Airbag-Modell" auf die sekundäre Rückfallprophylaxe, d.h. die Vorbereitung auf einen „angemessenen" Umgang mit Rückfällen i.S. einer eventuell zeitnahen Rückkehr zur Abstinenz.

Kernelement 6: Ansatz der „doppelten Expertenschaft"
Hierunter wird das Bewusstsein für den gegensei-

gen Respekt gegenüber dem jeweiligen Erfahrungswissen und -hintergrund des anderen verstanden. Zudem beinhaltet es die Anerkennung der Teilnehmer als Experten für ihre Lebenssituation und die Anerkennung des Mitarbeiters als Experte für die professionellen Belange. Ein solches Verständnis ist Voraussetzung für intersubjektive Austauschprozesse.

Kernelement 7: Achtsamkeit
Achtsamkeit darf als eine zentrale Voraussetzung der Rückfallvermeidung gelten. Die Wahrnehmung von individuellen Auslösereizen sowie von Veränderungen der eigenen psychischen Verfassung geht der Umsetzung von aktiven Strategien der Rückfallvermeidung voraus. Im RPT wird kontinuierlich an der Schärfung der Eigenwahrnehmung und der Fähigkeit zur Lenkung der Aufmerksamkeit gearbeitet (Michalak et al., 2012).

Kernelement 8: Wertschätzender Umgang und ressourcenorientierte Perspektive
Darunter werden der Respekt vor der Andersartigkeit des Gegenübers und ein vorurteilsfreies Interesse am anderen verstanden, um so zu einer gelingenden Begegnung beizutragen sowie die Wahrnehmung und Förderung von Stärken, Ressourcen, positiven Ansätzen, Eigenschaften und Verhaltensweisen.

Kernelement 9: Zukunftsorientierung und Motivierung
Vor dem Hintergrund von Erkenntnissen aus der Klinischen Entwicklungspsychologie und Lebenslaufforschung ist die Förderung von Entwicklungsprozessen und von Motivation ohne den Einbezug der Zukunftsperspektive des Patienten nicht möglich. Denn Motivation orientiert sich nicht nur „weg von", sondern immer auch „hin zu". Entwürfe, Vorstellungen, Visionen sind auf die Zukunft ausgerichtet, wirken aber in der Gegenwart und nehmen Einfluss auf das Gelingen oder Scheitern von Entwicklungsschritten. Das RPT hat in allen Gruppensitzungen den Anspruch, Motivation fördernd, Hoffnung vermittelnd und persönlich aufbauend zu wirken sowie über die Einbeziehung der Zukunftsentwürfe der Patienten und über positive Verstärkungen wie Lob und Belohnung die Zielperspektiven der Teilnehmer zu fördern.

Kernelement 10: Impulsgebung für eine weiterführende Vertiefung der einzelnen Themen.
Im Rahmen des RPT werden zentrale Themen und Fragestellungen angeschnitten, die vielfach einer weiteren Vertiefung bedürfen. Das Training versteht sich als Impulsgeber und Katalysator, um die Beschäftigung mit einzelnen Inhalten weiter voranzutreiben und diese in anderen Zusammenhängen (z. B. im Rahmen von Selbsthilfegruppen und/oder ambulanter bzw. stationärer Behandlung) zu vertiefen. Eingebettet in einen Behandlungskontext kann das RPT hilfreiche Hinweise liefern, die in therapeutischen Settings vertieft bearbeitet werden können. Im RPT können – auf Grundlage der intensiven Beschäftigung mit dem Rückfall – (psycho-)therapeutisch erarbeitete Perspektiven aber auch noch einmal einer Korrektur unterzogen werden.

Anwendungshinweise

Anwendungshinweis 1: Systematik und Strukturierung
Die Trainingseinheiten werden systematisch vorbereitet und haben eine vorgegebene Struktur. Von dieser wird nur bei starken Störungen bzw. fehlender Arbeitsfähigkeit der Gruppe abgewichen. Die Einheiten sind, anders als psychotherapeutisch ausgerichtete Angebote, thematisch nicht offen. Der Trainer führt durch die Trainingseinheit und sichert eine verbindliche Arbeitsweise. Zu einer solchen Arbeitsweise zählt auch, dass eine Patientenbeteiligung vom Trainer aktiv eingefordert wird, sofern die Patienten dazu in der Lage sind. Eine wichtige Voraussetzung hierfür ist die Klärung des Arbeitsbündnisses sowie die Vermittlung der Grundregeln der Zusammenarbeit im Einführungsmodul.

Anwendungshinweis 2: Frühzeitigkeit
Entsprechend seiner präventiven Orientierung wird das Trainingsprogramm – unabhängig von äußeren aktuellen Anlässen – zu einem möglichst frühen Zeitpunkt im Rahmen von Betreuung oder Behandlung angeboten. Setzt die Rückfallprophylaxe erst bei einem aktuellen Rückfallgeschehen ein, ist zwar der aktuelle Bezug gegeben, die Thematisierung dann aber – auch aufgrund der starken emotionalen Dynamik sowie ggf. zu erwartender Konsequenzen – erschwert. Da das RPT erfahrungsgemäß die Selbstwirksamkeitserwartung verbessert und damit das Sicherheitsgefühl stärkt, ist der frühzeitige Einsatz auch hilfreich mit Blick auf die Arbeit an weitergehenden Betreuungs- und Behandlungszielen.

Anwendungshinweis 3: Ausrichtung auf kleine Teilnehmergruppen
Das Training sollte in kleinen Gruppen mit bis zu acht Teilnehmern stattfinden. Die Erfahrung zeigt, dass dadurch alle Teilnehmer gut in den Gruppenprozess einbezogen werden, Kommunikations- und Verständigungsprozesse gelingen und unbefriedigende Verallgemeinerungen vermieden werden können. Wahrnehmen, wahrgenommen werden, sich artikulieren können und Feedback-Prozesse sind wesentliche Komponenten einer gelingenden Kommunikation. In vielen Einheiten geht es um eine „Profilorientierung", d. h., dass anhand allgemeiner Überzeugungen („Wahrheiten") individuelle Einstellungen, Profile

und Haltungen entwickelt werden, die für zukünftige Verhaltensabsichten, Pläne und deren Umsetzung maßgeblich sind.

Anwendungshinweis 4: Abstimmung der Module
Auch wenn die einzelnen Module in der Praxis separat Anwendung finden können, ist die Anordnung der Basismodule im Trainingsprogramm aufeinander abgestimmt und folgt einer „inneren Logik". Einzelne Basismodule beziehen sich aufeinander oder bereiten einen thematischen Einstieg für die nachfolgenden Basismodule. Wiederholungen und Querverweise werden genutzt, um Lerneffekte zu verstärken. Zudem bestehen inhaltliche Verbindungen von einzelnen Basismodulen zu Indikativen Modulen, die zu einer inhaltlichen Vertiefung genutzt werden können.

Anwendungshinweis 5: Auswahl der Module
Bei der Zusammenstellung der Module nach Basismodulen und Indikativen Modulen können folgende Kriterien handlungsleitende Orientierung liefern: (a) das Patienteninteresse im Rahmen einer Partizipation an der Erstellung des Behandlungsprogramms, (b) fachliche Kriterien der Indikation sowie (c) die Berücksichtigung von Interessen und Durchführungsstärken von Mitarbeitern.

Anwendungshinweis 6: Probatorische Phase
Dort, wo das RPT nicht integraler Bestandteil eines klinischen Behandlungsprogramms ist, macht es Sinn, Patienten eine probatorische Erfahrung zu ermöglichen. Im Sinne eines „Schnupperkurses" kann dadurch ggf. die Compliance verbessert und die Teilnahmebereitschaft gestärkt werden.

Anwendungshinweis 7: Materialienmappe für Teilnehmer
Zu Beginn sollte den Teilnehmern eine Mappe zur Sammlung der Trainingsunterlagen (Handouts, Arbeitsblätter) zur Verfügung gestellt werden. Darin können die Teilnehmer die von ihnen in der Sitzung bearbeiteten Arbeitsblätter sowie die nach jedem Modul ausgehändigten Handouts abheften. Die Mappe dient u. a. der Sicherung der Trainingsergebnisse, soll Nacharbeiten ermöglichen und als Erinnerungsstütze dienen. Zudem sind in die Handouts kleine Aufgaben eingebaut, die die Teilnehmer dazu auffordern, sich weiter mit den Themen zur Rückfallprophylaxe auseinanderzusetzen. Idealerweise begleitet die Mappe den Teilnehmer über das Trainingsprogramm hinaus, auf seinem weiteren Weg aus der Sucht und liefert nachlesbare Hinweise, z. B. in rückfallgefährdeten Situationen.

Anwendungshinweis 8: Vielfältige Einsetzbarkeit
Das Trainingsprogramm ist so konzipiert, dass es im ambulanten wie im (teil-)stationären Bereich eingesetzt werden kann. Zudem kann es bereichsübergreifend angewandt werden. Es eignet sich für die Sucht- und Drogenhilfe sowie die Suchtmedizin, ebenso wie für die Bereiche der Eingliederungshilfe, der medizinischen und psychiatrisch-psychotherapeutischen Versorgung sowie der Forensik und des Strafvollzugs.

3.3 Ziele

Ziele, die mit dem Rückfallprophylaxetraining verfolgt werden, lassen sich auf drei Ebenen beschreiben:
1. Auf *Zielebene 1* werden die grundsätzlichen, übergeordneten Ziele festgelegt.
2. Auf *Zielebene 2* werden die Ziele im Verhältnis zu ihrer jeweiligen fachlichen Ausrichtung formuliert.
3. *Zielebene 3* beinhaltet eine Konkretisierung der zuvor beschriebenen übergeordneten Ziele.

Zielebene 1

Die grundsätzlichen, übergeordneten Ziele sind:
a) *Die Vermeidung von Rückfällen:* Hierunter werden alle Bemühungen verstanden, eine einmal erreichte Abstinenz aufrechtzuerhalten und Rückfällen im Sinne von erneutem Drogenkonsum vorzubeugen. Man spricht in diesem Zusammenhang auch von „primärer Rückfallprophylaxe" bzw. Rückfallvermeidung.
b) *Der „angemessene" Umgang mit Rückfällen:* Hierunter werden alle Bemühungen verstanden, einen erneuten Konsum von Drogen in seiner Dauer und Intensität sowie seinen Folgewirkungen gering zu halten und möglichst zeitnah zu einer abstinenten Lebensführung zurückzukehren. Man spricht in diesem Zusammenhang von „sekundärer Rückfallprophylaxe" bzw. Rückfallmanagement.
c) *Drogenabhängige Menschen sollen Experten ihrer eigenen Erkrankung werden:* Hierunter werden alle Bemühungen verstanden, welche drogenabhängigen Menschen helfen, ihr Verständnis über ihre Erkrankung zu vertiefen.

Zielebene 2

Auf dieser Ebene werden die Ziele im Verhältnis zu ihrer jeweiligen Ausrichtung formuliert:
a) In seiner *psychoedukativen Ausrichtung* zielt das Training auf die Initiierung kognitiver Prozesse und Lernerfahrungen sowie auf die Wissensvermittlung bzw. Patientenaufklärung durch das „Herunterbrechen" von komplexen theoretischen Zusammenhängen zum Rückfallgeschehen.
b) In seiner *therapeutischen Ausrichtung* zielt das Training auf die Wahrnehmung, Erfassung und Ausei-

nandersetzung mit emotionalen Inhalten und Prozessen hinsichtlich des Rückfallgeschehens im Sinne von Achtsamkeitsschulung, Verbesserung des Selbstverstehens sowie emotionaler Entwicklung und Differenzierungsarbeit.
c) In seiner *motivationalen Ausrichtung* zielt das Training auf die Motivierung der Teilnehmer zu übungszentriertem Vorgehen und Training bzw. zur Entwicklung notwendiger „Fähigkeiten und Fertigkeiten" in der jeweiligen Alltagsrealität. Zudem zielt das Training auf eine Steigerung der Abstinenzmotivation.

Zielebene 3

Diese Ebene beinhaltet eine Konkretisierung der zuvor beschriebenen übergeordneten Ziele. Als wesentlich sind hier zu nennen:
- *Die Optimierung des Krankheitsverständnisses.* Drogenabhängige Menschen sollten ein angemessenes Verständnis über die Schwere, die Chronizität, die Komplexität sowie den Verlauf des Krankheitssyndroms „Drogenabhängigkeit" gewinnen, um aus einer guten „Krankheits- und Gesundheitseinsicht" heraus notwendige und passgenaue Ableitungen entwickeln zu können.
- *Die Erarbeitung eines persönlichen Schutzprofils.* Drogenabhängige Menschen sollten sich ihrer Stärken, ihrer Schutzfaktoren und Stützsysteme sowie noch zu erarbeitender Stabilisierungsfaktoren bewusst werden, um auf diese zurückgreifen zu können. Davon abzuleitende persönliche Entwicklungsziele sind zu einer realistischen Zielperspektive zusammenzufassen, welche die Grundlage für Erfolge darstellt.
- *Die Erarbeitung eines persönlichen Risikoprofils.* Drogenabhängige Menschen sollten sich ihrer persönlich relevanten Risiken bezüglich einer Rückfallgefährdung bewusst werden und lernen, diese schnell abrufen bzw. antizipieren zu können.
- *Die Sensibilisierung für Drogenverlangen.* Drogenabhängige Menschen sollten für die unterschiedlichen Ausprägungen von Drogenverlangen sensibilisiert werden und eine differenzierte Wahrnehmung dieser Phänomene entwickeln.
- *Stärkung von Achtsamkeit und Verständnis.* Im Rahmen des Trainings sollen drogenabhängige Menschen durch Hinweise und Methoden auf die Bedeutung einer achtsamen Haltung gegenüber sich selbst und den Wirkfaktoren der Sucht sowie auf ein vertieftes Verstehen der eigenen Person hingewiesen werden. Gemeinsam ist beiden Faktoren die Konzentration auf den aktuellen Moment bzw. die aktuellen psychischen Prozesse. Über eine erhöhte Wachheit in der Selbstwahrnehmung, die Lenkung der Aufmerksamkeit und die Aktualisierung von Verstehenserfahrungen soll einer Rückfallentwicklung vorgebeugt werden.
- *Die Entwicklung einer realistischen Selbstwirksamkeitserwartung.* Unter Selbstwirksamkeitserwartung wird die Ausprägung der Zuversicht verstanden, Einfluss bzw. Steuerungsmöglichkeiten auf das eigene Handeln zu besitzen. Im Fall von drogenabhängigen Menschen wird unter der Selbstwirksamkeitserwartung die Zuversicht verstanden, Schwierigkeiten ohne den Konsum von Drogen zu bewältigen sowie auch im Falle eines Rückfalls Einfluss auf das Rückfallgeschehen nehmen zu können. Drogenabhängige Menschen sollten eine realistische Einschätzung ihrer Einwirkungsmöglichkeiten auf ihren Lebensverlauf gewinnen und erkennen, dass man nicht jederzeit „Herr im eigenen Haus" ist, jedoch Möglichkeiten entwickeln kann, Situationen und Entwicklungen zu beeinflussen.
- *Die Reduzierung des Abstinenzverletzungseffekts.* Ungünstige kognitive und emotionale Verarbeitungsmuster eines erneuten Drogenkonsums werden mit dem Begriff des Abstinenzverletzungseffekts belegt. Wenn dieses Konstrukt auch umstritten und wissenschaftlich nicht belegt ist, so sollten drogenabhängige Menschen sich trotzdem mit der Möglichkeit eines Rückfalls auseinandersetzen, um gute Voraussetzungen für die psychische Verarbeitung eines Rückfalls zu schaffen. Ziel sollte sein, dass Enttäuschungen, Schuldgefühle, Scham und Selbstvorwürfe auf ein bestimmtes Maß reduziert werden können, sodass in Krisenzeiten Handlungsfähigkeit gesichert und eine Hinwendung zu einem abstinenten Lebensstil nicht behindert ist, um damit den Rückfall zeitlich zu begrenzen.
- *Die Erhöhung der Fähigkeit zur Antizipation von Ereignissen.* Drogenabhängige Menschen sollten in ihrer Fähigkeit gestärkt werden, planerisch zu handeln und sich auf kommende Ereignisse und Situationen einzustellen, um somit Gefahren frühzeitig zu erkennen und auf Risikosituationen vorbereitet zu sein.
- *Die Entwicklung und Förderung von Bewältigungsstrategien.* Drogenabhängige Menschen sollten sich ihrer Bewältigungsstrategien zur Vermeidung von Rückfällen und zum Umgang mit Drogenverlangen bewusst und motiviert werden, diese zu trainieren.
- *Die Stärkung der Abstinenzzuversicht.* Drogenabhängige Menschen sollten ermutigt und in der Überzeugung gestärkt werden, dass sie sich durch die Auseinandersetzung mit ihrer Erkrankung auf einem guten Weg zum Herauswachsen aus der Abhängigkeit befinden.

- *Die Steigerung der Fähigkeit zum Empfinden positiver Gefühle und der Entwicklung freudvoller Tätigkeiten und Erlebnisse.* Mit dem Konsum psychoaktiver Substanzen ist die Regulierung unlustvoller Gefühlszustände bzw. die Erzeugung positiver Gefühle verbunden. Letzteres tritt im Verlauf einer Abhängigkeitsentwicklung gegenüber der Vermeidung unlustvoller Gefühle deutlich in den Hintergrund. Drogenabhängige Menschen sollten lernen, nicht nur unangenehme Gefühlszustände auszuhalten, sondern Fähigkeiten und Techniken entwickeln, ohne Zuhilfenahme von psychoaktiven Substanzen ihre Gefühle positiv zu beeinflussen und so gezielt gute Gefühlszustände zu erzeugen.
- *Die Einordnung der persönlichen Kriminalitätsbelastung.* Drogenabhängige Menschen sollten ihr spezifisches Verhältnis zu kriminellen und illegalen Verhaltensweisen erfassen, deren identitätsstiftendes Potenzial wahrnehmen und einschätzen können, inwiefern Kriminalität und ein damit einhergehender devianter Lebensstil – unabhängig vom Drogenkonsum – in ihrer Biografie ein eigenes Problemfeld darstellen. Zudem sollten sie sich mit ihrer zukünftigen materiellen Situation auseinandersetzen, Problembereiche identifizieren und die Gefahren möglicher krimineller und illegaler Aktivitäten abschätzen lernen.
- *Die angemessene Risikomarkierung im Hinblick auf den zukünftigen Umgang mit Alkohol.* Drogenabhängige Menschen sollten sich mit ihrem Umgang mit Alkohol in ihrem bisherigen Leben auseinandersetzen. Hieraus sollten passgenaue Ableitungen für den weiteren Umgang mit Alkohol gezogen und Schwierigkeiten und Chancen der Umsetzung bzw. einer notwendigen Verzichtsleistung aufgezeigt und geklärt werden.
- *Den Zusammenhang von Drogenmissbrauch und komorbider Störung verstehen lernen.* Drogenabhängige Menschen sollen ein Bild davon entwickeln, wie sich der Zusammenhang der beiden Störungsbilder in ihrer persönlichen Krankheitsgeschichte abbildet. Zudem soll ihnen geholfen werden, die häufig undurchsichtigen Wirkungen der beiden Erkrankungen auf das individuelle Rückfallgeschehen zu verstehen und angemessene Strategien zu entwickeln.
- *Die spezifischen psychoaktiven Substanzen und ihre psychische Wirkung verstehen lernen.* Personen mit einer Doppeldiagnose sollen ein Verständnis dafür entwickeln, was der Konsum spezifischer Substanzen für ihre psychische Erkrankung bedeutet. Gleichzeitig soll die Compliance hinsichtlich einer indizierten medikamentösen Behandlung gestärkt werden.

3.4 Aufbau des Rückfallprophylaxetrainings

Das Rückfallprophylaxetraining für drogenabhängige Menschen setzt sich aus zehn *Basismodulen* und zwölf *Indikativen Modulen* zusammen (vgl. Tab. 12 und Tab. 13). Jedes Modul umfasst 60 bis 90 Minuten und widmet sich einem speziellen Thema zum Rückfallgeschehen. Die Module bauen aufeinander auf und folgen einer inneren Logik. Einzelne Module beziehen sich aufeinander oder bereiten einen thematischen Einstieg für die nachfolgenden Module vor. Wiederholungen und Querverweise werden genutzt, um Lerneffekte zu verstärken. Gleichzeitig ist jedes Modul auch eine geschlossene Einheit, die separat angeboten und durchgeführt werden kann. Jedes einzelne Modul hat eine innere Struktur, von der nur bei starken Störungen bzw. fehlender Arbeitsfähigkeit der Gruppe abgewichen wird. Die Module sind, anders als psychotherapeutisch ausgerichtete Angebote, thematisch nicht offen. Der Aufbau unterliegt einer immer wiederkehrenden Systematik:

Jedem Modul ist eine Übersicht vorangestellt mit:
1. einer *Einführung* in die jeweilige thematische Einheit und einer Kurzbeschreibung der zur Anwendung kommenden Methoden,
2. einer Darstellung der handlungsleitenden *Ziele* des Moduls, die z. T. aus den Fragestellungen und Thesen abgeleitet werden können (siehe Zielebene 3 in Kap. 3.3) sowie
3. einer Auflistung der für dieses Modul notwendigen *Arbeitsblätter und -materialien*.

Die Arbeitsblätter sind so nummeriert, dass sie auf der beigefügten CD-ROM leicht zu finden sind und dem Leiter eine unkomplizierte Zusammenstellung der notwendigen Materialien ermöglicht.

Jedes Modul ist im Weiteren in die folgenden vier Abschnitte unterteilt:
1. *Theoretischer Hintergrund:* In diesem Abschnitt wird der jeweils spezifische theoretische Hintergrund zum behandelnden Thema kurz umrissen und zugrunde liegende Problemstellungen, Aspekte, Erkenntnisse und Konzepte werden skizziert. Für eine vertiefte theoretische Auseinandersetzung werden Literaturhinweise zur Thematik gegeben und zum Teil auf weitere Ausführungen im Theorieteil dieses Manuals (Kap. 2) verwiesen.
2. *Fragestellungen und Thesen:* Jedes behandelte Thema ist mit Fragen verbunden, die (oft) von drogenabhängigen Menschen gestellt werden. Diese Fragestellungen sind handlungsleitend für die inhaltliche Gestaltung der einzelnen Module. Den Fragestellungen sind Thesen zugeordnet. Bei diesen handelt

es sich um erste fachlich begründete Aussagen, die jedoch immer wieder an der sich wandelnden Realität und dem Stand der Fachdiskussion zu überprüfen sind. Einige Fragestellungen und Thesen, die sich auf zentrale Aspekte des Rückfalls beziehen und deren wiederholtes Aufgreifen eine vertiefte Lernerfahrung ermöglicht, finden in mehreren Modulen Verwendung.

3. *Durchführung:* Die Durchführung der Module ist in Handlungsschritte unterteilt, die die Gruppensitzung zusätzlich strukturieren, die Umsetzung für den Leiter erleichtern und Lernerfolge sichern sollen. Jede Gruppensitzung beginnt mit der *Begrüßung,* der Fokussierung auf die Verfassung bzw. Arbeitsfähigkeit der Gruppe und der Rückschau auf das Thema der vergangenen Einheit. Die Aufmerksamkeit der Gruppe wird dabei gelenkt und die vorangegangenen Inhalte werden aktualisiert. Es folgt eine *Einführungsphase*. In dieser wird das aktuelle Thema inhaltlich vorgestellt. Die *weiteren Handlungsschritte* sind an dem jeweiligen Thema und den zur Anwendung kommenden Methoden orientiert. Den Abschluss jeder Gruppensitzung bildet die *Abschluss- und Rückmelderunde,* die der Resonanz der Teilnehmer auf die zuvor stattgefundene Gruppenstunde vorbehalten ist und ein Feedback des Leiters an die Gruppe ermöglicht. Zudem erhalten die Teilnehmer die Möglichkeit, das Modul per Fragebogen zu bewerten.

4. *Anmerkungen und Praxiserfahrungen:* Die Beschreibung jedes Moduls endet mit einigen Anmerkungen und Praxiserfahrungen, die den Leitern Anregungen und Hinweise auf Spezifika der jeweiligen Einheit näherbringen sollen. Diese beziehen sich auf bei der Durchführung zu erwartende Phänomene, „Fallstricke", geplante Effekte und auf methodische Anregungen.

Tabelle 12 gibt einen Überblick über die zehn Basismodule (BM), Tabelle 13 einen Überblick über die zwölf Indikativen Module (IM).

Tabelle 12: Die zehn Basismodule (BM) des RPT: Titel und Kurzcharakteristik

Modul	Titel	Kurzcharakteristik
BM 1	Einführung in das Rückfallprophylaxetraining	Modul 1 dient der Konstituierung der Gruppe, der Förderung der Mitwirkungsbereitschaft, der Interessensabfrage sowie der Klärung von Rahmenbedingungen und Inhalten. Unter Zuhilfenahme von Diagrammen und Statistiken werden wesentliche Forschungsergebnisse zu Rückfallwahrscheinlichkeiten und Rückfallzeitpunkten sowie erste zentrale Thesen zum Rückfallgeschehen patientengerecht vermittelt und zur Diskussion gestellt.
BM 2	Wege aus der Drogenabhängigkeit – die Phasen der Veränderung	In diesem Modul wird das Transtheoretische Modell von Prochaska und DiClemente mit seinen „Stufen der Veränderung" vorgestellt und anhand eines „Erlebnisparcours" vermittelt. Patienten erhalten eine Vorstellung von der Prozesshaftigkeit von Verhaltensänderungen und können ihren aktuellen Standort im Veränderungsprozess bestimmen. Rückfallwahrscheinlichkeiten, -verläufe und -zeitpunkte sowie Ambivalenzen in der Veränderungsmotivation werden durch dieses Modell nachvollziehbar. Es unterstreicht den chronischen Charakter und die Schwere der Abhängigkeitserkrankung und unterstützt die Thesen aus dem Einführungsmodul.
BM 3	Schutzfaktoren	Mit der Methode „Mauer gegen den Rückfall" wird ein vereinfachtes und anschauliches Persönlichkeitsmodell vermittelt. Die Erarbeitung von allgemein wirkenden und individuellen Schutzfaktoren lassen persönliche Ressourcen, bisherige Entwicklungsschritte und auch Zielsetzungen für den weiteren Entwicklungsprozess erkennen. Zudem werden der Zusammenhang von Persönlichkeit, Lebenskontext und Drogenkonsum anschaulich vermittelt und eine ressourcenorientierte und salutogene Perspektive eingenommen.
BM 4	Risikofaktoren	Dieses Modul dient der Sensibilisierung für Rückfallgefahren und der Identifizierung von Rückfallrisiken. Es werden wissenschaftlich erforschte Risikobereiche vorgestellt und aktuelle Erkenntnisse aus der Rückfallforschung zu Rückfallauslösern vermittelt. Mithilfe einer Methode zur Selbst- und Fremdwahrnehmung werden diese Kategorien individuell gewichtet und ein persönliches Gefährdungsprofil erstellt.

Tabelle 12: Fortsetzung

BM 5	Ambivalenzen – die Vor- und Nachteile der Drogenfreiheit	Sowohl Vor- als auch Nachteile einer drogenfreien Lebensführung werden erarbeitet, individuell bewertet und in der Gruppe zusammengetragen. In szenischem Spiel werden Argumente verdeutlicht und Ambivalenzen in der Abstinenzmotivation herausgearbeitet. Zudem wird vermittelt, dass dem Drogenverlangen Ambivalenzkonflikte unterschiedlicher Stärke zugrunde liegen.
BM 6	Strategien für den Umgang mit Drogenverlangen	Das Erleben von Drogenverlangen auf der leiblichen, emotionalen, kognitiven und Verhaltensebene in seiner unterschiedlichen Ausprägung wird bewusst gemacht. Über den Austausch individueller Rückfallprozesse werden Strategien entwickelt, Risikosituationen zu vermeiden bzw. ihnen zu begegnen sowie einen angemessenen Umgang mit Suchtdruck zu entwickeln. Die Erhöhung der Selbstwirksamkeitserwartung aufseiten der Patienten ist beabsichtigt. Unter Einsatz von Modellen (Staubsauger-Modell, Wellen-Modell, Modell der kleinen Schritte etc.) werden relevante Prozesse des Rückfallgeschehens anschaulich vermittelt.
BM 7	Verhalten nach dem Rückfall – das Airbag-Modell	In diesem Modul werden – anhand der bisherigen Suchtverläufe der Patienten und ihren Erfahrungen – maligne, pathologisch fixierte Rückfallprozesse aufgedeckt und ihnen ein alternatives Handlungskonzept („Airbag-Modell") entgegengestellt. Antizipation und Planungsfähigkeit werden durch konkrete Handlungspläne gefördert und Wege zu einer kurzfristigen Rückkehr zur Abstinenz nach einem Rückfall aufgezeigt.
BM 8	Lust und andere gute Gefühle	Die Patienten werden unter Zuhilfenahme von Bildimpressionen angeregt, Situationen und Aktivitäten zu identifizieren, mit denen positive Gefühlszustände verbunden sind. Positiv erlebte Zeiten werden evoziert und damit verbundene Emotionen differenziert. Diese „Quellen des Lebens" werden ins Gespräch gebracht und individuelle Pläne zur Sicherung bzw. Entwicklung von persönlichen Ressourcen erstellt. Rückfallrelevante Aspekte wie Freizeitgestaltung, Selbstbelohnung oder die Entwicklung positiver Abhängigkeiten werden diskutiert.
BM 9	Erfolge, Anerkennung und Belohnungen	Die Themen „Erfolge", „Anerkennung" und „Belohnungen" sind unter rückfallprophylaktischen Gesichtspunkten äußerst relevant. Daher wird unter Zuhilfenahme eines Fragebogens der Bezug der Teilnehmer zu diesen drei Themenkreisen eruiert und lebensgeschichtlich relevante Ereignisse in Bezug auf „Erfolge, Anerkennung und Belohnungen" zutage gefördert. Im Gruppengespräch werden die Ergebnisse eingeordnet und in ihrer Bedeutung für die Entwicklung bzw. Aufrechterhaltung der Drogenabhängigkeit sowie mit Blick auf die Rückfallgefährdung erfasst. Der Austausch über Qualität und Möglichkeiten, sich selbst zu belohnen, soll die Teilnehmer anregen, ein eigenes und realistisches Belohnungssystem zu entwickeln und zu kultivieren.
BM 10	Abschluss und Auswertung des Rückfallprophylaxetrainings	Das letzte Modul des Trainingsprogramms dient der Zusammenschau der zuvor gemeinsam erarbeiteten Inhalte, der Bewertung durch die Teilnehmer und dem Ausklang bzw. dem Abschluss des Trainings. Die Inhalte werden unter Zuhilfenahme der Mappe mit den Arbeitsmaterialien kurz wiederholt, wobei Raum für die Beantwortung offener Fragen gelassen wird. Danach erfolgt die Übergabe der Teilnahmezertifikate an die Teilnehmer. Ein Bewertungsbogen des RPT, den die Teilnehmer ausfüllen, dient der Evaluation des Programms. Um einen guten Ausklang des Trainingsprogramms zu gewährleisten, besteht die Möglichkeit einer kleinen angenehmen Aktivität.

Tabelle 13: Die 12 Indikativen Module (IM) des RPT: Titel und Kurzcharakteristik

Modul	Titel	Kurzcharakteristik
IM 1	Strategien in Rückfallsituationen	Zur Vertiefung des Themas aus dem Basismodul 6 wird unter Einsatz von psychodramatischen Techniken das Ziel verfolgt, Risikosituationen erfahrbar und Bewältigungsstrategien prägnanter werden zu lassen bzw. diese einzuüben. Dabei liegen die Schwerpunkte auf der Identifizierung von Risikosituationen sowie dem Abgrenzungs- bzw. Ablehnungstraining.
IM 2	Drogenabhängigkeit und Alkoholkonsum	Mithilfe eines Fragebogens zum Alkoholkonsum wird ein individuelles Gefährdungsprofil mit Blick auf einen möglichen Rückfall in den illegalen Drogenkonsum sowie eine Suchtverlagerung erstellt. Der Stellenwert von Alkohol im bisherigen Lebensverlauf soll gemeinsam diagnostisch eingeordnet werden. Der Fragebogen dient zudem als Thematisierungshilfe für die Vorstellungen und Zielbildungen der Patienten hinsichtlich des Konsums von Alkohol im zukünftigen Lebensverlauf. Risiken im Zusammenhang mit Abstinenzgefährdung bzw. Suchtverlagerung werden markiert und das Thema des kontrollierten Substanzgebrauchs einzelner Drogen behandelt.
IM 3	Kriminalität und Rückfälligkeit	Vor dem Hintergrund identitätstheoretischer Überlegungen wird der Zusammenhang von potenzieller Rückfallgefahr und einem devianten Lebensstil thematisiert. Delinquenz und ihr identitätsstiftendes Potenzial werden anhand einzelner Biografien eingeordnet. Durch eine in die Zukunft gerichtete Methode werden mögliche Gefahren und Schwierigkeiten antizipiert und daraus Konsequenzen für den weiteren Entwicklungs- bzw. Behandlungsverlauf sowie die Rückfallgefährdung abgeleitet.
IM 4	Kriminalität und materielle Sicherheit	Dieses Modul stellt eine thematische Vertiefung bzw. Erweiterung des Indikativen Moduls 3 dar. In dieser Einheit wird die materielle Ausstattung und dabei speziell der Umgang der Teilnehmer mit Geld in den Mittelpunkt gerückt. Unter Verwendung einer Vergangenheitsprojektion wird eine abgewandelte Form der Methode des „Lebenspanoramas" angewandt. Hierbei werden entlang des Lebensweges der Teilnehmer Aspekte wie „materielle Sicherheit", „Kriminalität" und „Lebensgefühl" in Beziehung zueinander gesetzt. Die Erkenntnisse aus dieser Arbeit fließen in die Auseinandersetzung über die aktuelle und zukünftige materielle und finanzielle Situation der Teilnehmer sowie über materielle Ansprüche, mögliche Konfliktbereiche und potenzielle Rückfallgefahren ein.
IM 5	Risikobereitschaft und Rückfallgeschehen	In dieser Einheit wird das Thema der persönlichen Risikobereitschaft in den Mittelpunkt gestellt. Mithilfe der szenischen Umsetzung einer Skalierungsfrage und anschließender Interviewtechnik werden erste persönliche Einschätzungen der Teilnehmer ermittelt, die unter Verwendung eines Arbeitsbogens vertieft werden. Lebensgeschichtlich relevante Ereignisse in Bezug auf die persönliche Risikobereitschaft werden zu Tage gefördert, eingeordnet und in ihrer Bedeutung für die Drogenabhängigkeit und eine zukünftige Rückfallgefahr erfasst.
IM 6	Angehörige und Rückfallgeschehen	Unter Verwendung der psychodramatischen Methode des „sozialen Atoms" werden bedeutsame Bezugspersonen im nahen Umfeld des jeweiligen Teilnehmers identifiziert. Zudem wird ein Einordnungsversuch unternommen, inwiefern diese Personen für den Gesundungsprozess und die Abstinenz der Patienten förderlich oder hinderlich/schädlich sind. Ableitungen für eine Kontaktintensivierung oder Abgrenzung zu den jeweiligen Personen werden getroffen und wirksame Ansatzpunkte zur förderlichen Gestaltung von Gesprächen mit Angehörigen erarbeitet.

Tabelle 13: Fortsetzung

IM 7	Komorbide Störungen und Rückfall I – Zusammenhang der Erkrankungen	In diesem Modul wird der individuelle Entstehungszusammenhang zwischen der Substanzstörung und einer weiteren psychischen Erkrankung untersucht. Mithilfe vereinfachter Theorien zur Ätiologie der Störungsbilder können sowohl Wechselwirkungen als auch die aktuelle Ausprägung der jeweiligen Störung identifiziert und in Beziehung zu potenziellen Rückfallgefahren gesetzt werden.
IM 8	Komorbide Störungen und Rückfall II – Funktion der Substanzen	Aufbauend auf IM 7 zur Entstehung und zum Zusammenhang von psychischen Erkrankungen und Substanzkonsum werden die positiven Effekte/Wirkweisen einzelner psychoaktiver Substanzen herausgearbeitet und in Zusammenhang mit den Symptomen unterschiedlicher psychischer Störungsbilder gesetzt. Mögliche Konsummotive werden untersucht. Behandlungsoptionen der psychischen Zusatzerkrankung werden dargestellt, in ersten Ansätzen entwickelt und Behandlungserfahrungen und Behandlungshürden (Ambivalenzen) thematisiert.
IM 9	Identitätsentwicklung und Rückfall I – die 5 Säulen der Identität	Unter Verwendung des Modells der 5 Säulen der Identität wird den Teilnehmern ermöglicht, eine erste Bestandsaufnahme der eigenen Identität vorzunehmen und ihre persönliche Identität prägnant zu beschreiben. Schutz- und Risikofaktoren in den einzelnen Identitätsbereichen können herausgearbeitet und auf ihre Bedeutung für eine Rückfallgefährdung hin untersucht werden. Abschließend kann das Identitätsmodell von den Teilnehmern genutzt werden, um daraus Behandlungs- bzw. Entwicklungsziele abzuleiten.
IM 10	Identitätsentwicklung und Rückfall II – Vorbilder, Werte, Lebensstil	Der Zusammenhang des Drogenkonsums mit einem zumeist abweichenden Lebensstil wird thematisiert. Dafür werden Vorbilder bzw. Orientierung gebende Bezugspersonen in der Jugend und Adoleszenz und die mit ihnen verbundenen Werte und Lebensüberzeugungen betrachtet und in ihrer Bedeutung für die Ausgestaltung des eigenen Lebensstils eingeordnet. Die mit der Einstellung des Drogenkonsums (bzw. der Abwendung von einem abweichenden Lebensstil) sich ergebende Notwendigkeit einer zumeist umfassenden Veränderung des Lebensalltags wird thematisiert und auf Umsetzungsschwierigkeiten hin überprüft. Chancen, Risiken und Grenzen werden herausgearbeitet.
IM 11	Identitätsentwicklung und Rückfall III – Gruppenzugehörigkeit	In dieser Einheit wird den „sozialen" Konsummotiven nachgegangen. Neben der psychotropen Wirkung von psychoaktiven Substanzen spielen bei den ersten Konsumerfahrungen vielfach die Peergroup und damit verbundene „soziale Nebenwirkungen" eine Rolle. Mit Blick auf die Partizipation an unterschiedlichen sozialen Gruppen in der Jugendzeit und Adoleszenz wird die Funktion des Drogenkonsums eingeordnet. Möglichkeiten und Schwierigkeiten, sich in neue, drogenfreie Milieus bzw. Gruppen zu integrieren, werden thematisiert.
IM 12	Zukunftsentwurf und Rückfall – Perspektiven, Visionen und Hoffnung	In diesem Modul wird Raum gegeben, sich mit Hilfe einer angeleiteten Imagination seiner Vorstellungen hinsichtlich der zukünftigen Lebensgestaltung und Entwicklung bewusst zu werden. Wünsche können geäußert und Ziele konkretisiert und überprüft werden. Hoffnung und Zuversicht gebende Faktoren werden gemeinsam erarbeitet.

3.5 Methoden

Der therapeutisch-psychoedukative Behandlungsansatz des Trainingsprogramms greift auf unterschiedliche therapeutische Verfahren und Methoden aus der Erwachsenenbildung zurück. Auf Konzentrationsschwierigkeiten, schlechte Lern- und Gruppenerfahrungen, geringe kommunikative Fähigkeiten, ambivalente Motivation, kognitive Einschränkungen, psychische Zusatzerkrankungen etc., wie sie z. T. bei drogenabhängigen Menschen vorkommen, muss Rücksicht genommen werden. Die Methoden müssen daraufhin angepasst werden. Auf die Auswahl der Methoden wurde daher besonders großen Wert gelegt, zumal über die Methoden Zugangswege zu den Teilnehmern zu finden sind. Der Einsatz aktivierender Methoden, anschaulicher Modelle und die Nutzung nicht nur verbaler Zugangswege fördern erfahrungsorientiertes und damit lebendiges Lernen. Die Methoden, die im Trainingsprogramm zur Rückfallprophylaxe zum Einsatz kommen, sind in Tabelle 14 aufgeführt.

Tabelle 14: Methoden des RPT

Methoden	Module	Beschreibung
Schaubilder und Diagramme	BM 1, 2, 7 IM 2, 3, 7, 8, 11, 12	Schaubilder, Verlaufskurven und Diagramme verdeutlichen Sachverhalte und Erkenntnisse auf anschauliche Art und Weise und eignen sich zur Darstellung bzw. Präsentation von Ergebnissen.
„Erlebnisparcours"	BM 2	Das komplexe transtheoretische Modell zur Verhaltensänderung wird durch einen, aus sechs Stühlen bestehenden Parcours plastisch und nachvollziehbar. Theoretische Erkenntnisse werden nicht nur verbal vermittelt, sondern mit den Erfahrungen der Teilnehmer verschränkt und erlebnisorientiert präsentiert. Das Durchlaufen dieses Parcours hat emotionale und kognitive Erlebnisqualität und fördert Verständnis und Orientierung.
Metaplan-Technik	BM 3 IM 12	Die Kartentechnik, die ihren Ursprung in der Metaplan-Moderationsmethode (Mehrmann, 1994) hat, wird in dieser abgewandelten Form als Kreativitätstechnik eingesetzt, wobei es beim schriftlichen Brainstorming um das Generieren und Veranschaulichen von Ideen geht. Die in der Suchtprävention verwendete Methode „Mauer gegen die Sucht" wurde dafür modifiziert (Münzel, 2007).
Szenisches Spiel und Skulpturarbeit	BM 5 IM 1	Szenisches Spiel und Skulpturarbeit (Bosselmann et al. 2006; Moreno, 2008) verdeutlichen Haltungen, Stimmungen etc. und ermöglichen die erlebnisorientierte Darstellung von Sachverhalten. Diese übungszentrierten Verfahren eignen sich zur Erprobung von Verhaltensweisen und ermöglichen den Teilnehmern eine vertiefte emotionale Beteiligung.
Skalierung (und Interviewtechnik)	IM 5, 12	Skalierungsfragen werden in Therapie und Beratung häufig eingesetzt, um die Problemsicht der Patienten deutlich zu machen bzw. um Einschätzungen und Haltungen der Patienten hinsichtlich spezieller Themen zu erleichtern und Expression zu fördern.
Lebenspanorama	IM 4, 7, 12	Das Lebenspanorama als Methode biografischer Arbeit dient der Gesamtschau und dem Überblick und wurde 1968 von H. Petzold entwickelt (Hausmann & Neddermeyer, 1995).
Feedback-Methoden zur Selbst- und Fremdwahrnehmung	BM 4, 8 IM 2	Feedback-Methoden sind in der Arbeit mit Gruppen von großer Relevanz und können unterschiedlich strukturiert und ausgerichtet sein (Fengler, 2004). Rückmeldungen bieten die Chance einer Bestärkung sowie Infragestellung und gegebenenfalls Korrektur der Selbstwahrnehmung. In Modul 4 wird eine Feedback-Methode von Körkel und Schindler (2003) für die Arbeit mit drogenabhängigen Menschen modifiziert und durch die spezifische Auswertung in kleinen Gruppen inhaltlich intensiviert.

Tabelle 14: Fortsetzung

Kurzdiskussionen und Erfahrungsaustausch	BM 6, 7, 8, 9 IM 2, 3, 4, 6, 7, 8, 12	Kurzdiskussionen und die Bereitstellung von Raum zum Erfahrungsaustausch sind in diesem Trainingsprogramm zentrale Methoden, die jedoch in den Modulen vielfach zeitlich nachgeordnet eingeführt werden. Gerade drogenabhängige Menschen mit ihren oftmals schwierigen Beziehungserfahrungen, großem Misstrauen und Defiziten in der Verbalisierung oder Expression von Gedanken und Emotionen benötigen vielfach eine Art „Türöffner-Methode" (vgl. weitere Methoden), bevor sie untereinander ins Gespräch kommen. Die Initiierung von an den Erfahrungen der Teilnehmer orientierten Kommunikationsprozessen bleibt zentrales Anliegen.
Fragebogen	IM 2, 5, 10	Der Einsatz von Fragebögen kann unterschiedlichen Zwecken dienen. Der speziell für das Thema „Alkoholkonsum und Drogenabhängigkeit" entwickelte dreigliedrige Fragebogen bietet in Form der Einzelarbeit eine strukturierte Herangehensweise an ein für viele Patienten brisantes Thema. Mithilfe des Fragebogens werden Diskrepanzen, schlüssige Ableitungen und Ambivalenzen herausgearbeitet, die zu weiterer Auseinandersetzung auffordern. Der Fragebogen eignet sich als diagnostisches Mittel, wirft Fragen auf, regt zu Rückmeldungen an und bietet dadurch Impulse für den Austausch unter den Teilnehmern. Der Fragebogen im Indikativen Modul 10 dient als Materialsammlung und Vorbereitung zur Auseinandersetzung in der Gruppe zum Thema „Vorbilder".
Narrative Praxis	BM 9 IM 2, 3, 4, 8, 9, 10, 11, 12	Ausgehend von der Erkenntnis, dass die persönlich gelebte Geschichte immer auch erzählte Lebensgeschichte ist, stellt die aus der Integrativen Therapie entlehnte Methode der „narrativen Praxis" (Petzold, 2003) in Form eines „emotional berührten Gesprächs" einen guten therapeutischen Ansatz dar.
Bilderpräsentation	BM 8 IM 10, 11	Die Verwendung und Präsentation von vorbereiteten Bildern zu einem gewählten Thema dient der Anregung, Impulsgebung, Erinnerung und Evozierung vergessener, vorbewusster Inhalte – in einem Fall zum Thema „Lust und andere positive Gefühle", in einem anderen Fall zur Identifizierung von Peergroups. Bilder sind mit Geschichten verbunden und lösen Erinnerungen, Gefühle, Gedanken aus. Vernetzungseffekte innerhalb der Gruppe werden erzielt.
Das soziale Atom	IM 6	Das soziale Atom (vgl. Ameln, Gerstmann & Kramer, 2005; Bosselmann, Lüffe-Leonhardt & Gellert, 2006) ist eine von J. L. Moreno entwickelte psychodramatische Methode, die Aufschluss über die soziale Eingebundenheit des Menschen gibt. Bezugspersonen bzw. das soziale Netzwerk eines Menschen werden plastisch dargestellt und in ihrer Qualität erkennbar, wobei auf unterschiedliche Lebensaspekte (Veränderungen, berufliche Aspekte etc.) fokussiert werden kann. Für dieses Training stehen die Rolle und Gesprächsbereitschaft der Bezugspersonen in Bezug auf das Rückfallgeschehen im Mittelpunkt.
Arbeitsblätter	BM 5, 6, 7, 9 IM 3, 5, 9, 10	Die Verwendung von Arbeitsblättern im Rahmen von Einzelarbeit regt die Auseinandersetzung der Teilnehmer mit spezifischen Themen an, gibt Strukturierungshilfen und dient der Vorbereitung auf den Austausch in der Gruppe.
Modelle und Symbole	BM 1, 2, 3, 4, 6, 7 IM 1, 2, 6, 7, 8, 9, 11	Modelle und Symbole dienen der Anschaulichkeit, erweitern das Verständnis und „brechen" komplexe Sachverhalte auf eine einfache Darstellung herunter. Symbole sind zudem als Ausdrucksform relevant, wenn verbale Ausdrucksmöglichkeiten ungenügend entwickelt wurden.

Tabelle 14: Fortsetzung

Vergabe von Intermediärobjekten	BM 3, 4	Intermediärobjekte haben eine Brückenfunktion. Die Vergabe von symbolischen Gegenständen, sog. „Intermediärobjekten" wie z.B. Legosteine, Glühbirnen etc., kann den Patienten helfen, sich an persönlich relevante „Knackpunkte" zu erinnern und sich mit den Inhalten des Trainingsprogramms erneut zu verbinden.
Gegenüberstellung von positiven und negativen Drogenwirkungen	IM 8	Die positiven und negativen Wirkungen von einzelnen psychoaktiven Substanzen werden einander gegenübergestellt, ein Vorgehen, das auch in der Suchtprävention eingesetzt wird. So soll verdeutlicht werden, dass den (kurzfristigen) Vorteilen des Substanzkonsums immer auch (langfristige) negative Folgen gegenüberstehen können. Dies kann zu einer Reflexion des Drogenkonsums anregen.
Zettelboxen	IM 9	Die Methode der „Zettelboxen" ist eine plastische Gestaltung und Umsetzung der „5 Säulen der Identität" und ermöglicht eine intensivere Erarbeitung und damit auch Visualisierung der einzelnen Identitätssäulen der Teilnehmer.
Aufgabenstellung zur Vorbereitung	IM 10	In dem Indikativen Modul 10 zum Thema „Vorbilder, Werte, Lebensstil" werden die Teilnehmer einige Tage vor der Sitzung aufgefordert, sich über Vorbilder in ihrem Leben Gedanken zu machen und Bilder von diesen Personen als Fotos, Ausdrucke oder digital auf PC/Smartphone mitzubringen.
Fantasiereise	IM 12	Die angeleitete Zeitreise ist eine Form der Fantasiereise, die es ermöglicht, sich in diesem Fall der Erwartungen und Wünsche hinsichtlich seiner zukünftigen Lebensgestaltung bewusst zu werden.
Videos	IM 10, 11	Der Einsatz von Videos kann unterschiedlichen Zwecken dienen (Informationsvermittlung, Visualisierung, Impulsgebung etc.). Für zwei Module zum Thema „Identität" (Module 10 und 11) werden Videoclips angegeben, die optional gezeigt werden können, um das Thema „Identität" aus unterschiedlichen Blickwinkeln zu beleuchten (Identitätsbildung, Modul 10; Gruppenzugehörigkeit, Modul 11).

3.6 Trainer

Um das Trainingsprogramm zur Rückfallprophylaxe in der Praxis mit drogenabhängigen Menschen umzusetzen, sollten die Trainer (Leiter) einige fachliche und personale Grundvoraussetzungen mitbringen. Diese lassen sich in fünf Kompetenzbereiche aufgliedern.

1. Zielgruppenspezifische Kompetenz
Der Leiter sollte in seiner jeweiligen Ausbildung *suchtspezifisches Wissen* erworben und sich mit der Zielgruppe und speziell mit rückfallrelevanten Aspekten bei drogenabhängigen Menschen auseinandergesetzt haben. Hierunter fällt das Wissen um die Epidemiologie von substanzbezogenen Störungen, Prävalenz, Theorien zu Abhängigkeitsentwicklung und -verlauf, Diagnosekriterien, Kenntnis des Drogenhilfesystems inkl. komplementärer Hilfen sowie Phänomene der Persönlichkeit drogenabhängiger Menschen wie z.B. Beziehungsmuster und Widerstandsphänomene (Tretter, 2000; Böllinger & Stöver, 2002, Batra & Bilke-Hentsch, 2012). In Bezug auf das Rückfallgeschehen sind Kenntnisse der begrifflichen Grundlagen, empirische Befunde zu Rückfallhäufigkeiten, -verläufen und Entstehungsbedingungen, Theorien der Rückfallgenese, Rückfallverlaufsmodelle, Ansatzpunkte zur Rückfallprophylaxe, Rückfallprophylaxeprogramme, thematische Schwerpunkte beim Rückfallgeschehen etc. erforderlich. Schließlich sollte der Leiter – je nach Arbeitsfeld – über vertiefte Kenntnisse zu den indikativen Themen Kriminalität, schwere psychische Störungen und Identität verfügen (Walter & Gouzoulis-Mayfrank, 2014; Rentrop et al., 2017).

Darüber hinaus sollte der Trainer ein hinreichendes *zielgruppenspezifisches Verständnis* für die Lebens- und speziell Suchtprozesse bzw. die (Lebens-)Situation drogenabhängiger Menschen und ihre Rückfallgefährdung entwickelt haben. Dabei ist von besonderer Bedeutung, die Sucht und Lebensweise drogenabhängiger Menschen im Zusammenhang ihrer Identitätsentwicklung und sozialen und gesellschaftlichen Verankerung zu begreifen. Hierfür ist es wichtig, sich mit seinen eigenen Haltungen, Wertvorstellungen und Erfahrungen zu den verschiedenen Aspekten des Rückfallgeschehens und der Rückfallprophylaxe auseinandergesetzt zu haben, Zusammenhänge zu verstehen und dies in einem stetigen Prozess des Wandels und Wachstums zu überprüfen. Ein über die Integration von Erfahrungen mit drogenabhängigen Menschen gewonnenes subjektives Verständnis in Bezug auf das Krankheitsbild, die biografischen Prägungen, die spezifischen Phänomene, Beziehungsmuster und -angebote sowie über die Lebenswelten der Klientel bestimmt die Qualität der Beziehung und damit die heilsame Wirkung von professioneller Hilfestellung mit.

2. Beziehungs- und kommunikative Kompetenz
Die *Beziehungskompetenz* ist eine Kernkompetenz in der Arbeit mit drogenabhängigen Menschen. Gerade bei einer Zielgruppe, die oft schlechte bis traumatische Beziehungserfahrungen gemacht hat und deren Kontakt- und Beziehungsfähigkeit eingeschränkt ist, ist die Fähigkeit, Kontakt aufzunehmen und Beziehungen eingehen zu können, von substanzieller Bedeutung. Hierzu gehören sowohl eine ausgeprägte Empathiefähigkeit als auch die Fähigkeit zu Exzentrizität und Abgrenzung (Petzold, 2003). Ebenso sind *kommunikative Kompetenzen*, wie die Fähigkeiten, zuzuhören, sich verständlich auszudrücken, Feedback zu geben, andere Menschen zu motivieren etc. für die Durchführung des Trainingsprogramms notwendig. Ebenso hilfreich sind die Beherrschung von Methoden der Gesprächsführung und der Moderation von Gesprächen sowie didaktische Fähigkeiten zur Vermittlung von Inhalten. Drogenabhängige Menschen neigen in ihren Einstellungen, Haltungen und Gefühlen schnell zu extremen Positionen. Speziell bei dieser Zielgruppe erscheint die Fähigkeit des Trainers zum Ausgleich bzw. zur Regulierung von Phänomenen, wie z. B. Mut zusprechen bei Hoffnungslosigkeit, dramatisieren bei Bagatellisierung, Gelassenheit zeigen bei Panik, Sicherheit vermitteln bei Unsicherheit, Belastung verringern bei Überlastungsphänomenen etc., eine hilfreiche Qualität.

3. Gruppenleitungskompetenz
Der Trainer sollte Erfahrung mit der Leitung von Gruppen haben bzw. die Bereitschaft und das Zutrauen aufbringen, mit Gruppen arbeiten zu können und zu wollen. Für die Arbeit mit Gruppen ist die Kenntnis der Themenzentrierten Interaktion (TZI) nach Ruth Cohn (Cohn, 2004; Löhmer & Standhardt, 2006) von Vorteil. Diese beinhaltet im Kern das Ziel, dass die drei Aspekte (1) Inhalte, (2) Lernprozess des einzelnen Teilnehmers und (3) Gruppe jeweils zu berücksichtigen und in eine gute Balance zu bringen sind.

Daneben beinhaltet Gruppenleitungskompetenz aber auch die Kenntnis von Gruppenprozessen und -phasen, von Gruppenregeln und deren Einsatz, die Fähigkeit zur Strukturierung von Gruppensitzungen, die Wahrnehmung der Gruppenatmosphäre und von Widerständen, den Umgang mit Störungen und Krisen sowie ein klares Rollenverständnis als Leiter etc. Die vorgegebene Strukturierung und psychoedukative Ausrichtung der Module des RPT erleichtern die Durchführung dieser Gruppen auch für weniger erfahrene Gruppenleiter. Angesichts der Schwere der Erkrankungen der Teilnehmer empfiehlt es sich anfangs, die Gruppen gemeinsam mit einem erfahrenen Kollegen durchzuführen. Dies ermöglicht mehr Sicherheit im Ausprobieren, Unterstützung in schwierigen Situationen und die Möglichkeit zum Feedback.

4. Methodenkompetenz
Der Leiter sollte die Methoden zur Umsetzung des Rückfallprophylaxetrainings, wie sie in den Modulen beschrieben werden, beherrschen bzw. die Bereitschaft zeigen, diese Methoden auszuprobieren und eventuell zu variieren. Die Methoden „am eigenen Leib" erlebt zu haben, wie es in den Mitarbeiterqualifizierungen zum RPT ermöglicht wird, ist eine gute und hinreichende Voraussetzung für die Anwendung der Methoden in der Praxis.

5. Personale Kompetenz
Hierunter fällt zum einen ein hinreichendes Selbstverständnis, welches die Auseinandersetzung mit sich selbst und die *Fähigkeit zur Selbstreflexion* beinhaltet. Zum professionellen Selbstverständnis zählen aber auch die Annahme der „professionellen Rolle" und die Einnahme der Lifespan-Development-Perspektive, sodass Mitarbeiter sich als zeitlich partiell begleitende Hilfsperson im jeweiligen Betreuungs- und Behandlungskontext verstehen.

Personale Kompetenz beinhaltet zudem die *persönliche Integrität* des Trainers. Unter persönlicher Integrität wird dabei die Übereinstimmung des persönlichen, an einer humanistischen Ethik ausgerichteten Wertesystems mit dem eigenen Handeln verstanden. Eigenschaften wie Aufrichtigkeit, Gerechtigkeitsstreben, Vertrauenswürdigkeit etc. werden mit einer integren Persönlichkeit verbunden und spielen im Beziehungsgeschehen mit drogenabhängigen Menschen eine wichtige Rolle.

Bei der Durchführung des RPT sollte der Leiter den drogenabhängigen Menschen eine möglichst *unvoreingenommene und bewertungsfreie Neugierde* entgegenbringen. Er sollte sich für ihre Perspektiven und Ansichten interessieren und ihnen dabei mit Respekt begegnen. Gemäß dem „Intersubjektivitätskonzept" (Petzold, 2003), worunter „eine innere Haltung verstanden wird, die immer das Bewusstsein mitlaufen lässt, dass aus der Warte des anderen die Welt anders aussehen kann als aus der eigenen Warte" (Rahm et al., 1993), bedarf es für eine gelingende Kommunikation der intersubjektiven Beziehung, des wechselseitigen Begreifens und Verstehens i. S. „mutueller Empathie".

Ein nicht zu unterschätzender Aspekt in der Arbeit mit drogenabhängigen Menschen sollte unbedingt Erwähnung finden. Es ist dies die *Sympathie und Zuneigung*, die man drogenabhängigen Menschen entgegenbringen sollte. Frei nach Konstantin Wecker (1981) oder auch nach Ausführungen von S. Ferenczi (1988) lautet das Motto: „Man muss sie mögen – und das zu mindestens 51%!"

3.7 Gruppen- und Einzelsetting

Die Basis- und Indikativen Module zur Rückfallprophylaxe können sowohl im Gruppen- als auch im Einzelsetting Anwendung finden. Dabei bieten die beiden Einsatzfelder unterschiedliche Möglichkeiten und Chancen, aber auch Begrenzungen. Die inhaltliche, methodische und formale Ausgestaltung des RPT im Rahmen von Einzel- oder Gruppenangeboten muss dabei die Spezifika der Zielgruppe bzw. der beteiligten Personen mitberücksichtigen. Viele drogenabhängige Menschen sind aufgrund ihrer Vorschädigungen und schwierigen Beziehungserfahrungen, wie beispielsweise fehlender Beziehungsangebote, übergriffiger, ambivalenter, inkonstanter Beziehungserfahrungen oder Überbehütung (vgl. auch Konzept der schädigenden Stimulierungen, Petzold, 2003), misstrauisch, verschlossen und verunsichert und zeigen z.T. eingeschränkte Konzentrations-, Kooperations- und Beziehungsfähigkeit. Erfahrungen von Gewalt, antisozialem Verhalten, gegenseitiger Vorteilnahme, Desinteresse und Grenzüberschreitungen in der Drogenszene, in Gefängnissen oder im Zusammenhang mit Prostitution etc. sind biografisch vielfach verankert und wirken aktuell. Schließlich ergeben sich bei Doppeldiagnosen besondere Anforderungen. Daher muss dies bei der inhaltlichen, methodischen und formalen Gestaltung der Gruppen- und Einzelangebote Berücksichtigung finden, und es sollte versucht werden, Gegenerfahrungen im Sinne von Ferenczi (1988) „Gib den Patienten, was ihnen gefehlt hat" zu initiieren.

Einsatz des RPT in Gruppen

Fällt es drogenabhängigen Menschen schon im Einzelkontakt oft schwer, über sich oder relevante Themen in Austausch zu treten, und müssen sie vielfach erst wieder lernen, sich mitzuteilen, sich anzuvertrauen und sich mit sich und den Mitmenschen angemessen auseinanderzusetzen, so treten diese Schwierigkeiten in der Gruppenarbeit noch deutlicher hervor. Dies wurde im Rahmen des RPT bei der Auswahl der Methoden berücksichtigt. Der Einsatz erlebnisaktivierender, anschaulicher und auf die Erfahrungen der Teilnehmer ausgerichteten Methoden (Kap. 3.5) sowie die Strukturierung der Gruppenstunden sind dabei hilfreich.

Neben der methodischen Ausrichtung sind auch die Rahmenbedingungen den Spezifika der Behandlungserfordernisse drogenabhängiger Menschen anzupassen. Für die rückfallprophylaktische Arbeit mit drogenabhängigen Menschen sollte die Gruppengröße des Trainingsprogramms auf bis zu acht Teilnehmer begrenzt werden. Die Arbeit mit kleinen Gruppen bietet dann gute Möglichkeiten, angemessen auf die Bedingungen der Teilnehmer wie z.B. gering ausgeprägte Expressions- und Konzentrationsfähigkeit und Widerstände zu reagieren. Die Gruppengröße bietet jedem Teilnehmer ausreichend Platz, sich mit seinen Gedanken, Gefühlen und Ansichten mitzuteilen sowie die Erfahrung zu machen, wahrgenommen, gesehen bzw. verstanden zu werden. Die begrenzte Gruppengröße ermöglicht zudem intensive Austauschprozesse und die Erarbeitung individueller Erkenntnisse und Haltungen. In kleinen Gruppen reduziert sich die Notwendigkeit von Verallgemeinerungen, was die oben genannten Effekte befördert und Glaubwürdigkeit sichert. Die Erfahrungen aus der Praxis zeigen, dass Ökonomisierungsversuche, welche mit einer Aufstockung der Teilnehmerzahlen verbunden sind, eindeutig zu Lasten der Qualität und Effektivität des Trainingsprogramms gehen. Besteht durch die Rahmenbedingungen des jeweiligen Arbeitsfeldes die Möglichkeit, eine konsistente Gruppenteilnahme zu sichern und das RPT nicht als offene Gruppe mit wechselnden Teilnehmern anzubieten, so ist dies für die Entwicklung von Gemeinsamkeit und Vertrauen förderlich.

Das RPT als Gruppenangebot für drogenabhängige Menschen bietet dabei andere Chancen und Möglichkeiten als der Einsatz im Einzelkontakt. Gegenseitige Unterstützung und Hilfestellung, „Feedbacks" geben und erhalten und die Konfrontation mit Ansichten und Erfahrungen anderer Gruppenteilnehmer werden ermöglicht, sodass eigene Einstellungen überdacht und ggf. das Verhalten korrigiert werden kann. In gelingenden Gruppenprozessen werden persönliche Verbindungen hergestellt, die das Gefühl von Zugehörigkeit befördern, aber auch Abgrenzung evozieren und Solidaritäts- und Unterstützungsprozesse in

Gang bringen können. Die Erarbeitung von Gemeinsamkeiten und von individuellen Unterschieden, d. h. von Prozessen der Abgrenzung zwischen den Gruppenteilnehmern, ist identitätsstiftend und vermittelt das Gefühl, mit seinen Problemen nicht allein zu sein. Andererseits ermöglicht die Erfahrung von Unterschieden, z. B. zwischen den erlebten Belastungen einer längeren Konsum- und Devianzerfahrung gegenüber einer vergleichsweise kurzen Krankheitsgeschichte des Substanzmittelmissbrauchs, Einsichten mit Blick auf die eigene Situation. Der Austausch von Erfahrungen kann für den einzelnen Teilnehmer Entlastung schaffen. Gelingen die Initiierung und Vernetzung von Interaktionsprozessen zwischen den Gruppenteilnehmern, so entsteht die Möglichkeit zu lebendigem Lernen, Empowerment und persönlichem Wachstum. Empowerment beschreibt dabei eine Befähigung und Qualifizierung der Zielgruppe sozial Benachteiligter, die auf den Stärken und Ressourcen der Zielgruppe aufbaut und den Prozess von Einzelnen und Gruppen hin zu größerer gemeinschaftlicher Stärke und Handlungsfähigkeit unterstützt (Bundeszentrale für gesundheitliche Aufklärung, 2003, 2006).

Einsatz des RPT in Einzelkontakten

Die Module zur Rückfallprophylaxe können auch im Einzelsetting aufgegriffen werden. Dabei bedarf es einer leichten Modifizierung speziell jener Methoden, die vornehmlich auf Gruppenarbeit ausgerichtet sind. Die dyadische Beziehung, sei sie therapeutisch oder beratend ausgerichtet, bietet jedoch den Vorteil, in ihrer Überschaubarkeit weniger bedrohlich erlebt zu werden und damit dem Patienten einen größeren Schutzraum und mehr Sicherheit zu bieten. In Einzelkontakten, in denen die Aufmerksamkeit des Mitarbeiters allein auf den Patienten gerichtet ist, wird damit die Möglichkeit einer intensiveren, persönlicheren und intimeren Auseinandersetzung über z. T. brisante Themen geboten. Damit bietet die dyadische Beziehungskonstellation dem Patienten die Möglichkeit, leichter Vertrauen zu fassen und persönliche Aspekte zum Rückfallgeschehen somit „geschützter" thematisieren zu können. Die Intensivierung von Themen auch im Sinne emotionaler Vertiefung ist in den Einzelkontakten eher gegeben. Damit kann – nach dem Bedarf des Einzelfalls – auch auf besondere Anforderungen reagiert werden, die sich bei Patienten mit Doppeldiagnose ergeben können.

Nachteile und Begrenzungen gegenüber der Gruppenarbeit ergeben sich aus der Tatsache, dass Feedback-Möglichkeiten nur auf die Person des Mitarbeiters begrenzt und die oben beschriebenen Effekte der Gruppenarbeit wie Solidaritätserfahrung etc. nur eingeschränkt bis gar nicht möglich sind.

3.8 Einsatzfelder des RPT

Der modulare Charakter des Trainingsprogramms für Rückfallprophylaxe ermöglicht den Einsatz in unterschiedlichen Versorgungsbereichen, Arbeitsfeldern und Settings (vgl. Tab. 15). Das RPT kann in der ambulanten und (teil-)stationären Sucht- und Drogenhilfe, der suchtmedizinischen Basisversorgung, der psychiatrischen und psychotherapeutischen Versorgung sowie der Forensik und dem Strafvollzug angewandt werden. Kurz: Das RPT bietet in allen Situationen Unterstützung, wo drogenabhängige Menschen beraten, behandelt, betreut werden oder untergebracht sind und (erste) Schritte in der Auseinandersetzung mit ihrer Sucht und Rückfallphänomenen zu unternehmen bereit sind.

Es ist als Gesamtprogramm mit allen Basismodulen (BM) und ausgewählten Indikativen Modulen (IM) durchführbar, wobei die zeitlichen Intervalle zwischen den einzelnen Modulen variieren können (z. B. einmal wöchentlich, Prophylaxetage mit mehreren Modulen etc.). Es können auch – je nach Kontext – einzelne Module ausgewählt und separat angeboten werden, da jedes Modul eine in sich abgeschlossene Einheit bildet. Darüber hinaus lassen sich innerhalb

Tabelle 15: Einsatzfelder des RPT

Ambulante Einsatzfelder	Stationäre Einsatzfelder
• Kurz- und mittelfristige Beratung sowie längerfristige Betreuung • Ambulante medizinische Rehabilitation • Psychosoziale Betreuung im Rahmen von Substitutionsbehandlungen • Ambulant Betreutes Wohnen • Suchtmedizinische Grundversorgung • Ambulante psychiatrisch-psychotherapeutische Behandlung	• Qualifizierte Entzugsbehandlung • Stationäre Maßnahmen zur medizinischen Rehabilitation • Adaption/stationäre Nachsorge • Forensische Psychiatrie/Maßregelvollzug • Justizvollzug

der Module die Themen variieren und den jeweiligen Gegebenheiten anpassen. In der dyadischen Arbeit in Einzelberatung und Einzeltherapie sind die Module ebenfalls gut einsetzbar (Kap. 3.7).

An dem Prozess der Rückfallprophylaxe sind auf der einen Seite die professionellen Mitarbeiter als Vertreter des Hilfesystems, auf der anderen Seite die drogenabhängigen Menschen beteiligt – und dies vor dem Hintergrund des jeweiligen Arbeitsfeldes. Wenn nun die Frage nach den Modifizierungen des RPT für die jeweiligen Einsatzfelder aufgeworfen wird, lassen sich die Antworten auf der Grundlage von zwei leitenden Perspektiven entwickeln:

1. *Das RPT im Kontext des Arbeitsfeldes: Charakteristika des Arbeitsfeldes wie Zielperspektive, Behandlungsdauer und -intensität, Bewertung des Rückfallgeschehens.*
Modifizierungen des RPT sind von den Charakteristika des Arbeitsfeldes wie z. B. Zielperspektiven, Behandlungsdauer und -intensität sowie zeitlichen, personellen, materiellen und konzeptionellen Rahmenbedingungen abhängig. Einige Arbeitsfelder sind primär auf Gruppenarbeit, andere eher auf Einzelfallarbeit ausgerichtet. Im Kontext von kurzen Betreuungs- und Behandlungskontexten wie z. B. Entzugsbehandlungen oder kurzzeitigen Beratungsangeboten können möglicherweise nur einzelne ausgewählte Module des RPT zur Anwendung kommen und somit vielleicht eher einen Impuls gebenden Charakter haben. Länger- oder langfristig angelegte Betreuungs- oder Behandlungskontexte bieten hingegen die Möglichkeit, das RPT umfassend mit allen relevanten Themen zum Rückfallgeschehen zu vermitteln, um eine thematische Vertiefung, eine Begleitung von Entwicklungsprozessen und eine Praxisüberprüfung zu ermöglichen. Es ist auch nach dem Zugang bzw. dem Blickwinkel der Institution und seiner Mitarbeiter auf das Rückfallgeschehen zu fragen: Welches Verhalten wird als Rückfall bewertet? Wie werden Rückfälle bewertet und mit welchen Konsequenzen belegt? Wie ist die Rückfallbearbeitung konzeptionell verankert?
2. *Das RPT im Kontext des drogenabhängigen Menschen: Psychische und physische Verfassung, soziale Situation und Motivation.*
Das RPT muss ebenso der jeweiligen Situation und Verfassung des drogenabhängigen Menschen angepasst werden. Die aktuelle psychische und körperliche Verfassung, die motivationale Lage, die derzeitige soziale Situation, das Ausmaß der Drogendistanz, die Grundstabilität und Behandlungsbereitschaft sowie der Aspekt der Freiwilligkeit sind nur einige Faktoren, die berücksichtigt werden müssen. Ein Patient im Prozess der Entgiftung ist in einer deutlich anderen psychischen, physischen und sozialen Verfassung als z. B. ein Patient in einer Nachsorgeeinrichtung, einer Substitutionsbehandlung oder im Justizvollzug. Das Training setzt Anforderungen an die Teilnehmer wie z. B. Konzentrations-, Auseinandersetzungs- oder Konfrontationsfähigkeit, welche auf die Verfassung und Situation der Patienten abgestimmt sein müssen. Darüber hinaus sind die Besonderheiten des Einzelfalls mit Blick auf die Dauer und Intensität der Suchterkrankung sowie bestehende weitere psychische Störungen zu beachten. Schließlich sind Fragen nach dem Zugang bzw. dem Blickwinkel der drogenabhängigen Menschen auf das Thema „Rückfall" zu stellen: Wie blickt der Patient auf das Thema Rückfall?, Was sind seine Zugänge?, Was interessiert oder beschäftigt ihn im Zusammenhang mit dem Thema „Rückfallgeschehen"?, In welcher Phase des Herauswachsens aus der Abhängigkeit befindet er sich gerade? Was sind seine Zielvorstellungen?

Im Folgenden werden daher einige Leitgedanken für die Modifizierungen des RPT in den zentralen Arbeitsfeldern der Hilfsangebote für drogenabhängige Menschen formuliert. Dabei werden die Arbeitsfelder nach ambulant (Kap. 3.8.1) und stationär (Kap. 3.8.2) unterschieden. Jedes Arbeitsfeld wird dabei in einem ersten Schritt kurz skizziert und danach hinsichtlich seiner Charakteristika bezogen auf das Rückfallgeschehen vorgestellt. In einem dritten Schritt wird die Situation der drogenabhängigen Menschen im jeweiligen Arbeitsfeld analysiert, um daraus Ableitungen für rückfallprophylaktische Interventionen und Modifizierungen zu entwickeln.

Es ist wichtig zu erwähnen, dass innerhalb jedes Arbeitsfeldes drogenabhängige Menschen anzutreffen sind, die sich in sehr unterschiedlichen Phasen ihrer Abhängigkeitsentwicklung befinden, unterschiedlich intensive Betreuung erfahren und individuell ausgerichtete Unterstützung und Ansprache benötigen, sodass es bei der vorliegenden Skizzierung zwangsläufig zu Verallgemeinerungen kommt.

3.8.1 Ambulante Einsatzfelder

Ambulante Angebote für drogenabhängige Menschen werden zumeist von Sucht- und Drogenberatungsstellen bereitgehalten bzw. durch diese initiiert und koordiniert. Dabei weisen die Hilfeangebote eine große Vielfalt auf. Dementsprechend vielgestaltig erscheint der Blickwinkel auf das Rückfallgeschehen. Auf den ersten Blick lassen sich sechs für das RPT geeignete ambulante Einsatzbereiche festmachen, wodurch auch eine Strukturierung der heterogenen Zielgruppe von Sucht- und Drogenberatungsstellen ermöglicht wird: (1) Kurz- und mittelfristige Beratung sowie längerfristige Betreuung, (2) Ambulante medizinische Rehabilitation, (3) Psychosoziale Betreuung im Rahmen von Substitutionsbehandlungen, (4) Ambulant Betreutes Wohnen, (5) Suchtmedizinische Grundversorgung und (6) Ambulante psychiatrisch-psychotherapeutische Behandlung. Diese sechs Bereiche werden im Folgenden in Bezug auf rückfallprophylaktische Überlegungen vorgestellt.

3.8.1.1 Kurz- und mittelfristige Beratung sowie längerfristige Betreuung

Skizzierung. Neben der Präventionsarbeit und der Vermittlung in Entgiftungsbehandlungen und (teil-)stationärer medizinischer Rehabilitation bieten Sucht- und Drogenberatungsstellen kurz-, mittel- und langfristige Beratung bzw. Betreuung an.

Charakteristika. Die Beratungsangebote können in ihrer Intensität variieren. Beratungsstellen bieten sowohl Einzel- als auch Gruppenangebote an, wobei der Schwerpunkt der ambulanten Beratung von drogenabhängigen Menschen in der Einzelberatung liegt und Gruppenangebote erfahrungsgemäß eher schwer zu installieren sind – am ehesten noch im Bereich der Früherkennung und -intervention. In Beratungsstellen sind der Blick auf das Rückfallgeschehen sowie der Umgang mit Rückfällen entsprechend der variierenden Ansätze der Hilfen unterschiedlich stark ausgeprägt. Abstinenzorientierung ist nicht zwingend gegeben.

Zielgruppe. Die Zielgruppe von Sucht- und Drogenberatungsstellen reicht von „unmotivierten" drogenabhängigen Menschen mit geringem Krankheitsbewusstsein im Rahmen eines Erstkontaktes bis hin zu langjährig drogenfrei lebenden Menschen, die sich im Rahmen der Nachsorge begleitende Unterstützung holen, eine hohe Abstinenzmotivation besitzen und große Stabilität aufweisen. In Beratungsstellen sind – nach dem Transtheoretischen Modell – Personen zu finden, die sich den unterschiedlichen Phasen des Veränderungsprozesses – von der Absichtslosigkeit bis zur Integration – zuordnen lassen. Somit sind die Motivationslagen, die Abstinenzorientierung und auch der jeweilige Zugang und Blick auf das Rückfallgeschehen dieser Klientel unterschiedlich.

Modifizierungen des RPT. Für abstinente und stabilere Klienten bzw. Klienten, die längerfristige Betreuungsprozesse in Anspruch nehmen, ist das RPT als Kompaktcurriculum mit den Basismodulen (BM) sowie ggf. ausgewählten Indikativen Modulen (IM) im Rahmen eines Gruppenangebotes gut einsetzbar. Die Auswahl von Themen zum Einsatz in Einzelkontakten und -beratungen ist davon abhängig, in welcher Phase der Suchtentwicklung sich der Patient befindet, wie sich seine persönliche, soziale und motivationale Situation darstellt, welche Interessen der Patient mitbringt und welche Themen Aktualität besitzen. Dabei kann durch eine patientenorientierte Mischung von einzelnen Basismodulen und ausgewählten Indikativen Modulen der Fokus auf die Situation des Patienten gelegt werden, um seine Motivation zu fördern und eine adäquate Belastung zu gewährleisten.

3.8.1.2 Ambulante medizinische Rehabilitation

Skizzierung. Die ambulante medizinische Rehabilitation stellt ein Angebot für drogenabhängige Menschen dar, die im Grundsatz bereit und in der Lage sind, abstinent zu leben und insbesondere suchtmittelfrei am ambulanten Rehabilitationsprogramm regelmäßig teilzunehmen. Darüber hinaus gelten eine stabile Wohnsituation, eine Tagesstruktur sowie stabile soziale Kontakte als Voraussetzung.

Die Durchführungsbedingungen der ambulanten Rehabilitation werden durch die Vereinbarungen und Regelungen der deutschen Rentenversicherungsträger vorgegeben. Sie umfassen je nach individuellem Bedarf und Therapiekonzept therapeutische Einzel- und Gruppengespräche sowie gegebenenfalls weitere Therapieleistungen.

Charakteristika. Die hauptsächlichen Rehabilitationsziele sind – wie bei der stationären Maßnahme –, die körperlichen und seelischen Störungen weitgehend zu beheben oder auszugleichen und die Eingliederung in Arbeit, Beruf und Gesellschaft möglichst dauerhaft zu erhalten bzw. zu erreichen. Die Behandlungsdauer variiert zwischen einem halben und einem ganzen Jahr und zeichnet sich durch zeitliche und inhaltliche Intensität aus. Bei der Durchführung therapeutischer Gruppengespräche soll die Gruppenstärke bei sechs bis acht Patienten liegen. Aufgrund der zuvor beschriebenen hohen Zugangsvoraussetzungen bezüglich der Abstinenzfähigkeit wird auf Rückfälle reagiert und Bezug genommen, wobei Rückfälle bearbeitet werden können, aber fortgesetzte Rückfälligkeit zumeist zur Beendigung der Maßnahme führt.

Zielgruppe. Die Teilnehmer der ambulanten Rehabilitation sind mit hohen Zugangsvoraussetzungen konfrontiert. Es wird eine verstärkte Motivation zur Behandlung erwartet, und die Patienten sollten bereits deutliche Schritte aus der Abhängigkeit gegangen sein. Teilnehmer an der ambulanten medizinischen Rehabilitation müssen über ein vergleichsweise hohes Funktionsniveau, wie z. B. Selbstregulation, Impuls- und Affektkontrolle, Durchhaltevermögen, Frustrationstoleranz, Krankheitsverständnis und Eigeninitiative, verfügen. Aufgrund des ambulanten Charakters sind die Teilnehmer in der Situation, vielen Versuchungssituationen widerstehen und über ein ausreichendes Maß an Bewältigungsstrategien verfügen zu müssen.

Modifizierungen des RPT. Bei der ambulanten medizinischen Rehabilitation sollte aufgrund der zeitlich begrenzten Behandlungsdauer und anderer vorgegebener Themen – neben den Basismodulen 1 und 2 – eine Auswahl einzelner rückfallprophylaktisch relevanter Module favorisiert werden. Aufgrund der täglichen Konfrontation mit der Alltagsrealität besitzen die Themen „Ambivalenzen – die Vor- und Nachteile der Drogenfreiheit" (BM 5), „Strategien für den Umgang mit Drogenverlangen" (BM 6) sowie „Strategien in (rückfallrelevanten) Risikosituationen" (IM 1), und „Drogenabhängigkeit und Alkoholkonsum" (IM 2) eine hohe Aktualität. Die salutogenetisch und ressourcenorientierten Basismodule „Lust und andere gute Gefühle" (BM 8) und „Erfolge, Anerkennung und Belohnungen" (BM 9) sind im Rahmen dieser Maßnahme für einen positiven Entwicklungsverlauf ebenfalls bedeutsam. Rückfallmanagement im BM 7: „Verhalten nach dem Rückfall – das Airbag-Modell" ist unverzichtbar.

Dort, wo ambulante medizinische Rehabilitation (noch) poststationär oder als Wiederholungsbehandlung nach einer stationären Maßnahme durchgeführt wird, gilt es, die veränderten Voraussetzungen und Vorerfahrungen der Patienten aus der stationären Maßnahme zu berücksichtigen. Dies gilt in vergleichbarer Form für Maßnahmen der ambulanten Nachsorge nach stationärer Rehabilitation.

3.8.1.3 Psychosoziale Betreuung im Rahmen von Substitutionsbehandlungen

Skizzierung. Die substitutionsgestützte Behandlung wird in der Regel ambulant von niedergelassenen Ärzten, in psychiatrischen Kliniken oder in Substitutionsambulanzen durchgeführt. Auch wenn das Ziel späterer Abstinenz nicht aufgegeben wird, so stehen das Prinzip der Schadensminimierung („harm-reduction") sowie die Überlebenshilfe im Vordergrund. Ziele sind dabei, dass die mit der Substanzbeschaffung zusammenhängenden körperlichen, sozialen und psychischen Folgen, die Delinquenz sowie der Beigebrauch reduziert bzw. ganz eingestellt werden (Havemann-Reinecke et al., 2004). Das Gesamtkonzept einer Substitutionstherapie umfasst allgemeinmedizinische, psychiatrische, psychotherapeutische und psychosoziale Behandlungsmaßnahmen in einem integrierten Behandlungsplan. Das heißt, dass neben der Vergabe des Substitutionsmittels und medizinischer Betreuung die Psychosoziale Betreuung (PSB) der substituierten Menschen stattfindet. Dabei stehen die soziale Sicherung, das Drogenselbstmanagement, die Motivationsentwicklung und die Lösung interpersoneller Probleme im Vordergrund. Die PSB wird unterschiedlich ernsthaft und intensiv betrieben, da deren Umfang und Inhalt bundesweit nicht einheitlich geregelt sind (Follmann & Gerlach, 2002).

Charakteristika. Eine substitutionsgestützte Behandlung kann je nach Ausgangslage der Patienten hinsichtlich Änderungsmotivation, Zielperspektive und Therapiebereitschaft von sehr unterschiedlicher Dauer sein. Sie kann einen kürzeren Zeitraum umfassen, z. B. im Falle einer Überbrückung bis zur geplanten Entgiftung und Entwöhnungstherapie, aber auch, wie relativ häufig, von mehrjähriger, ja lebenslänglicher Dauer sein (Wittchen et al., 2011). Die PSB ist fast ausschließlich auf Einzelkontakte angelegt, wobei die Behandlungsintensität oft eher gering ist. Gruppenangebote sind erfahrungsgemäß schwer zu installieren. Abstinenzorientierung ist in der Substitutionsbehandlung nicht vorrangig gegeben. Es geht deshalb oft um Beigebrauchsfreiheit bzw. Beigebrauchsreduzierung. Der Beigebrauch wird individuell unterschiedlich bewertet. Der Konsum von Alkohol wird vielfach toleriert, z. T. auch der Konsum einzelner Substanzen wie z. B. Cannabis oder Benzodiazepine. Das Rückfallgeschehen wird in diesem Arbeitsfeld sehr individuell definiert. Im Rahmen der vorgesehenen PSB werden unter „Drogenselbstmanagement" rückfallprophylaktische Aspekte, wie Risikosituationen, individuelle Drogenwirkung, Umgang mit Craving, Beikonsum und bessere Selbstwirksamkeitserwartung gegenüber Drogen und Alkohol verstanden (Havemann-Reinecke et al., 2004; Wittchen et al., 2011).

Zielgruppe. Die Stabilität und allgemeine Situation von drogenabhängigen Menschen in Substitutionsbehandlungen variiert. Vielfach sind bei den Patienten jedoch instabile Verhältnisse in unterschiedlichen Lebensbereichen, erhebliche psychische und physische Zusatzerkrankungen und eine geringe Veränderungs- und Entwicklungsmotivation zu konstatieren. Die Anforderungen an die Patienten hinsichtlich der Mitwirkung am Behandlungsprogramm sind entsprechend ihrer oftmals desolaten Verfassung eher gering gehalten. Die Motivation zur Abstinenz ist oft schwach ausgeprägt. Hinsichtlich des Beigebrauchs von Alkohol und anderen psychoaktiven Substanzen scheint die Beigebrauchsfreiheit eher die Ausnahme als die Regel zu sein. Rückfälle und der Beigebrauch von Alkohol werden von den Patienten zumeist versucht zu verheimlichen bzw. verharmlost, um nicht die Vergabe des Substitutionsmittels zu gefährden. Der Aufbau drogenfreier Kontakte und neuer sozialer Netzwerke ist auch unter den Bedingungen der Substitution erschwert. Eine generelle Reduzierung der Beschaffungskriminalität ist unter Substitution zu verzeichnen, jedoch treten nicht wenige Patienten weiterhin strafrechtlich in Erscheinung.

Modifizierungen des RPT. Der Beigebrauch von psychoaktiven Substanzen und speziell Alkohol sind zentrale Themen in den Substitutionsbehandlungen. Folgende Modifizierungen sind denkbar:
- Das IM 2 „Alkoholkonsum und Drogenabhängigkeit" ist in der Substitutionsbehandlung von großer Bedeutung.
- Auch die mit der Vermeidung von Konsum befassten BM 3 (Risikofaktoren), BM 5 (Ambivalenzen – die Vor- und Nachteile der Drogenfreiheit), BM 6 (Strategien im Umgang mit Drogenverlangen) und das IM 1 (Strategien in rückfallrelevanten Situationen) erscheinen bedeutsam.
- Da die Aufnahme einer Substitutionsbehandlung nicht bei allen Patienten mit einer Loslösung von der Drogenszene und der Einstellung krimineller Aktivitäten verbunden ist, sollten die zwei Module zu diesem Themenbereich (IM 3 und 4) in Bezug auf die Situation substituierter Drogengebraucher thematisiert werden. Zudem können die Module zu Identität und Drogenabhängigkeit (IM 9, 10 und 11) hilfreich zur persönlichen Standortbestimmung sein.
- Die Aktivierung substituierter Patienten und die Unterstützung bei der Aufnahme einer aktiven, zufriedenstellenden Freizeitgestaltung zählen in der PSB zu den Aufgaben und lassen sich durch das BM 8 (Lust und andere gute Gefühle) ins Gespräch bringen.

Für die Einzelbehandlung von substituierten Drogengebrauchern sind viele Module thematisch interessant, methodisch hilfreich und einfach einsetzbar. Für den mittlerweile hohen Anteil an substituierten Drogengebrauchern, die vielfach den überwiegenden Teil der Klientel von Beratungsstellen ausmachen, ist das RPT im Rahmen der Psychosozialen Betreuung zu modifizieren und mit Schwerpunkt auf Beigebrauchsreduzierung bzw. Beigebrauchsfreiheit zu verändern.

3.8.1.4 Ambulant Betreutes Wohnen

Skizzierung. Das Ambulant Betreute Wohnen (BEWO) für drogenabhängige Menschen ist ein ambulantes Hilfeangebot zum selbstständigen Wohnen gemäß § 53 SGB XII. Dabei findet BEWO in eigenen oder von Trägern angemieteten Wohnungen oder in Wohngruppen (z. B. Clean-WGs) statt. Mittlerweile wird BEWO häufig von in Substitution befindlichen drogenabhängigen Menschen in Anspruch genommen. Die Mitarbeiter im BEWO bieten im allgemeinen Hilfestellungen bei der Bewältigung des Alltags, der Suche nach Beschäftigungsmaßnahmen oder Arbeit, der Suche nach einer eigenen Wohnung, der Klärung behördlicher Angelegenheiten, der Schuldenregulierung, der Freizeitgestaltung, der Vermittlung zu anderen Hilfsdiensten und in Krisensituationen. Im BEWO wird je nach individueller oder einrichtungsbezogener Zielsetzung unterschiedliches Konsumverhalten toleriert. Dies reicht von der Tolerierung eines regelhaften Drogenkonsums über die Tolerierung des Konsums eines Substituts bis hin zur Forderung nach Abstinenz. Im Gegensatz zu der ambulanten medizinischen Rehabilitation gibt es beim BEWO keine einheitlichen Vorgaben der Leistungsträger, sodass die Richtlinien für das Ambulant Betreute Wohnen und seine Ausgestaltung stark variieren. Gemeinsam ist ihm, dass der individuelle Hilfebedarf im Rahmen eines Hilfeplanverfahrens ermittelt wird und gemeinsam mit den Betroffenen individuelle Ziele vereinbart werden.

Charakteristika. Das BEWO ist langfristig und – bei fortbestehendem Hilfebedarf – zeitlich unbefristet angelegt. Die Betreuungsintensität ist i. d. R. – orientiert am individuellen Hilfebedarf – unterschiedlich stark ausgeprägt. Einzelangebote überwiegen gegenüber den Gruppenangeboten, wobei Gruppenarbeit nicht generell ausgeschlossen ist. Die Abstinenzorientierung fällt entsprechend der jeweiligen Zielgruppe unterschiedlich aus. Eine „hochschwellige" Ausrichtung des BEWO zielt auf stabile drogenabhängige Menschen mit Anspruch auf Drogenfreiheit ab. Eine „niedrigschwellige" Ausrichtung zielt demgegenüber auf drogenabhängige Menschen ab, deren Verfassung und soziale Situation eher instabil ist. Hier ist die Arbeit von vermehrten Rückfällen und geringem Abstinenzanspruch, sog. „Krisenwohnen", gekennzeichnet. Der Konsum von Alkohol stellt im BEWO oftmals ein Problem dar.

Zielgruppe. Durch das Angebot des BEWO werden drogenabhängige Menschen erreicht, die in sehr unterschiedlichen Situationen, Verfassungen sowie Phasen ihres Krankheitsverlaufs sind. Da sind zum einen

„stabile" drogenabhängige Menschen, die nach erfolgreich absolvierter Therapie und Adaptionsbehandlung abgeschwächte Hilfen zur Absicherung und Aufrechterhaltung einer einmal erreichten Abstinenz benötigen. Da sind zum anderen „instabile" drogenabhängige Menschen, die eine Therapie irregulär beendet haben, rückfällig geworden sind oder erst zur Therapie motiviert werden sollen. Schließlich werden Menschen mit Doppeldiagnose betreut, die sich nicht auf eine intensive Behandlung einlassen wollen bzw. können. In dieser Gruppe kann von einer eher geringen Drogendistanz ausgegangen werden. Hinzu kommt die große Gruppe der drogenabhängigen Menschen, die sich in Substitutionsbehandlungen befinden. Durch die Folie des Transtheoretischen Modells betrachtet, sind somit Patienten im BEWO zu finden, die sich den unterschiedlichen Phasen des Veränderungsprozesses – von der Absichtslosigkeit bis zur Integration – zuordnen lassen. Somit sind die Motivationslagen, die Abstinenzorientierung und auch der jeweilige Zugang und Blick auf das Rückfallgeschehen dieser Klientel unterschiedlich.

Modifizierungen des RPT. Im Rahmen der Hilfeplanung können individuelle Ziele mit Blick auf Rückfallprävention und -management vereinbart werden. Für abstinente und stabilere Klienten im Rahmen eines hochschwellig ausgerichteten BEWO mit längerfristigen Betreuungsprozessen ist das RPT als Kompaktcurriculum im Rahmen eines Gruppenangebotes ohne große Modifizierungen gut einsetzbar. Die Auswahl von Themen zum Einsatz in Einzelkontakten und -beratungen ist davon abhängig, in welcher Phase der Suchtentwicklung sich der Patient befindet, wie sich seine persönliche, soziale und motivationale Situation darstellt, welche Interessen der Patient mitbringt und welche Themen Aktualität besitzen. Die einzelnen Module sollten unter dem Fokus einer der Situation des Patienten angemessenen Motivationsförderung und adäquaten Belastung ausgewählt werden. Für den mittlerweile hohen Anteil an substituierten Drogengebrauchern im BEWO ist das RPT im Rahmen der Psychosozialen Betreuung zu modifizieren und mit Schwerpunkt auf Beigebrauchsreduzierung bzw. Beigebrauchsfreiheit zu verändern.

3.8.1.5 Suchtmedizinische Grundversorgung

Skizzierung. Durch die Zusatzqualifikation „Suchtmedizinische Grundversorgung" werden (Fach-)Ärzte in die Lage versetzt, Suchterkrankungen mit Blick auf deren Vorbeugung, Erkennung, Behandlung und Rehabilitation qualifiziert zu behandeln.

Charakteristika. Die jeweilige Ausprägung der Suchtmedizinischen Grundversorgung in der ambulanten Praxis ist vielfältig und u.a. abhängig von dem jeweiligen Fachgebiet und den Interessen der Praxisinhaber. Sie reichen von individuellen Maßnahmen des Einzelfalls über spezifische Angebote wie bspw. Substitutionsbehandlung bis hin zu Schwerpunktpraxen zum Thema Suchterkrankungen. Entsprechend breit ist die thematische Streuung bei den Themen Abstinenz und Rückfall. Sie treten im Zusammenhang mit unterschiedlichen Konsumphasen und Phasen der Veränderungsbereitschaft auf. Gemeinsamkeiten können sich dort ergeben, wo im Rahmen des jeweiligen Praxisbetriebs Gruppenangebote im Rahmen der PSB von Substituierten oder Angeboten in Schwerpunktpraxen gemacht werden.

Zielgruppe. Die Zielgruppen der medizinischen Grundversorgung reichen von Erstbehandelten bei schädlichem Gebrauch, gering motivierten Drogenkonsumenten, über abhängig konsumierende Personen in unterschiedlichen Konsumstadien bis hin zu abstinenten Personen nach einer medizinischen Rehabilitation und chronisch mehrfachbeeinträchtigten Abhängigkeitskranken.

Modifikationen. Entsprechend der o.g. Vielfalt der Rahmenbedingungen und Zielgruppen bedarf es einer spezifischen Auswahl von Inhalten des RPT. Diese kann vom Einsatz einzelner Methoden im Rahmen der medizinischen Regelbehandlung bzw. des ärztlichen Gesprächs bis hin zu einer patienten- bzw. patientengruppenbezogenen Auswahl von Basis- und Indikativen Modulen reichen. Dabei macht es Sinn, an Vorerfahrungen von Patienten aus anderen Betreuungs- und Behandlungssettings anzuknüpfen.

3.8.1.6 Psychiatrische und psychotherapeutische Praxis

Skizzierung. Als schwere psychische Störung zählt die Behandlung der Suchterkrankung zur originären Aufgabe ambulanter psychiatrischer und psychotherapeutischer Versorgung. Gleichwohl ist es erst seit 2011 möglich, dass suchtkranke Menschen im Rahmen der ambulanten psychotherapeutischen Versorgung zu Lasten der gesetzlichen Krankenversicherung behandelt werden können. Damit wird dem Umstand Rechnung getragen, dass in den entsprechenden medizinischen Leitlinien der Bedeutung der Psychotherapie im Rahmen der Postakutbehandlung, d.h. nach einer Entzugsbehandlung, eine wichtige Rolle beigemessen wird (Schmidt et al., 2006). Diese Rolle ist u.a. im Umfang und der Intensität der psychischen Belastungen bzw. Störungen bei Suchterkrankungen begründet (Schmidt et al., 2006; Wittchen et al., 2011). In der ambulanten psychiatrischen Versorgung sind vor allem die komorbiden psychischen Störungen sowie die Sicherung der Compliance der medikamentösen Behandlung relevant.

Charakteristika. Die Richtlinien sehen vor, dass eine ambulante psychotherapeutische Behandlung – nach einer Akutbehandlung – auch bei Drogenabhängigkeit durchgeführt werden kann. Voraussetzung hierfür ist jedoch, dass eine Abstinenz möglich ist und bis zur zehnten Behandlungssitzung erreicht werden kann. Bei einem Rückfall während der Behandlung muss gewährleistet sein, dass unverzüglich Maßnahmen zur Wiederherstellung der Suchtmittelfreiheit eingeleitet werden. Patienten müssen sich folglich vor der Behandlung im Stadium der Aktion (gemäß des TTM) befinden und – im Falle eines Rückfalls – möglichst umgehend in dieses Stadium zurückkehren. Für substituierte Personen gilt, dass Beigebrauch ausgeschlossen ist und eine Zusammenarbeit mit dem substituierenden Arzt erfolgt. Damit werden der Rückfallprävention und dem Rückfall vor und während der psychotherapeutischen Behandlung eine zentrale Rolle zugewiesen. In der psychiatrischen Praxis ist Rückfallvermeidung und -management wichtiger Bestandteil zur Absicherung der Behandlung komorbider Störungen.

Zielgruppe. Zielgruppen für eine ambulante psychotherapeutische Behandlung sind drogenabhängige Menschen, die über eine ausreichende Behandlungsmotivation verfügen und bereits Schritte aus der Sucht unternommen haben. Dies können – wie bei der ambulanten medizinischen Rehabilitation – Personen mit einem vergleichsweise hohen Funktionsniveau wie z. B. Selbstregulation, Impuls- und Affektkontrolle, Durchhaltevermögen sein. Dies kann u. a. nach einer ambulanten oder (teil-)stationären medizinischen Rehabilitation bzw. Adaption oder im Zusammenhang mit einer Substitutionsbehandlung der Fall sein. Psychotherapie kommt dabei u. a. die Aufgabe zu, den Heilungsprozess zu stabilisieren und die Auseinandersetzung mit den psychischen Belastungen bzw. Ressourcen zu intensivieren. Die Patienten müssen im ambulanten Setting in der Lage sein, Versuchungssituationen zu widerstehen und über ein ausreichendes Maß an Bewältigungsstrategien verfügen. In der psychiatrischen Praxis kommen drogenabhängige Personen mit komorbiden psychischen Störungen in verschiedenen Stadien der Veränderungsbereitschaft vor.

Modifikationen. Aufgrund der eigenen spezifischen Anforderungen und Rahmenbedingungen einer psychotherapeutischen Behandlung sollten patientenbezogen Basis- wie Indikative Module in die Behandlung integriert werden. Dies kann bedarfsbezogen in Form einzelner eingestreuter Module oder in Form von Modulpaketen zu ausgewählten Themen wie z. B. Grundlagen (BM 1 und 2), Risikofaktoren und -situationen (BM 4), Komorbidität (IM 7 und 8) und Identität (IM 9, 10 und 11) erfolgen. Mit Blick auf die Richtlinien sind ein grundlegendes Verständnis zum Rückfallgeschehen sowie das Rückfallmanagement (BM 7) frühzeitig zu sichern. Auch in der psychiatrischen Praxis sollten die Basis- und Indikativen Module entsprechend den spezifischen Anforderungen und Rahmenbedingungen eingesetzt werden. Gleichzeitig muss hier der jeweilige Stand der Veränderungsbereitschaft des Patienten berücksichtigt werden.

3.8.2 Stationäre Einsatzfelder

Das Rückfallprophylaxetraining (RPT) sollte vor allem in den nachfolgend vorgestellten fünf stationären Settings angewandt werden: (1) Qualifizierte Entzugsbehandlung, (2) Stationäre Maßnahmen zur medizinischen Rehabilitation, (3) Adaption/stationäre Nachsorge, (4) Forensische Psychiatrie/Maßregelvollzug und (5) Justizvollzug.

3.8.2.1 Qualifizierte Entzugsbehandlung

Skizzierung. Qualifizierte Entzugsbehandlungen (QE) werden in speziell dafür eingerichteten Stationen in psychiatrischen Krankenhäusern oder in Allgemeinkrankenhäusern durchgeführt. Ziele der QE sind die vollständige körperliche Entgiftung von Drogen, z. T. aber auch der Teilentzug bzw. der Entzug vom Beigebrauch bei substituierten Drogenkonsumenten. Neben der somatischen Versorgung beinhaltet die Behandlung eine psychosoziale und psychotherapeutische Begleitung der drogenabhängigen Menschen durch Einzel- und Gruppenangebote. Standard in der Akutbehandlung ist dabei die Motivierung zu und Einleitung von weiterführenden Maßnahmen.

Charakteristika. Für QE sind in der Regel 14 bis 21 Tage vorgesehen, was je nach Zielperspektive und vorhandenen Komplikationen im Einzelfall kürzer oder länger sein kann und in der Praxis aufgrund ökonomischer Rahmenbedingungen zunehmend verkürzt wird. Im Rahmen der qualifizierten Entzugsbehandlung werden Einzel- und Gruppenangebote gemacht. Darüber hinaus sind bei dieser Arbeit mit sehr instabilen Patienten Kurzinterventionen von großer Relevanz. Die Abstinenzorientierung in der Entzugsbehandlung ist entsprechend dem Behandlungsauftrag hoch. Die Bemühungen, Entzugsstationen drogenfrei zu halten, sind aufgrund der ambivalenten Haltung vieler Patienten nicht immer von Erfolg gekrönt. Rückfälle finden z. T. auf den Stationen statt und führen i.d.R. zur Entlassung.

Von einem Rückfall im klassischen Sinne eines erneuten Konsums nach einer Phase der Abstinenz kann kaum gesprochen werden, da Abstinenz in diesem Stadium noch nicht über einen längeren Zeitraum erreicht wurde. Der Rückfall i. S. des erneuten Konsums bzw. der Abbruch der Behandlung stellt eher einen Abbruch des Versuchs dar, eine abstinente Lebensführung zu erreichen. Auch wenn in der Akutbehandlung noch keine wirkliche Abstinenzphase erreicht worden ist, so entscheidet sich hier, ob Patienten die meist notwendige Weiterbehandlung antreten und dafür motiviert werden können oder, in einer Art Rückschritt, erneut ihren vorherigen Lebensstil, verbunden mit dem Drogenkonsum, aufnehmen.

Zielgruppe. Drogenabhängige Menschen sind in der Entzugsphase äußerst labil, haben noch keine ausreichende Drogendistanz und daher sehr ausgeprägte Ambivalenzkonflikte. Das Drogenverlangen ist oftmals hoch. Die Patienten sind aufgrund der vorangegangenen Zeiten des Drogenkonsums und aufgrund der Entzugserscheinungen zumeist in einer psychisch und physisch schlechten und instabilen Verfassung. In dieser von Krisen geprägten Zeit bedürfen sie stärkender, stützender und motivierender Interventionen, um den Entzug durchzustehen. Im Hinblick auf eine zukünftige abstinente Lebensführung sind sie in der schwierigen Phase der „Vorbereitung" bzw. der ersten Handlungsphase. Während einige Patienten keine oder nur eine geringe Abstinenzorientierung aufweisen und die Entzugsbehandlung als Zwischenzeitraum bis zum erneuten Drogenkonsum betrachten („Venenkur"), stellt es für andere Patienten, die eine Entwöhnungsbehandlung anschließen, einen ersten Schritt auf dem abstinenzorientierten Weg dar.

Modifizierungen des RPT. In der Phase der Akutbehandlung ist von Seiten der Leistungsträger explizit keine Rückfallprophylaxe vorgesehen. Gleichwohl sollte das RPT auch in der Akutbehandlung mit seinen qualifizierten Entzugskonzepten eingesetzt werden. Dabei zielt das RPT vornehmlich auf die Stabilisierung und Motivierung der Patienten ab. Gerade unter dem Zielaspekt der Motivierung und Einleitung weiterführender Maßnahmen scheint der Einsatz einzelner Module des RPT sinnvoll. Um Missverständnissen vorzubeugen, wäre zu überlegen, inwieweit das RPT in diesem Arbeitsfeld als „Patientenschulung" oder „Patientenaufklärung" betitelt wird, denn Patientenaufklärung ist in dieser entscheidenden Phase dringend notwendig:

- So können die Einführung (BM 1) und die Vermittlung des TTM (BM 2) zur Einordnung der derzeitigen Situation der Patienten beitragen und zur Weiterbehandlung motivieren.
- Strategien im Umgang mit Drogenverlangen (BM 6) sind in der Phase der Entzugsbehandlung hoch aktuell.
- Das IM 2 (Drogenabhängigkeit und Alkoholkonsum) ist ebenfalls gut geeignet und kann zu einer ersten Problemorientierung verwendet werden.
- Die BM 8 (Lust und andere gute Gefühle) und 9 (Erfolge, Anerkennung und Belohnungen sowie das IM 6 (Angehörige und Rückfallgeschehen) können ressourcenorientiert thematisiert werden und ebenfalls stabilisierenden Charakter annehmen.

Unter Berücksichtigung der kurzen Behandlungszeit scheint die Auswahl einiger für die Entzugsphase inhaltlich bedeutsamer Module mit motivationsförderndem Charakter hilfreich.

3.8.2.2 Stationäre Maßnahmen zur medizinischen Rehabilitation

Skizzierung. Das Angebot der stationären medizinischen Rehabilitation für drogenabhängige Menschen, auch „stationäre Entwöhnungsbehandlung" bzw. „Postakutbehandlung" genannt, wird überwiegend in Fachkliniken durchgeführt. Die Behandlungszeiten in stationären Einrichtungen variieren und können bis zu 6 Monate dauern. Vorrangiges Rehabilitationsziel ist es, die körperlichen und seelischen Störungen weitgehend zu beheben oder auszugleichen und die Eingliederung in Arbeit, Beruf und Gesellschaft möglichst dauerhaft zu erhalten bzw. zu erreichen. Dabei wird die abstinente Lebensweise als Voraussetzung zur Erreichung dieses Ziels betrachtet. Das Arbeitsfeld zeichnet sich durch multiprofessionelle Teams, multimodale Hilfen und umfassende therapeutische Angebote, welche z.T. Elemente von „therapeutischer Gemeinschaft" (Burian, 2000; DeLeon, 1995) beinhalten, aus. Es ist u.a. durch die zeitweise Einschränkungen der persönlichen Freiheit und eine zu Beginn der Behandlung starke Strukturierung und Bereitstellung eines Schonraums durch „geringe Konfrontation" mit der Alltagsrealität gekennzeichnet.

Charakteristika. Die Behandlungen in Einrichtungen der stationären medizinischen Rehabilitation sind langfristig angelegt. Die Behandlungsintensität ist generell hoch und Einzel- und Gruppenangebote sind obligatorisch. Entwöhnungsbehandlungen sind eindeutig auf Abstinenz ausgerichtet und beziehen Alkoholabstinenz explizit mit in die Behandlungsvoraussetzungen und -ziele ein.

Rückfälle in der Anfangszeit der Behandlung gehen oft mit einem vorzeitigen Abbruch der Behandlung einher und sind eher als Ausweichen vor der Behandlung zu interpretieren. Insgesamt ist der Blick auf Rückfälle eindeutig von der Rückfallvermeidung geprägt. Der Umgang mit Rückfällen während der Behandlung wird in Entwöhnungsbehandlungen unterschiedlich gehandhabt. Rückfällige Patienten werden z. T. und je nach Schwere des Rückfalls direkt nach einem Rückfall entlassen oder interkurrent in einer Entzugsbehandlung behandelt, unter bestimmten Voraussetzungen wird aber auch mit rückfälligen Patienten weitergearbeitet und die Behandlung fortgeführt. Rückfälle müssen in stationären Einrichtungen auch im Hinblick auf die Gefährdung von Mitpatienten bewertet werden.

Zielgruppe. Die meisten Patienten, die aus der Akutbehandlung, von zu Hause oder aus Justizvollzugsanstalten in die Entwöhnung kommen, weisen anfangs noch eine geringe Drogendistanz auf und sind in einem psychisch und körperlich instabilen Zustand, was sich aber i.d.R. in den ersten Wochen stark reguliert bzw. verbessert. In den Fachkliniken finden sich drogenabhängige Menschen mit unterschiedlichen Motivationslagen und Voraussetzungen. Allgemein kann gesagt werden, dass starke Schädigungen in fast allen Lebensbereichen sowie der Persönlichkeit zu diagnostizieren sind, was eine umfassende und langfristige Behandlungsführung erfordert. Zusatzbelastungen wie Komorbidität, hohe Kriminalitätsbelastung und Doppeldiagnosen sind eher die Regel. Bei einer Teilgruppe erfolgt die Behandlung gemäß § 35 BtmG nach dem Prinzip „Therapie statt Strafe". Die Abstinenzmotivation ist hier anfangs stark ambivalent und festigt sich erst bei gutem Behandlungsverlauf. Für drogenabhängige Menschen stellt eine Fachklinik einen durch Kontrollen, therapeutische Interventionen und Selbstverantwortung der Patienten geschaffenen drogenfreien Schutzraum dar. In der Regel sind daher die Versuchungssituationen und Rückfallgefährdungen durch Reize von außen minimiert. Zunehmende Stabilisierung und Verselbstständigung der Patienten im Laufe der Behandlung gehen mit verstärkter Außenorientierung und Realitätserprobung einher. Dies erhöht die Rückfallgefahren und lässt die rückfallrelevanten Themen im Laufe der Behandlung an Aktualität und Brisanz gewinnen. Die Gefahr eines Alkohol- bzw. Drogenrückfalls in der Außenorientierung wie auch die Kriminalitätsbelastung sind zentrale Themen für viele Patienten.

Modifizierungen des RPT. Das RPT kann in der stationären medizinischen Rehabilitation als Vollprogramm mit allen Basismodulen und – je nach Bedarf der Patientengruppen ausgewählten Indikativen Modulen eingesetzt werden. Dies gilt auch, wenn die medizinische Rehabilitation bei Drogenabhängigkeit in psychiatrischen Kliniken durchgeführt wird.

3.8.2.3 Adaption/stationäre Nachsorge

Skizzierung. Adaption als Anschlussbehandlung nach einer stationären Entwöhnungsbehandlung dient der weitergehenden Stabilisierung von drogenabhängigen Menschen. Teilhabe am Arbeitsleben, psychische Stabilität, soziale Integration, Aufrechterhaltung der Abstinenz sowie Rückfallprophylaxe stehen im Mittelpunkt, wobei das Setting gegenüber einer stationären Entwöhnungsbehandlung deutlich höhere Anforderungen an die Eigenverantwortung der Patienten bzgl. der Realitätserprobung in vielen Lebensbereichen (Arbeit/Beschäftigung, Freizeit, soziales Netzwerk etc.) stellt.

Charakteristika. Die Adaption ist auf längerfristige Prozesse angelegt. Neben der gegenseitigen Hilfestellung der Patienten werden Einzel- und Gruppengespräche zur Stabilisierung angeboten. Die Behandlungsintensität ist recht hoch und die Abstinenzorientierung ist ausgeprägt. Analog zu den Einrichtungen der stationären medizinischen Rehabilitation wird auf die Aufrechterhaltung eines drogenfreien Lebensraums innerhalb der Einrichtung geachtet. Da die Rückfallgefahr in dieser Phase hoch ist, muss der Blick auf ein mögliches Rückfallgeschehen und dessen Thematisierung offensiv vorangetrieben werden. Der Umgang mit rückfälligen Patienten wird je nach Einrichtung unterschiedlich gehandhabt und zumeist im Einzelfall entschieden. Eine mögliche Weiterbehandlung trotz eines Rückfalls ist dabei nicht ausgeschlossen und vielfach indiziert. Inhaltlich müssen gerade in diesem Arbeitsfeld Methoden der Rückfallprophylaxe sowie eine breite Palette psychosozialer Methoden Anwendung finden.

Zielgruppe. Die Stabilität der Patienten ist aufgrund der Vorbehandlung deutlich erhöht, wobei der Wechsel von der stationären Entwöhnungsbehandlung zur Adaption eine anfängliche Destabilisierung zur Folge hat und die Anforderungen und Risikosituationen für die Patienten vielfältig sind. Die verstärkte Konfrontation mit der Außenwelt und die selbstständige Bewältigung unterschiedlicher Anforderungen wie Tagesstrukturierung, berufliche Orientierung, Freizeitgestaltung, Aufbau und Pflege drogenfreier Kontakte etc. bergen erhebliche Risiken in sich. Versuchungssituationen und unterschiedlich stark ausgeprägtes Drogenverlangen sind an der Tagesordnung. Die Effektivität der, in der Entwöhnungsbehandlung entwickelten und dort funktionalen Bewältigungsstrategien, muss unter erschwerten Bedingungen erneut überprüft werden. Viele Patienten befinden sich in der Phase der „Aufrechterhaltung" und „Stabilisierung" ihres abstinenten Lebensstils. Die Phase der Adaption ist eine erfahrungsintensive und krisenanfällige Zeit, in der ein hohes Maß an Selbstverantwortung gezeigt werden muss. Die Rückfallgefahr, gerade in Bezug auf Alkohol, ist in dieser Zeit hoch.

Modifizierungen des RPT. Das RPT lässt sich ohne große Modifizierungen in diesem Arbeitsfeld einsetzen. Gerade die Realitätserprobung und Außenorientierung lassen die einzelnen Themen zum Rückfallgeschehen an Aktualität gewinnen und führen zu vermehrtem Interesse bei den Patienten.

- So sind der Umgang mit Drogenverlangen (BM 6) sowie die Risikosituationen (IM 1), aber auch das Verhältnis zu Alkohol (IM 2) in dieser Phase aktuell bedeutsame Themen.
- Erfahrungsgemäß ist die Bewältigung von Anforderungen im Rahmen von Berufspraktika weniger schwierig als die Gestaltung der abendlichen Freizeit, sodass gerade die BM 8 (Lust und andere gute Gefühle) und 9 (Erfolge, Anerkennung und Belohnungen) Themenbereiche mit großer rückfallprophylaktischer Bedeutung darstellen.
- Der Übergangscharakter der Adaption konfrontiert Patienten auch mit Fragen des eigenen Selbstverständnisses und der sozialen Verankerung. Insofern können die Indikativen Module zur Identität (IM 9, 10 und 11) zur Standortbestimmung beitragen.
- Bei oftmals geringen finanziellen Ressourcen in dieser Phase der Behandlung sind der Umgang mit Geld sowie die Bedeutung materieller Werte bei einigen Patienten von großer Relevanz (BM 9 und IM 4).
- Das IM 3 (Kriminalität und Rückfälligkeit) in Verbindung mit IM 5 (Risikobereitschaft und Rückfallgeschehen) bezieht sich auf die Gefahr erneuter krimineller Aktivitäten und ist in dieser Phase ebenfalls von besonderer rückfallprophylaktischer Bedeutung.

Teilstationäre Angebote wie Tageskliniken und Beschäftigungsprojekte sowie die ganztägig ambulante Therapie (GAT) sind im Hinblick auf rückfallprophylaktische Überlegungen mit den hier beschriebenen Charakteristika der Adaption vergleichbar, sodass sie keiner eigenen Beschreibung bedürfen.

3.8.2.4 Forensische Psychiatrie/ Maßregelvollzug

Skizzierung. Die Behandlung von suchtkranken und speziell auch drogenabhängigen Straftätern erfolgt auch in Einrichtungen der Forensischen Psychiatrie (Maßregelvollzug). Nach § 64 des allgemeinen Strafrechts (StGB) kann die Unterbringung in einer „Entziehungsanstalt" neben oder anstelle einer Freiheitsstrafe angeordnet werden. Die Dauer der Maßnahme variiert bundesweit und hängt auch von der parallel zur Unterbringung verhängten Freiheitsstrafe ab. Im Durchschnitt liegt sie deutlich über einem Jahr. Im Kontext der Forensischen Psychiatrie stehen neben der abstinenzorientierten Suchtbehandlung die Sicherung und Gefahrenabwehr im Vordergrund. Kennzeichnend für dieses Arbeitsfeld ist der starke Zwangscharakter. Eine Entwicklungsorientierung ist dabei oft nur schwer mit den ambivalenten Motivationslagen und sich widerstreitenden Zielperspektiven der Beteiligten vereinbar.

Charakteristika. Die Behandlungskonzepte im Maßregelvollzug sind auf langfristige Prozesse ausgelegt. Die Behandlungsintensität ist in diesen Einrichtungen hoch. Die Kliniken arbeiten strikt abstinenzorientiert. Häufige Drogenscreenings und Alkoholtests sind üblich. Die grundlegende Ausrichtung therapeutischer Maßnahmen mit dieser Klientel ist aufgrund der Evaluationsforschung zur Straftäterbehandlung eher verhaltensorientiert, strukturiert und systematisch auf Ziele ausgerichtet.

Ein Handicap im Hinblick auf die Rückfallprophylaxe stellen die anfänglich eher geringen Realitätserprobungen der Patienten dar, welche Themen, wie bspw. dem Umgang mit Drogenverlangen und Ambivalenzerfahrungen, die aktuelle Brisanz nehmen bzw. keinen Trainingseffekt ermöglichen. Ein Vorteil liegt in der sehr langfristigen Behandlung, die ein ruhiges Arbeiten an den Themen ermöglicht. Die an die Patienten gestellte hohe Anpassungsleistung und das starke Sanktionsinstrumentarium erschweren offene und vertrauensvolle Auseinandersetzungen mit brisanten Themen und eventuell auch mit sozial unerwünschten Aspekten der Persönlichkeit. Im Gegensatz zur Situation in den Justizvollzugsanstalten wird im Maßregelvollzug der Aufrechterhaltung eines drogenfreien Schutzraumes oberste Priorität eingeräumt.

Zielgruppe. Allgemein kann gesagt werden, dass bei Patienten im Maßregelvollzug starke Schädigungen in fast allen Lebensbereichen sowie der Persönlichkeit zu diagnostizieren sind, was eine umfassende und langfristige Behandlungsführung erfordert. Neben der Suchterkrankung sind oftmals psychische

Zusatzerkrankungen sowie eine hohe dissoziale bzw. kriminelle Lebenslaufentwicklung zu konstatieren.

Aufgrund der von justizieller Seite angeordneten „Zwangsbehandlung" sind die Patienten unterschiedlich motiviert und vielfach zu Beginn fremdmotiviert. Nach dem Transtheoretischen Modell (TTM) sind viele Patienten zwar äußerlich in der „Aktionsphase", ihre Haltungen, Einstellungen und das Verhalten jedoch oftmals von „Absichtslosigkeit" bzw. „Absichtsbildung" geprägt. Eine eigene Abstinenzorientierung ist gerade zu Anfang kaum gegeben. Es kann eher von einer „Zwangsabstinenz" gesprochen werden. Nachreifungsprozesse, verstärkte Außenorientierung und Realitätserprobung im Verlauf der Behandlung lassen die rückfallrelevanten Themen an Aktualität und Brisanz gewinnen.

Modifizierungen des RPT. Analog zur stationären medizinischen Rehabilitation ist die Struktur im Maßregelvollzug mit seinen sehr langen Behandlungszeiten und Schwerpunkten auf Gruppen- und Einzelarbeit gut dafür geeignet, das RPT als Gesamtprogramm im Gruppensetting umzusetzen und möglicherweise einzelne Themen im Einzelsetting fortzuführen und zu vertiefen. Die Rückfallgefahren und Versuchungssituationen sind jedoch in diesem stark abgegrenzten und kontrollierten Raum einer „totalen Institution" deutlich reduziert. Somit fehlt anfangs die Erprobungsmöglichkeit von z. B. Bewältigungsstrategien in Versuchungssituationen. Hinsichtlich der direkten Umsetzung theoretischer Impulse in die Praxis müssen Abstriche gemacht werden. Die thematischen Schwerpunkte der Basismodule sowie der Indikativen Module sind für dieses Arbeitsfeld komplett zu übernehmen und lassen sich ohne große Modifizierungen einsetzen.

3.8.2.5 Justizvollzug

Skizzierung. In den Justizvollzugsanstalten in Deutschland waren zum 31. August 2018 62 902 Personen inhaftiert (Statistisches Bundesamt, 2018). Unter den Insassen wird der Anteil an betäubungsmittelabhängigen Gefangenen bei Männern auf 30 % und bei Frauen auf 50 % geschätzt (Jakob et al., 2013). Die Angebote für drogenabhängige Menschen sind in den einzelnen Justizvollzugsanstalten sehr unterschiedlich ausgeprägt und werden zumeist sowohl von den anstaltsinternen Suchtberatern, die fachlich und organisatorisch meist dem Sozialdienst zugeordnet werden, als auch extern von Mitarbeitern von Sucht- und Drogenberatungsstellen durchgeführt. Beide bilden ein komplementäres Angebot.

Der Justizvollzug hat einen Resozialisierungsauftrag (ausgenommen der U-Haft-Bereich), sodass die Aufgabe in Bezug auf drogenabhängige Menschen in erster Linie darin besteht, sie möglichst frühzeitig in externe Therapieeinrichtungen zu vermitteln und Entlassungsvorbereitungen für diese Zielgruppe zu treffen. Für die Therapievermittlung werden motivationsfördernde Einzelberatungen oder Gruppen angeboten. Die Zeit der Inhaftierung sollte für eine drogenfreie Rehabilitation nutzbar gemacht werden und über die Therapievermittlung und Entlassungsvorbereitung hinaus pädagogisch-therapeutische Angebote beinhalten. Konzeptionell entsprechend ausgerichtete Abteilungen für eine intensivere Betreuung von drogenabhängigen Menschen, sog. „drogenfreie Bereiche" oder Therapievorbereitungsstationen, bestehen in mehreren Justizvollzugsanstalten und bilden den Rahmen für eine intensivere Motivationsarbeit, psychosoziale Betreuung und Behandlung, qualifizierte Therapievorbereitung und -vermittlung wie auch Entlassungsvorbereitung für drogenabhängige Menschen.

Charakteristika. Die Justizvollzugsanstalten sind keine drogenfreien Räume, sodass der Konsum von Drogen dort durchaus Alltagsrealität ist und neben dem Drogenmissbrauch auch Inhaftierte zu finden sind, die in diesen Institutionen manifest abhängig konsumieren. Die Aufenthaltsdauer der Inhaftierten variiert ebenso wie die Behandlungsintensität in den einzelnen Behandlungsangeboten. Rückfallgeschehen findet sowohl innerhalb der Anstalten als auch im Rahmen von Lockerungen und Außenorientierungen statt. Zudem ist das Rückfallgeschehen aufgrund des Zielauftrags des Justizvollzugs zentrales Thema für die Zeit im Anschluss an den Aufenthalt im Gefängnis.

Zielgruppe. Im Justizvollzug lassen sich mit Blick auf die Angebote für drogenabhängige Inhaftierte drei Gruppen unterscheiden. Die ersten zwei Gruppen bilden diejenigen, die auf eine Therapie vorbereitet werden, und diejenigen, die auf eine Entlassung vorbereitet werden. Für beide Gruppen sind rückfallprophylaktische Maßnahmen indiziert, wobei einschränkend zu betonen ist, dass in beiden Gruppen drogenabhängige Menschen mit unterschiedlicher Motivation hinsichtlich eines drogenfreien Lebens zu finden sind. Viele inhaftierte Drogenabhängige sind nicht motiviert, abstinent zu leben, oder in ihrer Motivation extrinsisch geprägt. Rückfallprophylaxe ist für diejenigen Inhaftierten aktuell, die schon in der JVA drogenfrei leben wollen und bei denen Abstinenz eine Voraussetzung für bestimmte Privilegien, wie z. B. den Verbleib auf einer drogenfreien Therapiestation, ist.

Rückfallprophylaxe ist auch ein Thema für Inhaftierte im Rahmen von Lockerungen bzw. Außenorientierungen, wie im offenen Vollzug, bei Vollzugslockerungen (Außenbeschäftigung, Freigang, Ausführung und Ausgang) oder bei der Gewährung von Urlaub. Eine besondere Herausforderung stellt die dritte Gruppe der Langzeitinhaftierten dar. Auch für diese Gruppe kann Rückfallprophylaxe hilfreich sein, wobei die Ausgestaltung des RPT eng an den individuellen Voraussetzungen, Motiven und Zielen dieser Menschen orientiert sein muss.

Modifizierungen des RPT. Einzelne Module des RPT können im Rahmen von „sozialen Trainings", welche auf die Entlassung aus der JVA vorbereiten, eingesetzt werden (BM 2, 6 und 9 sowie IM 1, 2, 3 und 4). Auf drogenfreien Stationen und mit motivierten Patienten bietet sich das RPT als Gesamtprogramm als intensive Therapievorbereitung im Rahmen von Gruppenarbeit an. Für gering motivierte Inhaftierte mit schwach ausgeprägtem Krankheitsverständnis und Problembewusstsein sind einzelne Module (BM 1 und 2 sowie IM 8 und 9) im Rahmen motivationsfördernder Maßnahmen einzusetzen.

Kapitel 4
Praktische Anwendung – Basismodule (BM)

4.1 Basismodul 1: Einführung in das Rückfallprophylaxetraining

Einführung

In einem ersten Schritt werden Erwartungen, Interessen und Befürchtungen der Teilnehmer mit Blick auf das Rückfallprophylaxetraining gesammelt. Vorerfahrungen mit Rückfallgeschehen und Erfahrungen mit Abstinenzphasen werden zusammengetragen. Nach Klärung der Rahmenbedingungen und Grundregeln der Zusammenarbeit wird ein Überblick über die zehn Basismodule (BM) und die zwölf Indikativen Module (IM) des Trainingsprogramms gegeben.

Danach werden aktuelle Basisinformationen zum Rückfallgeschehen, wie z.B. die Rückfallhäufigkeit, die Rückfallzeitpunkte sowie die Chancen zur Aufrechterhaltung der Abstinenz, thesenartig und mithilfe von Arbeitsblättern vermittelt und zur Kurzdiskussion gestellt.

Ziele

Die Teilnehmer sollen
- einen Überblick über das RPT und eine kurze Einstimmung in die Thematik erhalten,
- für die eigene Rückfallgefährdung sensibilisiert werden,
- motiviert werden, das Rückfallgeschehen zu enttabuisieren und ernsthaft ins Gespräch zu bringen,
- Basisinformationen zum Rückfallgeschehen und erste Kernthesen vermittelt bekommen,
- vermittelt bekommen, dass die Drogenabhängigkeit eine chronische Erkrankung i. S. einer Rückfallerkrankung ist und die meisten drogenabhängigen Menschen im weiteren Verlauf des „Herauswachsens aus der Drogenabhängigkeit" mit Rückfällen rechnen müssen,
- vermittelt bekommen, dass Rückfälle krisenhafte – jedoch oftmals notwendige – Entwicklungsschritte zum „Herauswachsen aus der Sucht" sind,
- vermittelt bekommen, dass sich die meisten Rückfälle in den ersten 3 Monaten nach Beendigung des Drogenkonsums bzw. dem Ende einer (stationären) Behandlung ereignen,
- vermittelt bekommen, dass eine langfristige Behandlungsplanung (ambulante oder stationäre Entwöhnung, Adaption, Nachsorge, Betreutes Wohnen, Psychotherapie, Selbsthilfe etc.) die Chancen einer drogenfreien Lebensführung erhöht.

Materialien

Materialien für die Gruppenleitung (vgl. CD-ROM):
- Arbeitsblatt BM 1.1: Teilnehmerinteressen und Zugang zum Thema „Rückfallgeschehen"
- Arbeitsblatt BM 1.2: Grundregeln für die Gruppe
- Arbeitsblatt BM 1.3: Übergeordnete Ziele des Rückfallprophylaxetrainings (RPT)
- Arbeitsblatt BM 1.4: Übersicht über das Rückfallprophylaxetraining (RPT): Basismodule (BM)
- Arbeitsblatt BM 1.5: Übersicht über das Rückfallprophylaxetraining (RPT): Indikative Module (IM)
- Arbeitsblatt BM 1.6: Vier Thesen zum Rückfallgeschehen
- Arbeitsblatt BM 1.7: Rückfallhäufigkeit

- Arbeitsblatt BM 1.8: Das Transtheoretische Modell (TTM)
- Arbeitsblatt BM 1.9: Rückfallrisiko – Leerfolie
- Arbeitsblatt BM 1.10: Rückfallrisiko – Teilnehmerantworten
- Arbeitsblatt BM 1.11: Rückfallrisiko – Statistik
- Arbeitsblatt BM 1.12: Dauer der Inanspruchnahme von Hilfen
- Arbeitsblatt BM 1.13: Bewertungsbogen zum Rückfallprophylaxetraining (RPT)

Materialien für die Teilnehmer:
- pro Teilnehmer eine Mappe, darin jeweils abgeheftet:
- Bewertungsbogen zum RPT (vgl. CD-ROM)
- Handout Anfang (vgl. CD-ROM)
- Handout BM 1 (vgl. CD-ROM)

Sonstige Arbeitsmaterialien:
- Flipchart, Moderationsstifte

4.1.1 Theoretischer Hintergrund

Wissenschaftliche Untersuchungen zu Rückfallhäufigkeiten, -verläufen und -zeitpunkten und zur Effektivität von Betreuungs- und Behandlungsangeboten speziell für drogenabhängige Menschen sind eher ein seltenes Ereignis. Bis auf wenige Ausnahmen (u. a. Fischer et al., 2017) sind katamnestische Nachuntersuchungen behandelter drogenabhängiger Menschen eher älteren Datums und prozessbegleitende Untersuchungen ebenfalls selten (u. a. Wittchen et al., 2011). Ergänzt man diese um Praxiserfahrungen, so können dennoch einige Aussagen zum Rückfallgeschehen bei drogenabhängigen Menschen getroffen werden. Wie ältere und neuere Untersuchungen zeigen, sind Rückfälle nach einer Behandlung bei drogenabhängigen Menschen eher die Regel als die Ausnahme. Sie sind bei zwei von drei Behandelten manifester Bestandteil eines i. d. R. länger andauernden Ausstiegsprozesses oder eines fortgesetzten Drogenkonsums. Die spezifische Rückfallgefährdung von drogenabhängigen Menschen wird u. a. deutlich, wenn das Rückfallgeschehen nach (stationärer) Drogenbehandlung mit dem der Alkoholbehandlung verglichen wird. So zeigt beispielsweise die FVS (Fachverband Sucht)-Jahreskatamnese der stationären Suchtrehabilitation des Entlassjahrgangs 2014, dass die Abstinenzquote (einschließlich seit mindestens 12 Wochen abstinent nach einem Rückfall) mit 40,9 % bei alkoholabhängigen Menschen deutlich über der Vergleichsquote bei drogenabhängigen Menschen mit 23,8 % liegt. Weitere Ergebnisse und Erkenntnisse zum Rückfallgeschehen bei drogenabhängigen Menschen sind in Kapitel 2.3 zusammengefasst.

4.1.2 Fragestellungen und Thesen

Für das BM 1 sind die im folgenden Kasten stehenden Fragen und Thesen handlungsleitend.

Fragestellungen		Thesen
Wie hoch ist statistisch betrachtet die Rückfallgefahr? Warum kommt es immer wieder zu Rückfällen?	→	Die Drogenabhängigkeit ist eine chronische Erkrankung. Die meisten drogenabhängigen Menschen müssen im weiteren Verlauf des Herauswachsens aus der Drogenabhängigkeit mit Rückfällen rechnen.
Ist die Rückfallgefahr bei allen drogenabhängigen Menschen gleich?	→	Nein. Die Rückfallgefährdung ist von Person zu Person unterschiedlich. Es gibt keine Patentrezepte zur Vermeidung von Rückfällen.
Ist das Rückfallrisiko zu jeder Zeit gleich hoch?	→	Das höchste Rückfallrisiko besteht in den ersten 3 Monaten nach Veränderung des Verhaltens bzw. nach Abschluss einer (stationären) Behandlung.
Wie kann man die Chancen erhöhen, ein langfristig drogenfreies Leben zu führen?	→	Je länger die Behandlungsdauer und Inanspruchnahme von Hilfe, desto höher die Chancen einer längerfristig drogenfreien Lebensführung.

4.1.3 Durchführung

Die Durchführung des BM 1 erfolgt in acht Handlungsschritten.

1. Handlungsschritt: Begrüßung und Vorstellung

Die Einheit beginnt mit der Begrüßung der Teilnehmer. Nach der persönlichen Vorstellung des Trainers und der Klärung der Rahmenbedingungen schließt sich gegebenenfalls eine kurze Vorstellungsrunde der Teilnehmer an.

2. Handlungsschritt: Abklärung der Erwartungen und Interessen der Teilnehmer

Dazu fragt der Leiter die Teilnehmer, welche Erwartungen, Interessen und Befürchtungen sie mit Blick auf die Teilnahme am Trainingsprogramm haben und notiert sich die Rückmeldungen (Arbeitsblatt BM 1.1). Des Weiteren ist die Frage interessant, welche Teilnehmer drogenfreie Zeiten erlebt und wie lange diese gedauert haben. Dieses Vorgehen ermöglicht einen Überblick, inwieweit bei den Teilnehmern Abstinenzerfahrungen und auch Erfahrungen mit Rückfällen vorhanden sind.

3. Handlungsschritt: Einführung

Es findet eine kurze inhaltliche Einführung in das Basismodul 1: *Einführung in das Rückfallprophylaxetraining* statt.

> Menschen, die wie Sie an einer Drogenabhängigkeit erkrankt sind, ist es anzuraten, sich mit ihrer Erkrankung, deren Verlauf und einem möglichen Rückfallgeschehen auseinanderzusetzen. Je besser Sie sich mit Ihrer Erkrankung auskennen, umso größer sind die Chancen eines angemessenen Umgangs mit der Erkrankung und womöglich einer drogenfreien Lebensführung. Mit dem Rückfallprophylaxetraining wollen wir Ihnen helfen, zukünftig Rückfälle zu vermeiden. Zudem wird es darum gehen, wie Sie im Falle eines erneuten Drogenkonsums möglichst kurzfristig zur Abstinenz zurückfinden können. Oftmals wird behauptet, dass Versuche, ein drogenfreies Leben zu führen, „ja doch keinen Sinn hätten", da die meisten drogenabhängigen Menschen schließlich wieder rückfällig würden. Dies ist aber falsch. Richtig ist vielmehr, dass der Weg aus der Abhängigkeit für die meisten Menschen kein leichter Weg ist und jedem einzelnen viel abverlangt wird. Es ist auch richtig, dass viele drogenabhängige Menschen mehrere Anläufe nehmen, um längerfristig von den Drogen loszukommen. Betrachtet man sich aber die Ausstiegsversuche über einen längeren Zeitraum, so stellen wir fest, dass sich doch viele Menschen aus der Drogenabhängigkeit lösen können – wenn sie mit ihren Bemühungen nicht nachlassen und auch eventuelle Rückschläge wegstecken.
>
> In den gemeinsamen Gruppensitzungen wird es deshalb darum gehen, Sie bei Ihren Bemühungen um ein drogenfreies Leben zu unterstützen. Dazu werden wir verschiedene Aspekte beleuchten, die mit dem Rückfallgeschehen zu tun haben, um darüber ins Gespräch zu kommen. Ich hoffe, dass Sie nach der Teilnahme an diesem Trainingsprogramm der Ansicht sind, dass Ihnen das Training beim Herauswachsen aus der Abhängigkeit und im Umgang mit Ihrer Erkrankung wichtige Impulse gegeben hat.

4. Handlungsschritt: Arbeitsbündnis herstellen und Grundregeln klären

Der Trainer führt einige Grundregeln für die Gruppe ein und definiert damit das Arbeitsbündnis (Arbeitsblatt BM 1.2). Um eine gute Arbeitsbasis zu schaffen, gelten folgende Grundregeln:

- *Gruppenregeln:* Den Teilnehmern wird vermittelt, dass Gruppen nur dann gut funktionieren, wenn bestimmte Regeln eingehalten werden. Hierzu gehören u. a. Verbindlichkeit, im Sinne von Zuverlässigkeit, Einhalten von Vereinbarungen und „sich einlassen", aktive Mitarbeit und Verantwortung jedes Gruppenmitglieds für den Gruppenprozess, Vertraulichkeit bzw. ein angemessener Umgang mit Informationen über andere Teilnehmer (Gellert & Nowak, 2002).
- *Das Prinzip der „doppelten Expertenschaft":* Hiermit wird das Verhältnis zwischen Leiter und Teilnehmern beschrieben, das den Gruppensitzungen zugrunde liegt. Gemeint sind damit die gegenseitige Anerkennung sowohl der Expertenschaft des Patienten für seine Lebenssituation als auch die des Leiters für fachliche und klinische Belange sowie der Respekt vor der „Andersheit des anderen" und vor seiner „Souveränität". Beide Seiten verpflichten und bemühen sich, auftretende Probleme im therapeutischen Prozess und in der therapeutischen Beziehung korrespondierend und lösungsorientiert zu bearbeiten (Petzold, Schay & Ebert, 2004). Hierzu passt auch die psychoedukative Ausrichtung des Trainingsprogramms mit seinem Prinzip der Patientenaufklärung. Während der Leiter

einerseits versucht, sein Wissen und sein Verständnis zum Rückfallgeschehen patientengerecht und an den Erfahrungen der Teilnehmer orientiert zu vermitteln, ist er gleichzeitig an den Perspektiven und den Erfahrungen der Teilnehmer interessiert, behandelt diese gleichwertig und integriert sie in seinen Erfahrungsschatz.
- *Das Prinzip des „selber Denkens":* Einige Patienten zeigen hohe Anpassungsleistungen und neigen dazu, viele Dinge von außen kritiklos zu übernehmen bzw. zu erdulden. Dies ist eine schlechte Voraussetzung für Entwicklungs- und Lernprozesse.

> Glauben Sie mir nichts, sondern überprüfen Sie es mit Ihren Erfahrungen und Ihrer Wahrnehmung.

Mit dieser etwas provokanten Aussage sollen die Teilnehmer zum Widerspruch und damit zur Auseinandersetzung mit den Trainingsinhalten und dem Leiter der Gruppe angeregt werden.
- *Selbstverantwortung und Achtsamkeit:* Die Teilnehmer werden aufgefordert, eventuell während der Gruppensitzungen aufkommendes Drogenverlangen bzw. Unwohlsein mitzuteilen. Das Aufkommen von Drogenverlangen wird nicht vom Leiter zielgerichtet angestrebt, kann aber aufgrund der intensiven Beschäftigung mit dem Rückfallgeschehen bei den Teilnehmern auftauchen. Die Aufforderung zur Expression dieser Phänomene dient der übenden Selbstwahrnehmung und Achtsamkeitsschulung.

5. Handlungsschritt: Darstellung der Ziele des RPT und Überblick über die Inhalte

Der Leiter gibt einen Überblick über das RPT, indem er zuerst die drei übergeordneten Ziele des Trainings (vgl. folgender Kasten und Arbeitsblatt BM 1.3) vermittelt.

Übergeordnete Ziele des RPT

1. Drogenabhängige Menschen zu unterstützen, Rückfälle zu vermeiden
   = Rückfallprävention

2. Drogenabhängige Menschen zu unterstützen, einen „angemessenen" Umgang mit Rückfällen zu entwickeln
   = Rückfallmanagement

3. Drogenabhängige Menschen darin zu unterstützen, Experten ihrer eigenen Entwicklung zu werden
   = Patientenaufklärung

Im Anschluss daran stellt er die zehn Basismodule (Arbeitsblatt BM 1.4) sowie die zwölf Indikativen Module (Arbeitsblatt BM 1.5) des Trainings kurz mit ihren Überschriften vor und erläutert die einzelnen Einheiten mit einigen wenigen Sätzen. Verständnisfragen der Teilnehmer zu den Themen sollten genutzt werden, um die Inhalte der einzelnen Einheiten deutlich werden zu lassen. Der Einstieg in eine intensive Diskussion einzelner Themen und Aspekte sollte zu diesem Zeitpunkt vermieden werden. Um Überforderungen der Teilnehmer vorzubeugen, ist eine „abgespeckte", auf weniger Module reduzierte Programmvorstellung im Einzelfall sinnvoll und notwendig. Um die Teilnehmer an der Durchführung zu beteiligen, deren Interessen zu würdigen und die Kooperationsbereitschaft zu fördern, kann der Leiter eine Interessensabfrage machen. Dazu fordert er die Teilnehmer auf, die für sie interessantesten Themen mit Hilfe von Klebepunkten zu bewerten. Bei dieser Methode stehen jedem Teilnehmer zwei bis drei Klebepunkte zur Verfügung, die er an die jeweiligen, auf der Flipchart aufgeschriebenen Module anbringen kann. Dies ergibt ein Bild bezüglich der in der Gruppe vorhandenen thematischen Interessen.

6. Handlungsschritt: Vermittlung von Basisinformationen

Den Teilnehmern werden nacheinander vier ausgewählte Thesen vorgestellt. Diese werden mithilfe von Arbeitsblättern untermauert und in der Gruppe zur Kurzdiskussion gestellt (Arbeitsblatt BM 1.6).

These 1:

Die Drogenabhängigkeit ist eine chronische Erkrankung. Die meisten drogenabhängigen Menschen müssen im weiteren Verlauf des Herauswachsens aus der Drogenabhängigkeit mit Rückfällen rechnen.

Die Vermittlung dieser These kann auf dreierlei Weise vollzogen werden.
1. Die wirkungsvollste Methode zur Vermittlung dieser These ist der Rückgriff auf die Erfahrungen der Teilnehmer, da sich Einsichten am ehesten an den eigenen Erfahrungen festmachen lassen. Dazu fordert der Leiter die Teilnehmer auf, sich zu überlegen, welche drogenabhängigen Personen sie in ihrem Umfeld kennen, die beim ersten Versuch und ohne Rückfälle aus der Abhängigkeit herausgekommen sind und wie viele Personen das sind.
2. Andererseits können statistische Forschungsergebnisse zur Rückfallhäufigkeit bei drogenabhängigen Menschen zur Untermauerung der These heran-

gezogen und präsentiert werden (vgl. Kap. 2.3.2). Der Leiter zeigt daher einige ausgewählte Statistiken zur Rückfallhäufigkeit (Arbeitsblatt BM 1.7).
3. Zum Dritten kann auf das Transtheoretische Modell (Kap. 2.3.4) als theoretisches Erklärungsmodell verwiesen werden, das Rückfälle durchaus verständlich werden lässt und das in der nächsten Sitzung (BM 2) detailliert vorgestellt wird (Arbeitsblatt BM 1.8).

Danach wird eine kurze Resonanz der Teilnehmer zu dieser These erfragt:

> Spüren Sie einmal nach, welches Gefühl bei Ihnen gerade jetzt im Augenblick ausgelöst wird, wenn Sie die Aussage hören, dass Ihre Erkrankung chronischer Natur ist. Welche Resonanz hat dies bei Ihnen?

Die Resonanz teilt sich zumeist in zwei Hauptrichtungen: Einerseits kann Widerstand, Frustration oder Ernüchterung über die Chronizität der Erkrankung entstehen, andererseits aber auch Erleichterung, dass die Schwierigkeiten im Umgang mit der chronischen Erkrankung, die mehrfachen Versuche, zur Abstinenz zu gelangen, und die Rückfälle nicht allein individuell verschuldet sind. Sollten die Teilnehmer eine der Resonanzrichtungen vermeiden (zumeist ist es die Resonanz der Erleichterung), so ist es Aufgabe des Leiters, diese fehlende Perspektive ins Gespräch zu bringen.

These 2:

Die Rückfallgefährdung ist von Person zu Person unterschiedlich. Es gibt keine Patentrezepte zur Vermeidung von Rückfällen.

Diese These wird ebenfalls an den Erfahrungen der Teilnehmer überprüft und ist insofern bedeutsam, als sie deutlich macht, dass drogenabhängige Menschen nicht umhinkommen, sich mit ihrer jeweils individuellen Situation auseinanderzusetzen, keine allgemeingültigen Strategien und Lösungsansätze im Sinne von „Rezepten" übernehmen können und individuelle Lösungen zu erarbeiten sind.

These 3:

Das höchste Rückfallrisiko besteht in den ersten 3 Monaten nach Veränderung des Verhaltens bzw. nach Abschluss einer (stationären) Behandlung.

Mit dieser These soll den Teilnehmern vermittelt werden, dass die Rückfallgefahr nicht zu allen Zeiten gleich hoch ist. Gerade in den ersten 3 bis 6 Monaten, nachdem ein Verhalten aufgegeben wurde, ist die Gefahr der Rückfälligkeit in allen Untersuchungen am höchsten (vgl. Kap. 2.3.2).

Zur Vermittlung dieser These wird ein Diagramm aufgezeichnet (Flipchart), bei welchem auf der X-Achse eine Zeitperspektive von 0 bis 300 Tagen und auf der Y-Achse die Rückfallgefahr in den Kategorien „gering", „mittel" und „hoch" vorzufinden sind (Arbeitsblatt BM 1.9). Die Teilnehmer werden aufgefordert, eine Prognose abzugeben, wie hoch sie ihre individuelle Rückfallgefahr im Verlauf der nächsten 300 Tage einschätzen.

Der Leiter zeichnet die Einschätzungen der Teilnehmer in das Diagramm ein (Arbeitsblatt BM 1.10). Danach gibt er die „Auflösung" bekannt, indem er die tatsächliche Verlaufskurve zur Rückfallgefahr einzeichnet (Arbeitsblatt BM 1.11). Er regt eine Kurzdiskussion dazu an, indem er die Teilnehmer fragt, wie sich diese Verlaufskurve erklären lässt.

Zum Abschluss dieser These zieht der Leiter aus der Verlaufskurve Schlussfolgerungen, indem er die Teilnehmer darauf hinweist, dass die Inanspruchnahme von Nachsorgeangeboten gerade aufgrund der zeitweise erhöhten Rückfallgefahr sinnvoll ist. Dies führt zur Überleitung zu der letzten These dieses Moduls.

These 4:

Je länger die Behandlungsdauer und Inanspruchnahme von Hilfe, desto höher die Chancen einer längerfristig abstinenten Lebensführung.

Die Teilnehmer werden aufgefordert, zu jeder der folgenden Kategorien eine Einschätzung in %-Zahlen zu geben, wie hoch sie die Chancen sehen, langfristig drogenfrei zu leben:
- nach einer Entgiftungsbehandlung,
- nach einer abgebrochenen Therapie,
- nach einer regulär beendeten Therapie,
- nach einer regulär beendeten Therapie mit anschließender Adaption, Ambulanter Rehabilitation, Nachsorge oder Gruppenteilnahme bei den Narcotics Anonymous.

Danach werden Ergebnisse von Studien und Erfahrungswerte aus der Praxis diskutiert (Arbeitsblatt BM 1.12).

Die Vermittlung dieser These soll die Teilnehmer ermutigen, sich zu bemühen, ihre Chancen auf eine dauerhaft drogenfreie Lebensführung zu erhöhen, indem sie sich längerfristig Hilfestellungen von außen sichern. Gerade in schwierigen, krisenhaften Zeiten, in denen die Ambivalenz sehr hoch und Durchhaltevermögen gefragt ist, sind Hilfestellungen notwendig. Dabei ist es immer wieder wichtig zu betonen, dass die Patienten letztendlich über Wahlfreiheit verfügen und Entscheidungen hinsichtlich ihres weiteren Lebensweges selber treffen und sowohl die Verantwortung als auch die Konsequenzen für ihre Entscheidungen tragen müssen.

7. Handlungsschritt: Ausgabe von Teilnehmermappe und Bewertungsbogen

Der Leiter schließt das BM 1 inhaltlich ab und gibt die vorbereiteten Teilnehmermappen und den Bewertungsbogen (vgl. auch Arbeitsblatt BM 1.13 als Blankovorlage für den Gruppenleiter) aus. Er verbindet dies mit einer Erklärung zur Handhabung der Mappe und des Bewertungsbogens:

> Diese Mappe soll Sie durch das Rückfallprophylaxetraining begleiten und Ihnen auch danach als Erinnerungsstütze und als Materialsammlung zur Verfügung stehen. Darauf können Sie bei Bedarf zurückgreifen. Sie beinhaltet aktuell die Unterlagen zum heutigen BM 1. Im weiteren Verlauf des Trainings erhalten Sie am Ende jedes Moduls die dazugehörigen Unterlagen. Diese heften Sie bitte in der Mappe ab. Zudem sollten Sie die persönlichen Arbeitsergebnisse aus einzelnen Modulen in der Mappe sammeln.
>
> Der Bewertungsbogen, der sich ebenfalls in der Mappe befindet, dient uns jeweils zur Dokumentation Ihrer Teilnahme an den Trainingseinheiten. Zudem sollen Sie darin abschließend eine Bewertung zu Ihrer Teilnahme am Rückfallprophylaxetraining vornehmen.
>
> Bringen Sie deshalb die Mappe zu jeder Trainingseinheit mit.
>
> Vielen Dank!

8. Handlungsschritt: Abschluss- und Rückmelderunde

Die Rückmelde- und Befindlichkeitsrunde dient der Resonanz der Teilnehmer auf die aktuelle Gruppensitzung. Dabei liegt der Fokus einerseits auf der inhaltlichen Auseinandersetzung und kognitiven Resonanz, andererseits auch auf der Expression der emotionalen Resonanz, der Stimmungen und Befindlichkeiten in Bezug auf das jeweilige Thema.

Leitfragen sind dabei z. B.:

> War das Thema „Einführung ins Rückfallprophylaxetraining" in irgendeiner Weise bedeutsam für Sie? Was haben Sie gelernt bzw. erkannt? Wie ging es Ihnen heute während der Gruppensitzung? Wie haben Sie sich erlebt? Mit welcher Stimmung gehen Sie nun aus der Gruppe?

Der Leiter gibt der Gruppe eine kurze Rückmeldung zum Gruppenprozess, der Arbeitsatmosphäre sowie zu seinem eigenen Erleben.

Auf dem Bewertungsbogen (Teilnehmermappe) zeichnet der Leiter die Teilnahme ab. Die Teilnehmer bewerten das Modul.

4.1.4 Anmerkungen und Praxiserfahrung

- Kein Mensch ist erfreut, zu erfahren, dass er chronisch krank ist. Es ist aber notwendig, drogenabhängige Menschen mit dieser Realität zu konfrontieren und sie damit als Patienten mit dem Recht auf Aufklärung ernst zu nehmen. Die Konfrontation der Patienten mit der Chronizität der Erkrankung muss dabei nicht nur eine belastende Resonanz zur Folge haben, sondern kann auch zu Entlastung und Erleichterung führen.
- Der Einsatz von Tabellen, Diagrammen oder einer Statistik zur Patientenaufklärung ist ein sinnvolles, effektives und vielfach vernachlässigtes Medium in der Arbeit mit drogenabhängigen Menschen.
- Zur Vermittlung der These 3 (Rückfallrisiko nach Verhaltensänderung bzw. nach Behandlungsende) werden die Teilnehmer aufgefordert, die Verlaufskurve zum Rückfallrisiko zu raten und dies persönlich zu begründen. Dies ist eine hilfreiche Methode, um über das Verständnis bezüglich des Krankheitsverlaufs ins Gespräch zu kommen und intensive Diskussionen anzuregen.
- Viele drogenabhängige Menschen, die sich einer Behandlung ihrer Drogenabhängigkeit unterziehen, möchten aus unterschiedlichen Motiven (Ungeduld, Freiheitsdrang, Selbstbestimmung etc.) möglichst frühzeitig ohne Hilfestellung ihr Leben weiterführen und überschätzen dabei ihre Fähigkeiten. Die tatsächliche Verlaufskurve zum Rückfallrisiko überzeugt viele Teilnehmer, sich nach Ende einer Behandlung weiterführender Hilfestellungen zu versichern.
- Der Hinweis bei These 4, dass sich die Chancen einer langfristig drogenfreien Lebensführung durch die reguläre Beendigung von Betreuungs- und Be-

handlungsangeboten erhöhen, ermutigt die Teilnehmer, gerade in schwierigen, krisenhaften und ambivalenten Zeiten, ihren Weg weiter zu verfolgen und begonnene Prozesse regulär abzuschließen.

Falls die Vorstellung aller 22 Module aufgrund des Umfangs fachlich nicht sinnvoll erscheint, ist der Leiter angehalten, durch eine fachlich begründete Vorauswahl die Vorstellung des RPT auf weniger Module zu reduzieren und damit zu begrenzen. Teilnehmer sollten hier nicht überfordert werden. Das Trainingsprogramm ist in seiner Strukturierung mit einem Kochbuch zu vergleichen, aus dem Rezeptauswahlen getroffen, Rezepte exakt nachgekocht, aber auch individuell verändert werden können (vgl. die Anwendungshinweise in Kap. 3.2).

4.2 Basismodul 2: Wege aus der Drogenabhängigkeit – die Phasen der Veränderung

Einführung

Von Drogenabhängigkeit betroffene Menschen sollten eine realistische Vorstellung vom Krankheitsverlauf und seinen Phänomenen entwickeln und wesentliche Erkenntnisse über die Ausstiegsprozesse adäquat vermittelt bekommen. Das Transtheoretische Modell von Prochaska und DiClemente (1982) mit seinen „Stufen der Veränderung" ist ein anschauliches Modell für Verhaltensänderungen und bietet eine gute Erklärungsfolie für Rückfallverläufe bei drogenabhängigen Menschen.

Das – im Ursprung als Spiralmodell dargestellte – und hier für die Arbeit mit drogenabhängigen Menschen modifizierte Modell der „Stufen der Veränderung" mit seinen sechs Phasen bzw. Stufen wird „plastisch" als „Erlebnisparcours" vorgestellt. Einzelne Teilnehmer werden dazu aufgefordert, sich mit den jeweiligen Phasen zu identifizieren und die vorhandenen Ambivalenzen in den jeweiligen Phasen zu erleben und auszudrücken. Individuelle, sich über Jahre erstreckende Sucht- und Ausstiegsverläufe können hierbei anschaulich und erlebbar werden. Eine individuelle Einordnung in das Phasenmodell hinsichtlich der aktuellen Motivation, drogenfrei zu leben, schließt die Einheit ab.

Ziele

Die Teilnehmer sollen
- ein Verständnis für die „Normalität" und Existenz von Rückfällen im Prozess einer Verhaltensänderung entwickeln,
- eine Einschätzung hinsichtlich ihrer bisherigen Ausstiegsversuche gewinnen,
- eine realistische Einordnung ihrer aktuellen Bemühungen i. S. einer Standortbestimmung vornehmen,
- erleben, dass jede Phase der Verhaltensänderung Ambivalenzen aufweist und für diese ambivalenten Motivationen sensibilisiert werden,
- Entlastung erfahren, indem sie einen Rückfall nicht nur als persönliches Scheitern interpretieren müssen,
- Verständnis dafür entwickeln, dass bei Vorliegen einer psychischen Zusatzerkrankung dies Auswirkungen auf die Ausgestaltung des Veränderungsprozesses haben kann,
- Verständnis dafür entwickeln, dass jeder bisherige und zukünftige Versuch, eine drogenfreie Lebensführung zu erreichen, „zählt" und letztlich nicht vergeblich ist.

Materialien

Materialien für die Gruppenleitung (vgl. CD-ROM):
- Arbeitsblatt BM 2.1: Die Phasen der Veränderung – das Stuhlreihen-Modell
- Arbeitsblatt BM 2.2: Absichtslosigkeit
- Arbeitsblatt BM 2.3: Absicht
- Arbeitsblatt BM 2.4: Vorbereitung
- Arbeitsblatt BM 2.5: Aktion
- Arbeitsblatt BM 2.6: Stabilisierung
- Arbeitsblatt BM 2.7: Integration

Materialien für die Teilnehmer (vgl. CD-ROM):
- Handout BM 2

Sonstige Arbeitsmaterialien:
- Flipchart, Moderationsstifte, Klebeband
- 6 Stühle
- 6 Schilder mit der Bezeichnung der einzelnen Phasen des TTM

4.2.1 Theoretischer Hintergrund

Das in Kapitel 2.3.4. vorgestellte Transtheoretische Modell der Verhaltensveränderung von Prochaska und DiClemente (1982) – kurz: TTM – bildet die theoretische Grundlage für dieses Modul.

Für das RPT und die Vermittlung an die Teilnehmer sind dabei weniger die „Strategien der Verhaltensänderung" als vielmehr das Phasenmodell „Stufen der Verhaltensänderung" von Interesse. Dies ist ein anschauliches Modell, um Ausstiegsprozesse beim „Herauswachsen aus der Drogenabhängigkeit" zu verdeutlichen und den individuellen Entwicklungsstand einzuschätzen. Es lässt zudem mehrere, für den Ausstiegsprozess aus der Drogenabhängigkeit relevante Phänomene, wie z. B. Ambivalenzphänomene und Rückfälle, aber auch die Auswirkungen von psychischen Zusatzerkrankungen auf die Veränderungsprozesse nachvollziehbar werden.

Das Modell der „Stufen der Verhaltensänderung" wurde für den Einsatz im Rahmen des RPT für drogenabhängige Menschen in folgenden Punkten modifiziert:

- Die *Phase 1* des Ursprungsmodells (Precontemplation = Sorglosigkeit) wurde in „Absichtslosigkeit" umbenannt, da die vielfach verwendete Übersetzung von „Sorglosigkeit" der Situation von aktuell Drogen konsumierenden Menschen nicht gerecht wird und zu Missverständnissen führen kann. Die Phase zeichnet sich durch fehlende Ambivalenz und eine verstärkte Problemabwehr aus, obwohl die Erkrankung und ihre malignen Auswirkungen für den Betroffenen erlebbar sind.
- Die *Phase 5* (Maintenance = Aufrechterhaltung), die von Prochaska und DiClemente mit einem Zeitraum von ca. 6 Monaten bis ca. 5 Jahre angegeben wurde, wurde unter motivationsfördernden Gesichtspunkten auf 2 Jahre gekürzt.
- Die *Phase 6* des Ursprungsmodells (Termination = Stabilisierung) wird in diesem Training „Integration" genannt. Für den Problembereich der Drogenabhängigkeit erscheint der Begriff „Integration" besser geeignet. Darunter wird ein mehr als 2 Jahre andauernder drogenfreier Lebensstil verstanden. Verhaltensmuster sind in den Alltag integriert und damit dem Lebensstil zuzuordnen. Das Verhalten wird zudem mit den jeweiligen eigenen Persönlichkeitsanteilen verbunden und erhält identitätsstiftenden Charakter („Ich bin jetzt Ex-User", „Ich bin Sportler" etc.). Im Gegensatz zum Modell von Prochaska und DiClemente wird in dieser Phase nicht von einer vollständigen Problemauflösung und einer Rückfallgefahr von 0 % ausgegangen. Vielmehr gilt für diese Phase eine deutlich verringerte Rückfallgefahr.

Für die Arbeit im Rahmen des RPTs für drogenabhängige Menschen ergeben sich daraus folgende sechs Phasen des TTM (Arbeitsblatt BM 2.1):

1. *Absichtslosigkeit (Precontemplation)* ist die Phase, in der drogenabhängige Menschen keine Absicht haben, ihren Drogenkonsum einzustellen. Sie sind im Widerstand, kaum für Argumente zu erreichen und vermeiden die Auseinandersetzung mit ihrem Missbrauchsverhalten. Ambivalenzerleben findet in dieser Phase nicht statt, solange die Abwehrstrategien wirken. Maximal niedrigschwellige, suchtbegleitende Hilfen werden akzeptiert.
2. *Absichtsbildung (Contemplation)* ist die Phase, in der sich drogenabhängige Menschen ihrer Problematik bewusst werden und ernsthaft darüber nachdenken, ihren Drogenkonsum in den nächsten 6 Monaten zu beenden. Spezifisch ist, dass drogenabhängige Menschen aufgrund ihrer Situation selten über lange Zeiträume nachdenken oder planen und Absichtsbildung ebenso schnell erfolgt, wie sie auch wieder verworfen wird.
3. *Vorbereitung (Preparation)* ist die Phase, in der drogenabhängige Menschen die Intention haben, in den nächsten 30 Tagen den Konsum von Drogen zu beenden und verhaltensorientierte Vorbereitungen getroffen werden. Dies kann z. B. die Einleitung einer Entgiftungsbehandlung sein.
4. *Aktion/Handlung (Action)* ist die Phase, in der drogenabhängige Menschen tatsächlich ihren Drogenkonsum einstellen, bis zu einem halben Jahr abstinent leben und aktiv ihr Verhalten, ihre Erfahrungen oder ihre Umwelt neu strukturieren.
5. *Stabilisierung/Aufrechterhaltung (Maintenance)* ist die Phase, in der drogenabhängige Menschen ihre Drogenabstinenz etwa seit mehr als 6 Monaten beibehalten und möglichen Rückfällen vorbeugen.
6. *Integration (Integration)* ist die Phase, in der drogenabhängige Menschen ihre Abstinenz über mehr als 2 Jahre aufrechterhalten, die Rückfallgefahr deutlich gesenkt ist und sich ein drogenfreier Lebensstil entwickelt hat.

Das komplexe Spiralmodell wird für die rückfallprophylaktische Arbeit mit drogenabhängigen Menschen – unter Beibehaltung der sechsphasigen Grundstruktur – in einem vereinfachten Stuhlreihen-Modell umgesetzt (Arbeitsblatt BM 2.1, vgl. Abb. 11). Mit diesem Modell können Erlebnisqualitäten entwickelt und Erkenntnisse erfahrbar gemacht werden.

4.2.3 Durchführung

Die Durchführung des BM 2 erfolgt in acht Handlungsschritten.

1. Handlungsschritt: Begrüßung, Abklärung der Arbeitsfähigkeit und Rückschau

Der Leiter begrüßt die anwesenden Teilnehmer und überprüft die Arbeitsfähigkeit der Gruppe. Danach erfolgt eine kurze gemeinsame Rückschau auf die letzte Einheit unter folgenden Fragestellungen:

> Was ist Ihnen persönlich aus der letzten Sitzung im Gedächtnis geblieben? Was war Ihnen persönlich wichtig? Welche Erkenntnisse haben Sie gewonnen? Was ist Ihnen noch nachgegangen, hat nachgewirkt?

Diese Wiederholung führt zur Verfestigung der zuletzt behandelten Lerninhalte und gibt dem Leiter Hinweise auf die Lerneffekte.

2. Handlungsschritt: Einführung

Danach findet eine kurze inhaltliche Einführung in das Basismodul 2: *Wege aus der Drogenabhängigkeit – die Phasen der Veränderung* statt.

> „Wege aus der Abhängigkeit" – in dieser Einheit geht es nicht – wie vielleicht vermutet werden kann – um die Darstellung verschiedener Hilfeangebote für drogenabhängige Menschen wie z.B. Therapie, Entgiftung, Nachsorge. Es geht vielmehr um Fragen, die sich der ein oder andere von Ihnen vielleicht schon sehr oft gestellt hat:

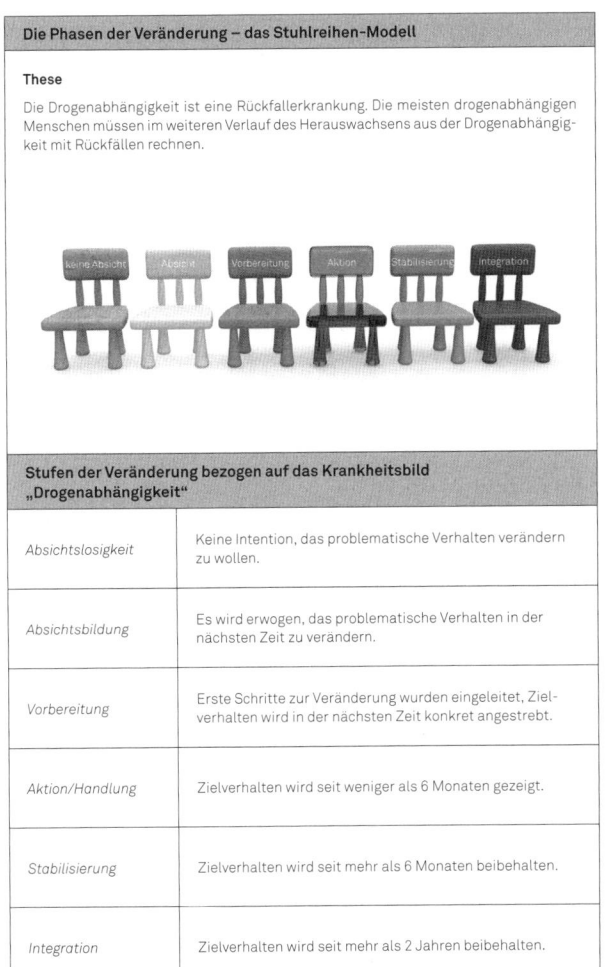

Die Phasen der Veränderung – das Stuhlreihen-Modell

These
Die Drogenabhängigkeit ist eine Rückfallerkrankung. Die meisten drogenabhängigen Menschen müssen im weiteren Verlauf des Herauswachsens aus der Drogenabhängigkeit mit Rückfällen rechnen.

Stufen der Veränderung bezogen auf das Krankheitsbild „Drogenabhängigkeit"

Absichtslosigkeit	Keine Intention, das problematische Verhalten verändern zu wollen.
Absichtsbildung	Es wird erwogen, das problematische Verhalten in der nächsten Zeit zu verändern.
Vorbereitung	Erste Schritte zur Veränderung wurden eingeleitet, Zielverhalten wird in der nächsten Zeit konkret angestrebt.
Aktion/Handlung	Zielverhalten wird seit weniger als 6 Monaten gezeigt.
Stabilisierung	Zielverhalten wird seit mehr als 6 Monaten beibehalten.
Integration	Zielverhalten wird seit mehr als 2 Jahren beibehalten.

Abbildung 11: Arbeitsblatt BM 2.1: Die Phasen der Veränderung – das Stuhlreihen-Modell

4.2.2 Fragestellungen und Thesen

Für das BM 2 sind die im unten stehenden Kasten enthaltenen Fragen und Themen handlungsleitend.

Fragestellungen		Thesen
Warum schafft man es meist nicht, direkt beim ersten Versuch von den Drogen loszukommen?	→	In fast allen Phasen eines Veränderungsprozesses gibt es ambivalente Tendenzen. Um aus der Drogenabhängigkeit herauszuwachsen, bedarf es oftmals mehrerer Versuche.
Wie soll man damit umgehen, dass schon viele Versuche unternommen wurden, die immer wieder gescheitert sind?	→	Jeder, auch jeder scheinbar „gescheiterte" Versuch ist ein notwendiger Entwicklungsschritt auf ein bestimmtes Ziel hin.
Muss man nach einem Rückfall immer wieder ganz von vorne anfangen?	→	Rückschritte in der Entwicklung bedeuten nicht zwangsläufig, dass man ganz von vorne anfangen muss.
Welche Auswirkungen haben psychische Zusatzerkrankungen auf Versuche zur Verhaltensänderung?	→	Bei Vorliegen einer psychischen Zusatzerkrankung hat dies Einfluss auf die Veränderungsprozesse. Dieser Einfluss ist individuell unterschiedlich.

Warum ist es so schwierig, aus der Abhängigkeit herauszukommen? Warum habe ich schon mehrere unterschiedlich intensive Versuche unternommen und es ist mir immer noch nicht gelungen, längerfristig keine Drogen zu nehmen? Warum bin ich öfters wieder rückfällig geworden? Was ist an mir, dass ich es nicht hinkriege? Oder: Kann mein erster Versuch, drogenfrei zu leben, nicht schon langfristig erfolgreich sein?

Auf diese Fragen gibt es keine kurzen, einfachen Antworten: Von daher möchte ich Ihnen heute ein Modell vorstellen, welches den Ausstieg aus der Abhängigkeit gut veranschaulicht und die Besonderheiten und Schwierigkeiten, aber auch die Chancen aufzeigt, sich aus der Abhängigkeit heraus zu entwickeln.

In einem zweiten Schritt können wir dann zusammen schauen, ob Sie sich mit Ihren Erfahrungen in diesem Modell wiederfinden und was Sie daraus ganz persönlich lernen können.

3. Handlungsschritt: Vorstellung des Modells

Es werden sechs Stühle nebeneinander in einer Reihe aufgestellt. Jedem Stuhl wird der Reihe nach eine Phase des Modells zugeordnet, indem an den jeweiligen Stuhl ein Zettel mit der jeweiligen Phase angebracht wird (Arbeitsblätter BM 2.2 bis BM 2.7). Dabei wird jede Phase nacheinander vom Leiter kurz beschrieben und es werden Verständnisfragen der Teilnehmer beantwortet.

4. Handlungsschritt: Sammlung von Beispielen der Verhaltensänderung

Im nächsten Schritt werden die Teilnehmer aufgefordert, aus ihrem Erfahrungsspektrum Beispiele für grundlegende alltägliche Verhaltensänderungen zu finden.

> Welches regelmäßige Verhalten – außer dem Drogenkonsum – wollten Sie schon einmal in Ihrem Leben verändern, d. h. entweder beenden bzw. beginnen?

Die Antworten der Teilnehmer werden auf einer Flipchart gesammelt. Antwortkategorien sind erfahrungsgemäß: „regelmäßig Sport machen", „sich gesund ernähren", „aufhören zu rauchen", „regelmäßig einem Hobby nachgehen" etc.

Der Einstieg in das Modell über die Erfahrungen der Teilnehmer mit alltäglichen, „einfachen" Versuchen der Verhaltensänderung wird bewusst gewählt, da diese Beispiele weniger brisant und problemorientiert sind als der Drogenkonsum.

5. Handlungsschritt: Verknüpfung mit den Erfahrungen der Teilnehmer

Einer dieser zuvor genannten alltagsbezogenen Versuche der Verhaltensänderung wird exemplarisch mit *einem Teilnehmer* nach folgender Vorgehensweise „durchgespielt":

- Der Teilnehmer wird aufgefordert, sich auf den ersten Stuhl (Phase 1 = Absichtslosigkeit) zu setzen. Der Bezug des Teilnehmers zum ausgewählten Thema wird per Kurzinterview festgestellt. Beispielsweise für das Thema „Aufhören mit Rauchen":

  > Sie haben Erfahrungen mit Rauchen? Rauchen Sie aktuell? Sind derzeit abstinent?

- Beginnend auf dem ersten Stuhl, wird der Teilnehmer aufgefordert, sich in die jeweilige Phase einzufinden, um ein Gefühl für diese Phase zu entwickeln, einen passenden Satz für diese Phase zu formulieren und seine Erfahrungen mitzuteilen, die er in seinem bisherigen Leben in dieser Phase gemacht hat. Der Leiter hat dabei die Aufgabe, den Teilnehmer durch Fragen zu leiten:

  > Sie kennen die Phase, als Sie keine Absicht hatten, Ihr Verhalten zu ändern. Was für ein Gefühl war das? Welcher Satz könnte diese Phase gut beschreiben? Wie lange waren Sie in dieser Phase? Was hat Sie in dieser Phase gereizt, in die nächste Phase zu wechseln?

- Der Leiter lässt den Teilnehmer dann auf den nächsten Stuhl (Phase 2 = Absichtsbildung) wechseln und wiederholt die Anleitung für diese Phase. So wird der Teilnehmer vom Leiter durch alle weiteren Phasen geleitet. Erlebte Rückschritte werden durchgespielt.

- Auf jedem Stuhl sollte der Fokus auf die dort erfahrene *Ambivalenz* gelegt werden, indem der Teilnehmer gefragt wird, welche Gründe oder Argumente für ein Voranschreiten in die nächsthöhere Phase bzw. welche Gründe oder Argumente für ein Zurückgehen in eine frühere Phase sprechen.

> Welche Situationen, Erwartungen, Ereignisse ziehen Sie in eine frühere Phase zurück? Was lässt Sie weitermachen und in eine nächsthöhere Phase voranschreiten?

- Sollte der Teilnehmer in seiner bisherigen Entwicklung noch nicht in Phase 4, 5 oder 6 des Modells gelangt sein, so sollte der Leiter ihm die Möglichkeit eröffnen, sich trotzdem in diese Phasen nacheinander einzufühlen und zu antizipieren, wie das Erreichen dieser Phasen sich anfühlen würde.

> Auch wenn Sie noch nie so weit gekommen sind, so stellen Sie sich vor, wie es sich anfühlen würde, wenn Sie z. B. nun schon seit 2 Jahren nicht mehr rauchen würden. Welcher Satz würde diese Stimmung kennzeichnen bzw. wiedergeben? Wie würden Sie sich körperlich fühlen? Welche weiteren positiven Auswirkungen können Sie sich vorstellen?

Erfahrungsgemäß führt dieses Vorgehen bei den Teilnehmern fast immer zu einer positiv bewerteten Zielorientierung bzw. positiven Vision mit intensiver emotionaler Qualität.
- Abschließend wird dem Protagonisten für die Bereitstellung seiner Erfahrungen an die Gruppe gedankt.

6. Handlungsschritt: Verbindung zur Drogenabhängigkeit

In einem weiteren Schritt werden einzelne Teilnehmer dazu aufgefordert, diesen „Erlebnisparcours" nun in Bezug auf ihre Versuche zur Beendigung des Drogenkonsums durchzuspielen. Die anderen Gruppenmitglieder fungieren dabei als Zuschauer. Das Vorgehen des Leiters im Hinblick auf den Protagonisten entspricht der vorangehenden Anleitung in Handlungsschritt 5.

7. Handlungsschritt: Auswertung

Nachdem die einzelnen Teilnehmer sich wieder in die Gruppe eingefunden haben, findet eine Auswertung der Erlebnisse statt. Zuerst werden die Protagonisten gefragt, wie sie sich beim Durchlauf durch den „Erlebnisparcours" gefühlt haben und was ihnen aufgefallen ist (emotionale Resonanz und Erkenntnisgewinn). Danach gibt es Rückmeldungen der übrigen Gruppenmitglieder zu den einzelnen Protagonisten.

Im Anschluss wird Raum gegeben für die Resonanz und den Erkenntnisgewinn aller Teilnehmer.

Die Leitfragen in dieser Phase der Gruppensitzung lauten:
- In welcher Phase befinde ich mich derzeit?
- Welche Phasen habe ich schon durchlaufen?
- An welcher Stelle bin ich zurückgegangen? Und was waren die Gründe dafür?
- Der Übergang von welcher Phase zu welcher Phase erscheint besonders schwer?
- In welche Phase will ich als nächste? Wie fühlt sich das an?
- Welche Erkenntnisse liefert mir das Modell?

8. Handlungsschritt: Rückmelderunde und Abschluss des Moduls

Die Rückmelde- und Befindlichkeitsrunde dient der Resonanz der Teilnehmer auf die aktuelle Gruppensitzung. Dabei liegt der Fokus einerseits auf der inhaltlichen Auseinandersetzung und kognitiven Resonanz, andererseits auch auf der Expression der emotionalen Resonanz, der Stimmungen und Befindlichkeiten in Bezug auf das jeweilige Thema. Leitfragen sind dabei z. B.:

> War das Thema „Wege aus der Drogenabhängigkeit – die Phasen der Veränderung" in irgendeiner Weise bedeutsam für Sie? Konnten Sie das vorgestellte Modell mit Ihren persönlichen Erfahrungen im Lebensverlauf in Verbindung bringen? Haben Sie etwas gelernt bzw. erkannt? Wie ging es Ihnen heute während der Gruppensitzung? Wie haben Sie sich erlebt? Mit welcher Stimmung gehen Sie nun aus der Gruppe?

Der Leiter gibt der Gruppe eine kurze Rückmeldung zum Gruppenprozess, der Arbeitsatmosphäre sowie zu seinem eigenen Erleben.

Er teilt das Handout BM 2 für alle Teilnehmer für ihre Mappen aus. Darin ist ein Selbsteinschätzungsfragebogen zu den Phasen der Veränderung enthalten, der zur Ergebnissicherung und Intensivierung des Lernerfolgs ausgefüllt werden kann. Der Leiter sollte darauf hinweisen, versehen mit der Anregung, den Fragebogen möglichst zeitnah in Einzelarbeit auszufüllen und mögliche Rückfragen hierzu zu Beginn der nächsten Sitzung zu stellen.

Auf dem Bewertungsbogen (Teilnehmermappe) zeichnet der Leiter die Teilnahme ab. Die Teilnehmer bewerten das Modul.

4.2.4 Anmerkungen und Praxiserfahrung

Das TTM wird von den Teilnehmern als sehr anschaulich und leicht verständlich erlebt. Es vermittelt den Teilnehmern zentrale und Entlastung schaffende Erkenntnisse:
- Oftmals sind mehrere Versuche notwendig, um ein Verhalten grundsätzlich zu ändern. Diese Tatsache ist menschlich und keine speziell bei drogenabhängigen Menschen zu findende „Schwäche".
- Jeder bisherige und zukünftige Versuch einer Verhaltensänderung „zählt" und ist nicht vergeblich. Aus der langfristigen Perspektive heraus gibt es im Grunde keinen „Fehlversuch".
- Rückfälle werden nach der Einheit von den Teilnehmern eher als Teil von Veränderungsprozessen und somit als „normal" angesehen.
- Ein Rückfall wird nicht mehr nur als persönliches „Scheitern" interpretiert.
- Ein Rückfall muss nicht zwangsläufig wieder in der Phase der Absichtslosigkeit enden. Ein erneuter Versuch zur Verhaltensänderung und der zeitnahe Wiedereintritt in die Aktionsphase sind durchaus möglich.
- In jeder Phase der Verhaltensänderung (mit Ausnahme in der Phase der Absichtslosigkeit) treten Ambivalenzphänomene auf, die zu Motivationsschwankungen führen können.
- Die Rückfallgefahr und das Phänomen des „Drogenverlangens" nehmen in den meisten Fällen nach mehreren Monaten der Abstinenz deutlich ab.
- Die überwiegende Zahl der Kunden in Fitness-Studios stellt erwiesenermaßen in den ersten 3 Monaten nach Trainingsaufnahme das Fitnesstraining wieder ein. Der Hinweis, dass Fitness-Studios mit ihrem Prinzip der „Jahresverträge" exakt darauf reagieren, ist eine entlastende und für die Teilnehmer gut nachvollziehbare Parallele.
- Die hier vorgestellte Methode der Vermittlung des TTM in Bezug auf Verlauf und Ausstieg aus der Drogenabhängigkeit kann auch bei der Problematik „kriminelles Verhalten und Delinquenz" Anwendung finden. So werden bei Durchführung der Methode in Bezug auf Delinquenz die Motive und Hintergründe für kriminelles Verhalten sichtbar, Schwierigkeiten bei der Veränderung des Verhaltens deutlich und Rückfälle nach straffreier Lebensführung verstehbar. Lebensverläufe in Bezug auf delinquentes Verhalten werden individuell nachvollziehbar und für die Teilnehmer erfahrbar. Es lassen sich aber auch Prozesse bei anderen Verhaltensänderungen wie z. B. die regelmäßige Teilnahme an Arbeitsprozessen oder die regelmäßige Einnahme von Medikamenten mit dieser Methode erarbeiten und abbilden.
- Ein besonderer Fokus ist vom Leiter auf die Phase der Absichtslosigkeit zu richten: Obwohl in dieser Phase Ambivalenz und Problemeinsicht nicht vorhanden sind und die schädlichen Konsequenzen immer weiter zunehmen, so hat diese Phase für suchtkranke Menschen auch eine „attraktive" Seite. Gründe hierfür können u.a. sein: (a) Vertrautheit der Verhaltensmuster, (b) fehlende Ambivalenz, (d) fehlende Vision, (e) geringeres Anstrengungsniveau sowie (f) die Vermeidung einer Problemeinsicht durch effiziente Abwehrstrategien. Diese Gründe stehen dem Risiko gegenüber, bei dem Versuch einer Verhaltensänderung zu „scheitern" bzw. eventuell seine Situation zu verschlechtern.
- Der Leiter sollte darauf verweisen, dass in der Regel der Wechsel von der ersten in die zweite Phase sowie der Wechsel von der dritten in die vierte Phase eine große Herausforderung bedeuten können. Zum einen, da es für den Wechsel in die Phase der „Absichtsbildung" einer Entwicklung eines Problembewusstseins bedarf, was nicht durch rein kognitive Einsichtsprozesse zu gewährleisten ist, sondern auch einer emotionalen Basierung bedarf. Zum anderen der Wechsel in die „Aktionsphase", da sich der suchtkranke Mensch dort mit einer „Realität" ohne Suchtmittel konfrontiert sieht, was vielfach mit (starken) physischen, psychischen oder seelischen Belastungen einhergehen kann. Patienten mit Doppeldiagnosen erwarten in der Regel eine Verschlimmerung ihrer psychischen Verfassung.
- Patienten in der Phase der Absichtslosigkeit stellen für Mitarbeiter unter Umständen eine Herausforderung dar, die mit dem Gefühl der Hilflosigkeit einhergehen kann. Der Fokus auf Beziehungsaufbau und -pflege sowie Maßnahmen zur Vermeidung einer Verschlechterung des Zustands (Kontrolle/Fürsorge) sind in dieser Phase professionell indiziert. Erst wenn ein Behandlungsbündnis hergestellt wurde und sich Compliance/Adhärenz entwickelt hat, sind Interventionen zur Entwicklung angezeigt.

4.3 Basismodul 3: Schutzfaktoren

Einführung

In einem ersten Schritt werden Schutzfaktoren individuell erarbeitet und anschließend in der Gruppe zusammengetragen. Dabei werden Faktoren gesucht, die einem Rückfallgeschehen vorbeugen können und für ein drogenfreies Leben notwendig erscheinen. An der Realität des Einzelnen überprüft, lassen sich individuelle Ressourcen und bisherige Entwicklungsschritte und Zielsetzungen für den weiteren Betreuungs- oder Behandlungsprozess herausarbeiten. Das methodische Vorgehen „Mauer gegen den Rückfall" vermittelt zudem ein einfaches und anschauliches Persönlichkeitsmodell, aus dem heraus sich individuelle Entwicklungsziele ableiten lassen. Daran anschließend wird versucht, den Zusammenhang zwischen der individuellen Verfassung im jeweiligen Lebenskontext und dem erneuten Drogenkonsum bzw. Rückfall zu verdeutlichen.

Ziele

Die Teilnehmer sollen
- erkennen, welche persönlich bedeutsamen personalen und sozialen Ressourcen zur Verfügung stehen bzw. noch entwickelt werden müssen, um drogenfrei leben zu können,
- ein Verständnis vom Zusammenhang zwischen der persönlichen Verfassung, dem eigenen Lebenskontext sowie dem erneuten Drogenkonsum bzw. Rückfall entwickeln,
- für ein eigenes Warnsystem hinsichtlich der Rückfallgefahr sensibilisiert werden,
- vermittelt bekommen, dass die Rückfallgefährdung von Person zu Person unterschiedlich ausgeprägt ist,
- erkennen, dass der Drogenkonsum als ein „langfristig untauglicher" Lösungsversuch zur Stabilisierung der eigenen Person bzw. Situation verstanden werden kann.

Materialien

Materialien für die Gruppenleitung (vgl. CD-ROM):
- Arbeitsblatt BM 3.1: Fragen zu Schutzfaktoren
- Arbeitsblatt BM 3.2: Mauer gegen den Rückfall
- Arbeitsblatt BM 3.3: Mauer I
- Arbeitsblatt BM 3.4: Mauer II
- Arbeitsblatt BM 3.5: Mauer III
- Arbeitsblatt BM 3.6: Bausteine Drogen
- Arbeitsblatt BM 3.7: Mauer IV
- Arbeitsblatt BM 3.8: Bausteine Lösungen
- Arbeitsblatt BM 3.9: Mauer V

Materialien für die Teilnehmer (vgl. CD-ROM):
- Handout BM 3

Sonstige Arbeitsmaterialien:
- Flipchart, Moderationsstifte
- Metaplanwand
- Moderationsstifte für alle Teilnehmer
- ca. 60 bis 80 rechteckige Papierzettel (Bausteine)
- Stecknadeln (Pins)
- rechteckige Papierzettel (Bausteine) mit der Auflistung einzelner psychoaktiver Substanzen (Arbeitsblatt BM 3.6)
- rechteckige Papierzettel (Bausteine) mit der Auflistung positiver Lösungsmöglichkeiten und externer Hilfestellungen (Arbeitsblatt BM 3.8)
- 1 „Lego-Stein" je Teilnehmer

4.3.1 Theoretischer Hintergrund

Das Thema „Schutzfaktoren" muss in Verbindung mit Theorien zur Krankheits- und Gesundheitslehre (Pathogenese und Salutogenese) sowie Modellen zur Persönlichkeit gesehen werden (vgl. Kap. 2.1.2). Generell gilt, dass drogenabhängige Menschen mit einer prolongierten, manifesten Drogenabhängigkeit in ihrer Gesamtpersönlichkeit und in bzw. mit ihrem sozialen System beschädigt sind. Drogenabhängige Menschen haben oftmals wenige funktionale Schutzfaktoren entwickeln können bzw. viele Ressourcen und protektive Faktoren im Laufe der Drogenkarriere eingebüßt. Umso bedeutsamer ist eine ressourcenorientierte Perspektive, die sich auf verbleibende protektive Faktoren fokussiert und Resilienzen (Wolin & Wolin, 1995) miteinbezieht. Dabei sind die salutogenen Faktoren in äußere, d.h. den Lebenskontext betreffende, und innere, d.h. die Persönlichkeit betreffende, Faktoren zu unterscheiden. Letztendlich ist die Bedeutung von Schutzfaktoren und Ressourcen im Rahmen der Gesundheitsentwicklung bzw. Salutogenese jedoch nur in ihrer Wechselwirkung mit pathogenen und defizitären Faktoren zu verstehen. Dies wird in den Ausführungen zur integrativen Diagnostik bei Sucht- und Abhängigkeitserkrankungen (Osten, 2004) schlüssig dargestellt. Vor dem Hintergrund dieses integrativen Krankheits- und Gesundheitsverständnisses wird ersichtlich, dass drogenabhängige Menschen unterschiedlicher, differenzierter Behandlungsmodi für verschiedene Lebens- und Persönlichkeitsbereiche bedürfen. Präventive, konservierende, reparative bzw. rehabilitative, evolutive, supportive, politische und infrastrukturelle Interventionen sind hier zu nennen (Petzold, 2003). Diese werden in den unterschiedlichen Betreuungs- und Behandlungsangeboten des Drogenhilfesystems vorgehalten (vgl. Kap. 2.1.4).

4.3.2 Fragestellungen und Thesen

Für das BM 3 sind die im unten stehenden Kasten dargelegten Fragen und Thesen handlungsleitend.

4.3.3 Durchführung

Die Durchführung des BM 3 erfolgt in neun Handlungsschritten.

1. Handlungsschritt: Begrüßung, Abklärung der Arbeitsfähigkeit und Rückschau

Der Leiter begrüßt die anwesenden Teilnehmer und überprüft die Arbeitsfähigkeit der Gruppe. Danach erfolgt eine kurze gemeinsame Rückschau auf die letzte Einheit unter folgenden Fragestellungen:

> Was ist Ihnen persönlich aus der letzten Sitzung im Gedächtnis geblieben? Was war Ihnen persönlich wichtig? Welche Erkenntnisse haben Sie aus dem Stuhlreihenmodell gewonnen? Was ist Ihnen noch nachgegangen, hat nachgewirkt?

Diese Wiederholung führt zur Verfestigung der zuletzt behandelten Lerninhalte und gibt dem Leiter Hinweise auf die Lerneffekte.

Fragestellungen		Thesen
Wovon hängt es ab, ob ich rückfällig werde? Gibt es allgemein gültige Schutzfaktoren? Wenn es individuelle Schutzfaktoren gibt, welche sind das?	→	Es gibt allgemein gültige Schutzfaktoren für die Aufrechterhaltung der Abstinenz. Individuelle Schutzfaktoren müssen erarbeitet werden.
Ist die Rückfallgefahr bei allen drogenabhängigen Menschen gleich?	→	Die Rückfallgefährdung ist von Person zu Person unterschiedlich.
Deuten sich Rückfälle an? Woran kann ich sie frühzeitig erkennen?	→	Die meisten Rückfallgefährdungen deuten sich schon frühzeitig an. Ein Rückfall „fällt nicht vom Himmel".
Wie kann man die Chancen erhöhen, ein langfristig drogenfreies Leben zu führen?	→	Je länger die Behandlungsdauer und Inanspruchnahme von Hilfe, desto höher die Chancen einer längerfristig drogenfreien Lebensführung.
Reicht es nicht einfach aus, auf Drogen zu verzichten?	→	Allein auf Drogen zu verzichten ist zumeist nicht ausreichend. Es müssen vielmehr Schutzfaktoren entwickelt werden, die den erneuten Konsum von Drogen überflüssig machen.

2. Handlungsschritt: Einführung

Danach findet eine kurze inhaltliche Einführung in das Basismodul 3: *Schutzfaktoren* statt.

> Von Drogenabhängigkeit betroffene Menschen sollten sich die Frage stellen, welche äußeren Bedingungen und Hilfestellungen sie benötigen und welche Fähigkeiten sie entwickeln müssen, um drogenfrei leben zu können. Der „Glaube", dass es allein auf den Willen ankommt, wird der Drogenabhängigkeit nicht gerecht. Zwar ist der Wille notwendig und sehr bedeutsam, es braucht aber noch vieler anderer stabilisierender Schutzfaktoren, um im weiteren Lebensverlauf nicht wieder auf Drogen zurückzugreifen. In der heutigen Gruppensitzung wird es darum gehen, herauszubekommen, welche das für Sie persönlich sind.

3. Handlungsschritt: Sammeln von Schutzfaktoren in Form von Bausteinen

Jeder Teilnehmer erhält ausreichend viele rechteckige Papierzettel.

Die Teilnehmer erhalten nun die Aufgabe, sich in Einzelarbeit 15 Minuten Zeit für die Beantwortung der folgenden zwei Fragen zu nehmen:
1. Welche Eigenschaften bzw. Fähigkeiten benötige ich, um drogenfrei leben zu können? (Antwortbeispiele: Durchhaltevermögen, Hoffnung etc.)
2. Welche äußeren Bedingungen benötige ich, um drogenfrei leben zu können? (Antwortbeispiele: einen drogenfreien Freundeskreis, 1 500,- € Einkommen im Monat, eine Wohnung, den Führerschein etc.)

Die Fragen werden vom Leiter auf der Flipchart aufgeschrieben (Arbeitsblatt BM 3.1, vgl. Abb. 12). Zur Überprüfung, ob die Fragen verstanden worden sind, wird exemplarisch für eine Antwortkategorie jeweils ein Beispiel von der Gruppe erbeten.

Die Unterteilung der Fragestellung in innere und äußere Schutzfaktoren dient der Vereinfachung beim Sammeln von Schutzfaktoren und Ressourcen und kann im weiteren Verlauf des Moduls vernachlässigt werden.

Die Teilnehmer überlegen sich in Einzelarbeit persönliche Antwortkriterien zu den beiden Fragen und notieren jede einzelne ihrer Antworten auf jeweils einem Zettel.

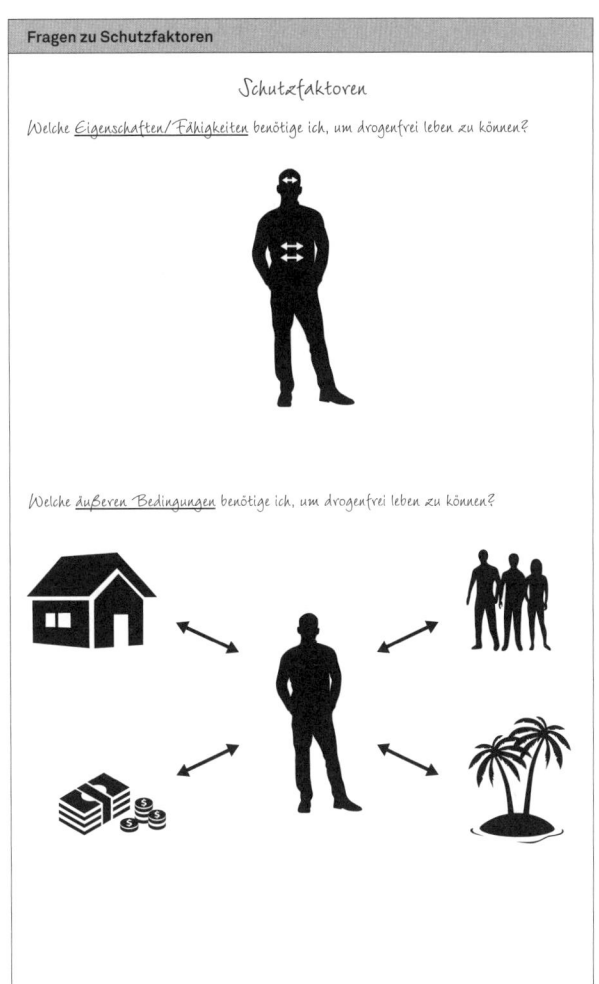

Abbildung 12: Arbeitsblatt BM 3.1: Fragen zu Schutzfaktoren

4. Handlungsschritt: Aufbau der „Mauer gegen den Rückfall"

Im nächsten Schritt werden die Antworten der Teilnehmer mit folgender Vorgehensweise zusammengetragen. An einer Metaplanwand wird das DIN-A4-Blatt „Mauer gegen den Rückfall" angebracht (Arbeitsblatt BM 3.2). Ein Teilnehmer wird nun aufgefordert, seine Schutzfaktoren der Gruppe mitzuteilen, indem er seine einzelnen Punkte (Bausteine) mit einer kurzen Begründung an die vorgesehene Metaplanwand heftet. Die Anordnung der Steine sollte dabei dem Bau einer Mauer entsprechen, d.h. von unten nach oben erfolgen. Nacheinander ergänzen die weiteren Teilnehmer die Mauer mit ihren jeweiligen Bausteinen. Beim Sammeln der einzelnen Beiträge sind Verständnisfragen erlaubt, wohingegen Diskussionen vom Leiter unterbunden werden sollten. Doppel- bzw. Mehrfachnennungen sind erwünscht und werden ebenso an die Metaplanwand geheftet (Arbeitsblatt BM 3.3, vgl. Abb. 13).

5. Handlungsschritt: Bewertung und Rückmeldung zu der Mauer

Nachdem die Mauer mit den Schutzfaktoren aller Teilnehmer erstellt wurde, lässt der Leiter die Mauer mit den einzelnen Bausteinen auf die Teilnehmer wirken und fragt nach der Resonanz, die diese Mauer bei ihnen erzeugt. Die Stabilität der Mauer soll dabei ebenfalls eingeschätzt werden.

Eine Kurzdiskussion mit folgenden Leitfragen wird angeregt:

> Kennt jemand einen Menschen, der über all diese Schutzfaktoren verfügt? Wäre das nicht eher eine Art „Supermann"? Könnte ein Mensch, der über all diese Schutzfaktoren verfügt, möglicherweise mit Drogen rückfällig werden?

6. Handlungsschritt: Realitätsbezug herstellen

Anhand eines „fiktiven drogenabhängigen Menschen", der auf einige Monate Abstinenz zurückblickt (nicht speziell auf einen Teilnehmer der Gruppe bezogen), erläutert der Leiter beispielhaft die realen „Stabilitäten" der meisten drogenabhängigen Menschen und entfernt entweder einige wenige oder mehrere der Schutzfaktoren (Arbeitsblätter BM 3.4 und 3.5). Dies führt zu einer Annäherung an die Realität und ist eine gezielte Form der Frustration der Teilnehmer. Die Teilnehmer werden dadurch angeregt, zu überlegen, wie ihre eigene Mauer derzeit real aussieht und welche Lücken sie aufweist bzw. welche Stabilität sie besitzt.

Der Trainer fragt die Teilnehmer, welche Lösungsstrategien ihnen im Falle zu großer Lücken und einem drohenden Einsturz der Mauer zur Verfügung stehen. Zwei Antwortvarianten werden von den Teilnehmern erfahrungsgemäß formuliert. Zum einen der erneute Konsum von Drogen, zum anderen „vernünftige" Lösungen wie z. B. die Inanspruchnahme von Hilfe, Reduzierung der Ziele etc. Zumeist werden vorrangig die sozial erwünschten und vernünftigen Lösungen von den Teilnehmern präsentiert.

Wenn die Teilnehmer die drogenbezogene Perspektive vermeiden, erklärt der Leiter, dass drogenabhängige Menschen dazu neigen, in diesem Falle wieder zu Drogen zu greifen. Der Leiter baut dafür die vorbereiteten Bausteine mit den jeweiligen Suchtstoffen (Arbeitsblatt BM 3.6) in die größer gewordenen Lücken ein (Arbeitsblatt BM 3.7, vgl. Abb. 14). Es wird ersichtlich, dass diese Lösungsstrategie ein mittelfristig untauglicher Versuch zur Stabilisierung der Person und seiner Situation ist und auf Dauer zu weiterer Instabilität der Mauer führt. Durch den erneuten Drogenkonsum werden weitere Schutzfaktoren beeinträchtigt und das Gegenteil dessen, was beabsichtigt war, tritt ein. Die Mauersteine mit den Suchtstoffen werden vom Leiter wieder aus der Mauer entfernt, um die Untauglichkeit dieses Lösungsversuches zu verdeutlichen.

7. Handlungsschritt: Lösungen zur Stabilisierung der Mauer sammeln

Im nächsten Schritt wird mit den Teilnehmern nach alternativen Lösungsmöglichkeiten gesucht (Arbeitsblatt BM 3.8) und diese Vorschläge werden in die Lücken der Mauer eingefügt (Arbeitsblatt BM 3.9). Die

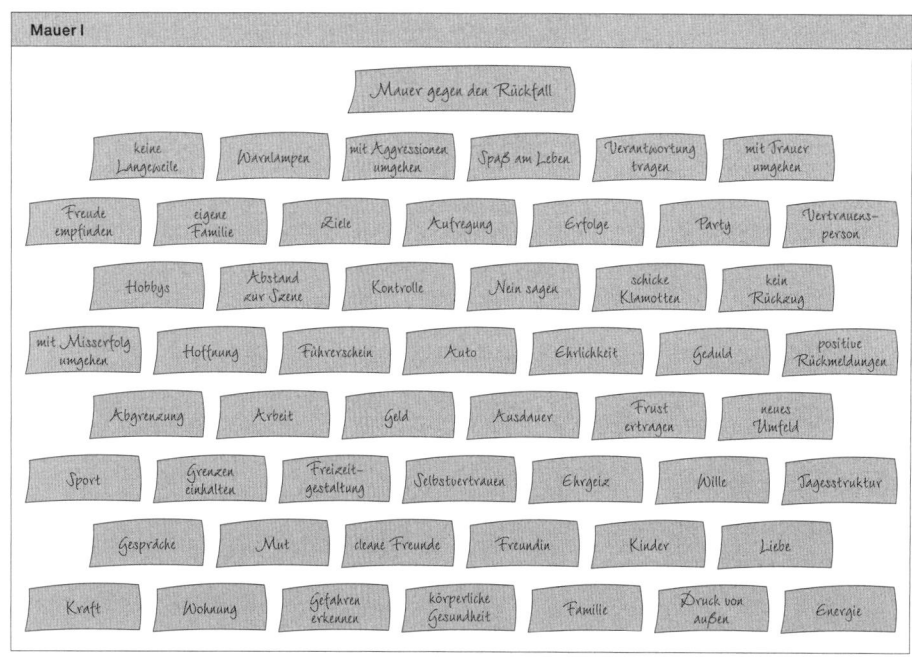

Abbildung 13: Arbeitsblatt BM 3.3: Mauer I

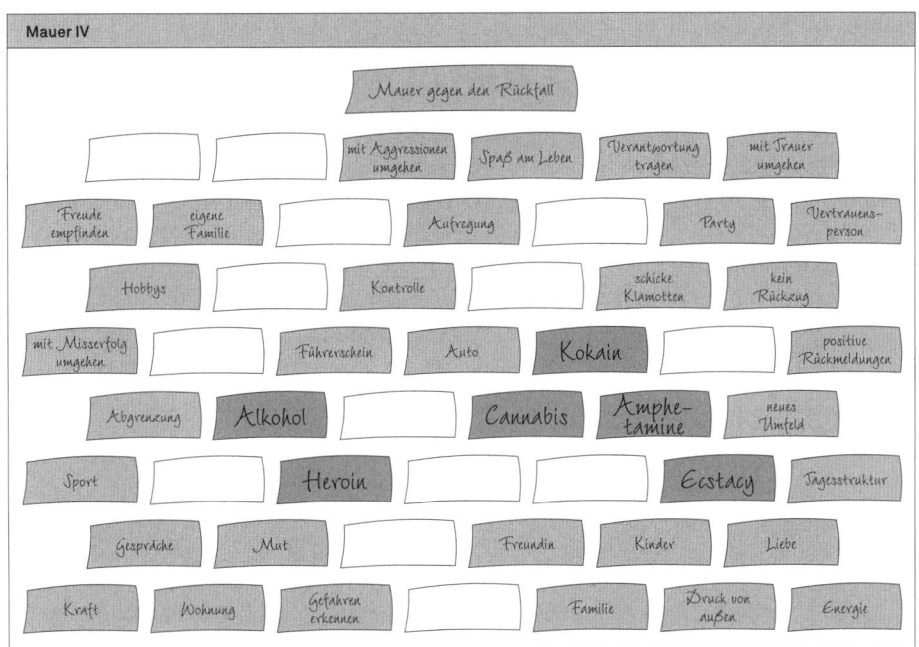

Abbildung 14:
Arbeitsblatt BM 3.7: Mauer IV

Inanspruchnahme von Hilfe, die Analyse der Ursachen oder die Reduzierung der Ansprüche seien hier exemplarisch als Antwortmöglichkeiten genannt. Das Modell der Mauer kann gleichzeitig als anschauliches Modell für therapeutische Prozesse dienen und genutzt werden, um individuelle Entwicklungsziele zu erarbeiten bzw. schon stattgefundene Entwicklungsprozesse zu verdeutlichen.

8. Handlungsschritt: Auswertung

Die zentralen Erkenntnisse dieser Gruppensitzung werden noch einmal gemeinsam mit den Gruppenmitgliedern formuliert und an der Flipchart notiert. Als Intermediär-Objekte werden zu dieser Einheit einzelne Lego-Steine an die Teilnehmer verteilt, sodass das Modell länger erinnert werden kann.

9. Handlungsschritt: Abschluss- und Rückmelderunde

Die Rückmelde- und Befindlichkeitsrunde dient der Resonanz der Teilnehmer auf die aktuelle Gruppensitzung. Dabei liegt der Fokus einerseits auf der inhaltlichen Auseinandersetzung und kognitiven Resonanz, andererseits auch auf der Expression der emotionalen Resonanz, der Stimmungen und Befindlichkeiten in Bezug auf das jeweilige Thema.

Leitfragen sind dabei z. B.:

> War das Thema „Schutzfaktoren" in irgendeiner Weise bedeutsam für Sie? Haben Sie etwas gelernt bzw. erkannt? Wie ging es Ihnen heute während der Gruppensitzung? Wie haben Sie sich erlebt? Mit welcher Stimmung gehen Sie nun aus der Gruppe?

Der Leiter gibt der Gruppe eine kurze Rückmeldung zum Gruppenprozess, der Arbeitsatmosphäre sowie zu seinem eigenen Erleben.

Das Handout BM 3 wird für alle Teilnehmer ausgeteilt. Das Handout enthält eine kleine Aufgabe zum Reflektieren und Nacharbeiten der Inhalte dieses Moduls (persönliche Bausteine zum „Stabilisieren" der Mauer gegen den Drogenkonsum). Diese Aufgabe sollte möglichst zeitnah in Einzelarbeit bearbeitet werden, mögliche Rückfragen hierzu sollten zu Beginn der nächsten Sitzung gestellt werden.

Auf dem Bewertungsbogen (Teilnehmermappe) zeichnet der Leiter die Teilnahme ab. Die Teilnehmer bewerten das Modul.

4.3.4 Anmerkungen und Praxiserfahrung

- Die Methode „Mauer gegen den Rückfall" stellt eine anschauliche, plakative und eindringliche Vorgehensweise dar. Sie setzt eine gewisse Belastbarkeit bei den Teilnehmern voraus, da eine Gesamtschau sowohl der Schutzfaktoren, aber auch der fehlenden Faktoren ausgehalten werden muss.
- Beim Sammeln der Schutzfaktoren machen die Teilnehmer die Erfahrung, dass sie vielfach ähnliche Schutzfaktoren benötigen. Dies fördert Gemeinsamkeit, Entlastung und Solidaritätsprozesse unter den Gruppenteilnehmern, wo hingegen sehr persönliche Schutzfaktoren die Individualität betonen.
- Alternativ zu diesem recht komplexen methodischen Vorgehen kann eine vereinfachte Methode gewählt werden. Dies kann bei „weniger belastba-

ren, kognitiv eingeschränkten" Patienten oder in der Einzeltherapie effizient sein: Der Patient wird dabei aufgefordert, lediglich drei Zettel mit jeweils einem aktuell vorhandenen Schutzfaktor zu beschriften, um so eine extrem vereinfachte Ressourcenanalyse durchzuführen. In einem weiteren Schritt wird eine weitere Karte, eine sogenannte „Entwicklungskarte", erstellt, die der Patient mit einem für ihn noch zu erwerbenden Schutzfaktor beschriftet. Dieser Entwicklungsschritt kann präzisiert werden, indem gemeinsam der Frage nachgegangen wird, was der Patient machen müsste, um diesen Schutzfaktor zu erwerben.

- Wenn, wie in Handlungsschritt 5, durch den Leiter ein Realitätsbezug hergestellt wird, indem Schutzfaktoren entfernt und Drogen als Bausteine in die Mauer eingesetzt werden, kann es bei den Teilnehmern zu Widerstandsphänomenen unterschiedlicher Stärke kommen. Bei dieser Konfrontation mit der Realität wird ggf. eine Frustration bei den Teilnehmern in Kauf genommen.
- Im Handlungsschritt 7 kann es insbesondere für stark belastete Patienten mit geringen Ressourcen hilfreich sein, auf die Möglichkeit eines schrittweisen Neuaufbaus der Mauer hinzuweisen. Damit kann ggf. einer erlebten Überforderung beim „Anblick" der Vielzahl von persönlichen Mauerlücken vorgebeugt werden. Die zum Aufbau der Mauer identifizierten Schutzfaktoren verweisen häufig auch auf persönliche Therapieziele bzw. -erfordernisse.
- Es ist möglich, dass die Herstellung des Zusammenhangs von persönlicher Instabilität und Drogenkonsum je nach Zusammensetzung der Gruppe von den Teilnehmern vermieden wird, sodass nur „vernünftige" Lösungsstrategien, nicht aber der Rückfall, thematisiert werden. Dies kann auf ein geringes Krankheitsverständnis oder ein Widerstandsphänomen hindeuten oder stellt eine Anpassungsleistung gegenüber dem Leiter dar.
- Das Mauer-Modell vermittelt komplexe Persönlichkeitsmodelle und -theorien auf eine einfache und anschauliche Weise. Es verdeutlicht den Patienten die vielfältigen Belastungen und Schädigungen vor und im Verlauf der Suchterkrankung und trägt zu einem stärkeren Bewusstsein für die Schwere und Komplexität der Suchterkrankung bei. Die Förderung des Verständnisses in Bezug auf den Zusammenhang von Persönlichkeit und Lebenssituation mit dem Drogenkonsum wird unterstützt.
- Das Modell der „Mauer" steht inhaltlich in engem Zusammenhang mit dem Modell der „Säulen der Identität", das im IM 9 eingesetzt wird und eine inhaltliche Differenzierung von Schutzfaktoren, aber auch Risikofaktoren, ermöglicht. Bei Menschen mit psychischen Zusatzerkrankungen sollte der Leiter die Notwendigkeit betonen, dass die angemessene Behandlung der Zusatzerkrankung bei diesen Patienten einen wesentlichen Schutzfaktor darstellt.
- Drogenabhängige Menschen mit Migrationshintergrund bewerten vielfach den Willen als Schutzfaktor überdurchschnittlich stark. Hier erscheint es wichtig, diese Patienten nicht zu schwächen. Der Wille als Schutzfaktor ist zu bestärken, wobei auch auf die Erarbeitung anderer Schutzfaktoren im Sinne der Förderung eines komplexen Bewusstseins abgezielt wird.
- Eine entwicklungstheoretische Perspektive zugrunde gelegt, kann die „Mauer" i. S. eines Persönlichkeitsmodells nicht als statisches Modell gesehen werden, sondern unterliegt einem ständigen Wandel. Somit kann sie auch als Modell eingesetzt werden, um Therapieziele abzuleiten, therapeutische Prozesse zu verdeutlichen und positive Entwicklungen wertzuschätzen.

4.4 Basismodul 4: Risikofaktoren

Einführung

Den *Schutzfaktoren* im BM 3 werden in dieser Einheit *Risikofaktoren* gegenübergestellt. Ausgehend von den Erfahrungen der Teilnehmer werden Risikobereiche bzw. Rückfallvorläufer zusammengetragen. Es werden wissenschaftlich erforschte Risikobereiche vorgestellt und aktuelle Erkenntnisse aus der Rückfallforschung zu Rückfallauslösern vermittelt. Mithilfe von Methoden zur Selbst- und Fremdeinschätzung werden diese Kategorien individuell gewichtet und ein persönliches Gefährdungsprofil erstellt. Zum Abschluss wird das „Warnlampen-Modell" eingeführt, um die Thesen auf anschauliche Art zu untermauern.

Ziele

Die Teilnehmer sollen
- für ihre individuellen Rückfallgefährdungen sensibilisiert werden,
- die zentralen Rückfallauslöser vermittelt bekommen,
- anhand der verschiedenen Rückfallauslöser und deren Zusammenspiel ein erstes Verständnis von der Dynamik von Rückfallprozessen gewinnen,
- ihre spezifischen Gefährdungssituationen erarbeiten und ihr persönliches Gefährdungsprofil erstellen,
- verstehen, dass Rückfälle nicht „vom Himmel fallen", sondern sich zumeist ankündigen (Warnlampen-Modell),
- erste Ansatzpunkte für eine gezielte Rückfallvorbeugung erkennen.

Materialien

Materialien für die Gruppenleitung (vgl. CD-ROM):
- Arbeitsblatt BM 4.1: Risikofaktoren und Rückfallvorläufer – Teilnehmerantworten
- Arbeitsblatt BM 4.2: Risikofaktoren und Rückfallvorläufer – acht Risikobereiche
- Arbeitsblatt BM 4.3: Erkenntnisse zu den Risikobereichen
- Arbeitsblatt BM 4.4: Warnlampen-Modell

Materialien für die Teilnehmer (vgl. CD-ROM):
- Handout BM 4

Sonstige Arbeitsmaterialien:
- Flipchart, Moderationsstifte
- Kugelschreiber, Moderationsstifte für alle Teilnehmer
- Briefumschläge für alle Teilnehmer
- Zettel in verschiedenen Farben:
  - jeweils 3 große Zettel (DIN A5) pro Teilnehmer
  - jeweils ca. 14 kleine Zettel (DIN A6) pro Teilnehmer
- 1 Fahrradbirne pro Teilnehmer

4.4.1 Theoretischer Hintergrund

Theoretischer Hintergrund dieser Einheit sind die Ausführungen zu Rückfalltheorien und Rückfallauslösern bei drogenabhängigen Menschen (Kap. 2.3.3, 2.3.4 und 2.3.5). Körkel (1999) unterscheidet auf Grundlage verschiedener Studien aus dem angelsächsischen Raum zwischen intrapersonalen (z. B. unangenehme Gefühlszustände) und interpersonalen Einflussfaktoren (z. B. zwischenmenschliche Konflikte, das Zusammensein mit anderen Drogenkonsumenten). Auf Grundlage der stark vereinfachten Systematisierung der Risikobereiche nach Marlatt (1985) wurden für die Arbeit mit drogenabhängigen Menschen Kategorien zusammengefasst und Kategorien ergänzt, welche spezifisch für drogenabhängige Menschen Relevanz besitzen. Hierbei sind vor allem der „Drang nach Zugehörigkeit zum drogenkonsumierenden bzw. kriminellen Milieu" sowie „finanzielle Schwierigkeiten bzw. Ansprüche, die zu illegalem Verhalten auffordern" zu nennen (Klos, 2016).

Mit diesem Modul wird auf den rückfallprophylaktisch relevanten und in der Verhaltenstherapie als Imagination von Rückfallrisiken („relapse released"; Lindenmeyer, 2000) bezeichneten Aspekt abgezielt.

Das „Warnlampen-Modell" stellt ein vereinfachtes Modell eines inneren Warnsystems einer Person dar und soll die Teilnehmer zur Schulung von Achtsamkeit (Awareness), zur Antizipation von Ereignissen sowie zur Wahrnehmung von Rückfallgefahren anregen. Hierzu werden Warnlampen herangezogen, die im Vorfeld von Rückfällen in unterschiedlicher Anzahl die Rückfallgefahr anzeigen und für persönliche Achtsamkeit hinsichtlich der eigenen Rückfallgefahr stehen sollen. Dabei geht das Modell von bis zu zehn Lampen aus, welche mit wachsender Anzahl die zunehmende Rückfallgefahr symbolisieren. Die Anzeige lediglich einer Warnlampe bedeutet ein sehr geringes Rückfallrisiko. Die Anzeige von zehn Warnlampen symbolisiert höchste Rückfallgefahr. Das Modell erstreckt sich über eine vertikale Zeitachse mit nicht exakt bestimmter Zeitdauer, die die Zeit vor einem tatsächlichen Rückfall symbolisiert und damit für das Geschehen vor dem Rückfall sensibilisiert. Persönliche Verfassungen, Ereignisse sowie Handlungen, die sowohl eine beginnende Rückfallgefahr verschärfen als auch wieder vermindern können, werden in diesem Modell beispielhaft konstruiert (Arbeitsblatt BM 4.4).

Das Modell vermittelt aufgrund der Zeitachse den prozessualen Charakter von Rückfallverläufen sowie die Möglichkeiten der Einflussnahme im Vorfeld eines Rückfalls. Es lässt nachvollziehen, dass – bei gezielter Wahrnehmung der Gefahren – Rückfälle durch angemessene Handlungen und Interventionen vermieden werden können. In lebendiger und realitätsnaher Weise werden dabei einige zentrale Elemente der sozial-kognitiven Rückfalltheorie von Marlatt und Gordon (1985) mit ihren Faktorenbereichen
- „unausgewogener Lebensstil",
- „scheinbar irrelevante Entscheidungen",
- „Entstehung von Risikosituationen bei nicht ausreichenden Bewältigungsfertigkeiten", „Drogenkonsum begünstigende Kognitionen" sowie
- „geringe Selbstwirksamkeitserwartung"

vermittelt (Kap. 2.3.3).

4.4.2 Fragestellungen und Thesen

Für das BM 4 sind die im unten stehenden Kasten dargelegten Fragen und Thesen handlungsleitend.

4.4.3 Durchführung

Die Durchführung des BM 4 erfolgt in zehn Handlungsschritten.

1. Handlungsschritt: Begrüßung, Abklärung der Arbeitsfähigkeit und Rückschau

Der Leiter begrüßt die anwesenden Teilnehmer und überprüft die Arbeitsfähigkeit der Gruppe. Danach erfolgt eine kurze gemeinsame Rückschau auf die letzte Einheit unter folgenden Fragestellungen:

> Was ist Ihnen persönlich aus der letzten Sitzung im Gedächtnis geblieben? Was war Ihnen persönlich wichtig? Welche Erkenntnisse haben Sie durch das Mauer-Modell gewonnen? Was ist Ihnen noch nachgegangen, hat nachgewirkt?

Diese Wiederholung führt zur Verfestigung der zuletzt behandelten Lerninhalte und gibt dem Leiter Hinweise auf die Lerneffekte.

2. Handlungsschritt: Einführung

Danach findet eine kurze inhaltliche Einführung in das Basismodul 4: *Risikofaktoren* statt.

> In welcher Situation oder in welcher persönlichen Verfassung bin ich gefährdet, erneut Drogen zu konsumieren? Wann wird es „brenzlig" für mich? Was könnte einen Rückfall bei mir auslösen? Diese Fragen stellt sich jeder drogenabhängige Mensch, der ernsthaft die Absicht verfolgt, drogenfrei zu leben. Unserer Ansicht nach ist es wichtig, seine persönlichen Rückfallrisiken zu kennen, um diesen Situationen angemessen begegnen zu können. Daher werden wir uns in der heutigen Sitzung mit möglichen Risikofaktoren beschäftigen. Mithilfe der anderen Teilnehmer wird es hoffentlich gelingen, ein eigenes Risikoprofil zu erstellen und sich

Fragestellungen		Thesen
Wovon hängt es ab, ob man wieder rückfällig wird? Gibt es allgemein gültige Risikofaktoren? Wenn es individuelle Risikofaktoren gibt, welche sind das?	→	Es gibt allgemein gültige und übergreifende Risikofaktoren. Individuelle Risikofaktoren bzw. Rückfallvorläufer müssen erarbeitet werden.
Deuten sich Rückfälle an? Woran kann ich sie frühzeitig erkennen?	→	Die meisten Rückfallgefährdungen deuten sich schon frühzeitig an. Ein Rückfall fällt nicht vom Himmel.
Wovon hängt es ab, wie ein Rückfallprozess verläuft?	→	Das Rückfallgeschehen ist ein dynamischer Prozess, an welchem viele Faktoren beteiligt sind.

der möglichen Gefahren bewusst zu werden. Zudem werde ich versuchen, Ihnen zu vermitteln, was wir in Untersuchungen zu Risikofaktoren und Rückfallauslösern bei drogenabhängigen Menschen herausgefunden haben.

3. Handlungsschritt: Identifizierung von Risikofaktoren

Der Leiter fordert die Teilnehmer auf, anhand ihrer Erfahrungen potenzielle Risikofaktoren bzw. Rückfallauslöser zu benennen, die für sie relevant erscheinen. Diese werden vom Leiter per Zuruf des Teilnehmers auf der Flipchart notiert (Arbeitsblatt BM 4.1). Daran anschließend stellt der Leiter die acht Risikobereiche dar, die aus professioneller Sicht Relevanz besitzen (Arbeitsblatt BM 4.2, vgl. untenstehender Kasten). Bei der Vorstellung der acht Risikobereiche, die für die folgende Gruppenarbeit deutlich sichtbar präsentiert werden sollten, ist darauf zu achten, dass den Teilnehmern die einzelnen Kategorien verständlich gemacht werden können. Gemeinsam mit den Teilnehmern vergleicht der Leiter, inwiefern die Nennungen der Teilnehmer mit den identifizierten Kategorien der Rückfallforschung übereinstimmen.

> **Risikofaktoren und Rückfallvorläufer – acht Risikobereiche**
>
> 1. Unangenehme Gefühlszustände (z. B. Ängste, Depressivität, Enttäuschungen, Kränkungen, Scham) oder unangenehme körperliche Zustände (z. B. Schmerzen, Schlaflosigkeit)
> 2. Angenehme Gefühlszustände (z. B. große Freude, Stolz, Zufriedenheit) oder angenehme Gefühlszustände im Zusammensein mit anderen (z. B. bei einem Musikkonzert, beim Zusammensein mit dem Partner)
> 3. Austesten der eigenen Kontrollmöglichkeiten (die Idee, kontrolliert zu konsumieren)
> 4. Drogenverlangen/„Craving"
> 5. Zwischenmenschliche Konflikte (z. B. Streit, Spannungen mit Angehörigen, Vorgesetzten etc.)
> 6. Konsumaufforderungen und Zusammensein mit Menschen, die Drogen konsumieren
> 7. Finanzielle Schwierigkeiten, die zu illegalem Verhalten auffordern
> 8. Drang nach Zugehörigkeit zum kriminellen Milieu und/oder zur Drogenszene

Anmerkungen: 1.–4. intrapersonale Einflussfaktoren (nach Marlatt, 1985); 2., 5. und 6. interpersonale Einflussfaktoren (nach Marlatt, 1985); 7. und 8. spezifisch für von illegalen Drogen abhängige Menschen

4. Handlungsschritt: Auswahl persönlicher Risikobereiche (Selbsteinschätzung)

In die Mitte des Gruppenraums werden nun die vorbereiteten farbigen Papiere der Größe DIN-A5 und DIN-A6 ausgelegt. Jeder Teilnehmer erhält einen Stift und einen Briefumschlag und wird gebeten, seinen Namen außen auf den Umschlag zu schreiben. Danach soll sich jeder Teilnehmer drei gleichfarbige Papiere der Größe DIN-A5 nehmen. Aufgabe ist es nun, sich aus den acht Risikobereichen die drei Bereiche auszuwählen, die für einen persönlich zu einem Rückfall führen könnten und diese Auswahl zu notieren, indem auf jedem der drei Zettel ein Risikobereich notiert wird. Diese Zettel werden dann in den Briefumschlag mit dem eigenen Namen gesteckt.

5. Handlungsschritt: Auswahl persönlicher Risikobereiche (Fremdeinschätzung)

Nachdem jeder Teilnehmer seine Selbstbewertung vorgenommen hat, wird er gebeten, den Briefumschlag an seinen linken Nachbarn weiterzugeben. Dieser hat nun die Aufgabe, den „Absender" hinsichtlich dessen Risikofaktoren einzuschätzen. Dafür nimmt er sich aus der Gruppenmitte zwei Zettel der Größe DIN-A6 mit der Farbe, die sich bereits im Umschlag befindet. Wichtig erscheint an diesem Punkt der Hinweis für die Teilnehmer, dass es nicht darum geht, die Risikobereiche des „Absenders" zu erraten, sondern dass es sich um eine unabhängige Einschätzung und Rückmeldung handelt. Wurde die Fremdeinschätzung mithilfe der zwei gleichfarbigen Zettel vorgenommen, so werden die Zettel zu den bereits im Briefumschlag befindlichen Zetteln hinzugefügt und wiederum an den linken Nachbarn weitergegeben. Dieses Prozedere wird so lange durchgeführt, bis der Briefumschlag wieder beim Absender angelangt ist. Dieser müsste dann einen Briefumschlag mit seinem Namen in den Händen halten, welcher drei großformatige DIN-A5-Zettel (Selbsteinschätzungen) und 14 kleinformatige DIN-A6-Zettel (Fremdeinschätzungen von sieben anderen Teilnehmern) der gleichen Farbe beinhaltet.

6. Handlungsschritt: Vergleich der Selbst- und Fremdeinschätzung

Die Teilnehmer werden nun gebeten, den Inhalt des Briefumschlags vor sich auf dem Boden auszubreiten und die Karten mit den Selbst- und Fremdeinschätzungen zu ordnen, für sich zu sortieren und zu bewerten. Dabei sollte auf Übereinstimmungen zwischen Selbst- und Fremdeinschätzung als auch auf Diskrepanzen Wert gelegt werden.

7. Handlungsschritt: Auswertung der Selbst- und Fremdeinschätzung

Die jeweils drei Selbsteinschätzungen der Teilnehmer werden vom Leiter erfasst, indem er vor die acht Kategorien auf der Flipchart diese per Punktebewertung notiert. Somit erhalten der Leiter und die Gruppe eine Einschätzung hinsichtlich der in der Gruppe vorherrschenden Hauptrisikobereiche.

Jeder Teilnehmer stellt nun nacheinander seine selbst eingeschätzten Risikobereiche mit einer kurzen Begründung vor und vergleicht sie mit den Fremdeinschätzungen durch die anderen Teilnehmer. Übereinstimmungen bekräftigen die Selbsteinschätzung und geben Sicherheit in der Selbstbewertung. Von der Selbsteinschätzung abweichende Feedbacks können wichtige Hinweise geben und auf „blinde Flecken" bzw. auf Widerstände hindeuten. Abweichende Einschätzungen bieten zudem eine gute Gelegenheit zur Vernetzung der Teilnehmer, indem sie aufgefordert werden, diese Feedbacks inhaltlich zu begründen. Beispielsweise:

> Wie kommen Sie darauf oder woran machen Sie es fest, dass Sie „Die Idee, kontrolliert zu konsumieren" bei Herrn X als einen Risikobereich eingeschätzt haben? Wie erklären Sie sich, dass Ihnen alle Teilnehmer den Risikobereich „Zwischenmenschliche Konflikte" zugeschrieben haben, während Sie diesen Bereich als nicht so relevant ansehen?

8. Handlungsschritt: Vermittlung der Erkenntnisse zu den Risikofaktoren

Der Leiter gibt Informationen über die aktuellen Erkenntnisse zu den ausgewählten Risikobereichen und die daraus zu ziehenden Schlussfolgerungen (Arbeitsblatt BM 4.3, vgl. untenstehender Kasten). Dabei ist es methodisch vorteilhaft, die Teilnehmer z. B. einschätzen zu lassen, welches das höchste Rückfallrisiko darstellt oder welcher Risikobereich von drogenabhängigen Menschen tendenziell unterschätzt wird.

Erkenntnisse zu den Risikobereichen aus der Suchtforschung

1. Das höchste Rückfallrisiko geht von belastenden Gefühlszuständen aus. Das können z. B. Ängste, Depressionen, schwere Enttäuschungen oder Wut sein.
2. Konflikte in der Familie, im Freundeskreis, in der Partnerschaft oder am Arbeitsplatz tragen ebenfalls ein erhebliches Rückfallrisiko in sich.
3. Ein gleichsam hohes Risiko geht von Konsumaufforderungen aus. Das können direkte Einladungen zum Konsum von Drogen sein oder nur das Zusammensein mit Menschen, die Drogen konsumieren. Diese Situationen werden von drogenabhängigen Menschen vielfach unterschätzt.
4. In manchen Untersuchungen erweist sich die Überzeugung, vielleicht doch kontrolliert Drogen konsumieren zu können, als wichtige Rückfallursache (Selbstüberschätzung, Leichtsinnigkeit im Denken).
5. Die mit der Abhängigkeit von illegalen Drogen verbundene spezifische Situation (Zugehörigkeit zum Milieu, Kriminalität, Identität etc.) spielt eine nicht zu unterschätzende Rolle beim Rückfallgeschehen von drogenabhängigen Menschen.

---

9. Handlungsschritt: Vorstellen des „Warnlampen-Modells"

Zum Abschluss stellt der Leiter das „Warnlampen-Modell" (Arbeitsblatt BM 4.4) vor, das die Notwendigkeit der Wahrnehmung von Risikofaktoren sowie die Thesen dieses Moduls untermauert:

> Ich möchte Ihnen ein vereinfachtes Schema zur Wahrnehmung von Rückfallgefahren präsentieren. Das Modell nennt sich das „Warnlampen-Modell" und symbolisiert ein inneres, persönliches Warnsystem, über welches drogenabhängige Menschen verfügen sollten. Hierzu werden Warnlampen herangezogen, die im Vorfeld von Rückfällen in unterschiedlicher Anzahl die Rückfallgefahr anzeigen und für persönliche Achtsamkeit hinsichtlich der eigenen Rückfallgefahr stehen sollen. Dabei geht das Modell von bis zu zehn Lampen aus, welche mit zunehmender Anzahl die steigende Rückfallgefahr symbolisieren. Die Anzeige lediglich einer Warnlampe bedeutet ein sehr geringes Rückfallrisiko. Die Anzeige von zehn Warnlampen bedeutet höchste Rückfallgefahr. Das Modell er-

streckt sich über eine Zeitachse mit nicht exakt bestimmter Zeitdauer, die die Zeit vor einem tatsächlichen Rückfall symbolisiert und damit für das Geschehen vor dem Rückfall sensibilisiert. Lassen Sie uns Situationen und Erlebnisse sowie Handlungen beispielhaft konstruieren, die eine beginnende Rückfallgefahr sowohl verschärfen als auch wieder vermindern können.

Das Modell macht letztendlich nachvollziehbar, dass sich Rückfälle über einen längeren oder manchmal auch kürzeren Zeitraum andeuten und bei gezielter Wahrnehmung der Gefahren durch angemessene Handlungen und Interventionen vermieden werden können.

Im Anschluss werden Nachfragen zur Verständlichkeit des Modells ermöglicht und die Teilnehmer zur Überprüfung des Modells an der eigenen Realität angeregt. Als Intermediär-Objekte werden zu dieser Einheit einzelne Fahrradbirnen an die Teilnehmer verteilt, sodass das Modell länger in Erinnerung bleiben kann.

10. Handlungsschritt: Abschluss- und Rückmelderunde

Die Rückmelde- und Befindlichkeitsrunde dient der Resonanz der Teilnehmer auf die aktuelle Gruppensitzung. Dabei liegt der Fokus einerseits auf der inhaltlichen Auseinandersetzung und kognitiven Resonanz, andererseits auch auf der Expression der emotionalen Resonanz, der Stimmungen und Befindlichkeiten in Bezug auf das jeweilige Thema.

Leitfragen sind dabei z. B.:

> War das Thema „Risikofaktoren" in irgendeiner Weise bedeutsam für Sie? Haben Sie etwas gelernt bzw. erkannt? Wie ging es Ihnen heute während der Gruppensitzung? Wie haben Sie sich erlebt? Mit welcher Stimmung gehen Sie nun aus der Gruppe?

Der Leiter gibt der Gruppe eine kurze Rückmeldung zum Gruppenprozess, der Arbeitsatmosphäre sowie zu seinem eigenen Erleben.

Das Handout BM 4 wird an die Teilnehmer ausgehändigt. Es beinhaltet eine kleine Aufgabe zu den persönlichen Risikofaktoren, die die Teilnehmer zur Festigung der Inhalte des Moduls und zur Intensivierung des Lernerfolgs bearbeiten können. Diese Aufgabe sollte möglichst zeitnah in Einzelarbeit bearbeitet werden, mögliche Rückfragen hierzu sollten zu Beginn der nächsten Sitzung gestellt werden.

Auf dem Bewertungsbogen (Teilnehmermappe) zeichnet der Leiter die Teilnahme ab. Die Teilnehmer bewerten das Modul.

4.4.4 Anmerkungen und Praxiserfahrung

- Viele Patienten haben uneindeutige und z. T. falsche Vorstellungen von persönlich relevanten Risikofaktoren und -situationen. Konsumaufforderungen und das Zusammensein mit anderen Konsumenten sowie andere „Trigger" (wie z. B. Musik) werden vielfach unterschätzt.
- Die hier verwendete, spielerisch orientierte Feedbackmethode erleichtert den Teilnehmern ein ehrliches Feedback.
- Die Feedbackmethode gibt Hinweise, welche Teilnehmer sich nach außen gut einschätzbar präsentieren und welche Teilnehmer für andere eher unzugänglich bleiben.
- Hohe Risikobereitschaft, Selbstüberschätzung sowie mangelnde Fähigkeiten zur Antizipation von Ereignissen sind eine schlechte Kombination zur erfolgreichen Bewältigung von Aufgaben und für den Umgang mit Risiken.
- Der Ausprägungsgrad der Vertrautheit unter den Teilnehmern hat Auswirkungen auf die Qualität der Feedbacks.
- Der „Drang nach Zugehörigkeit zum Milieu mit kriminellen Aktivitäten" und „Finanzielle Schwierigkeiten bzw. Ansprüche, die zu Delinquenz auffordern", werden von den Teilnehmern vermehrt als Risikofaktoren und Rückfallvorläufer benannt.
- Aus der Erarbeitung der Rückfallvorläufer lassen sich Behandlungsschwerpunkte und Therapieziele einzelner Teilnehmer ableiten. So sollte der Leiter darauf hinweisen, dass der Risikobereich 1 „Unangenehme Gefühle" und der Risikobereich 5 „Zwischenmenschliche Konflikte" in der Realität in engem Zusammenhang stehen und für die Zielgruppe zumeist zentrale Behandlungsschwerpunkte darstellen. Für Patienten mit psychischen Zusatzerkrankungen sind diese beiden Aspekte zumeist noch stärker problembelastet.
- Alternativ zu diesem recht komplexen methodischen Vorgehen kann eine vereinfachte Methode gewählt werden. Dies kann bei „weniger belastbaren, kognitiv eingeschränkten" Patienten oder in der Einzeltherapie effizient sein: Dem Patienten werden durch den Leiter die 8 Risikobereiche vermittelt. Nachdem der Patient eine Selbsteinschätzung hinsichtlich seiner möglichen Rückfallauslöser/Risikofaktoren vorgenommen hat, kann – wenn vom Patienten gewünscht – der Leiter dem Pati-

enten ein Feedback zu seiner persönlichen Einschätzung der Risikofaktoren geben.
- Das BM 4 dient der Vorbereitung auf die Themen „Strategien im Umgang mit Drogenverlangen" (BM 6) und „Strategien in Risikosituationen" (IM 1).
- Das Warnlampen-Modell wird von den Teilnehmern als gut nachvollziehbares Modell für die Zeit vor einem möglichen Rückfall erlebt. In diesem Zusammenhang sollte den Teilnehmern vermittelt werden, dass das Aufglühen mindestens einer Warnlampe gewährleistet sein sollte, in stetigem Bewusstsein, an einer Drogenabhängigkeit erkrankt zu sein. Zur Erinnerung an das Modell ist die Vergabe einer Fahrradbirne als Symbol an die einzelnen Teilnehmer ein hilfreiches Mittel.

4.5 Basismodul 5: Ambivalenzen – die Vor- und Nachteile der Drogenfreiheit

Einführung

Die Durchführung dieses Moduls erfolgt in drei Schritten. Mithilfe der Methode der „angeleiteten Zeitreise" werden in Einzelarbeit die Vor- und die Nachteile einer drogenfreien Lebensführung sowie eines Lebens mit Drogen erarbeitet und individuell bewertet. In einem zweiten Schritt werden die Ergebnisse der Teilnehmer in der Gruppe zusammengetragen und diese in einem Zwei-Felder-Schema zusammengefasst. Dieses Schema bietet die Grundlage für eine Vertiefung im szenischen Spiel. Im szenischen Spiel werden Argumente für und gegen eine drogenfreie Lebensführung verdeutlicht, Positionen erprobt, Ambivalenzen herausgearbeitet sowie Argumentationslinien für ein drogenfreies Leben gestärkt.

Ziele

Die Teilnehmer sollen
- sich die Nachteile und auch die Vorteile, die mit dem Drogenkonsum verbunden sind, bewusst machen,
- sich die Vor- und Nachteile einer drogenfreien Lebensführung vergegenwärtigen,
- sich ihrer Ambivalenz in Bezug auf den Konsum von Drogen bewusst werden,
- erkennen, dass die Drogenfreiheit Voraussetzung für ein gelingendes Leben, nicht aber das Ziel selber ist,
- ein Verständnis darüber erlangen, wie sicher bzw. unsicher sie in ihrem Abstinenzentschluss aktuell sind,
- erkennen, dass die Abstinenzmotivation Schwankungen unterliegt und somit immer wieder überprüft und gegebenenfalls erneuert werden muss,
- erleben, wie ausgeprägt ihre argumentative Überzeugungskraft im Hinblick auf ein drogenfreies Leben ist,
- erkennen, dass die Vorteile des Drogenkonsums kurzzeitig ausgerichtet sind, während der Drogenkonsum langfristig zur Destabilisierung der Person, seines Umfelds und seiner Lebenssituation führt,
- ihre Argumentationslinie für ein drogenfreies Leben stärken und vordergründige kurzzeitige Argumente für den Drogenkonsum entlarven können.

Materialien

Materialien für die Gruppenleitung (vgl. CD-ROM):
- Arbeitsblatt BM 5.1: Die Vor- und Nachteile von Drogenfreiheit und Drogenkonsum
- Arbeitsblatt BM 5.2: Die Vor- und Nachteile von Drogenfreiheit und Drogenkonsum – Zeitreise
- Arbeitsblatt BM 5.3: Die Vor- und Nachteile von Drogenfreiheit und Drogenkonsum – Teilnehmerantworten

Materialien für die Teilnehmer (vgl. CD-ROM):
- Arbeitsblatt BM 5.1: Die Vor- und Nachteile von Drogenfreiheit und Drogenkonsum
- Handout BM 5

Sonstige Arbeitsmaterialien:
- Flipchart, Moderationsstifte
- Kugelschreiber für alle Teilnehmer

4.5.1 Theoretischer Hintergrund

Dem BM 5 liegen zwei im Folgenden beschriebene theoretische Aspekte zugrunde.

Der Wille, die Motivation und das Rückfallgeschehen

Der Wille bzw. volitive Kräfte haben Einfluss auf Verhaltensänderungen und die Erreichung von Zielen. Im psychologischen Gebrauch wird der Wille sehr differenziert betrachtet. Aufforderungsimpulse, interaktionale und motivationale Aspekte wie Zielperspektiven, verschiedene Willensqualitäten, bewusstes, vorbewusstes und unbewusstes Willensgeschehen sowie psychologische Willenspathologien (Entschlusslosigkeit, Willensschwäche etc.) und soziale Willenspathologien (Böswilligkeit, Unwillen etc.) werden unterschieden und haben Bedeutung für die menschliche Entwicklung (Orth & Petzold, 2004). Auch bei der Behandlung von drogenabhängigen

Menschen sind diese Aspekte zu berücksichtigen. Die jahrzehntelang aufrechterhaltene Ansicht, dass allein der Wille über Handlungen und Zielerreichungen entscheidet („Alkohol- und drogenabhängige Menschen sind willensschwache Menschen"), wurde mittlerweile revidiert, findet aber in der Allgemeinbevölkerung und auch bei von Suchterkrankungen Betroffenen und deren Angehörigen durchaus noch Anhänger (vgl. Kap. 2.3.1).

Ambivalenzphänomene und das Rückfallgeschehen

Entscheidungsbalancen („decisional balance"), d.h. die individuell wahrgenommenen und gewichteten Vor- und Nachteile einer Verhaltensänderung, charakterisieren Prozesse der Veränderung. Basierend auf dem Entscheidungsmodell von Janis und Mann (1977) und der Kosten-Nutzen-Abwägung im Zusammenhang mit dem Health Belief Modell (Becker, 1974) greift Prochaska (1994) diese Variable explizit im Transtheoretischen Modell auf. Er sieht in der Entscheidungsbalance eine wichtige Größe für die Erklärung des Fortschreitens von Stufe zu Stufe sowie ein Instrument zur Charakterisierung der aktuellen Veränderungsmotivation (Kap. 2.3.4). In der Betreuung und Behandlung von drogenabhängigen Menschen ist die Thematisierung von Entscheidungsbalancen unerlässlich und ein zentraler Aspekt rückfallprophylaktischer Interventionen. Auf der Grundlage kognitiver Therapieansätze nach Ellis, Beck und Meichenbaum sind Methoden der kognitiven Umstrukturierung entwickelt worden (Wilken, 2006), die ebenfalls auf eine positive Einflussnahme und Verhaltensänderungen abzielen und die ein zentrales Element der modernen Verhaltenstherapie darstellen.

4.5.2 Fragestellungen und Thesen

Für das BM 5 sind die im unten stehenden Kasten enthaltenden Fragen und Thesen handlungsleitend.

4.5.3 Durchführung

Die Durchführung des BM 5 erfolgt in acht Handlungsschritten.

1. Handlungsschritt: Begrüßung, Abklärung der Arbeitsfähigkeit und Rückschau

Der Leiter begrüßt die anwesenden Teilnehmer und überprüft die Arbeitsfähigkeit der Gruppe. Danach erfolgt eine kurze gemeinsame Rückschau auf die letzte Einheit unter folgenden Fragestellungen:

> Was ist Ihnen persönlich aus der letzten Sitzung im Gedächtnis geblieben? Was war Ihnen persönlich wichtig? Welche Erkenntnisse haben Sie gewonnen? Was ist Ihnen noch nachgegangen, hat nachgewirkt?

Diese Wiederholung führt zur Verfestigung der zuletzt behandelten Lerninhalte und gibt dem Leiter Hinweise auf die Lerneffekte.

2. Handlungsschritt: Einführung

Danach findet eine kurze inhaltliche Einführung in das Basismodul 5: *Ambivalenzen – die Vor- und Nachteile der Drogenfreiheit* statt.

> Viele von Ihnen haben den Wunsch, den Drogenkonsum einzustellen und ein drogenfreies Leben führen zu können. Dafür haben Sie sicherlich schon mehrere Anläufe gemacht, um aus eigener Kraft die Drogenabhängigkeit zu überwinden, und haben vielleicht erkannt, dass Sie der Hilfestellung von außen bedürfen. Sie werden festgestellt haben, dass es Phasen gegeben hat, in denen Sie sehr motiviert, willensstark und fest entschlossen waren, den Drogenkonsum einzustellen bzw. die Abstinenz aufrechtzuerhalten. Andererseits gibt es aber

Fragestellungen		Thesen
Ist der Wille bei der Abstinenz entscheidend?	→	Der Wille bzw. die Motivation spielen beim Herauswachsen aus der Drogenabhängigkeit eine wichtige Rolle.
Ist die Motivation zur Drogenfreiheit immer gleich groß?	→	Nein. Die Motivation zu einem drogenfreien Leben unterliegt Schwankungen.
Ist der Wille zur Drogenfreiheit allein ausreichend?	→	Der Wille ist Voraussetzung für ein drogenfreies Leben, ist aber allein nicht ausreichend.

auch Zeiträume, in welchen man hadert, hin- und hergerissen ist, vermehrt Drogenverlangen verspürt und sehr zu kämpfen hat, die Abstinenz aufrechtzuerhalten und nicht rückfällig zu werden. Dieses Hin- und Hergerissensein ist typisch für die Drogenabhängigkeit und den Prozess des Herauswachsens aus der Sucht. Hintergrund dieser sogenannten „Ambivalenzen" ist, dass Ihnen die Drogen bei allem Schaden auch etwas Positives geboten haben, etwas, was Sie sich ersehnt haben und was Ihnen zumindest anfangs gutgetan hat. Drogenverlangen ist Ausdruck von diesem Hin- und Hergerissensein, von den inneren Kämpfen, die es zu gewinnen gilt. Darum beschäftigen wir uns heute mit den Vorteilen, die Ihnen ein drogenfreies Leben bietet, und mit den Aspekten und Argumenten, die mit dem Drogenkonsum verbunden sind und Sie möglicherweise wieder auf das Suchtmittel zurückgreifen lassen.

3. Handlungsschritt: Erarbeitung der Vor- und Nachteile der Drogenfreiheit bzw. des Drogenkonsums mithilfe der „geleiteten Zeitreise"

Als erstes wird das Arbeitsblatt „Vor- und Nachteile von Drogenfreiheit und Drogenkonsum" an jeden Teilnehmer ausgeteilt (Arbeitsblatt BM 5.1). Dieses wird unter Anleitung ausgefüllt. Für das Ausfüllen der vier Felder auf dem Arbeitsblatt hat sich die Vorgehensweise der geleiteten Zeitreise als sinnvoll erwiesen. Diese Vorgehensweise wird im Folgenden detailliert beschrieben. Die angeleitete Zeitreise beginnt in der Gegenwart und nimmt zuerst die Vorteile der Drogenfreiheit in den Blick (Feld I). Im Anschluss daran wird die Aufmerksamkeit auf die Vergangenheit gerichtet um in der Rückerinnerung zuerst die negativen Aspekte (Feld 2) und erst daran anschließend die positiven Aspekte dieser Zeitspanne (Feld 3) zu erarbeiten. Die Zeitreise endet mit dem Zurückkommen in die Gegenwart und der Betrachtung der negativen Konsequenzen und Nachteile, die die Einstellung des Drogenkonsums mit sich bringt (Feld 4) (Arbeitsblatt BM 5.2, vgl. Abb. 15).

Zu Feld I Vorteile der Drogenfreiheit:

Ein drogenfreies Leben wird von vielen von Ihnen als Wunsch geäußert. Lassen Sie sich einige Momente Zeit, darüber nachzudenken, was für Sie die

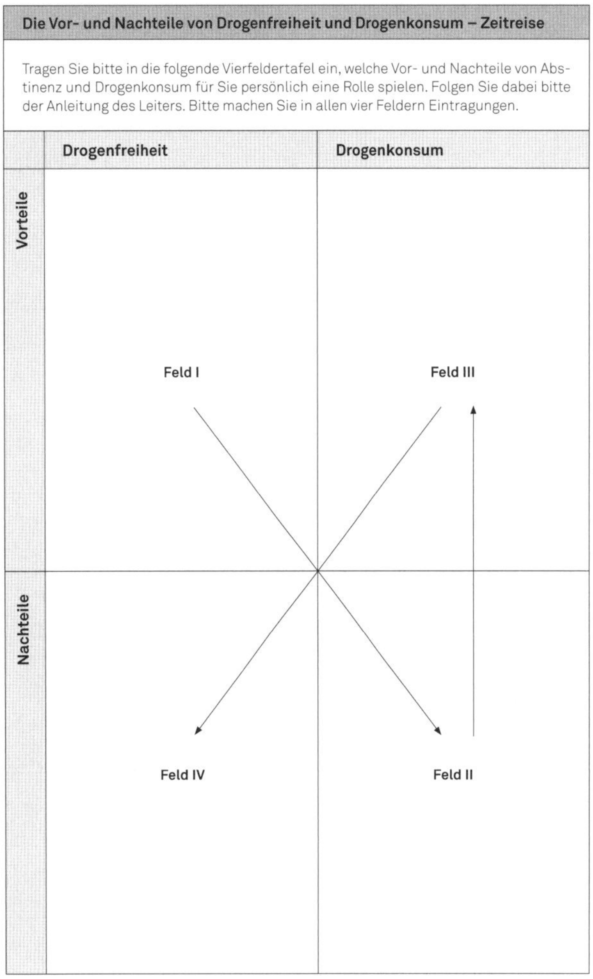

Abbildung 15: Arbeitsblatt BM 5.2: Die Vor- und Nachteile von Drogenfreiheit und Drogenkonsum – Zeitreise

Vorteile der drogenfreien Lebensführung sind. Dabei können Sie auf Ihre derzeitigen Erfahrungen zurückgreifen. Sie können aber auch überlegen, was Sie sich in Zukunft von einem drogenfreien Leben versprechen und welche Vorteile Sie damit verbinden. Tragen Sie bitte alles, was Ihnen dazu in den Sinn kommt, in Feld I ein.

Zu Feld II Nachteile des Drogenkonsums:

Nachdem Sie nun die Vorteile der Drogenfreiheit aufgeschrieben haben, gehen Sie bitte in Ihren Gedanken zurück zu der Zeit, in der Sie noch Drogen konsumiert haben und erinnern sich, welche Nachteile mit dem Drogenkonsum damals verbunden waren. Notieren Sie bitte diese Nachteile in Feld II.

Zu Feld III Vorteile des Drogenkonsums:

> Wenn Sie nun, nachdem Sie sich die Nachteile des Drogenkonsums noch einmal vor Augen geführt haben, mit den Gedanken in der Zeit verweilen, wo Sie Drogen konsumiert haben, so überlegen Sie bitte, welche Vorteile Ihnen der Drogenkonsum damals gebracht hat. Diese Vorteile notieren Sie bitte in Feld III.

Zu Feld IV Nachteile der Drogenfreiheit:

> Wenn Sie nun die Reise in die Vergangenheit beenden und mit Ihren Gedanken wieder in die Gegenwart zurückkommen, so überlegen Sie bitte, welche Nachteile Sie in einer drogenfreien Lebensführung wahrnehmen. Dabei können Sie auf Ihre derzeitigen Erfahrungen zurückgreifen, Sie können aber auch überlegen, welche Befürchtungen und Nachteile Sie in Zukunft mit einem drogenfreien Leben verbinden.

4. Handlungsschritt: Zusammentragen von Argumenten für die Drogenfreiheit und den Drogenkonsum

Dieser Handlungsschritt zielt darauf ab, die vier vorgegebenen Kategorien auf die zwei Kategorien „Argumente für Drogenfreiheit" und „Argumente für den Drogenkonsum" zu reduzieren. Die „Vorteile der Drogenfreiheit" (Feld I) und „Nachteile des Drogenkonsums" (Feld II) werden vom Leiter durch Zuruf der Teilnehmer an der Flipchart zusammengetragen und unter der Kategorie „Argumente für Drogenfreiheit" zusammengefasst. Danach werden die Nennungen der Teilnehmer zu den „Vorteilen des Drogenkonsums" (Feld III) und „Nachteilen der Drogenfreiheit" (Feld IV) ebenso an der Flipchart unter der Kategorie „Argumente für den Drogenkonsum" zusammengefasst. Das entstandene Zwei-Felder-Schema (Arbeitsblatt BM 5.3) bildet die Grundlage zur Vertiefung durch szenisches Spiel im folgenden Handlungsschritt.

5. Handlungsschritt: Szenisches Spiel – Fernsehdiskussion Pro und Contra

Es werden zwei Teilnehmer gesucht, die jeweils eine der beiden Positionen einnehmen und vertreten wollen. Der Leiter übernimmt dabei die Einleitung und Moderation, die übrigen Gruppenmitglieder nehmen die Funktion des Publikums ein. Es wird eine kleine „Bühne" errichtet, auf der die Flipchart für beide Kontrahenten gut sichtbar platziert wird. Der Leiter gibt eine kurze Einführung in die Rollen und eröffnet die Diskussion gegenüber dem Publikum mit einigen einleitenden Worten.

> Herzlich Willkommen zur heutigen Fernsehdiskussion zu einem Thema, welches wohl alle Menschen in unserem Lande interessiert. Ist der Konsum von Drogen etwas Gutes und erhöht er die Lebensqualität oder führt er nur zu Elend und Krankheit? Dazu habe ich zwei Menschen eingeladen, die sehr unterschiedliche Ansichten vertreten und die ich an dieser Stelle herzlich begrüßen darf. Zum einen Frau M., die die Ansicht vertritt, dass der Konsum von Drogen großen Schaden anrichtet, zum anderen Herrn P., der der Ansicht ist, dass der Konsum von Drogen durchaus positiv zu betrachten ist.

Die beiden „Kontrahenten" sind danach aufgefordert, jeweils ihren Standpunkt zu vertreten und darüber in eine Diskussion zu gelangen. Die auf der Flipchart aufgelisteten Argumente können dabei zur Hilfe genommen werden. Die übrigen Teilnehmer haben als Zuschauer lediglich die Aufgabe, die Diskussion zu verfolgen. Der Leiter moderiert die Diskussion für einige Minuten, bis er es für angebracht hält, diese zu beenden. Sollte einer der Protagonisten während der Diskussion Schwierigkeiten in seiner Rolle bekommen und z. B. keine Argumente mehr für seinen Standpunkt finden können, so kann dieser durch ein anderes Gruppenmitglied aus dem Zuschauerkreis ersetzt oder unterstützt werden. Der Leiter bedankt sich nach der Diskussion abschließend bei den beiden Protagonisten und den Zuschauern und entlässt alle aus ihren zuvor eingenommenen Rollen.

6. Handlungsschritt: Auswertung des szenischen Spiels

Die Auswertung des szenischen Spiels erfolgt in folgenden Schritten:
1. Die Protagonisten geben eine Rückmeldung dazu, wie sie sich in ihren Rollen gefühlt haben und was ihnen im Laufe des szenischen Spiels aufgefallen ist.
2. Danach gibt es Rückmeldungen der Zuschauer zu dem Erlebten, wobei der Fokus einerseits auf den Beobachtungen des Geschehens, andererseits auf der Eigenresonanz, d.h. den persönlichen Empfin-

dungen und Stimmungen, liegt, die durch die Diskussion ausgelöst wurden. Leitfragen können dabei sein:

> Was ist Ihnen am Verlauf der Diskussion aufgefallen? Wie haben die Protagonisten auf Sie gewirkt? Welche Position wurde überzeugender vertreten? Welche Argumente haben Sie persönlich überzeugt? Wo gab es argumentative Schwierigkeiten? Welchem Protagonisten standen Sie gefühlsmäßig näher? Was hat die Diskussion bei Ihnen ausgelöst?

7. Handlungsschritt: Auswertung und Klärung persönlicher Standpunkte

Angestoßen durch das szenische Spiel werden in diesem Schritt Selbsteinschätzungen der Teilnehmer hinsichtlich der eigenen argumentativen Überzeugungskraft sowie der derzeitigen Ausprägung von Ambivalenzen ins Gespräch gebracht. Der Leiter sollte an dieser Stelle die Zeitperspektive einbringen und darauf hinweisen, dass die Argumente für den Drogenkonsum tendenziell auf kurzfristige Vorteile ausgerichtet sind, während die Argumente für die Drogenfreiheit eher auf langfristige Vorteile abheben. Daran anschließend kann mit den Teilnehmern der Frage nach den Abstinenzzielen nachgegangen werden, die persönlich verfolgt werden. Leitfrage wäre dabei:

> Auf welche Substanzen wollen Sie im Hinblick auf welchen kommenden Zeitraum verzichten?

8. Handlungsschritt: Abschluss- und Rückmelderunde

Die Rückmelde- und Befindlichkeitsrunde dient der Resonanz der Teilnehmer auf die aktuelle Gruppensitzung. Dabei liegt der Fokus einerseits auf der inhaltlichen Auseinandersetzung und kognitiven Resonanz, andererseits auch auf der Expression der emotionalen Resonanz, der Stimmungen und Befindlichkeiten in Bezug auf das jeweilige Thema.

Leitfragen sind dabei z. B.

> War das Thema „Ambivalenzen – die Vor- und Nachteile der Drogenfreiheit" in irgendeiner Weise bedeutsam für Sie? Haben Sie etwas gelernt bzw. erkannt? Wie ging es Ihnen heute während der Gruppensitzung? Wie haben Sie sich erlebt? Mit welcher Stimmung gehen Sie nun aus der Gruppe?

Der Leiter gibt der Gruppe eine kurze Rückmeldung zum Gruppenprozess, der Arbeitsatmosphäre sowie zu seinem eigenen Erleben.

Das Handout BM 5 wird an die Teilnehmer ausgeteilt. Das Arbeitsblatt BM 5.1 (Die Vor- und Nachteile von Drogenkonsum und Drogenfreiheit) findet sich nochmals als Vorlage im Handout und kann bei Bedarf von den einzelnen Teilnehmern zur Nachbearbeitung der Modulinhalte zu Hause genutzt werden.

Im Bewertungsbogen (Teilnehmermappe) zeichnet der Leiter die Teilnahme ab. Die Teilnehmer bewerten das Modul.

4.5.4 Anmerkungen und Praxiserfahrung

- Das Thema „Ambivalenzen" sollte nicht allein auf der rein kognitiven Ebene bearbeitet werden. Daher ist das Modul in drei Schritten angelegt und es wird nicht bei dem Ausfüllen der Fragebögen und einer anschließenden Diskussion stehen geblieben. Durch den Einsatz des szenischen Spiels wird eine erlebnisorientierte und emotional vertiefende Qualität erreicht.
- Die Vertiefung des Themas mithilfe des szenischen Spiels erfordert eine gewisse Stabilität von den Teilnehmern. Erfahrungsgemäß kann es zu stärkeren emotionalen Resonanzen kommen.
- Die Methode der Fernsehdiskussion kann vor dem Hintergrund von Entwicklungen in der Musikkultur (Hip-Hop, Rap, TV-Formate wie „Voice of Germany") auch als „Battle" vermittelt werden.
- Die „angeleitete Zeitreise" empfinden viele Teilnehmer als hilfreich beim Ausfüllen des Vier-Felder-Schemas, da dieses Schema als recht kompliziert und irritierend wahrgenommen wird.
- Für die Teilnehmer ist es hilfreich, dass der Leiter der Gruppe die effektiven und kurzfristigen Vorteile des Drogenkonsums wahrnimmt und wertschätzt („Drogen bieten erstmal gute Effekte"). Psychoaktive Substanzen, die nicht schnell bzw. zeitnah wirken, sind nicht als Suchtmittel geeignet. Es gilt, nicht dabei zu verweilen, sondern durch die Einbeziehung einer längerfristigen Perspektive („Was folgt aus dem Drogenkonsum in der nächsten Zeit?") die Abstinenzmotivation der Teilnehmer zu stärken. Die Annahme vieler Patienten, dass Mitarbeiter in der Drogenhilfe und Suchtmedizin generell den Drogen keine positiven Aspekte zuschreiben, muss aufgelöst werden, um somit eine Polarisierung in der Auseinandersetzung zu vermeiden und letztendlich zu vermeiden, die „Konsumseite" zu stärken.

- Ambivalenzphänomene werden zumeist symbolisch als „Waage-Modell" dargestellt (Miller & Rollnick, 2004; Körkel & Schindler, 2003), was durchaus der Anschaulichkeit dieser Phänomene dienen kann. Patienten bemühen hinsichtlich ihrer inneren Ambivalenzkonflikte gerne das Bild vom „Teufel und Engel", welche auf jeweils einer der Schultern sitzen.

- Die Einnahme polarisierender Rollen im szenischen Spiel ist hilfreich, um die inneren Ambivalenzkonflikte, welche in Phasen des Drogenverlangens auftauchen, nach außen zu fördern und dadurch verständlich werden zu lassen.

4.6 Basismodul 6: Strategien für den Umgang mit Drogenverlangen

Einführung

In diesem Modul wird das Erleben von Drogenverlangen (Suchtdruck) auf der leiblichen, emotionalen, kognitiven und Verhaltensebene in seiner unterschiedlichen Ausprägung bewusst gemacht. Die Verständigung über den Begriff „Suchtdruck" bietet die Möglichkeit differenzierter Selbstwahrnehmung und erhöht die Achtsamkeit für das Geschehen vor Rückfällen. Über den Austausch individueller Erfahrungen werden Strategien entwickelt, aufkommendem Drogenverlangen angemessen zu begegnen. Diese Strategien werden hinsichtlich ihrer Effektivität eingeordnet und persönlich gewichtet. Mithilfe des *Staubsauger-Modells* werden Phänomene des Drogenverlangens mit Bewältigungsstrategien anschaulich verknüpft. Die Teilnehmer werden angeregt, ihre Wahrnehmung für Drogenverlangen in der Praxis zu überprüfen und Bewältigungsstrategien im Umgang mit Drogenverlangen im Alltag zu üben. Das *Wellen-Modell*, welches die Kurzzeitigkeit von Phänomenen des Suchtdrucks verdeutlicht sowie das *Modell der kleinen Schritte*, das eine Strategie in Krisenzeiten anschaulich vermittelt, werden zum Abschluss des Moduls vorgestellt und haben einen entlastenden und Zuversicht vermittelnden Charakter.

Ziele

Die Teilnehmer sollen
- für Drogenverlangen in seinen unterschiedlichen Ausprägungen sensibilisiert werden,
- erkennen, dass die Selbstwahrnehmung und ein funktionierendes Warnsystem Voraussetzung für notwendige Strategien zur Rückfallvermeidung sind,
- verschiedene Möglichkeiten des Umgangs mit Drogenverlangen (Copingstrategien) erarbeiten und für sich überprüfen (Staubsauger-Modell),
- erkennen, dass Suchtdruck ein oftmals zeitlich begrenztes Phänomen ist und einfache Strategien zum Umgang mit Drogenverlangen vielfach effektiv sein können (Wellen-Modell),
- ein Profil der eigenen Bewältigungsstrategien zeichnen können und eigene Stärken und Schwächen identifizieren,
- wissen, dass in schwierigen Situationen bzw. krisenhaften Zeiten die zeitliche Zielperspektive reduziert werden sollte (Modell der kleinen Schritte),
- motiviert werden, ihre Wahrnehmung für schwierige Situationen zu schärfen und Bewältigungsstrategien im Alltag zu üben,
- dafür gewonnen werden, dass sie mit ihren Strategien in vielen Fällen dem Drogenverlangen angemessen begegnen können und so in ihrer Selbstwirksamkeitserwartung (SWE) und Zuversicht gestärkt werden.

Materialien

Materialien für die Gruppenleitung (vgl. CD-ROM):
- Arbeitsblatt BM 6.1: Ausprägung des Drogenverlangens
- Arbeitsblatt BM 6.2: Ausprägung des Drogenverlangens – Teilnehmerantworten
- Arbeitsblatt BM 6.3: Ausprägung des Drogenverlangens – Intensivierung
- Arbeitsblatt BM 6.4: Bewältigungsstrategien – Teilnehmerantworten
- Arbeitsblatt BM 6.5: Staubsauger-Modell
- Arbeitsblatt BM 6.6: Wellen-Modell
- Arbeitsblatt BM 6.7: Modell der kleinen Schritte – Drogen

Materialien für die Teilnehmer (vgl. CD-ROM):
- Arbeitsblatt BM 6.1: Ausprägung des Drogenverlangens (in zweifacher Ausfertigung für die Kleingruppenarbeit)
- Handout BM 6

Sonstige Arbeitsmaterialien:
- Flipchart, Moderationsstifte
- Handstaubsauger, Wattekugeln

4.6.1 Theoretischer Hintergrund

Ausprägung des Drogenverlangens

Drogenverlangen ist ein normales Phänomen bei Drogenabhängigkeit. Es kommt in unterschiedlicher Intensität auf und wird individuell verschieden erlebt. Hinter dem in der Patientengruppe weit verbreiteten Begriff „Suchtdruck" verbergen sich auf Nachfrage hin die unterschiedlichsten Formen des Erlebens und der Vorstellungen. Zumeist werden mit Suchtdruck extreme Formen des Drogenverlangens verbunden. Die Sensibilität für gering ausgeprägtes Drogenverlangen ist bei den Patienten weniger vorhanden. Daher ist es sinnvoll, sich mit den Teilnehmern um ein gemeinsames Verständnis des Begriffes „Suchtdruck" zu bemühen bzw. sie für die unterschiedlichen Ausprägungen des Drogenverlangens zu sensibilisieren (gedankliche, emotionale, somatische sowie Verhaltensebene) und deren unterschiedliche Intensität zu betonen. Diese emotional-kognitive Differenzierungsarbeit (Petzold, 2003) dient der Erhöhung einer differenzierten Wahrnehmung von Drogenverlangen. Sowohl die zum Konstrukt „Drogenverlangen" gewonnenen Erkenntnisse und ausgearbeiteten Konzepte (Grüsser et al., 1999; Grüsser-Sinopoli, 2006) als auch das in diesem Zusammenhang diskutierte „Suchtgedächtnis" (Böning, 1994) sind in der Fachöffentlichkeit umstritten und werden kontrovers diskutiert.

Bewältigungsstrategien

In Anlehnung an das Wortspiel „Und führe uns in der Versuchung" müssen drogenabhängige Menschen Kompetenzen erwerben, um mit Drogenverlangen umzugehen und diesem zu widerstehen. Diese werden in Verbindung mit Stressbewältigung auch als „Copingstrategien" bezeichnet. Es wird zwischen adaptiven und maladaptiven bzw. zwischen funktionalen und dysfunktionalen Copingstrategien unterschieden (Lazarus, 1991; Lyons, 2004; Krapp & Weidenmann, 2006). Viele Patienten setzen sich nicht gezielt mit ihren Bewältigungsstrategien im Umgang mit Drogenverlangen auseinander und sind sich nur weniger Strategien bewusst. Entsprechend ihrer oftmals gering ausgeprägten Antizipationsfähigkeit scheinen sie auf Drogenverlangen eher intuitiv und spontan zu reagieren. Analog zur individuellen Ausprägung des Drogenverlangens sind auch Bewältigungsstrategien unterschiedlich stark wirksam. Aus den Praxiserfahrungen lassen sich vier zentrale Strategien ableiten:

- die Situation verändern bzw. verlassen,
- Ablenkung suchen,
- ansprechen von Drogenverlangen und Kontaktaufnahme zu anderen Menschen,
- das Drogenverlangen aushalten bzw. diesem widerstehen.

Das Bewusstmachen von Bewältigungsstrategien, die lösungsorientierte Herangehensweise zur Identifizierung von erfolgreichen Verhaltensweisen, die Motivierung zur Erprobung und Einübung von Strategien im Umgang mit Drogenverlangen sowie die Erhöhung der Zuversicht bzw. Selbstwirksamkeitserwartung bei drogenabhängigen Menschen sind relevante rückfallprophylaktische Ansatzpunkte (Kap. 2.3.1).

Anschauungsmodelle

Bei der Durchführung dieses Moduls werden mehrere Modelle eingesetzt, deren jeweiliger theoretischer Hintergrund im Folgenden beschrieben wird.

Das Staubsauger-Modell

Strategien zum Umgang mit Suchtdruck unterscheiden sich nach Effektivität und Reichweite und müssen der Intensität des Suchtdrucks angepasst werden. Das Motto sollte lauten: „Die richtige Strategie zum richtigen Zeitpunkt". Das Staubsauger-Modell stellt die Verbindung zwischen dem Suchtdruck und den Bewältigungsstrategien her (Arbeitsblatt BM 6.5). Der Staubsauger als „Quelle des Verlangens" übt auf die Wattekugeln, welche die Patienten symbolisieren sollen, eine Sogwirkung aus, die umso stärker wird, je näher man an den Staubsauger heran gerät. Strategien gegen den Suchtdruck führen zu einer Entfernung von der Quelle des Soges. Je weiter man davon entfernt ist, desto leichter fällt es, sich von der „Quelle des Verlangens" fernzuhalten. Je näher man kommt, desto größere Anstrengungen bzw. effektivere Strategien werden benötigt, um nicht in Gefahr zu geraten, eingesogen zu werden. Es gibt in diesem Bild eine Zone, in der Strategien zur Gegensteuerung nicht mehr wirksam helfen können und es zu einer automatischen irreversiblen Bewegung in Richtung Rückfall kommt. Dies symbolisiert, dass derjenige, der zu unvorsichtig ist und Warnzeichen nicht wahrnimmt, in Situationen geraten kann, in denen Selbststeuerung und Kontrollfähigkeit nur noch eingeschränkt bzw. nicht mehr funktionieren. Gleichzeitig regt das Modell an, die gemeinsam erarbeiteten Bewältigungsstrategien in der Praxis einzuüben, was die Selbstwirksamkeitserwartung (Bandura, 1997) der Patienten stärken kann.

Das Wellen-Modell

Sowohl Erfahrungen aus der Behandlungspraxis als auch Untersuchungen zu Drogenverlangen bzw. zu dem in der Suchtforschung verwendeten Begriff „Craving" (Fengler, 2002; Tretter, 2000) weisen darauf hin, dass Suchtdruck zumeist „wellenförmig" wahrgenommen wird und zumeist nur einige wenige Minuten andauert (Arbeitsblatt BM 6.6). Das Wellen-Modell vermittelt die zeitliche Begrenztheit von Phänomenen des Drogenverlangens. Analog zu den Erfahrungen mit einer starken Brandung am Meer, vermittelt das Bild die Notwendigkeit, den aufkommenden Suchtdruck wahrzunehmen und eine Strategie zum „darunter hinwegtauchen" auszuführen, um somit die Welle unbeschadet zu überstehen. Die Einsicht, dass einfache und wenig aufwändige Methoden vielfach sehr effektiv sein können, soll zur Entlastung und zur Erhöhung der Selbstwirksamkeit bei den Teilnehmern beitragen.

Das Modell der kleinen Schritte

Das Modell der kleinen Schritte vermittelt eine hilfreiche Technik zur Überwindung von „Schwächephasen" bzw. zur Entlastung in Zeiten starker Belastungen und Krisen. Das Erreichen langfristiger Ziele erfordert Geduld, Ausdauer und längerfristige Motivation. Dabei ist es wichtig, sich Teilziele zu setzen, die erreichbar scheinen (Arbeitsblatt BM 6.7). Das Ziel einer lebenslangen abstinenten Lebensführung stellt für manche drogenabhängige Menschen ein durchaus erstrebenswertes, aber nicht überschaubares Ziel dar und kann zu Motivationsproblemen führen. Gerade jüngere Patienten bedürfen einer kurzzeitigen, erreichbaren Zielperspektive und der ständigen Motivierung durch Teilerfolge. Zu langfristige Perspektiven und positive Effekte, die zu weit entfernt sind, haben eher demotivierenden Charakter. Als Analogie kann hier das Joggen oder der Marathonlauf herangezogen werden.

4.6.2 Fragestellungen und Thesen

Für das BM 6 sind die im unten stehenden Kasten dargelegten Fragen und Thesen handlungsleitend.

4.6.3 Durchführung

Die Durchführung des BM 6 erfolgt in zehn Handlungsschritten.

1. Handlungsschritt: Begrüßung, Abklärung der Arbeitsfähigkeit und Rückschau

Der Leiter begrüßt die anwesenden Teilnehmer und überprüft die Arbeitsfähigkeit der Gruppe. Danach erfolgt eine kurze gemeinsame Rückschau auf die letzte Einheit unter folgenden Fragestellungen:

Fragestellungen		Thesen
Ist das Drogenverlangen immer gleich stark? Wie lange hält Drogenverlangen an?	→	Nein. Drogenverlangen kann unterschiedlich stark auftreten und ist zumeist ein zeitlich begrenztes Phänomen – es erstreckt sich in der Regel über weniger als 20 Minuten.
Gibt es wirkungsvolle Strategien im Umgang mit Drogenverlangen? Und wenn ja, welche?	→	Es gibt wirkungsvolle Strategien für den Umgang mit Drogenverlangen und in rückfallrelevanten Situationen. Diese müssen individuell erarbeitet und eingeübt werden.
Deuten sich Rückfälle an? Woran kann ich sie frühzeitig erkennen?	→	Rückfälle fallen nicht „vom Himmel", sondern kündigen sich meistens an. Daher ist Achtsamkeit eine wichtige Voraussetzung, um angemessen zu reagieren.
Kann man Drogenverlangen vermeiden? Ist aufkommendes Drogenverlangen normal?	→	Drogenverlangen ist ein natürliches und zu erwartendes Phänomen beim Herauswachsen aus der Drogenabhängigkeit.
Was sollte man in Zeiten mit starkem Drogenverlangen beachten?	→	In krisenhaften und schwierigen Phasen mit starkem Suchtdruck sollte die Zielperspektive in Bezug auf die Drogenfreiheit zeitlich überschaubar sein.

> Was ist Ihnen persönlich aus der letzten Sitzung im Gedächtnis geblieben? Was war Ihnen persönlich wichtig? Welche Erkenntnisse haben Sie gewonnen? Was ist Ihnen noch nachgegangen, hat nachgewirkt?

Diese Wiederholung führt zur Verfestigung der zuletzt behandelten Lerninhalte und gibt dem Leiter Hinweise auf die Lerneffekte.

2. Handlungsschritt: Einführung

Danach findet eine kurze inhaltliche Einführung in das Basismodul 6: *Strategien für den Umgang mit Drogenverlangen* statt.

> Drogenverlangen oder – die meisten von Ihnen sagen „Suchtdruck" – ist etwas, was zur Drogenabhängigkeit dazugehört und ganz natürlich ist. Gerade in den ersten Monaten nach Beendigung des Drogenkonsums berichten viele von inneren Kämpfen mit dem Drogenverlangen. Unter „Suchtdruck" versteht aber jeder etwas anderes, sodass wir uns in dieser Sitzung darüber verständigen sollten, was die einzelnen Teilnehmer darunter verstehen und inwiefern Suchtdruck unterschiedlich ausgeprägt sein kann. Darüber hinaus werden wir uns mit der zentralen Frage beschäftigen, wie denn mit Suchtdruck umzugehen ist und welche Strategien zur Verfügung stehen, um dem Drogenverlangen nicht nachzugeben. Dazu werden wir die Erfahrungen aller Teilnehmer nutzen. Des Weiteren werde ich Ihnen einige Modelle vorstellen, die Ihnen beim Umgang mit Suchtdruck hilfreich sein können und die das Drogenverlangen in seinen Ausprägungen verständlich machen.

3. Handlungsschritt: Erfahrungsaustausch zum Erleben von Suchtdruck

Die Gruppe wird in zwei Kleingruppen zu je vier Teilnehmern aufgeteilt und jeder Gruppe ein Arbeitsblatt zum „Drogenverlangen" (Arbeitsblatt BM 6.1) ausgehändigt. Jede Gruppe hat nun 15 Minuten Zeit, um sich über das Erleben und die Ausprägung von Suchtdruck auszutauschen und die Ergebnisse in die vier Antwortkategorien auf dem Arbeitsblatt einzuordnen. Leitfragen sind dabei: „Wie erlebe ich Suchtdruck?", „Wo spüre ich ihn?" und „Woran mache ich Drogenverlangen fest?"

4. Handlungsschritt: Zusammentragen der Ergebnisse

Die Ergebnisse der Kleingruppen werden in der Gesamtgruppe zusammengetragen und vom Leiter auf der Flipchart den vier Antwortkategorien zugeordnet (Arbeitsblatt BM 6.2). Anschließend macht der Leiter deutlich, dass es auf jeder der vier Ebenen leichte, mittlere und schwere Phänomene des Suchtdrucks geben kann, also eine unterschiedliche Intensität möglich ist (horizontale Intensivierung). Dies wird durch einen horizontalen Pfeil markiert, den der Leiter auf der Flipchart einfügt (Arbeitsblatt BM 6.3).

Zudem wird vermittelt, dass es auch von der kognitiven Ebene über die emotionale Ebene und körperliche Ebene bis hin zur Verhaltensebene zu einer Intensivierung des Drogenverlangens kommen kann (vertikale Intensivierung). Diese Intensivierung wird vom Leiter durch einen vertikalen Pfeil auf der Flipchart illustriert (Arbeitsblatt BM 6.3).

5. Handlungsschritt: Zusammentragen von Strategien zum Umgang mit Drogenverlangen

Im nächsten Schritt werden vom Leiter durch Zuruf der Teilnehmer Strategien an der Flipchart notiert, die helfen können, mit Suchtdruck umzugehen. Die Sammlung der Antworten wird mit der Gewichtung der Strategien hinsichtlich ihrer Effektivität und Reichweite abgeschlossen (Arbeitsblatt BM 6.4). Leitfrage hierbei ist:

> Was sind aus Ihrer Sicht und Ihrer Erfahrung die wirksamsten Strategien (Hauptstrategien) zum Umgang mit Drogenverlangen?

6. Handlungsschritt: Erarbeitung eines individuellen Bewältigungspotenzials

Die Teilnehmer schätzen nunmehr – ausgehend von ihren Erfahrungen – ihr persönliches Bewältigungspotenzial ein. Leitfragen sind hierbei:

> Welche Strategien haben mir bisher geholfen mit Suchtdruck umzugehen? Welche haben funktioniert? Welche beherrsche ich gut? Welche sind mir wichtig? Welche stehen mir hingegen kaum oder gar nicht zur Verfügung? Welche Strategien sollte ich noch trainieren bzw. erwerben?

7. Handlungsschritt: Verknüpfung von Drogenverlangen und Bewältigungsstrategien anhand des „Staubsauger-Modells"

Der Leiter legt einen Handstaubsauger und ein paar Wattekugeln in die Mitte des Gruppenraums und fordert die Teilnehmer auf, zu überlegen, was diese beiden Dinge mit dem bisherigen Thema „Suchtdruck und Bewältigungsstrategien" zu tun haben könnten. Hierbei werden die Teilnehmer angeregt, mit dem Staubsauger und der Watte zu experimentieren und diese Dinge auszuprobieren. Freie Assoziationen sind erwünscht und werden vom Leiter positiv verstärkt. Im Anschluss daran erklärt der Leiter das Staubsauger-Modell (Arbeitsblatt BM 6.5, vgl. Abb. 16).

> Ihre Assoziationen sind alle recht interessant und einige Ideen kommen dem schon recht nahe, was wir mit diesem Modell verdeutlichen wollen. Das Staubsauger-Modell soll ein wenig das Kräftespiel verdeutlichen, welches sich in der Zeit von Rückfallgefahren abspielt. Da ist zum einen der Handstaubsauger, der den Suchtdruck verkörpert und einen Sog in unterschiedlicher Intensität auf die Wattekugeln ausübt. Da sind zum anderen die Wattekugeln, welche den drogenabhängigen Menschen symbolisieren. Dieser ist gefährdet, dem Sog nicht widerstehen zu können, je näher er an den Staubsauger heran gerät. Je weiter er entfernt ist, desto einfacher ist es, die Distanz zum Staubsauger zu erhöhen, was dafür steht, dass leichter Suchtdruck durch einfache Strategien zu regulieren ist. Je näher man jedoch an die Quelle des Sogs heran gerät, desto effektivere und stärkere Anstrengungen muss man unternehmen, um sich davon wieder zu entfernen. Das heißt übertragen auf Ihre Situation: Die richtige Strategie zum richtigen Zeitpunkt bzw. passend zur Stärke des Suchtdrucks. Wenn Sie, wie gerade getan, mit dem Staubsauger und den Wattekugeln etwas experimentieren, wird Ihnen aufgefallen sein, dass ab einer bestimmten Nähe der Wattekugeln zu dem Staubsauger, die Wattekugeln eingesogen werden, ohne dass es ein Zurück geben kann. Damit wird sozusagen eine rote Linie überschritten (s. Abb. 16). Überträgt man dies auf unser Thema so steht dieses Phänomen für die Situationen, in welchen Sie Warnzeichen ignoriert haben und es Ihnen nicht mehr gelingt, dem Rückfall entgegenzusteuern. Manche von Ihnen berichten dann davon, „wie ferngesteuert gewesen zu sein". Das Modell soll Ihnen nahebringen, dass sich im Vorfeld von Rückfällen bei entsprechender Achtsamkeit und mit Übung durchaus viele Möglichkeiten ergeben können, Strategien zur Rückfallvermeidung erfolgreich anzuwenden. Dies kann Ihr Selbstvertrauen stärken, diese Situation zu meistern.

Im Anschluss werden Nachfragen zur Verständlichkeit des Modells ermöglicht und die Teilnehmer zur Überprüfung des Modells an der eigenen Realität angeregt. Der Leiter sollte die Zuversicht vermitteln, dass man – unter der Voraussetzung von guter Motivation und Training – dem Drogenverlangen angemessen begegnen und damit die Erhöhung der Selbstwirksamkeitserwartung bei den Teilnehmern unterstützen kann. Leitfragen sind:

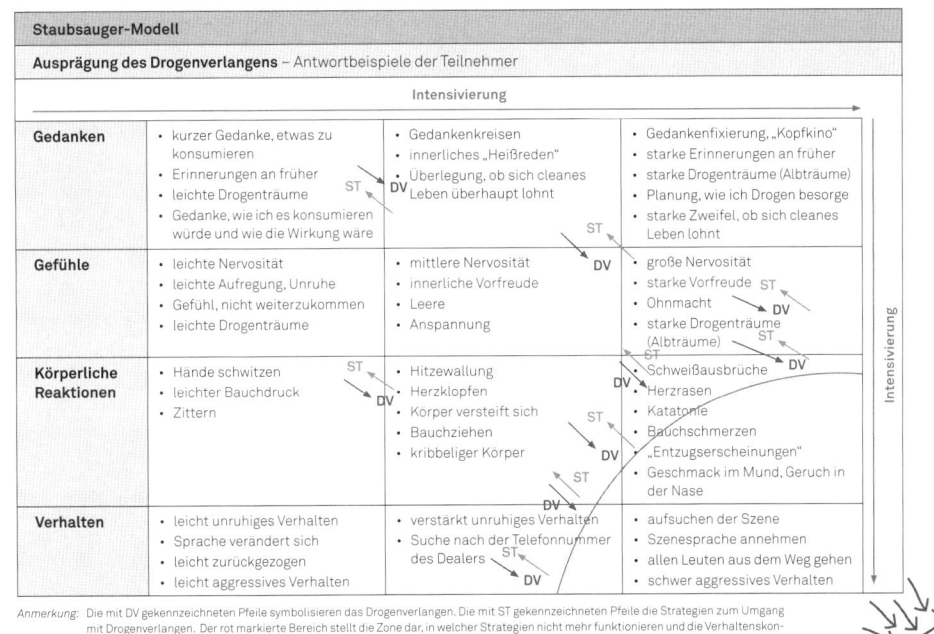

Abbildung 16:
Arbeitsblatt BM 6.5:
Staubsauger-Modell

> Welche Strategien haben Ihrer Erfahrung nach schon funktioniert? Bei welchen Gelegenheiten werden Sie die hier erarbeiteten Strategien einsetzen bzw. ausprobieren und trainieren können?

8. Handlungsschritt: Vorstellung des „Wellen-Modells"

Einleitend erfragt der Leiter, welche Erfahrungen die Teilnehmer hinsichtlich der zeitlichen Dauer von Suchtdruck besitzen. Zumeist geben die Patienten Zeiträume von einigen Minuten an. Es werden eher selten Erfahrungen genannt, bei denen Suchtdruck über mehrere Stunden oder gar Tage wahrgenommen wurde. Diese Phänomene erscheinen zumeist verbunden mit akuten Entgiftungsphasen bzw. bei Vorliegen grundsätzlicher, schwerwiegender Probleme.

Die Kenntnis aus der Suchtforschung, dass das Drogenverlangen zumeist ein kurzzeitiges Phänomen darstellt, wird den Teilnehmern vermittelt, indem der Leiter das „Wellen-Modell" (Arbeitsblatt BM 6.6) vorstellt.

> Auch die Suchtforschung ist der Frage nachgegangen, wie lange Phänomene von Suchtdruck durchschnittlich anhalten, und ist dabei zu einem Ergebnis gelangt, das Ihren Erfahrungen nahekommt. Das Wellen-Modell soll Ihnen verdeutlichen, dass Suchtdruck in den meisten Fällen wellenförmig erlebt wird und zumeist weniger als 20 Minuten anhält. Wer von Ihnen schon einmal bei starker Brandung im Meer war, wird wissen, was bei hohem Wellengang zu tun ist. Analog zu den Erfahrungen mit einer starken Brandung am Meer vermittelt das Bild die Notwendigkeit, den aufkommenden Suchtdruck wahrzunehmen und eine Strategie zum „darunter hinwegtauchen" auszuführen, um somit die Welle unbeschadet zu überstehen. Die Einsicht, dass einfache und wenig aufwändige Methoden vielfach sehr effektiv sind, könnte Sie entlasten und Sie zuversichtlich stimmen, dass Sie dem Suchtdruck nicht hilflos ausgeliefert sind, sondern ihm durchaus entgegensteuern können.

Im Anschluss werden Nachfragen zur Verständlichkeit des Modells ermöglicht.

9. Handlungsschritt: Vorstellung des „Modells der kleinen Schritte"

Die Vermittlung des Modells der kleinen Schritte wird eingeleitet, indem der Leiter die Teilnehmer fragt, welche Zeiträume sie sich vorgenommen haben, in denen sie keine Drogen mehr konsumieren wollen. Die Antworten der Teilnehmer reichen von „nie wieder im Leben" bis zu dem bekannten Prinzip der Selbsthilfegruppen der Anonymen Alkoholiker (AA) „nur heute nicht" und werden vom Leiter an der Flipchart notiert. Weitere nicht genannte Möglichkeiten werden vom Leiter ergänzt (Arbeitsblatt BM 6.7, vgl. Abb. 17).

> Es gibt ein weiteres Modell, welches beim Umgang mit Suchtdruck wichtig sein kann und welches ich Ihnen zur Verfügung stellen möchte: das Modell der kleinen Schritte. Das Modell vermittelt eine hilfreiche Technik zur Überwindung von „Schwächephasen" bzw. zur Entlastung in Zeiten starker Belastungen und Krisen. Wie Sie aus eigener Erfahrung wissen, erfordert die Erreichung langfristiger Ziele Geduld, Ausdauer und längerfristige Motivation. Die Motivation unterliegt aber Schwankungen, und bei jedem längerfristigen Projekt gibt es Phasen, in denen es einem schwerfällt, das Projekt weiterzuverfolgen und nicht aufzuhören. Am besten kann ich Ihnen dies am Beispiel des Dau-

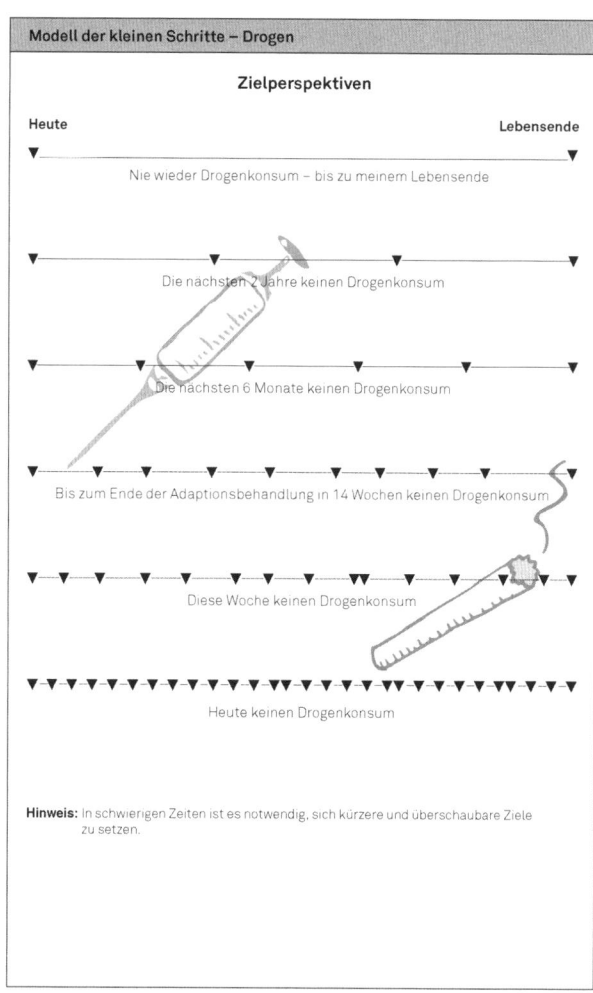

Abbildung 17: Arbeitsblatt BM 6.7: Modell der kleinen Schritte – Drogen

erlaufs bzw. des Marathons verdeutlichen. Wer von Ihnen schon mal Ausdauersport, z. B. Joggen, betrieben hat, wird einiges nachvollziehen können. Jeder erfahrene Dauerläufer teilt sich seine Strecke ein und setzt sich Teilziele. Dies hat mehrere positive Effekte. Zum einen führt das Erreichen von Teilzielen immer wieder zu Teilerfolgen, die ermutigen, motivieren und kenntlich machen, was ich schon erreicht habe bzw. welche Strecke ich schon zurückgelegt habe. Zum anderen sind Ziele leichter zu erreichen, die überschaubar sind. Zudem kennt jeder Läufer bei einem längeren Lauf Phasen, in denen es schwerfällt, weiterzulaufen und durchzuhalten. Übertragen auf den Versuch, drogenfrei zu leben, bedeutet dies: Das erstrebenswerte Ziel einer lebenslangen abstinenten Lebensführung stellt ein ebenso langes wie nicht überschaubares Ziel dar und kann zu Motivationsproblemen führen. Daher möchte ich Ihnen nahelegen, sich neben diesem übergeordneten Ziel überschaubare Zeiträume als Ziele vorzunehmen und in schwierigen Zeiten, in welchen ihre Abstinenzmotivation geringer oder das Drogenverlangen größer ist, die Zeiten zu verkürzen.

Im Anschluss werden Nachfragen zur Verständlichkeit des Modells ermöglicht und die Teilnehmer zur Überprüfung des Modells an der eigenen Realität angeregt.

10. Handlungsschritt: Abschluss- und Rückmelderunde

Die Rückmelde- und Befindlichkeitsrunde dient der Resonanz der Teilnehmer auf die aktuelle Gruppensitzung. Dabei liegt der Fokus einerseits auf der inhaltlichen Auseinandersetzung und kognitiven Resonanz, andererseits auch auf der Expression der emotionalen Resonanz, der Stimmungen und Befindlichkeiten in Bezug auf das jeweilige Thema. Leitfragen sind dabei z. B.:

War das Thema „Strategien im Umgang mit Drogenverlangen" in irgendeiner Weise bedeutsam für Sie? Haben Sie etwas gelernt bzw. erkannt? Wie ging es Ihnen heute während der Gruppensitzung? Wie haben Sie sich erlebt? Mit welcher Stimmung gehen Sie nun aus der Gruppe?"

Der Leiter gibt der Gruppe eine kurze Rückmeldung zum Gruppenprozess, der Arbeitsatmosphäre sowie zu seinem eigenen Erleben.

Das Handout BM 6 wird ausgeteilt. Darin finden sich zum einen das Arbeitsblatt BM 6.1 (Ausprägung des Drogenverlangens) nochmals als Vorlage für die Teilnehmer sowie zum anderen ein Fragebogen zu Strategien im Umgang mit „Suchtdruck"/Drogenverlangen, der zu Hause in Einzelarbeit bearbeitet werden kann. Der Hinweis darauf sollte mit der Anregung versehen werden, diese Aufgaben möglichst zeitnah in Einzelarbeit zu bearbeiten und mögliche Rückfragen hierzu zu Beginn der nächsten Sitzung zu stellen.

Auf dem Bewertungsbogen (Teilnehmermappe) zeichnet der Leiter die Teilnahme ab. Die Teilnehmer bewerten das Modul.

4.6.4 Anmerkungen und Praxiserfahrung

- Für die Teilnehmer ist es entlastend, zu erfahren, dass Suchtdruck ein normales Phänomen ist, das alle Abhängigen kennen, welches keine Angst auslösen muss und das keine Aussage über eine geringe Abstinenzmotivation zulässt.
- Viele Teilnehmer machen sich überraschend wenige Gedanken zu ihren Bewältigungsstrategien und sind beim Zusammentragen der Kleingruppenergebnisse erstaunt, wie viele Strategien zur Rückfallvermeidung im Grundsatz zur Verfügung stehen können.
- Extrem wirksame Strategien, wie z. B. das Verlassen einer rückfallgefährdenden Situation, stehen einigen Patienten nicht in ausreichendem Maße zur Verfügung.
- Die Vermittlung der zeitlichen Begrenztheit von Suchtdruck-Phänomenen trägt zur Entlastung der Patienten bei und stärkt die Zuversicht, Drogenverlangen unbeschadet überstehen zu können.
- Die verwendeten Modelle kommen bei den Teilnehmern gut an, da sie anschaulich Zusammenhänge zwischen Drogenverlangen und Bewältigungsstrategien vermitteln und leicht erinnerbar sind.
- Einige wenige Patienten berichten darüber, dass sie über Tage Suchtdruck hatten und eine „Welle" der anderen folgte. Bei diesen Patienten scheinen grundlegende Probleme bzw. eine langfristige Kumulation von Belastungsfaktoren vorzuliegen, was auf die Notwendigkeit weiterführender therapeutischer Hilfen verweist. Hier dürften die kurzfristigen Strategien zu keiner grundsätzlichen Entlastung führen.
- Das Behandlungsprogramm ist nicht explizit darauf angelegt, bei den Teilnehmern in den Gruppensitzungen Suchtdruck zu erzeugen. Aufgrund der Strukturierung, der Auswahl der Methoden und der Fokussierung auf zentrale Themen zum Rückfallgeschehen kann es bei einzelnen Teilnehmern zum

aktuellen Erleben von Suchtdruck kommen. Der Leiter sollte dies aufgreifen und die Teilnehmer ermuntern, dies direkt mitzuteilen. Zudem sollte der Leiter in solchen Situationen therapeutisch intervenieren und so modellhaftes Lernen fördern.
- Die Sammlung der Strategien zum Umgang mit Drogenverlangen bildet eine gute gemeinsame Reflexionsfolie für Behandler und Patienten hinsichtlich der Nachbesprechung von Situationen, in denen Patienten Suchtdruck erfolgreich bewältigt haben. Der Hinweis, dass diese Bewältigungsstrategien erprobt und trainiert werden müssen, sollte nicht fehlen.
- Die Bewältigungsstrategie des „Aushaltens" basiert auf einer Willensqualität, die mit einem „inneren Nein" bzw. einem Triebverzicht auf ein aktuelles Bedürfnis reagiert. „Aushalten" ist im Gegensatz zu Strategien wie „Situation verändern", „Ablenkung" oder „Ansprechen" eine passive Bewältigungsstrategie, die eine „mittlere Reichweite" besitzt und im Einzelfall weiterer aktiver Bewältigungsstrategien bedarf.
- Jede individuelle Strategie eines Patienten, die wirkt, ist eine „Hauptstrategie".
- Die in dem Staubsauger-Modell verwendete „rote Linie" – als Symbol der Grenze von einerseits wirksamen Bewältigungsstrategien im Umgang mit Suchtdruck und andererseits automatisierten nicht mehr steuerungsfähigen Handlungen – kann inhaltlich mit dem Risikofaktor „Konsumaufforderungen" aus BM 4 in Verbindung gebracht werden. Wenn sich Patienten zu einem zu frühen Zeitpunkt oder zu oft mit sozialen Situationen konfrontieren, die im Zusammenhang mit Drogenkonsum stehen, sich also zu früh oder zu oft an die „rote Linie" begeben, ist die Gefahr hoch, diese zu überschreiten.

4.7 Basismodul 7: Verhalten nach dem Rückfall – das Airbag-Modell

Einführung

In dieser Einheit werden an den bisherigen Suchtverläufen und Erfahrungen der Teilnehmer pathologisch fixierte Rückfallprozesse aufgedeckt und diesen Prozessen alternative Handlungskonzepte *(Airbag-Modell)* entgegengestellt. Die dazu notwendigen vorbereitenden Schritte werden in der Gruppe gemeinsam erarbeitet. Hemmnisse und Widerstände zur Inanspruchnahme von Hilfe in schwierigen krisenhaften Zeiten sollen verbalisiert und im Vorfeld reduziert werden.

Ziele

Die Teilnehmer sollen
- erkennen, dass ein Rückfallgeschehen ohne Vorbereitung eine gewisse Zwangsläufigkeit entwickeln kann,
- verstehen, dass Rückfälle nicht bagatellisiert, aber auch nicht dramatisiert werden müssen,
- mit dem Airbag-Modell vertraut gemacht werden,
- vermittelt bekommen, dass es Handlungsmöglichkeiten gibt, nicht in eine Rückfallspirale zu gelangen und zeitnah zu einer abstinenten Lebensführung zurückzukehren,
- erkennen, dass für die Unterbrechung einer malignen Rückfalldynamik oftmals das Heranziehen äußerer Hilfestellungen erforderlich ist,
- verstehen, dass es der Vorbereitung bedarf, um in krisenhaften Situationen angemessen zu reagieren,
- Zuversicht entwickeln, Rückfälle bewältigen zu können,
- angeregt werden, sich eine geeignete Vertrauensperson für den Fall eines Rückfalls zu suchen.

Materialien

Materialien für die Gruppenleitung (vgl. CD-ROM):
- Arbeitsblatt BM 7.1: Verhalten nach dem Rückfall
- Arbeitsblatt BM 7.2: Verhalten nach dem Rückfall – Teilnehmerantworten
- Arbeitsblatt BM 7.3: Vereinfachtes Schema zu „Rückfall" und „Ausrutscher"
- Arbeitsblatt BM 7.4: Airbag I – Strategie
- Arbeitsblatt BM 7.5: Airbag II – Eigenschaften der Vertrauensperson
- Arbeitsblatt BM 7.6: Airbag III – Konkrete Personen
- Arbeitsblatt BM 7.7: Airbag-Modell
- Arbeitsblatt BM 7.8: Zusammenfassung: Verhalten nach dem Rückfall
- Arbeitsblatt BM 7.9: Rückfallvariablen

Materialien für die Teilnehmer (vgl. CD-ROM):
- Arbeitsblatt BM 7.1: Verhalten nach dem Rückfall
- Handout BM 7

Sonstige Arbeitsmaterialien:
- Flipchart, Moderationsstifte
- Kugelschreiber für alle Teilnehmer

4.7.1 Theoretischer Hintergrund

Wurde Patienten im Zusammenhang mit dem Abstinenzparadigma in den Anfängen der Drogenhilfe bei einer Beschäftigung mit dem Rückfall oft eine unzureichende Motivationslage unterstellt, so hat die Lifespan-Developmental-Perspektive (Kap. 3.2) zu einem besseren Verständnis der Abhängigkeitsverläufe beigetragen. Rückfälle besitzen eine ausgesprochen hohe Dynamik. Sie lösen bei den Betroffenen, aber auch bei den Angehörigen und professionellen Helfern starke, zumeist negative Emotionen aus. Zudem kommt es, z. T. als eine Form der Bewältigungsstrategie, zu erhöhter Aktivität bei allen beteiligten Personengruppen. Wirken diese negativen Stimmungen gänzlich unreguliert, so kann man von „pathologisch fixierten Rückfallprozessen" sprechen. Ein vorab individuell entwickeltes Rückfallmanagement soll dem entgegenwirken.

Dieses Modul bezieht sich auf Theorien und Perspektiven zum Rückfallmanagement (Marlatt, 1985; Parks et al., 2001). Die Frage nach dem weiteren Vorgehen der Betroffenen nach einem erneuten Konsum von Drogen steht im Mittelpunkt der Betrachtung. Methoden bzw. Hilfsmittel wie „Rückfallverträge", „Rückfallkoffer", „Rückfallkarten" etc. wurden dafür entwickelt und mit unterschiedlichem Erfolg eingesetzt (Kap. 2.4.1). Werden Rückfälle von Betroffenen nicht verheimlicht und wird Hilfe von außen gesucht, so ergeben sich Möglichkeiten der Einflussnahme und der Rückfallbearbeitung, wobei Aspekte der Krisenintervention dabei eine bedeutsame Rolle spielen (Schnyder & Sauvant, 1993; Ortiz-Müller et al., 2010).

Aus der Behandlungspraxis und der Suchtforschung lassen sich Faktoren identifizieren, die das Rückfallgeschehen eher forcieren. Es sind aber auch Bedingungen auszumachen, die auf eine kurzzeitige Rückkehr zur Abstinenz begünstigend einwirken können. Zu letzteren gehören vor allem eine klare Abstinenzmotivation, ein geringer Abstinenzverletzungseffekt, eine realistische Selbstwirksamkeitserwartung sowie die Fähigkeit, sich zeitnah Hilfe und Unterstützung zu holen.

4.7.2 Fragestellungen und Thesen

Für das BM 7 sind die im unten stehenden Kasten dargelegten Fragen und Thesen handlungsleitend.

4.7.3 Durchführung

Die Durchführung des BM 7 erfolgt in sieben Handlungsschritten.

1. Handlungsschritt: Begrüßung, Abklärung der Arbeitsfähigkeit und Rückschau

Der Leiter begrüßt die anwesenden Teilnehmer und überprüft die Arbeitsfähigkeit der Gruppe. Danach erfolgt eine kurze gemeinsame Rückschau auf die letzte Einheit unter folgenden Fragestellungen:

> Was ist Ihnen persönlich aus der letzten Sitzung im Gedächtnis geblieben? Was war Ihnen persönlich wichtig? Welche Erkenntnisse haben Sie gewonnen? Was ist Ihnen noch nachgegangen, hat nachgewirkt?

Diese Wiederholung führt zur Verfestigung der zuletzt behandelten Lerninhalte und gibt dem Leiter Hinweise auf die Lerneffekte.

2. Handlungsschritt: Einführung

Danach findet eine kurze inhaltliche Einführung in das Basismodul 7: *Verhalten nach dem Rückfall – das Airbag-Modell* statt.

Fragestellungen		Thesen
Kann man etwas tun, wenn der Rückfall – bewusst oder unbewusst herbeigeführt – wieder auftritt?	→	Das Rückfallgeschehen hat keine gesetzliche Eigendynamik, sodass es individuell beeinflussbar ist.
Was verschlimmert die Rückfallsituation?	→	Es gibt Faktoren, die zu einem Anheizen des Rückfallgeschehens beitragen können.
Was ist hilfreich in der Rückfallsituation?	→	Es gibt Faktoren, die zu einem schnellen zeitlichen Ausstieg aus dem Rückfallgeschehen beitragen können. „Der Airbag muss vor Antritt der Fahrt installiert werden."
Wie ernst muss man einen Rückfall nehmen?	→	Rückfälle sollten nicht verharmlost, „Ausrutscher" nicht dramatisiert werden.
Warum kommt es immer wieder zu Rückfällen?	→	Die Drogenabhängigkeit ist eine chronische Erkrankung. Die meisten drogenabhängigen Menschen müssen im weiteren Verlauf des Herauswachsens aus der Drogenabhängigkeit mit Rückfällen rechnen.
Was ist ein zentraler Schritt, um nach einem erneuten Konsum nicht wieder anhaltend rückfällig zu werden?	→	Sich jemandem nach einem Rückfall anzuvertrauen und sich frühzeitig Hilfe zu holen, ist vielfach der Schlüssel zu einer Begrenzung des Rückfallgeschehens.

Während wir mehrere Sitzungen für die Frage verwendet haben, wie Rückfälle zu vermeiden sind, geht es in der heutigen Sitzung um die Frage, was zu tun ist, wenn man erneut rückfällig geworden ist. Da trotz aller Bemühungen nicht auszuschließen ist, dass Sie in naher oder ferner Zukunft – aus welchen Umständen auch immer – in eine Situation geraten, in der Sie der Versuchung des erneuten Konsums von Drogen nicht widerstehen, ist es wichtig, auch für diesen Fall vorbereitet zu sein. Dabei steht die Frage im Vordergrund, ob es Ihnen dann gelingt, den Rückfall kurz zu halten und frühzeitig wieder zur Abstinenz zurückzukehren, oder ob ein Rückfall wieder zu einer Rückkehr zu einem abhängigen Konsumniveau führen wird, d. h. ob sie automatisch wieder „drauf kommen". Daher werden wir heute erarbeiten, welche Bedingungen bzw. Vorbereitungen notwendig sind, um einen Rückfall soweit wie möglich zeitlich begrenzt zu halten.

3. Handlungsschritt: Verteilen und Ausfüllen der Arbeitsblätter

Der Leiter verteilt das Arbeitsblatt BM 7.1 und Stifte an jeden Teilnehmer. Die Teilnehmer werden aufgefordert, sich eine Situation vorzustellen, in welcher sie erneut eine psychoaktive Substanz konsumiert haben, die sie als erneuten Rückfall bewerten würden. Sie erhalten nun 10 Minuten Zeit, sich in Einzelarbeit mit folgenden Fragen auseinanderzusetzen.

> Was machen Sie am „Morgen danach", nachdem Sie erstmalig wieder rückfällig geworden sind? Wie geht es Ihnen dann? Was denken Sie dann? Welche Sätze gehen Ihnen durch den Kopf? Was empfinden Sie? Was planen Sie dann? Welche Gefühle herrschen vor?

Die Antworten können aufgrund der bisherigen Erfahrungen der Teilnehmer erfolgen. Bei Teilnehmern, die über keine Erfahrungen mit Rückfällen verfügen, können sie aber auch antizipatorischen Charakter haben. Die Antworten sollen stichwortartig in die linke Spalte des Arbeitsblattes eingetragen werden.

4. Handlungsschritt: Zusammentragen der Ergebnisse

Die Ergebnisse der einzelnen Teilnehmer werden im Plenum zusammengetragen und vom Leiter auf der Flipchart in der linken Spalte notiert (Arbeitsblatt BM 7.2). Der Leiter lässt die Ergebnisse auf die Teilnehmer wirken und ergründet deren Resonanz mit folgender Frage:

> Wenn diese überwiegend negativen Gefühlszustände wie z. B. Ängste, Resignation und Gedanken wie z. B. „Ich habe wieder versagt" oder „Ist jetzt eh alles egal" oder sogenannte „Suchtsätze" wie „Einmal ist keinmal", „Morgen höre ich wieder auf" etc. auf Sie wirken – welche Reaktion erscheint Ihnen dann wahrscheinlich?

Dadurch wird den Teilnehmern vermittelt, dass in solchen Fällen die Wahrscheinlichkeit hoch ist, dass der erstmalige Konsum psychoaktiver Substanzen weiter fortgesetzt wird und es in diesem Fall zu einer Rückfallspirale auf das alte Konsumniveau oder sogar extremer kommen kann.

5. Handlungsschritt: Erarbeitung alternativer Handlungsmöglichkeiten

Der Leiter nutzt das Arbeitsblatt BM 7.3: *Vereinfachtes Schema zu „Rückfall" und „Ausrutscher"*, um die alternative Zielperspektive zu einem starken Rückfall in alte Konsummuster anschaulich zu machen. Es wird nun der Frage nachgegangen, was aus Sicht der Teilnehmer passieren müsste, damit es nicht zu einem massiven Rückfallgeschehen mit allen negativen Konsequenzen kommt (linke Seite des Arbeitsblattes BM 7.3), sondern der erneute Konsum zeitlich begrenzt werden kann (rechte Seite des Arbeitsblattes BM 7.3). Die Heranführung an die Erarbeitung alternativer Handlungsmöglichkeiten erfolgt in vier Teilschritten und wird jeweils vom Leiter in die rechte Spalte auf der Flipchart (Arbeitsblatt BM 7.2) notiert.

Schlüssel zur Wende

Was könnte der Schlüssel dazu sein, dass sich der Drogenkonsum nicht ausweitet? Sich jemandem nach einem Rückfall anzuvertrauen und sich frühzeitig Hilfe zu holen, ist vielfach der „Schlüssel" zu einer Begrenzung des Rückfallgeschehens (Arbeitsblatt BM 7.4).

Eigenschaften der Person

Welche Eigenschaften müsste die Hilfeperson haben, damit man sie in dieser krisenhaften Situation aufsucht? Wie sollte die Person sich nach Ansicht der Teilnehmer verhalten, wie auf keinen Fall? Kriterien, die eine Person geeignet erscheinen lassen, werden gesammelt (Arbeitsblatt BM 7.5).

Konkretisierung der Person

Welche Personen könnten das im konkreten Fall sein? Mögliche Personen, die für die Teilnehmer infrage kommen, werden aufgelistet und auf ihre Vor- und Nachteile hin überprüft (Arbeitsblatt BM 7.6).

Qualität der Absprachen

Mit den Teilnehmern wird überlegt, ob und ggf. in welcher Form *im Vorfeld* Absprachen zu einem möglichen Rückfall mit der bzw. den identifizierten Personen sinnvoll sind. Dabei kann es sowohl um Inhalte der Absprachen (z. B. erwartetes Verhalten der Person, Hinzuziehung Dritter) als auch um deren Form (z. B. mündliche bzw. schriftliche Vereinbarungen) gehen.

Airbag-Modell

Was hat das Rückfallgeschehen nun mit einem Airbag zu tun? Wo ist da der Zusammenhang? Der Airbag symbolisiert verschiedene Aspekte nach einem erneuten Rückfall. Zum einen wirkt er schadensbegrenzend analog zu einem Unfall im Straßenverkehr. Zum anderen muss der Airbag vor Fahrtantritt eingebaut werden, damit er funktioniert. Für das Rückfallgeschehen bedeutet dies, dass ohne frühzeitige Auseinandersetzung mit dem Rückfallgeschehen es in der akuten, krisenhaften Situation oftmals zu spät ist, sich Strategien und Handlungsweisen zu überlegen bzw. Ansprechpartner zu suchen. Der Unterschied zum Airbag besteht darin, dass der rückfällige Mensch den Mechanismus selbst auslösen muss, um von außen Schaden minimierende Hilfe zu erfahren (Arbeitsblatt BM 7.7, vgl. Abb. 18).

Airbag-Modell

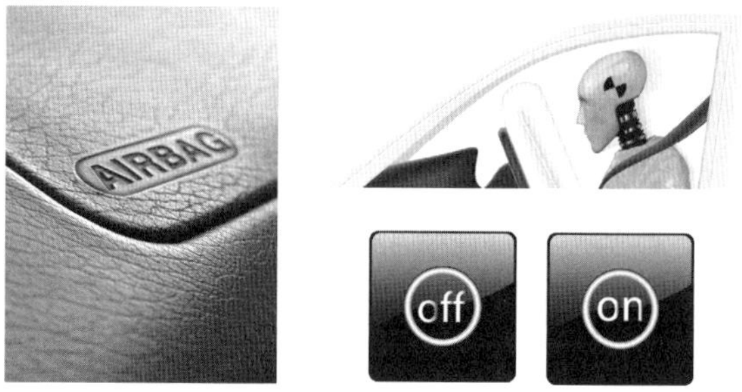

Bilder: © florian scheidler, Taras Livyy, marco zampieri – stock.adobe.com

- Der Airbag muss vor Fahrtantritt installiert werden.
- Der Airbag kann im Ernstfall schlimme Schäden verhindern.
- Der Airbag muss im Falle eines Rückfalls selber ausgelöst werden. Dies bedarf einer konkreten Vorbereitung auf die Situation.
- Jeder Unfall/Rückfall birgt ein nicht einschätzbares Risiko für das eigene Leben.
- Mit einem Airbag ausgestattet fährt man nicht zwangsläufig risikoreicher als ohne Airbag.
- Rückfälle/Unfälle müssen nicht dramatisiert, dürfen aber auch nicht verharmlost werden.

Abbildung 18: Arbeitsblatt BM 7.7: Airbag-Modell

Im Anschluss werden Nachfragen zur Verständlichkeit des Modells ermöglicht und die Teilnehmer zur Überprüfung des Modells an der eigenen Realität angeregt.

6. Handlungsschritt: Vorstellung der Rückfallvariablen

Der Trainer fasst die wichtigsten Erkenntnisse des Arbeitsblattes noch einmal zusammen (Arbeitsblatt

Tabelle 16: Rückfallvariablen (Arbeitsblatt BM 7.9)

Rückfall-Anheizer	Rückfall-Begrenzer
• ein geringes Krankheitsverständnis • eine geringe Motivation zu einer drogenfreien Lebensführung • sich zu starke Vorwürfe machen (hoher Abstinenzverletzungseffekt) • ein geringes Zutrauen, den Rückfall zu bewältigen (geringe Selbstwirksamkeitserwartung) • Selbstüberschätzung • fehlende Fähigkeit, sich den Rückfall einzugestehen • Rückzug, Isolation, Verheimlichung	• ein ausgeprägtes, gutes Krankheitsverständnis • eine hohe Motivation zu einer drogenfreien Lebensführung • sich weniger starke Vorwürfe machen (geringer Abstinenzverletzungseffekt) • ein großes Zutrauen, den Rückfall zu bewältigen (hohe Selbstwirksamkeitserwartung) • eine realistische Selbsteinschätzung • Fähigkeit, sich den Rückfall einzugestehen • Fähigkeit, sich einer vertrauten Person mitzuteilen

BM 7.8). Abschließend stellt der Leiter die wichtigsten Faktoren vor, die zu einem angemessenen Umgang mit Rückfällen und damit zu einer kurzzeitigen Beendigung von Rückfallprozessen führen können und stellt diese den Rückfall fördernden Faktoren gegenüber (Arbeitsblatt BM 7.9, vgl. Tab. 16).

7. Handlungsschritt: Abschluss- und Rückmelderunde

Die Rückmelde- und Befindlichkeitsrunde dient der Resonanz der Teilnehmer auf die aktuelle Gruppensitzung. Dabei liegt der Fokus einerseits auf der inhaltlichen Auseinandersetzung und kognitiven Resonanz, andererseits auch auf der Expression der emotionalen Resonanz, der Stimmungen und Befindlichkeiten in Bezug auf das jeweilige Thema. Leitfragen sind dabei z. B.:

> War das Thema „Verhalten nach einem Rückfall – das Airbag-Modell" in irgendeiner Weise bedeutsam für Sie? Haben Sie etwas gelernt bzw. erkannt? Wie ging es Ihnen heute während der Gruppensitzung? Wie haben Sie sich erlebt? Mit welcher Stimmung gehen Sie nun aus der Gruppe?

Der Leiter gibt der Gruppe eine kurze Rückmeldung zum Gruppenprozess, der Arbeitsatmosphäre sowie zu seinem eigenen Erleben.

Das Handout BM 7 wird ausgeteilt. Darin findet sich das Arbeitsblatt BM 7.1 (Verhalten nach dem Rückfall) nochmals als Vorlage für die Teilnehmer. Das Handout beinhaltet zudem Fragen, die dazu anleiten, sich in einem weiteren Schritt konkrete Gedanken zu einer geeigneten Vertrauensperson zu machen, die im Ernstfall angesprochen werden kann. Diese Aufgabe sollte möglichst zeitnah in Einzelarbeit bearbeitet werden, mögliche Rückfragen hierzu sollten zu Beginn der nächsten Sitzung gestellt werden.

Auf dem Bewertungsbogen (Teilnehmermappe) zeichnet der Leiter die Teilnahme ab. Die Teilnehmer bewerten das Modul.

4.7.4 Anmerkungen und Praxiserfahrung

- Viele drogenabhängige Menschen vermeiden das Thema des Rückfallmanagements und sind schlecht bis gar nicht auf mögliche Rückfälle vorbereitet.
- Viele drogenabhängige Menschen sind es nicht gewohnt, mit Mitarbeitern aus der Drogenhilfe bzw. Suchtmedizin über Rückfallmanagement zu reden. Es wird vielfach als Tabuthema behandelt. Vorurteile gegenüber den Mitarbeitern wie z. B., dass „sie nur auf Abstinenz fixiert seien", oder die Sorge, von Mitarbeitern Motivationsschwäche unterstellt zu bekommen, tauchen in der ambulanten und stationären Praxis auf.
- Angehörige haben als Ansprechpartner bei Rückfälligkeit das Handicap, dass sie stark emotional involviert sind und enttäuscht, wütend oder ängstlich reagieren können. Dies ist in vielen Fällen für die Betroffenen nicht hilfreich.
- Viele drogenabhängige Menschen haben große Schwierigkeiten, sich nach einem Rückfall jemandem anzuvertrauen. Hier sollten sich professionelle Mitarbeiter ihrer z. T. überhöhten Erwartungshaltung hinsichtlich der gewünschten Offenheit des Patienten bewusst werden und diese überprüfen. Vielfach sind konkrete Handlungsschritte erst nach mehrmaligen Versuchen möglich (Life-Span-Development-Perspektive).
- Wurde die erlebte Abstinenz vom Patienten als nicht attraktiv, nicht gut aushaltbar und längerfristig herstellbar wahrgenommen, ist das Bestreben, Rückfälle zu begrenzen, gering. Hier bedarf es von professioneller Seite des Angebots zur gemeinsamen Entwicklung alternativer Zielperspektiven im Sinne „zieloffener" Suchtarbeit.
- Anhand des Vergleichs mit einem „Erste-Hilfe-Kurs" kann die Tatsache vermittelt werden, dass die Vorbereitung auf eine schwierige Situation die Möglichkeit eröffnet, aber keine Garantie bietet, im Ernstfall angemessen zu reagieren. Andererseits stellt die fehlende Auseinandersetzung mit zukünftigen schwierigen Situationen (also ein fehlender Erste-Hilfe-Kurs) eine Garantie dar, in diesen Fällen nicht angemessen reagieren zu können.
- Um Teilnehmern den Unterschied zwischen pathologisch fixierten Rückfallprozessen und alternativen Handlungsmustern zur Begrenzung des Rückfalls näher zu bringen, lässt sich ein Bild aus dem Bereich der Informationstechnologie vergleichend heranziehen. Die automatischen Reaktionen auf einen Rückfall können dabei mit dem vorinstallierten Programm auf einer Festplatte eines PCs verglichen werden, während die Vorbereitung zur Begrenzung von Rückfällen mit dem Aufspielen von neuer Software verglichen werden kann. Um es in der Sprache der IT auszudrücken: „Um möglichst zeitnah wieder in den abstinenten Modus zu gelangen, bedarf es der wiederholten Installation neuer Software-Programme."
- „Sucht" ist auch als ein „erlerntes Phänomen" zu interpretieren. Einmal erlernte Verhaltensweisen sind schnell wieder abrufbar. Analog zum „Fahr-

radfahren" ist es Menschen selbst nach mehreren Jahren der „Fahrrad-Abstinenz" möglich, sich wieder aufs Fahrrad zu setzen und loszufahren. Diese Analogie ist für Patienten gut nachvollziehbar.

4.8 Basismodul 8: Lust und andere gute Gefühle

Einführung

Mithilfe der Präsentation verschiedener Bilder zu Aktivitäten, die Lust und gute Gefühle erzeugen können, werden die Teilnehmer in das Thema eingeführt. Die impulsgebenden Bilder ermöglichen zielgerichtete Erinnerungen an positiv erlebte Ereignisse, Orte oder Aktivitäten. Die Beispielbilder werden durch die eigenen lustvollen Aktivitäten der Teilnehmer ergänzt und geben ihnen einen Überblick über positive „Quellen des Lebens." Durch die inspirierende Methode werden die Teilnehmer angeregt, unterschiedliche Gefühle, im Sinne von emotionaler Differenzierungsarbeit, benennen zu lernen. Der Austausch über Qualität und Möglichkeiten solcher Aktivitäten soll die Teilnehmer anregen, diese Bereiche zu kultivieren bzw. auszubauen und so ihren Freizeitbereich zu gestalten. Individuelle Pläne zur Sicherung bzw. Entwicklung von persönlichen Ressourcen werden erstellt.

Ziele

Die Teilnehmer sollen
- sich ihrer bisherigen positiven Erlebnisse, Situationen und Lebensphasen erinnern,
- in die Lage versetzt werden, unterschiedliche Gefühlsqualitäten benennen zu können,
- sich ihrer Fähigkeiten zur Erzeugung positiver Gefühlszustände bewusst werden,
- angeregt werden, ihre kreativen Potenziale zu fördern und sich neue „Lustquellen" zu schaffen,
- sich mit ihren Bedürfnissen und Wünschen auseinandersetzen,
- Anregungen zur Gestaltung ihrer Freizeit bekommen,
- der Defizit- und Problemorientierung etwas Positives entgegensetzen,
- einen Ausgleich zu den Belastungen des Alltags entwickeln.

Materialien

Materialien für die Gruppenleitung (vgl. CD-ROM):
- Arbeitsblatt BM 8.1: Lustvolle Aktivitäten
- Arbeitsblatt BM 8.2: Möglichkeiten der Freizeitgestaltung – Teilnehmerantworten

Materialien für die Teilnehmer (vgl. CD-ROM):
- Handout BM 8

Sonstige Arbeitsmaterialien:
- weitere Bilder bzw. Fotos zu dem Thema „Lustvolle Aktivitäten" (z.B. aus dem Internet, Fotos, Postkarten etc.)

4.8.1 Theoretischer Hintergrund

Dieser Einheit liegen mehrere theoretische Konzepte und Perspektiven zugrunde.

Der Ansicht zufolge, dass zu hohe Belastungen und Stress bei zu geringem Ausgleich krankheitsfördernd sind und im Falle von suchtkranken Menschen erste Vorläufer von Rückfällen darstellen, zielt das Konzept des *ausgewogenen Lebensstils* (balanced daily lifestyle) auf die Förderung entlastender, ausgleichender und regenerierender Maßnahmen und Aktivitäten. Dieser Aspekt lehnt sich der sozial-kognitiven Rückfalltheorie von Marlatt (1985) an, der in einem unausgewogenen Lebensstil den Beginn jeglicher Rückfallprozesse vermutet (Kap. 2.3.3 sowie 2.4.1).

Das Konzept der *positiven Abhängigkeiten* (positive addiction) ist ein der Verhaltenstherapie entlehntes Konstrukt (Lindenmeyer, 2000). Grundgedanke ist, das süchtige Verhalten nicht gänzlich aufzugeben, sondern in einen positiven und gesundheitsförderlichen bzw. nicht allzu schädigenden Zusammenhang zu stellen. In Bezug auf exzessives Sporttreiben oder erlebnisintensive Freizeitaktivitäten wird die Idee verfolgt, das Transmittersystem bzw. das Belohnungssystem im Gehirn analog zum Drogenkonsum stark zu erregen und somit ähnliche Effekte wie beim Konsum von Drogen herzustellen.

Die *Pathogenese*, d.h. die Krankheitslehre, als auch die *Salutogenese* als Gesundheitslehre finden mittlerweile bei der Betrachtung von Entwicklungsverläufen gleichwertig Berücksichtigung (Antonovsky, 1997). So haben sich Therapieansätze zunehmend von einer Defizitorientierung zu einer Ressourcenorientierung verändert. Salutogenetisch orientierte

Therapie bedeutet aber auch, die Erlebnisaktivierung und Persönlichkeitsentfaltung des Menschen, der von Natur aus als kreativer, schöpferischer Mensch angesehen wird, zu fördern. Dieser Ansatz findet sich auch im Konzept der *Vier Wege der Heilung und Förderung* der Integrativen Therapie (Petzold, 2003).

Neurobiologische Modellvorstellungen in der medizinischen Suchtforschung gehen davon aus, dass Störungen von Transmittersystemen – vornehmlich des dopaminergen und das serotonergen Systems –, welche maßgeblich das sog. „Belohnungssystem" im Gehirn steuern, an Rückfallprozessen beteiligt sind (Kap. 2.3.3). Durch den wiederholten Konsum psychoaktiver Substanzen werden Prozesse in den Transmittersytemen beeinflusst, die zu neurologischen „Bahnungen" führen. In diesem Zusammenhang wird auch das „Suchtgedächtnis" (Böning, 1994; Grüsser et al., 2002) diskutiert. Psychoaktive Substanzen haben die Eigenschaft – je nach Substanz und Dosis – subjektiv als positiv empfundene und erwünschte Wirkungen und Gefühlszustände kurzfristig zu erzeugen. Das Wirkspektrum illegaler Drogen weist unterschiedliche Effekte mit z. T. hoher Wirkkraft auf (Carrière et al., 2004).

Bedeutsam erscheint die mittlerweile gewonnene Erkenntnis, dass neuronale Umformungs- und Anpassungsprozesse bis ins hohe Alter möglich sind und die Veränderungen von den Nutzungsbedingungen bzw. Nutzungsmustern des menschlichen Gehirns abhängen (Hüther, 2004, 2006).

Für Patienten bedeutet die Einstellung des Drogenkonsums den Verzicht auf durch psychoaktive Substanzen stimulierte, positiv erlebte Zustände bzw. Vermeidung negativer Zustände. Neurobiologisch wird davon ausgegangen, dass bei Suchtmittelabstinenz ein Mangel an körpereigenen Endorphinen oder etwa eine geringe Dopaminausschüttung für das Suchtmittelverlangen sowie für Reizbarkeit, Depressionen, Ärger und Dysphorie zuständig sind.

Aus rückfallprophylaktischer Perspektive bedeutet dies, Patienten nicht nur zu unterstützen, unangenehme Gefühlszustände auszuhalten, sondern positive Gefühle wieder zu entwickeln und wahrzunehmen und ihre Fähigkeiten zum Genuss und zur Selbstbelohnung zu fördern.

4.8.2 Fragestellungen und Thesen

Für das BM 8 sind die im unten stehenden Kasten dargelegten Fragen und Thesen handlungsleitend.

4.8.3 Durchführung

Die Durchführung des BM 8 erfolgt in acht Handlungsschritten.

1. Handlungsschritt: Begrüßung, Abklärung der Arbeitsfähigkeit und Rückschau

Der Leiter begrüßt die anwesenden Teilnehmer und überprüft die Arbeitsfähigkeit der Gruppe. Danach erfolgt eine kurze gemeinsame Rückschau auf die letzte Einheit unter folgenden Fragestellungen:

> Was ist Ihnen persönlich aus der letzten Sitzung im Gedächtnis geblieben? Was war Ihnen persön-

Fragestellungen		Thesen
Kann der Drogenabhängigkeit etwas entgegengesetzt werden, indem die durch die Drogen erzeugten Effekte und Gefühle auf andere Art hergestellt werden?	→	Neben dem Einüben von Verzicht und dem Aushalten von negativen Gefühlszuständen spielt die Erzeugung positiver Gefühle eine wichtige Rolle bei der Aufrechterhaltung einer drogenfreien Lebensführung.
Kann man abhängiges bzw. extremes Verhalten in andere Bereiche kanalisieren?	→	Für manche Menschen ist es zum Herauswachsen aus der Drogenabhängigkeit hilfreich, alternative positive Abhängigkeiten zu entwickeln.
Hat eine zufriedenstellende Freizeitgestaltung rückfallprophylaktischen Charakter?	→	Die mangelnde Fähigkeit, die Freizeit aktiv und zufriedenstellend zu gestalten, ist bei vielen drogenabhängigen Menschen ein maßgeblicher Belastungsfaktor und Rückfall fördernd.
Welche Formen der Belohnung stehen drogenabhängigen Menschen zur Verfügung?	→	Viele drogenabhängige Menschen müssen wieder lernen, sich „etwas Gutes zu tun" und alternative Belohnungsstrategien zu entwickeln.

> lich wichtig? Welche Erkenntnisse haben Sie gewonnen? Was ist Ihnen noch nachgegangen, hat nachgewirkt?

Diese Wiederholung führt zur Verfestigung der zuletzt behandelten Lerninhalte und gibt dem Leiter Hinweise auf die Lerneffekte.

2. Handlungsschritt: Einführung

Danach findet eine kurze inhaltliche Einführung in das Basismodul 8: *Lust und andere gute Gefühle* statt.

> Nach Zeiten des Drogenkonsums, in denen Gefühle vielfach nicht mehr wahrgenommen wurden, wird man in drogenfreien Zeiten wieder mit seinen guten und schlechten Gefühlen konfrontiert. Für ein langfristig drogenfreies Leben ist es wichtig, sich seiner guten Gefühle wieder bewusst zu werden und diese zu fördern. Des Weiteren kennen viele von Ihnen die anfänglichen Schwierigkeiten, nach Beendigung des Drogenkonsums seine Freizeit wieder sinnvoll und zufriedenstellend zu gestalten. In der heutigen Sitzung werden wir uns mit den positiven Momenten des Lebens befassen, um herauszufinden, welche Aktivitäten oder Situationen Ihnen „Spaß machen", „Stress abbauen", „aufregend sind", „Sie genießen können". Darüber hinaus werden wir überlegen, wie dies in Ihren Alltag bzw. Ihre Freizeit eingebaut werden kann.

3. Handlungsschritt: Einsatz der Bilder zu „lustvollen Momenten"

Die Teilnehmer werden aufgefordert, sich so im Raum in einen Kreis aufzustellen, dass in der Mitte des Kreises noch ausreichend Platz vorhanden ist. Die Teilnehmer werden dann gebeten, für einen Moment die Augen zu schließen, sich zu entspannen und etwas zur Ruhe zu kommen. In dieser Zeit legt der Leiter verschiedene Bilder zu „lustvollen Momenten" im Raum auf dem Boden aus (Arbeitsblätter BM 8.1). Die Bilder sollten sich auf Lebensbereiche oder Aktivitäten beziehen wie Sport, Autos, Erotik, wandern, Fallschirm springen, essen, reisen, Fußball, Diskotheken, Comics, Computerspiele, boxen, Sauna, Raumfahrt, Kampfsport, Musikkonzerte, Theater, spazieren gehen, Kino, Billard, Massage etc. (Bild-Beispiele zum Ausdrucken finden sich auf Arbeitsblatt BM 8.1, einmal in Übersichtsform und einmal in vergrößerter Form auf Einzelseiten).

Danach bittet der Leiter die Teilnehmer, mit ihrer Aufmerksamkeit langsam wieder aus der Entspannung in den Raum zurückzukehren. Die Teilnehmer, die nun einen veränderten Raum vor sich finden, sollen durch den Raum gehen und sich wie bei einer Kunstausstellung die einzelnen Motive, die auf dem Boden verteilt sind, anschauen. Dabei sollen sie darauf achten, welche Bilder sie besonders ansprechen, welche positiven Gefühle sie damit verbinden und welche Erinnerungen auftauchen.

4. Handlungsschritt: Betrachtung und Auswahl von Bildern

Die Teilnehmer werden aufgefordert, die ansprechendsten Bilder für sich auszuwählen bzw. die Motive auszusuchen, zu denen sie einen positiven Bezug haben. Darüber hinaus ist es möglich, die Bilderauswahl durch die Erinnerung an eigene lustvolle Aktivitäten zu ergänzen.

5. Handlungsschritt: Austausch über die Resonanz zu den ausgewählten Bildern

Die Teilnehmer finden sich nach dem Rundgang erneut in einem Kreis um die Bilder ein. Der Leiter regt an, dass ein Teilnehmer beginnt, die ihn ansprechenden Bilder zu beschreiben und zu erklären, warum er eine positive Resonanz dazu empfunden hat. Dabei ist es Aufgabe des Leiters, durch interessiertes Fragen die Teilnehmer anzuregen, ihren Bezug möglichst persönlich zu schildern und ins „Geschichten-Erzählen" zu gelangen.

6. Handlungsschritt: Austausch über die zugrunde liegenden „guten Gefühle"

Nachdem jeder Teilnehmer die ihm persönlich wichtigen Bilder vorgestellt hat, regt der Leiter die Teilnehmer an, sich ein wenig Zeit zu nehmen und zu überlegen, welche guten Gefühle hinter einzelnen lustvollen Motiven und Momenten verborgen sind. Dies dient dazu, dass Gefühlszustände differenziert wahrgenommen und mit Begriffen belegt werden. Gefühle der Geborgenheit, der Freude, der Sorglosigkeit, der Sicherheit, der Erregung etc. werden so identifiziert und differenziert. Dabei ist es dem Leiter freigestellt, dies zu intensivieren, indem er Fragen stellt wie:

> Wann ist das Gefühl zuletzt erlebt worden?

7. Handlungsschritt: Verknüpfung mit der aktuellen Freizeitgestaltung

Zum Abschluss des Themas werden die als positiv empfundenen Momente und Aktivitäten in Bezug zur aktuellen Gestaltung der Freizeit gesetzt. Der Leiter regt einen Austausch in der Gruppe über die positiven Erfahrungen und Schwierigkeiten bei der Ausgestaltung der Freizeit an, mit dem Ziel, dem einen oder anderen Teilnehmer Impulse zur Aktivierung zu vermitteln (Arbeitsblatt BM 8.2). Zudem wird extrem übersteigertes Freizeitverhalten (wie z.B. extremer Kraftsport oder exzessive Internetnutzung) im Kontext von süchtigem Verhalten thematisiert.

8. Handlungsschritt: Abschluss- und Rückmelderunde

Die Rückmelde- und Befindlichkeitsrunde dient der Resonanz der Teilnehmer auf die aktuelle Gruppensitzung. Dabei liegt der Fokus einerseits auf der inhaltlichen Auseinandersetzung und kognitiven Resonanz, andererseits auch auf der Expression der emotionalen Resonanz, der Stimmungen und Befindlichkeiten in Bezug auf das jeweilige Thema. Leitfragen sind dabei z.B.:

> War das Thema „Lust und andere gute Gefühle" in irgendeiner Weise bedeutsam für Sie? Haben Sie etwas gelernt bzw. erkannt? Wie ging es Ihnen heute während der Gruppensitzung? Wie haben Sie sich erlebt? Mit welcher Stimmung gehen Sie nun aus der Gruppe?

Der Leiter gibt der Gruppe eine kurze Rückmeldung zum Gruppenprozess, der Arbeitsatmosphäre sowie zu seinem eigenen Erleben.

Das Handout BM 8 wird ausgeteilt. Die darin aufgelisteten Fragen zu Aktivitäten, die positive Gefühle auslösen, können zur Ergebnissicherung und Intensivierung des Lernerfolgs zu Hause in Einzelarbeit bearbeitet werden. Diese Aufgabe sollte möglichst zeitnah in Einzelarbeit bearbeitet werden, mögliche Rückfragen hierzu sollten zu Beginn der nächsten Sitzung gestellt werden.

Auf dem Bewertungsbogen (Teilnehmermappe) zeichnet der Leiter die Teilnahme ab. Die Teilnehmer bewerten das Modul.

4.8.4 Anmerkungen und Praxiserfahrung

- Viele Teilnehmer haben kaum einen Zugang zu positiven Gefühlen. Einige Patienten benötigen erst wieder Begriffe für unterschiedliche Gefühlszustände.
- Teilnehmer, denen es in der Anfangsübung aus Unsicherheit schwerfällt bzw. nicht möglich ist, die Augen zu schließen, werden eingeladen, vor sich auf dem Boden einen Punkt zu suchen, auf welchem sie ihren Blick ruhen lassen können.
- Der Einsatz von Bildern ist sehr eindrücklich und ein „Türöffner" für die eigene Geschichte bzw. Seele. Durch Bilder werden positive Erinnerungen geweckt und persönliche Geschichten evoziert.
- Obwohl viele drogenabhängige Menschen sehr belastende, krisenhafte und zum Teil erschreckende Lebensverläufe aufweisen und diese Ereignisse nahezu alles überschatten, gibt es bei jedem Menschen auch gute Erinnerungen an einzelne Lebensphasen.
- Mithilfe der Bilder erfährt man viel über die einzelnen Teilnehmer. Der Gruppenprozess führt durch Entdeckung von Gemeinsamkeiten zu einer stärkeren Vernetzung innerhalb der Gruppe.
- In manchen Sitzungen kommt in der Gruppe oder bei einzelnen Teilnehmern eine gedrückte, traurige Stimmung auf, die im Zusammenhang steht mit der Vernachlässigung „schöner Sachen" in Zeiten des Drogenkonsums und der Empfindung, dass durch die Drogenabhängigkeit viel Lebenszeit „verloren" wurde.
- Eine aktive und befriedigende Freizeitgestaltung ist für drogenabhängige Menschen eine oftmals schwer zu bewältigende Aufgabe.

4.9 Basismodul 9: Erfolge, Anerkennung und Belohnungen

Einführung

Die Themen „Erfolge", „Anerkennung" und „Belohnungen" stehen in einem engen Zusammenhang und sind unter rückfallprophylaktischen Gesichtspunkten äußerst relevant. Daher wird unter Zuhilfenahme eines Fragebogens der Bezug der Teilnehmer zu diesen drei Themenkreisen eruiert und lebensgeschichtlich relevante Ereignisse in Bezug auf „Erfolge, Anerkennung und Belohnungen" werden zutage gefördert. Im Gruppengespräch werden die Ergebnisse eingeordnet und in ihrer Bedeutung für die Entwicklung bzw. Aufrechterhaltung der Abstinenz sowie mit Blick auf die Rückfallgefährdung erfasst. Der Austausch über Qualität und Möglichkeiten, sich selbst zu belohnen, regt die Teilnehmer an, ein eigenes und realistisches Belohnungssystem zu entwickeln und dieses zu kultivieren bzw. auszubauen. Das BM 9 ist dort, wo es thematische Überschneidungen von „Belohnung" und „Lust" gibt, mit Basismodul 8 verknüpft.

Ziele

Die Teilnehmer sollen
- sich ihrer Beziehung zum Thema „Erfolge/Leistung" bewusst werden und prägende Einflüsse aus ihrem bisherigen Leben zu ihrer aktuellen Situation in Bezug setzen können,
- realistische und umsetzbare Zielperspektiven entwickeln, um Erfolgserlebnisse zu gewährleisten,
- ihrer Defizit- und Problemorientierung entgegentreten und positives, lösungsorientiertes Denken und Ressourcenorientierung entwickeln,
- Möglichkeiten entwickeln, positive Fremdzuschreibungen zu erhalten und positive Selbstzuschreibungen zu ermöglichen,
- Strategien entwickeln, wie sie sich selber belohnen können bzw. sich etwas Gutes tun können.

Materialien

Materialien für die Gruppenleitung (vgl. CD-ROM):
- Arbeitsblatt BM 9.1: Erfolge, Anerkennung und Belohnungen
- Arbeitsblatt BM 9.2: Identifizierung und Identifikation
- Arbeitsblatt BM 9.3: Belohnungen – Teilnehmerantworten

Materialien für die Teilnehmer (vgl. CD-ROM):
- Arbeitsblatt BM 9.1: Erfolge, Anerkennung und Belohnungen
- Handout BM 9

Sonstige Arbeitsmaterialien:
- Flipchart, Moderationsstifte
- Kugelschreiber für alle Teilnehmer

4.9.1 Theoretischer Hintergrund

Die Einheit umfasst mit den Themen „Erfolge", „Anerkennung" und „Belohnungen" drei Bereiche, die eng miteinander verbunden sind. Um eine positive Entwicklung zu nehmen und diese weiter zu verfolgen, benötigen Menschen – neben einer Anfangsmotivation – Erfolge, sichtbare Fortschritte sowie Anerkennung und Belohnungen, die wiederum Motivation fördern und aufrechterhalten. Bleiben diese aus, so kann dies Entwicklungen hemmen, die Veränderungsmotivation mindern und letztlich pathogen wirken. In Bezug auf drogenabhängige Menschen, das Herauswachsen aus der Abhängigkeit und das Rückfallgeschehen sind folgende Aspekte zu beachten:

Erfolge/Leistung

Das Leben von drogenabhängigen Menschen ist sowohl im Vorfeld als auch im Laufe der Erkrankung vielfach von Erfolglosigkeit, Verlust und Misserfolgen geprägt. Viele Lebensaufgaben wie z. B. Schulbesuche, Ausbildungen, Arbeitsversuche etc. sind begonnen, aber nicht zu Ende gebracht worden. Vor dem Hintergrund des Modells der 5 Säulen der Identität (Petzold, 2003) kann festgestellt werden, dass die Säule der „Arbeit, Leistung und Freizeit" stark beschädigt und mit wenig protektiven Faktoren gefüllt ist. Es ist vielfach ein gestörter Bezug zu Leistung entwickelt worden. Dabei spielen u. a. zu hohe Ansprüche und Anforderungen von außen sowie zu hohe eigene internalisierte Ansprüche (Überforderung) ebenso eine Rolle wie geringe Förderung und Vernachlässigung, negative Fremdattributionen und gering ausgeprägte Leistungsfähigkeit (Unterforderung). Oft können die pathogen wirkenden Faktoren nicht angemessen ausgeglichen werden, und die Entwicklung der Drogenabhängigkeit kann in diesem Zusammenhang als eine Form der Verweigerung von Leistung interpretiert werden.

Andererseits werden Drogen, insbesondere Substanzen wie z. B. Amphetamine und Kokain z. T. als Mittel eingesetzt, um Leistungsfähigkeit sicherzustellen, Arbeiten zu bewältigen und Belastungen zu verkraften, die ansonsten über die eigenen Kräfte gehen würden.

Anerkennung/Beachtung

Anerkennung, d. h. positive Fremd- oder Selbstzuschreibungen sowie deren emotionale und kognitive Bewertung, ist ein identitätstheoretischer Aspekt, der beim Herauswachsen aus der Drogenabhängigkeit eine wichtige Rolle spielt. Viele drogenabhängige Menschen haben im Laufe ihres Lebens nur wenig Anerkennung von außen erhalten und die Fähigkeit zu positiven Selbstzuschreibungen kaum entwickelt. Sei es durch defizitäre Bezugspersonen in Kindheit und Jugend oder die Zugehörigkeit zu Milieus mit eher gering ausgeprägten Formen bzw. Routinen von Anerkennung. Demgegenüber wurden Drogenszenen oder kriminelle Kreise zumindest zu Beginn der Hinwendung vielfach als Identität stärkend erlebt. Hierbei wurden „Erfolgserlebnisse" mit den vorhandenen Fähigkeiten und Fertigkeiten ermöglicht, wie z. B. „schnell Geld zu machen" oder „für seine Risikobereitschaft geschätzt zu werden". Mit der Manifestierung und Fortschreibung der Drogenabhängigkeit überwiegen jedoch gesellschaftlich eher negative Zuschreibungen und Stigmatisierungen. Anerkennung von außen oder eigene Wertschätzung und Anerkennung werden selten. Drogenabhängige Menschen gelten häufig als „Verlierer". Anerkennung und Beachtung sind jedoch „psychische Grundnahrungsmittel". Dabei zielt „Anerkennung" vorrangig auf die Leistung bzw. das Verhalten eines Menschen, während „Beachtung" auf eine Würdigung der Person „an sich", unabhängig von ihrem Verhalten und ihrer Leistung, zielt.

Belohnung

In der neurophysiologischen Suchtforschung werden Drogenkonsum und Rückfälle mit dauerhaften Veränderungen im Gehirn, dem sog. „Suchtgedächtnis" (Böning, 1994) in Verbindung gebracht (Kap. 2.3.3). Im Mittelpunkt steht dabei das dopaminerg-endophinerg regulierte mesolimbisch-mesokortikale Funktionssystem (vgl. Lindenmeyer, 2004), welches das menschliche Wohlbefinden steuert und auch als „Belohnungssystem" des Gehirns bezeichnet wird. Auch wenn Gedächtnisprozesse in Teilen nur schwer korrigierbar oder gar löschungsresistent sind, so ist es für Patienten wichtig, alternative Verhaltensmuster zu entwickeln, um neuronale Umformungsprozesse zu initiieren (vgl. Hüther, 2004, 2006).

Für die rückfallprophylaktische Arbeit lassen sich daraus folgende Zielperspektiven und Vorgehensweisen ableiten:

- Es bedarf der Interventionen zur Sicherung von Erfolgen bei Patienten. So z. B. die gemeinsame Erarbeitung realistischer Zielperspektiven. Motivation fördernde, Selbstwert und Zuversicht stärkende Maßnahmen sind dabei obligatorisch.
- Es müssen Perspektiven bereitgestellt werden, sodass sich Leistungen und Anstrengungen wieder „lohnen".
- Es bedarf der Förderung bzw. der Unterstützung bei der Entwicklung eines verhaltensorientierten Belohnungssystems sowie bei der Stärkung von Genussfähigkeit.
- Es bedarf der Identitätsarbeit, indem positive Zuschreibungen und Bestätigungen von außen (Identifizierungen) – wo immer möglich – erfolgen und damit auch positive Selbstzuschreibungen (Identifikationen) ermöglicht werden (Kap. 2.2.4).
- Es bedarf der Erarbeitung und Förderung von positiven Zukunftsentwürfen und Perspektiven, ohne die nicht nur drogenabhängige Menschen wenig Motivation und Entwicklungs- bzw. Veränderungsbereitschaft zeigen.

4.9.2 Fragestellungen und Thesen

Für das BM 9 sind die nachfolgenden Fragen und Thesen Fragen und Thesen handlungsleitend.

Fragestellungen		Thesen
Sind Erfolgserlebnisse für die Aufrechterhaltung der Drogenfreiheit wichtige Faktoren?	→	Drogenabhängige Menschen brauchen zum Herauswachsen aus der Drogenabhängigkeit und zur Aufrechterhaltung von Motivation Erfolgserlebnisse. Leistung muss sich lohnen.
Spielen positive Zuschreibungen bzw. die Anerkennung von Mitmenschen und die Selbstakzeptanz wichtige Rollen bei der Aufrechterhaltung der Drogenfreiheit?	→	Drogenabhängige Menschen benötigen zur Fortführung einer positiven Entwicklung ein gewisses Maß an Anerkennung und Akzeptanz, sowohl von außen als auch durch sich selbst.
Muss man wieder lernen, sich selber „etwas Gutes zu tun"?	→	Viele drogenabhängige Menschen müssen wieder lernen, sich „etwas Gutes zu tun" und alternative Belohnungsstrategien zu entwickeln.
Bei welchen drogenabhängigen Menschen ist die Gefahr, über strafbare Verhaltensweisen wieder mit Substanzen rückfällig zu werden, besonders hoch?	→	Drogenabhängige Menschen, die über die Wiederaufnahme strafbarer Handlungen eine Stärkung der Identität, verbunden mit Erfolgserlebnissen, Anerkennung und Gefühlen der Zugehörigkeit erfahren, sind besonders gefährdet.

4.9.3 Durchführung

Die Durchführung des BM 9 erfolgt in sieben Handlungsschritten.

1. Handlungsschritt: Begrüßung, Abklärung der Arbeitsfähigkeit und Rückschau

Der Leiter begrüßt die anwesenden Teilnehmer und überprüft die Arbeitsfähigkeit der Gruppe. Danach erfolgt eine kurze gemeinsame Rückschau auf die letzte Einheit unter folgenden Fragestellungen:

> Was ist Ihnen persönlich aus der letzten Sitzung im Gedächtnis geblieben? Was war Ihnen persönlich wichtig? Welche Erkenntnisse haben Sie gewonnen? Was ist Ihnen noch nachgegangen, hat nachgewirkt?

Diese Wiederholung führt zur Verfestigung der zuletzt behandelten Lerninhalte und gibt dem Leiter Hinweise auf die Lerneffekte.

2. Handlungsschritt: Einführung

Danach findet eine kurze inhaltliche Einführung in das Basismodul 9: *Erfolge, Anerkennung und Belohnung* statt.

> Jeder Mensch braucht ein gewisses Maß an Anerkennung und Erfolg im Leben, um sich positiv zu entwickeln und gesund bleiben zu können. Auch beim Herauswachsen aus der Drogenabhängigkeit ist es wichtig, dass Sie auf diesem Wege Erfolgserlebnisse haben, die Ihnen Anerkennung von außen sichern, auf die Sie stolz sein können und die Sie motivieren, auf Ihrem Weg weiter voranzuschreiten. Zudem ist es wichtig, sich damit zu beschäftigen, wie Sie sich „etwas Gutes tun" bzw. sich belohnen können. Im Laufe der Abhängigkeitsentwicklung haben einige Patienten verlernt, wie man sich belohnen kann bzw. haben Belohnung nur noch in Verbindung mit dem Drogenkonsum bringen können. Um einen Einstieg in das Thema zu finden, ist es in einem ersten Schritt wichtig, sich zu fragen, welche Erfahrungen Sie mit Erfolgen, Anerkennung und Belohnungen im Laufe des Lebens gemacht haben. Im Anschluss werden wir uns damit beschäftigen, welche Möglichkeiten jeder Teilnehmer sieht, sich aktuell und zukünftig selbst zu belohnen.

3. Handlungsschritt: Verteilen und Ausfüllen des Arbeitsblattes

Jeder Teilnehmer erhält Arbeitsblatt BM 9.1, vgl. Abb. 19). Der Leiter bittet die Teilnehmer, sich ca. 10 Minuten Zeit für das Ausfüllen des Arbeitsblattes zu nehmen. Verständnisfragen zu dem Arbeitsblatt sind dabei möglich.

4. Handlungsschritt: Zusammentragen der Ergebnisse in der Gruppe

Einzelne Teilnehmer werden nun gebeten, ihre Ergebnisse des Arbeitsblattes den anderen Gruppenmitgliedern vorzustellen. Dabei sind Nachfragen der einzelnen Teilnehmer zu den Ergebnissen erwünscht, um über das Thema ins Gespräch zu kommen. Durch diese Form der „narrativen Praxis" werden Ähnlichkeiten und Unterschiede hinsichtlich der Zugänge einzelner Teilnehmer zum Thema deutlich.

Erfolge, Anerkennung und Belohnungen

Beantworten Sie zu diesem Thema bitte folgende Fragen:

Erfolge

Was ist Ihnen in Ihrem Leben gelungen? Worauf waren Sie stolz? Welche kleineren oder größeren Erfolge haben Sie in Ihrem bisherigen Leben gehabt? Was bezeichnen Sie für sich als Erfolg in Ihrem Leben?

1. ________
2. ________
3. ________
4. ________
5. ________

Anerkennung

Von wem haben Sie im Leben Anerkennung erhalten?

1. ________
2. ________
3. ________

In welchen Fällen geben Sie sich selbst Anerkennung/Wertschätzung?

1. ________
2. ________
3. ________

Belohnungen

	In der Vergangenheit (früher)	**In der Gegenwart (heute)**
Durch andere Menschen	1. 2. 3. 4.	1. 2. 3. 4.
Durch sich selbst	1. 2. 3. 4.	1. 2. 3. 4.

Abbildung 19: Arbeitsblatt BM 9.1: Erfolge, Anerkennung und Belohnungen

5. Handlungsschritt: Vorstellung des Arbeitsblattes BM 9.2 „Identifizierung und Identifikation"

Der Leiter stellt das Arbeitsblatt BM 9.2 vor.

„Anerkennung und Beachtung findet zumeist zwischen Menschen statt. Sie sehen hier in einer vereinfachten Darstellung, was damit gemeint ist. Die Person links auf dem Bild nimmt eine andere Person wahr bzw. identifiziert diese. Dies kann wohlwollend-positiv („der sieht aber gut aus"), neutral („der sieht weder gut noch schlecht aus") oder negativ („was ist das denn für ein komisch aussehender Typ") geschehen. Je nachdem, wie das Verhältnis der Personen zueinander ist und wie die rechte Person die Zuschreibung bewertet, wird sie die Zuschreibungen der linken Person für sich selber bewerten („ja, da hat er recht", „was will der denn?"). Mittelfristig führt dies zu einer Übernahme von solchen Zuschreibungen in das eigene Selbstbild. Dieses Phänomen wird – neben anderen Prozessen – auch als „Identitätsbildung" bezeichnet. Hat eine Person vornehmlich viele negative Zuschreibungen im Leben erhalten, kann dies zu einem negativen Selbstbild führen. Wir Menschen sind also davon abhängig, positive Zuschreibungen von außen zu erhalten. Falls nicht noch Verständnisfragen zu beantworten sind, würde mich interessieren, wer oder was Ihnen zu diesem Schaubild bzw. diesem Thema einfällt."

Die Diskussion hierzu sollte vom Leiter angemessen begrenzt und gelenkt werden. Das Schaubild zur Identifizierung/Identifikation stellt eine inhaltliche Verbindung zum IM 11: *Identitätsentwicklung und Rückfall III – Gruppenzugehörigkeit* dar.

6. Handlungsschritt: Einordnung der Fähigkeit zur Selbstbelohnung in Bezug auf ein mögliches Rückfallgeschehen

Möglichkeiten, sich „etwas Gutes zu tun" und sich damit zu belohnen, werden vom Leiter auf der Flipchart gesammelt (Arbeitsblatt BM 9.3). Abschließend werden die bisher gewonnenen Aspekte zur Fähigkeit, sich selbst zu belohnen, in Bezug zu einem möglichen Drogenrückfall oder in Bezug zu einem potenziell straffälligen Verhalten gesetzt. Risikobereiche werden wahrgenommen und erste notwendige Strategien diskutiert.

7. Handlungsschritt: Abschluss- und Rückmelderunde

Die Rückmelde- und Befindlichkeitsrunde dient der Resonanz der Teilnehmer auf die aktuelle Gruppensitzung. Dabei liegt der Fokus einerseits auf der inhaltlichen Auseinandersetzung und kognitiven Resonanz, andererseits auf der Expression der emotionalen Resonanz, der Stimmungen und Befindlichkeiten in Bezug auf das jeweilige Thema. Leitfragen sind dabei z. B.:

> War das Thema „Erfolge, Anerkennung und Belohnungen" in irgendeiner Weise bedeutsam für Sie? Haben Sie etwas gelernt bzw. erkannt? Wie ging es Ihnen heute während der Gruppensitzung? Wie haben Sie sich erlebt? Mit welcher Stimmung gehen Sie nun aus der Gruppe?

Der Leiter gibt der Gruppe eine kurze Rückmeldung zum Gruppenprozess, der Arbeitsatmosphäre sowie zu seinem eigenen Erleben.

Das Handout BM 9 wird ausgeteilt. Darin findet sich das Arbeitsblatt BM 9.1 (Erfolge, Anerkennung und Belohnungen) nochmals als Vorlage für die Teilnehmer.

Auf dem Bewertungsbogen (Teilnehmermappe) zeichnet der Leiter die Teilnahme ab. Die Teilnehmer bewerten das Modul.

4.9.4 Anmerkungen und Praxiserfahrung

- Viele Teilnehmer berichten über die Erfahrung, im bisherigen Lebensverlauf überwiegend negative oder nur wenige Fremdzuschreibungen bekommen zu haben und sich selbst auch sehr negativ zu beschreiben und zu sehen.
- Die Genussfähigkeit ist bei den Patienten oft gering ausgeprägt bzw. verloren gegangen und sollte wieder gefördert werden.
- Auf Bestätigung und Stärkung durch positive Zuschreibungen von außen reagieren viele Patienten mit steigender Motivation.
- Viele drogenabhängige Menschen haben keine Vorstellung, wie sie sich angemessen selbst belohnen können. Vielfach haben sich die Patienten in der Vergangenheit mit dem vermehrten Konsum von psychoaktiven Substanzen „belohnt".
- Das BM 9 ist das letzte inhaltliche Modul des Basis-Trainingsprogramms. In Anlehnung an das Thema „Erfolge, Anerkennung und Belohnungen" und mit Ausblick auf BM 10 kann gemeinsam mit den Teilnehmern überlegt werden, wie der Ausklang bzw. der Abschluss des Trainingsprogramms in der letzten Gruppensitzung gemeinsam gestaltet werden sollte und welche Wünsche und Ideen dazu vorhanden sind.

4.10 Basismodul 10: Abschluss und Auswertung des Rückfallprophylaxetrainings

Einführung

Das letzte Modul des Trainingsprogramms dient der Zusammenschau der gemeinsam erarbeiteten Inhalte im Rahmen der angewandten Basismodule und Indikativen Module, der Bewertung durch die Teilnehmer sowie dem Ausklang bzw. dem Abschluss des Trainings. Es werden – unter Zuhilfenahme der Teilnehmermappe – die erarbeiteten Inhalte kurz wiederholt, wobei Raum für die Beantwortung offener Fragen gelassen wird. Der bereits zu Beginn des Trainings ausgegebene Bewertungsbogen dient der Evaluation. Zum Ende des Moduls findet ein individuell gestalteter gemeinsamer Ausklang des Trainingsprogramms statt.

Ziele

Die Teilnehmer sollen
- im Rahmen des thematischen Kurzdurchlaufs eine Auffrischung der Inhalte des Trainingsprogramms erhalten,
- durch die Wiederholungen die Lerneffekte vertiefen,
- offen gebliebene Fragen ansprechen können,
- die Zertifikate für ihre Teilnahme erhalten,
- eine persönliche Bewertung des Trainingsprogramms vornehmen können,
- einen positiven gemeinsamen Ausklang des Trainingsprogramms erleben.

Materialien

Materialien für die Teilnehmer (vgl. CD-ROM):
- Handout BM 10
- Zertifikat

Sonstige Arbeitsmaterialien:
- Kugelschreiber für alle Teilnehmer

4.10.1 Theoretischer Hintergrund

Die Verwendung von Materialien (Handouts) zur Weitergabe an die Teilnehmer ist ein wichtiges Instrument zur Verfestigung von Lerninhalten. Die Handouts sind dabei so ausgearbeitet, dass sie mithilfe illustrierter Modelle und der in den Sitzungen bearbeiteten Arbeitsblätter als Erinnerungshilfe für die einzelnen Module dienen. Zudem können zentrale Thesen und Erkenntnisse nachgeschlagen werden. In den Handouts sind außerdem kleine Aufgaben eingebaut, die die Teilnehmer dazu einladen, sich weiter mit den Themen zur Rückfallprophylaxe auseinanderzusetzen.

Die Handouts sollten den Teilnehmern jeweils im Anschluss an ein erarbeitetes Modul ausgehändigt worden sein. In BM 10 sollte eine wiederholende Zusammenschau anhand der Handouts erfolgen.

4.10.2 Fragestellungen und Thesen

Für das BM 10 sind keine Fragestellungen und Thesen mehr vorgesehen.

4.10.3 Durchführung

Die Durchführung des BM 10 erfolgt in sechs Handlungsschritten.

1. Handlungsschritt: Begrüßung, Abklärung der Arbeitsfähigkeit und Rückschau

Der Leiter begrüßt die anwesenden Teilnehmer und überprüft die Arbeitsfähigkeit der Gruppe. Danach erfolgt eine kurze gemeinsame Rückschau auf die letzte Einheit unter folgenden Fragestellungen:

> Was ist Ihnen persönlich aus der letzten Sitzung im Gedächtnis geblieben? Was war Ihnen persönlich wichtig? Welche Erkenntnisse haben Sie gewonnen? Was ist Ihnen noch nachgegangen, hat nachgewirkt?

Diese Wiederholung führt zur Verfestigung der zuletzt behandelten Lerninhalte und gibt dem Leiter Hinweise auf die Lerneffekte.

2. Handlungsschritt: Einführung

Danach findet eine kurze inhaltliche Einführung in das Basismodul 10: *Abschluss und Auswertung des Rückfallprophylaxetrainings* statt.

> Wir treffen uns heute zum letzten Mal in dieser Konstellation und kommen zum Ende des Rückfallprophylaxetrainings. Von daher werden wir noch einmal einen Kurzdurchlauf durch die einzelnen von uns gemeinsam erarbeiteten Module vornehmen. Dabei wird es möglich sein, offen gebliebene Fragen noch zu stellen und kurz darauf einzugehen. Sie haben zu jedem Modul Handouts erhalten, sodass Ihnen die Erinnerung an einzelne Themen leichter fallen wird und Sie die Möglichkeit haben, immer mal wieder oder gerade in schwierigen rückfallrelevanten Lebenssituationen für Sie interessante Informationen nachzuschlagen. Zum Ende des Rückfallprophylaxetrainings gilt es aber auch, Abschied zu nehmen. Von daher werden wir noch Zeit für einen gemeinsamen und hoffentlich angenehmen Ausklang haben.

3. Handlungsschritt: Kurzdurchlauf durch die Module und Beantwortung offener Fragen

Die durchgeführten Module werden gemeinsam und unter Zuhilfenahme der Handouts betrachtet, Erinnerungen an Inhalte und Methoden aufgefrischt und zentrale Aussagen und Erkenntnisse zusammengetragen. Offen gebliebene Fragen oder Anmerkungen sind erwünscht und werden in der gebotenen Kürze beantwortet.

4. Handlungsschritt: Zertifikatvergabe

Die vom Leiter vorab ausgefüllten und unterschriebenen Zertifikate des RPTs werden den Teilnehmern überreicht (vgl. Abb. 20, s. Handout Teilnehmer).

5. Handlungsschritt: Abschluss- und Rückmelderunde

Die Rückmelde- und Befindlichkeitsrunde dient der Resonanz der Teilnehmer auf die aktuelle Gruppensitzung. Dabei liegt der Fokus einerseits auf der inhaltlichen Auseinandersetzung und kognitiven Resonanz, andererseits auch auf der Expression der emotionalen Resonanz, der Stimmungen und Befindlichkeiten. Leitfragen sind dabei z. B.:

Zertifikat

Hiermit bescheinigen wir *Herrn/Frau* ....,
im Zeitraum von .... bis .... erfolgreich am

**Rückfallprophylaxetraining (RPT)
für drogenabhängige Menschen**

teilgenommen zu haben.

Herr/Frau ....
nahm an .... Modulen teil.

Zentrale Inhalte des Rückfallprophylaxetrainings (nach Klos/Görgen, 2020) sind:
- Einblick in die Grundlagen zum Rückfallgeschehen
- Reflexion der eigenen Haltung zum Rückfallgeschehen und Erfahrungsaustausch
- Rückfallvermeidung und Rückfallmanagement
- Auseinandersetzung mit spezifischen Themen, u.a. Alkoholkonsum, Kriminalität, komorbide Störungen, Identitätsentwicklung
- Entwicklung von individuellen Zielen und Perspektiven

........................, den ....

....
Unterschrift RPT-Trainer   Unterschrift Einrichtungsleitung

Abbildung 20: Zertifikat

> War diese letzte Sitzung des Trainingsprogramms in irgendeiner Weise bedeutsam für Sie? Wie ging es Ihnen heute während der Gruppensitzung? Wie haben Sie sich erlebt? Mit welcher Stimmung gehen Sie nun aus der Gruppe?

Der Leiter gibt der Gruppe eine kurze Rückmeldung zum Gruppenprozess, der Arbeitsatmosphäre sowie zu seinem eigenen Erleben. Das letzte Handout (BM 10) wird ausgeteilt.

Auf dem Bewertungsbogen (Teilnehmermappe) zeichnet der Leiter die Teilnahme ab. Die Teilnehmer bewerten das letzte Modul und nehmen anhand einer 4-stufigen Zufriedenheitsskala eine Gesamtbewertung des RPT vor. Zudem haben die Patienten Gelegenheit, ihnen wichtige Aspekte schriftlich auszudrücken und Anmerkungen zu machen.

6. Handlungsschritt: Gemeinsamer Ausklang und Abschluss des Trainingsprogramms

Der gemeinsame Ausklang kann im Rahmen der Gruppenzeit ein gemeinsames Kaffeetrinken, Kuchenessen oder z. B. ein Gruppenspiel oder Film sein. Es kann als Abschluss eine gemeinsame Aktivität vereinbart werden, wie z. B. Eis essen gehen, Schlittschuhlaufen oder ein Kinobesuch. Die Ausgestaltung des gemeinsamen Ausklangs hängt von den Interessen und der Fantasie des Leiters und der Teilnehmer, aber auch von den zeitlichen und finanziellen Rahmenbedingungen ab.

4.10.4 Anmerkungen und Praxiserfahrung

- Die kurze Wiederholung der einzelnen Module wird als hilfreich erlebt und verdeutlicht, wie intensiv und an welchen Themen gearbeitet worden ist.
- Die Handouts zum Trainingsprogramm stoßen auf gute Resonanz, da sie zu einer Nachbetrachtung einladen.
- Eine – wie auch immer gestaltete – Belohnung zum Abschluss des Trainingsprogramms drückt die Anerkennung für die Teilnehmer aus und verdeutlicht, im Sinne von „Lernen am Modell", dass Inhalte des Programms nicht nur theoretischer Natur sind, sondern umgesetzt werden können (Bezug auf BM 9: Erfolge, Anerkennung, Belohnungen).
- Ein gemeinsamer gelungener Abschluss des Trainingsprogramms ist gerade bei dieser Klientel für die Teilnehmer eine heilsame Erfahrung.

Kapitel 5
Praktische Anwendung – Indikative Module (IM)

5.1 Indikatives Modul 1: Strategien in Risikosituationen

Einführung
Diese zweite Einheit zum Thema „Bewältigungsstrategien" dient der Vertiefung des Basismoduls (BM) 6, *Strategien zum Umgang mit Drogenverlangen*. Die zentralen Modelle aus dem BM 6 werden erneut ins Bewusstsein gerufen. Unter Einsatz des szenischen Spiels oder alternativ mithilfe einer Skulpturarbeit wird danach das Ziel verfolgt, Risikosituationen erfahrbar und Bewältigungsstrategien prägnanter werden zu lassen. Dabei wird dem Aspekt der Abgrenzungsfähigkeit bzw. dem Ablehnungstraining verstärkt Aufmerksamkeit gewidmet.
Ziele
Die Teilnehmer sollen • persönlich relevante Risikosituationen identifizieren, • ihre Argumentationsstärke hinsichtlich eines drogenfreien Lebens gegenüber anderen Menschen wahrnehmen und trainieren, • Gelegenheit erhalten, ihre Abgrenzungsfähigkeit zu überprüfen und zu erproben, • für Suchtverlangen in seinen unterschiedlichen Ausprägungen sensibilisiert werden, • erkennen, dass eine gute Eigenwahrnehmung und ein funktionierendes Warnsystem Voraussetzung für notwendige Strategien zur Rückfallvermeidung sind, • verschiedene Möglichkeiten des Umgangs mit Suchtverlangen erarbeiten (Staubsauger-Modell), • erkennen, dass „Suchtdruck" ein oftmals zeitlich sehr begrenztes Phänomen ist und einfache Strategien vielfach effektiv sein können (Wellen-Modell), • erlernen, in schwierigen Situationen die zeitliche Zielperspektive zu reduzieren (Modell der kleinen Schritte).
Materialien
Materialien für die Gruppenleitung (vgl. CD-ROM): • Arbeitsblatt IM 1.1: Staubsauger-Modell (identisch mit Arbeitsblatt BM 6.5) • Arbeitsblatt IM 1.2: Wellen-Modell (identisch mit Arbeitsblatt BM 6.6) • Arbeitsblatt IM 1.3: Modell der kleinen Schritte – Drogen (identisch mit Arbeitsblatt BM 6.7) • Arbeitsblatt IM 1.4: Risikosituationen *Materialien für die Teilnehmer (vgl. CD-ROM):* • Handout IM 1 *Sonstige Arbeitsmaterialien:* • Flipchart, Moderationsstifte • Bewertungspunkte

5.1.1 Theoretischer Hintergrund

Diese Einheit greift die Risikofaktoren/Rückfallauslöser des BM 4 sowie die Bewältigungsstrategien zur Rückfallvermeidung des BM 6 auf. Der Fokus liegt in diesem Modul auf dem Abgrenzungsverhalten bzw. dem Ablehnungstraining. Zentraler Begriff ist hierbei der Begriff der Konfluenz. Konfluenz ist die „unabgegrenzte Daseinsform des Menschen in totaler Koexistenz, wie sie einerseits in ihrer originären Form die Embryonalzeit kennzeichnet, [...] und wie sie andererseits in Ganzheits- und Verschmelzungserfahrungen positiver und pathologischer Art von Erwachsenen erlebt werden kann" (Petzold, 2003, S. 1066). Viele drogenabhängige Menschen zeigen Phänomene pathologischer Konfluenz, d.h. sie sind nicht in der Lage, sich angemessen von inneren Einflüssen wie Stimmungen, Wünschen, Gefühlen sowie von äußeren Einflüssen wie Anreizen, Stimuli abzugrenzen und ihre identitätsbewahrenden Abgrenzungen zu stabilisieren. In diesem Zusammenhang wird auch von innerer oder äußerer „Überflutung" gesprochen. Drogenabhängige Menschen sind vielfach leicht beeinflussbar, geben oftmals den ersten Impulsen nach und sind nur eingeschränkt fähig, die Befriedigung von Bedürfnissen aufzuschieben. Aber auch im Hinblick auf Beziehungsmodalitäten spielt die pathologische Konfluenz eine Rolle. Drogenabhängige Menschen weisen in ihren Gestaltungen von Beziehungen vielfach konfluente, unabgegrenzte und z.T. abhängige Tendenzen und Beziehungsmuster auf.

In der Verhaltenstherapie geht man davon aus, dass Bewältigungsfertigkeiten in Übungssituationen mit tatsächlichem Versuchungscharakter trainiert werden müssen. Insbesondere die klassischen Konditionierungsmodelle zum Rückfall sprechen für den Einsatz von Konfrontation in vivo zur Rückfallprophylaxe. Es wird dabei angenommen, dass Habituations- und Löschungsprozesse dekonditionierend wirken und die Konfrontation mit den konditionierten Stimuli zur Unterbrechung von automatisierten Verhaltensketten, Stärkung der Selbstwirksamkeitserwartung und zur Widerlegung der Kontrollverlusterwartung der Patienten führen (Lindenmeyer, 2000). Auf diesen Annahmen basieren auch Ablehnungstrainings und Programme, wie z.B. das computergestützte neuropsychologische Rückfallpräventionstraining NKT („Joysticktraining"; Lindenmeyer, 2016), die in der Behandlung von alkoholabhängigen Menschen eingesetzt werden. Die rückfallvorbeugende Wirkung der Expositionsbehandlung ist allerdings umstritten, empirisch nicht eindeutig belegt und wird kontrovers diskutiert. Grundsätzlich gibt es im Bereich der Suchthilfe sowohl Befürworter von aktiver Reizkonfrontation als auch Befürworter von Strategien zur Reizvermeidung.

5.1.2 Fragestellungen und Thesen

Für das IM 1 sind die im unten stehenden Kasten dargelegten Fragen und Thesen handlungsleitend.

5.1.3 Durchführung

Die Durchführung des Moduls erfolgt in acht Handlungsschritten.

1. Handlungsschritt: Begrüßung, Abklärung der Arbeitsfähigkeit und Rückschau

Der Leiter begrüßt die anwesenden Teilnehmer und überprüft die Arbeitsfähigkeit der Gruppe. Danach erfolgt eine kurze gemeinsame Rückschau auf die letzte Einheit unter folgenden Fragestellungen:

> Was ist Ihnen persönlich aus der letzten Sitzung im Gedächtnis geblieben? Was war Ihnen persönlich wichtig? Welche Erkenntnisse haben Sie gewonnen? Was ist Ihnen noch nachgegangen, hat nachgewirkt?

Diese Wiederholung führt zur Verfestigung der zuletzt behandelten Lerninhalte und gibt dem Leiter Hinweise auf die Lerneffekte.

Fragestellungen		Thesen
Gibt es wirkungsvolle Strategien im Umgang mit Drogenverlangen?	→	Es gibt wirkungsvolle Strategien für den Umgang mit Drogenverlangen und in Risikosituationen. Diese müssen individuell erarbeitet und geübt werden.
Wie wichtig ist die viel zitierte Abgrenzungsfähigkeit zur Aufrechterhaltung der Drogenfreiheit?	→	Die Abgrenzungsfähigkeit – sowohl von äußeren als auch von inneren Einflüssen – ist eine bedeutsame Fähigkeit zur Vermeidung von Rückfällen.

2. Handlungsschritt: Einführung

Danach findet eine kurze inhaltliche Einführung in das Indikative Modul 1: *Strategien in Risikosituationen* statt.

> In einer der letzten Gruppensitzungen haben wir uns mit den verschiedenen Bewältigungsstrategien im Umgang mit Drogenverlangen beschäftigt und erkannt, dass „Suchtdruck" unterschiedlich stark aufkommen kann. Dabei muss eine angemessene Strategie gewählt werden, um dem Verlangen nicht nachzugeben. Um den Umgang mit Drogenverlangen besser zu verstehen, haben wir uns einige bedeutsame Modelle angeschaut, die wir uns gleich noch einmal ins Bewusstsein rufen werden. Dem Thema Bewältigungsstrategien werden wir uns heute praktisch und spielerisch nähern. Dabei werden wir die Fähigkeit zur Abgrenzung gegenüber äußeren Einflüssen genauer betrachten und einüben.

3. Handlungsschritt: Wiederholung der Modelle aus dem Basismodul 6

Es werden noch einmal die im BM 6 behandelten zentralen Modelle wie das Staubsauger-Modell (Arbeitsblatt IM 1.1), das Wellen-Modell (Arbeitsblatt IM 1.2) sowie das Modell der kleinen Schritte (Arbeitsblatt IM 1.3) aufgegriffen und überprüft, inwiefern diese Modelle an die Teilnehmer vermittelt werden konnten. Gegebenenfalls sind einzelne Aspekte zu wiederholen bzw. Unklarheiten auszuräumen.

4. Handlungsschritt: Zusammentragen von Risikosituationen

Der Leiter erinnert an das BM 4 „Risikofaktoren" und fordert die Teilnehmer auf, die für sie bedeutsamen Risikosituationen, in denen Drogenverlangen aufkommen kann und in denen die Gefahr eines Rückfalls gegeben ist, zu benennen. Die Nennungen der Teilnehmer zu Risikosituationen sammelt der Leiter an der Flipchart.

5. Handlungsschritt: Übersicht über Risikosituationen und Hintergrundaspekte

Der Leiter stellt den Erfahrungen und Einschätzungen der Teilnehmer die Erkenntnisse aus der Behandlungsperspektive gegenüber und gibt anhand des Arbeitsblattes IM 1.4 einen Überblick über typische Risikosituationen, die eine Distanzierung bzw. Ablehnungsverhalten erfordern. Er erläutert, dass es sich bei solchen Risikosituationen um „Versuchungssituationen" handelt, die einen Aufforderungscharakter haben, oder um konkrete Konsumangebote (sog. „Verführungssituationen"), und stellt wirksame Strategien vor, wie mit solchen Situationen umgegangen werden kann (Arbeitsblatt IM 1.4):

- Ablehnungstraining – „Nein, danke" sagen,
- Techniken zur Distanzierung,
- Gesprächsthema wechseln,
- Erklärungen und Rechtfertigungen,
- Körpersprache,
- Alternativen vorschlagen,
- kognitive Umstrukturierung negativer Gedanken.

6. Handlungsschritt: Auswahl einer Risikosituation

Jeder Teilnehmer erhält zwei Bewertungspunkte (Klebepunkte), mit denen er die ihm am bedeutensten erscheinenden Risikosituationen auf der Flipchart markiert. Die Situation mit den meisten Bewertungen bildet die Grundlage für das anschließende szenische Spiel bzw. für die Skulpturarbeit.

7. Handlungsschritt: Szenisches Spiel oder Skulpturarbeit

Zu den zwei am höchsten bewerteten Situationen wird jeweils ein szenisches Spiel entwickelt oder eine für die Situation typische Skulpturarbeit inszeniert. Dabei orientiert sich das Vorgehen an der 3-Phasen-Struktur: (1) Erwärmungsphase, (2) Aktionsphase, (3) Integrationsphase und Auswertung. Die psychodramatischen Methoden seien im Folgenden kurz skizziert.

Ziel des *szenischen Spiels* realer oder fiktiver Erlebnisse ist es, die Szene so darzustellen, dass die Darstellung der subjektiven Wirklichkeit des Protagonisten entspricht. Auf der Bühne wird mit den verfügbaren Mitteln ein Bühnenbild eingerichtet, die in der Szene vorkommenden Personen werden mit „Hilfs-Ichs" besetzt, die Szene anschließend „nachgespielt". Auf diese Weise können auch in der Zukunft liegende Ereignisse in szenischer Form dargestellt werden. Die Akzentuierung liegt aufgrund des Themas verstärkt auf einem Rollentraining zur Einübung von Möglichkeiten des Rollenhandelns, speziell des Ablehnungstrainings. Nachdem im Anschluss an die Aktionsphase die einzelnen Teilnehmer wieder aus ihren Rollen entlassen worden sind und sich in die Gruppe eingefunden haben, erfolgt eine Auswertung des Geschehens. Zuerst werden die Protagonisten, im Sinne eines Rollenfeedbacks, gefragt, wie sie sich während des szenischen Spiels gefühlt haben und was ihnen aufgefallen ist (emotionale Resonanz und Erkenntnisgewinn). Danach gibt es Rückmeldungen der Zuschauer zu den einzelnen Protagonisten. Das szenische Spiel schließt mit einer Auswertungs- und Reflexionsphase ab, die dazu dient, das emotionale Erleben im Spiel durch eine kognitiv-verbale Ebene zu ergänzen (Ameln, Gerstmann & Kramer, 2005).

Bei der *Skulpturarbeit* werden psychische oder soziale Phänomene durch Exfiguration im Raum sichtbar, erlebbar und veränderbar gemacht. Skulpturen setzen dabei – anders als die für das Psychodrama typischen bewegten Spielszenen – das Darzustellende in Form von unbewegten Standbildern um. Die Methode der Skulpturarbeit könnte z. B. folgendermaßen Anwendung finden: Ein Teilnehmer erklärt sich bereit, eine Risikosituation darzustellen, indem er aus der Gruppe Teilnehmer wählt, die bereit sind, die in der Situation vorkommenden Rollen der Personen zu übernehmen. Der vorstellende Teilnehmer positioniert die einzelnen Personen im Raum und führt sie in ihre Rollen ein. Steht jede auf ihrem entsprechenden Platz, werden die Spieler gebeten, sich in ihre Positionen und das, was sie zu ihrer Rolle gehört haben, einzufühlen. Die restlichen Teilnehmer werden aufgefordert, zu der entstandenen Skulptur mögliche passende Titel zu assoziieren. „Wie könnte diese Skulptur heißen, wenn sie in einem Museum stünde"? Anschließend werden die Spielenden auf ihren Plätzen durch die Leitung zu ihrem Befinden interviewt. Die Skulpturarbeit schließt mit einer Auswertungs- und Reflexionsphase ab, welche dazu dient, das emotionale Erleben in der Skulptur durch eine kognitiv-verbale Ebene zu ergänzen.

Im Gegensatz zum szenischen Spiel werden bei der Skulpturarbeit die Strukturen eines Systems abgelöst von ihrem raumzeitlichen Kontext betrachtet. Zur intensiveren Auseinandersetzung mit psychodramatischen Arrangements und zur Anregung sei auf das Buch „Psychodrama" von Ameln, Gerstmann und Kramer (2005) verwiesen.

8. Handlungsschritt: Abschluss- und Rückmelderunde

Die Rückmelde- und Befindlichkeitsrunde dient der Resonanz der Teilnehmer auf die aktuelle Gruppensitzung. Dabei liegt der Fokus einerseits auf der inhaltlichen Auseinandersetzung und kognitiven Resonanz, andererseits auch auf der Expression der emotionalen Resonanz, der Stimmungen und Befindlichkeiten in Bezug auf das jeweilige Thema. Leitfragen sind dabei z. B.

> War das Thema „Strategien in Risikosituationen" in irgendeiner Weise bedeutsam für Sie? Haben Sie etwas gelernt bzw. erkannt? Wie ging es Ihnen heute während der Gruppensitzung? Wie haben Sie sich erlebt? Mit welcher Stimmung gehen Sie nun aus der Gruppe?

Der Leiter gibt der Gruppe eine kurze Rückmeldung zum Gruppenprozess, der Arbeitsatmosphäre sowie zu seinem eigenen Erleben.

Handout IM 1 wird ausgeteilt.

Auf dem Bewertungsbogen (Teilnehmermappe) zeichnet der Leiter die Teilnahme ab. Die Teilnehmer bewerten das Modul.

5.1.4 Anmerkungen und Praxiserfahrung

- Die Arbeit mit den beschriebenen Methoden des Psychodramas bietet gegenüber gesprächsorientierten Techniken den Vorteil, dass es zu einer stärkeren emotionalen Involvierung und darüber zu einem vertieften Verständnis von sowohl inneren Prozessen als auch Handlungsmustern kommen kann und das Einüben von Handlungsstrategien einen Trainingseffekt besitzt.
- Durch das szenische Spiel oder die Skulpturarbeit wird eine andere Tiefungsebene bei Patienten erreicht. Die Patienten erleben sich und werden emotional berührt. Dies kann dazu führen, dass es in der Aktionsphase auch schon mal zu akutem Drogenverlangen bei den Teilnehmern und Akteuren kommen kann.
- Den Teilnehmern macht es vielfach Spaß, in den szenischen Spielen die Rolle „des Verführers" bzw. „der Versuchung" einzunehmen.
- Im szenischen Spiel zeigt sich vielfach die Argumentationsschwäche und auch Verhaltensunsicherheit der Patienten in Verführungssituationen. Trotz starker Abstinenzmotivation wird ersichtlich, dass Argumentationslinien zur Ablehnung von Konsumaufforderungen oftmals schwach ausgeprägt sind. Die Fähigkeit zur Abgrenzung muss immer wieder geübt und dadurch gesteigert werden.
- Für den Leiter bieten das szenische Spiel und die Skulpturarbeit gute diagnostische Hinweise hinsichtlich der Ressourcen und Fähigkeiten sowie auch der Defizite der Teilnehmer.

- Der Einsatz der Methode Skulpturarbeit erfordert Vorerfahrungen in der (therapeutischen) Gruppenarbeit. Bei eigener Unsicherheit sollte auf den Einsatz der Methode in diesem Modul verzichtet und auf eine andere Methode der Gruppenarbeit zurückgegriffen werden.

5.2 Indikatives Modul 2: Drogenabhängigkeit und Alkoholkonsum

Einführung

In dieser Einheit wird es den Teilnehmern ermöglicht, ihre Vorstellungen, Pläne und Zielbildungen zum Konsum von Alkohol zu thematisieren und zu überprüfen. Es wird ein dreigliedriger Fragebogen zur Klärung der persönlichen Abhängigkeitsgefährdung verwendet. Nach einer kurzen Abhängigkeitsdiagnostik und Einschätzung ihrer aktuellen Situation setzen sich die Teilnehmer mit ihrem zukünftigen Umgang mit Alkohol auseinander. Sowohl sich widersprechende als auch stimmige Ableitungen hinsichtlich ihrer individuellen Geschichte und der derzeitigen und zukünftigen Umgangsweise mit Alkohol werden in der Gruppe herausgearbeitet. Die Erreichbarkeit individueller Zielperspektiven und Umsetzungsprobleme werden diskutiert und Lösungswege entwickelt. Dabei gilt der Leitsatz, dass durch exakte Markierung von Risiken eine „Risikominimierung" und nicht direkt ein „Risikoausschluss" angestrebt wird.

Des Weiteren wird thematisiert, inwiefern bei den Teilnehmern Vorstellungen zum kontrollierten Konsum einzelner illegaler Substanzen wie z. B. Cannabis oder Ecstasy existieren. Diese Vorstellungen werden hinsichtlich ihrer Realitätsnähe bzw. Umsetzbarkeit überprüft.

Ziele

Die Teilnehmer sollen
- eine realistische Einschätzung der eigenen Geschichte mit Alkohol und eine Einschätzung der persönlichen Abhängigkeitsgefährdung bzw. des Vorliegens einer Alkoholabhängigkeit im Sinne einer Schärfung des Problembewusstseins entwickeln,
- sich mit dem Problem einer potenziellen Suchtverlagerung bzw. mit dem durch Alkoholkonsum möglicherweise verbundenen erneuten Einstieg in den Drogenkonsum auseinandersetzen,
- sich ihrer eigenen Zielbildung hinsichtlich des Konsums von Alkohol bewusst werden,
- erste Lösungsstrategien entwickeln, wie Zielperspektiven erreicht werden können,
- erkennen, dass der Verzicht auf Alkohol – zumindest für einen längeren Zeitraum nach der Behandlung – die Chancen eines drogenfreien Lebens erhöht,
- sich mit dem Modell der kleinen Schritte auseinandersetzen,
- zur Überprüfung möglicher Vorstellungen zum kontrollierten Konsum einzelner psychoaktiver Substanzen angeregt werden.

Materialien

Materialien für die Gruppenleitung (vgl. CD-ROM):
- Arbeitsblatt IM 2.1: Fragebogen – Drogenabhängigkeit und Alkoholkonsum
- Arbeitsblatt IM 2.2: Modell der kleinen Schritte – Alkohol

Materialien für die Teilnehmer (vgl. CD-ROM):
- Arbeitsblatt IM 2.1: Fragebogen – Drogenabhängigkeit und Alkoholkonsum
- Handout IM 2

Sonstige Arbeitsmaterialien:
- Flipchart, Moderationsstifte
- Kugelschreiber für alle Teilnehmer

5.2.1 Theoretischer Hintergrund

Viele drogenabhängige Menschen sind auch alkoholabhängig bzw. betreiben einen schädlichen Gebrauch. Tretter (2000) schätzt – mit Verweis auf Meissner et al. (1997) – dass ca. 40 % der drogenabhängigen Menschen einen problematischen Alkoholkonsum aufweisen. In der Deutschen Suchthilfestatistik aus dem Jahr 2016 wurden in den ambulanten Beratungs- und Behandlungsstellen (alle Betreuungen mit Einmalkontakten) bei Personen mit der Hauptdiagnose „Opioidabhängigkeit" (F11, ICD-10) bei 26.5 %, bei Cannabinoidabhängigkeit (F12) bei 24.1 % und bei Stimulanzienabhängigkeit (F15) bei 27.0 % eine Einzeldiagnose „Alkohol" (schädlicher Gebrauch, Abhängigkeit) dokumentiert. Bei Personen mit der Hauptdiagnose „multipler Substanzgebrauch" (F19, ICD-10) wurde bei 42.9 % die Einzeldiagnose „Alkoholabhängigkeit" festgestellt. Im gleichen Jahr wurde in (teil-)stationären Rehabilitations- und Adaptionseinrichtungen (Beender) bei Personen mit der Hauptdiagnose „Opioidabhängigkeit" bei 47.3 %, Cannabinoidabhängigkeit bei 46.8 % und Stimulanzienabhängigkeit bei 51.7 % eine Einzeldiagnose „Alkoholabhängigkeit" dokumentiert (Deutsche Suchthilfestatistik, 2017).

In der (stationären) Behandlung drogenabhängiger Menschen wird der Alkoholkonsum i. d. R. als „Rückfall" behandelt. Trotz hohen Auftretens einer begleitenden Alkoholproblematik bei drogenabhängigen Menschen gibt es auch Personen, die keine konsumbezogenen Probleme mit Alkohol aufweisen. Mit Blick auf die Rückfallprävention ist folglich der Einzelfall verstärkt zu berücksichtigen.

Der Konsum von Alkohol birgt für drogenabhängige Menschen im Wesentlichen drei Gefahren: zum einen die Gefahr des Einstiegs in den erneuten Konsum von illegalen Drogen, zum anderen das Phänomen der Suchtverlagerung, d. h. die Manifestierung einer Alkoholabhängigkeit, sowie drittens das Wiederaufleben einer bestehenden Alkoholabhängigkeit. Viele Patienten berichten davon, dass der erneute Alkoholkonsum nach einer Phase der Drogenabstinenz kurz- oder mittelfristig zu einer deutlich wahrnehmbaren Reduzierung der entwickelten Drogendistanz bzw. zu erneutem Konsum von illegalen Drogen geführt hat. Zentrale Handlungsmaxime in der Arbeit mit drogenabhängigen Menschen ist deshalb „Risikomarkierung statt Risikoausschluss". Erfahrungen mit Aufklärungskampagnen wie z. B. der AIDS-Prävention haben gezeigt, dass mit dem Ansatz des Risikoausschlusses die Zielgruppen nicht gut erreicht wurden und stattdessen Strategien der Risikominimierung eingesetzt wurden, welche sich als effektiver erwiesen.

Mithilfe eines Fragebogens, der sich an den ICD-10-Kriterien für Alkoholabhängigkeit orientiert und auf drogenabhängige Menschen zugeschnitten ist, wird erhoben, inwieweit eine Gefährdung in Bezug auf einen Rückfall in den Konsum illegaler Drogen sowie in Bezug auf eine Suchtverlagerung vorliegt (Arbeitsblatt IM 2.1). Das Modell der kleinen Schritte (Arbeitsblatt IM 2.2; vgl. auch BM 6) wurde mit Blick auf das Thema Alkoholkonsum modifiziert und kommt in diesem Modul zum Einsatz.

5.2.2 Fragestellungen und Thesen

Für das IM 2 sind folgende Fragen und Thesen handlungsleitend.

Fragestellungen		Thesen
Wie ist der Umgang von drogenabhängigen Menschen mit Alkohol?	→	Drogenabhängige Menschen haben eine sehr unterschiedliche Geschichte im Umgang mit Alkohol.
Haben drogenabhängige Menschen in der Vergangenheit überdurchschnittlich häufig Probleme mit Alkohol aufzuweisen?	→	Bei nicht wenigen drogenabhängigen Menschen ist zurückliegend ein starkes Missbrauchsverhalten bzw. die Manifestierung einer Alkoholabhängigkeit zu konstatieren.
Birgt der erneute Konsum von Alkohol Gefahren in sich?	→	Für viele drogenabhängige Menschen birgt der Konsum von Alkohol erhebliche Gefahren in sich. Einerseits die Gefahr des erneuten Einstiegs in den Drogenkonsum, andererseits die Manifestierung einer Alkoholabhängigkeit im Sinne einer Suchtverlagerung.
Kann mit Alkohol angemessen und kontrolliert umgegangen werden?	→	Ein zukünftig kontrollierter und unschädlicher Konsum von Alkohol ist nicht für jeden möglich und muss individuell erarbeitet werden. Eine persönliche Risikoabwägung sollte vollzogen werden. Die Markierung von Risiken ist der erste Schritt zu einer Risikominimierung bzw. einem möglichen Risikoausschluss.
Können einzelne psychoaktive Substanzen kontrolliert konsumiert werden?	→	Das ist individuell unterschiedlich. Der Konsum einzelner psychoaktiver Substanzen birgt ebenfalls Risiken in sich.

5.2.3 Durchführung

Die Durchführung des IM 2 erfolgt in neun Handlungsschritten.

1. Handlungsschritt: Begrüßung, Abklärung der Arbeitsfähigkeit und Rückschau

Der Leiter begrüßt die anwesenden Teilnehmer und überprüft die Arbeitsfähigkeit der Gruppe. Danach erfolgt eine kurze gemeinsame Rückschau auf die letzte Einheit unter folgenden Fragestellungen:

> Was ist Ihnen persönlich aus der letzten Sitzung im Gedächtnis geblieben? Was war Ihnen persönlich wichtig? Welche Erkenntnisse haben Sie gewonnen? Was ist Ihnen noch nachgegangen, hat nachgewirkt?

Diese Wiederholung führt zur Verfestigung der zuletzt behandelten Lerninhalte und gibt dem Leiter Hinweise auf die Lerneffekte.

2. Handlungsschritt: Einführung

Danach findet eine kurze inhaltliche Einführung in das Indikative Modul 2: *Drogenabhängigkeit und Alkoholkonsum* statt.

> Vielen von Ihnen stellt sich die Frage, wie Sie zukünftig mit Alkohol umgehen werden und jeder von Ihnen hat eine andere Geschichte mit Alkohol. Es ist wichtig herauszufinden, welche Bedeutung Alkohol in Ihrem Leben gespielt hat, welche Funktion er besaß oder vielleicht noch besitzt und inwieweit es auch beim Alkohol zu einer Abhängigkeitsentwicklung gekommen ist. Eine gute Selbsteinschätzung ist die erste Voraussetzung, um seinen zukünftigen Umgang mit Alkohol zu bestimmen. Denn für drogenabhängige Menschen bestehen beim Alkoholkonsum grundsätzlich drei Gefahren. Zum ersten die Gefahr, eine bestehende Alkoholabhängigkeit wieder zu aktivieren. Zum zweiten, über den Alkoholkonsum wieder zum Konsum von illegalen Drogen zu gelangen. Und zum dritten die Gefahr einer Suchtverlagerung, indem der Alkohol als Suchtmittel eingesetzt und eine Alkoholabhängigkeit entwickelt wird. Um nun eine möglichst gute Einschätzung Ihrer persönlichen Situation zu erhalten, ist es sinnvoll, sich damit zu beschäftigen, wie Ihr bisheriges Verhältnis zum Alkohol gewesen ist. Dies ist in Beziehung zu setzen zu Ihren Vorhaben, Ideen und Einschätzungen bezüglich des Umgangs mit Alkohol in der Zukunft. Des Weiteren erscheint es wichtig, dass Sie sich darüber klar werden, welche Schwierigkeiten auf Sie persönlich hinsichtlich des Konsums von Alkohol zukommen werden und wie Sie diese zu lösen gedenken. Abschließend werden Sie die Möglichkeit erhalten, sich darüber auszutauschen, ob es bei Ihnen Überlegungen gibt, einzelne illegale Drogen in Zukunft kontrolliert zu konsumieren und sich über die Chancen und Risiken, die damit verbunden sind, bewusst zu werden.

3. Handlungsschritt: Austeilen der Fragebögen

Der Leiter verteilt den Fragebogen (Arbeitsblatt IM 2.1, vgl. Abb. 21) und bittet die Teilnehmer, diesen auszufüllen. Die Fragen sind mit Ja oder mit Nein zu beantworten. Der Leiter erklärt die dreigliedrige Struktur des Fragebogens, die im ersten Teil auf die Vergangenheit, im zweiten Teil auf die Gegenwart

Fragebogen – Drogenabhängigkeit und Alkoholkonsum
Gefährdungsprofil
Beantworten Sie bitte zu diesem Thema folgende Fragen:
I. Rückschau (Vergangenheit)
1. Haben Sie schon häufiger einen starken Drang, eine Art unbezwingbares Verlangen gespürt, Alkohol zu trinken? ☐ Ja ☐ Nein
2. Kam es vor, dass Sie nicht mehr aufhören konnten zu trinken, wenn Sie einmal begonnen hatten? ☐ Ja ☐ Nein
3. Tranken Sie manchmal morgens, um eine bestehende Übelkeit oder das Zittern (z. B. Ihrer Hände) zu lindern? ☐ Ja ☐ Nein
4. Brauchten Sie zunehmend mehr Alkohol, bevor Sie eine bestimmte (die gewünschte) Wirkung erzielten? ☐ Ja ☐ Nein
5. Tranken Sie, obwohl Sie spürten, dass der Alkoholkonsum Ihnen körperlich, psychisch oder sozial schadete? ☐ Ja ☐ Nein
6. Sind Sie über Alkohol schon mal wieder zum Konsum illegaler Drogen gekommen? ☐ Ja ☐ Nein
II. Selbstbewertung (Gegenwart)
7. Würden Sie sagen, dass bei Ihnen eine Alkoholabhängigkeit vorliegt oder vorgelegen hat? ☐ Ja ☐ Nein
8. Glauben Sie mit Alkohol kontrolliert umgehen zu können? ☐ Ja ☐ Nein
III. Vorschau (Zukunft)
9. Glauben Sie, dass Sie in der Zukunft von Alkohol abhängig werden könnten? ☐ Ja ☐ Nein
10. Sind Sie zukünftig gefährdet, über den Konsum von Alkohol wieder zu illegalen Drogen zu greifen? ☐ Ja ☐ Nein
11. Würden Sie Alkoholkonsum für sich als Rückfall bewerten? ☐ Ja ☐ Nein
12. Wollen Sie zukünftig auf Alkohol gänzlich verzichten? ☐ Ja ☐ Nein

Abbildung 21: Arbeitsblatt IM 2.1: Fragebogen – Drogenabhängigkeit und Alkoholkonsum

und im dritten Teil auf die Zukunft Bezug nimmt. An dieser Stelle ist der Hinweis an die Teilnehmer sinnvoll, dass die Fragebögen nach der Sitzung bei den Teilnehmern verbleiben und es jedem überlassen ist, inwiefern er die Fragen aufrichtig beantwortet. Wobei betont werden sollte, dass die ehrliche Beantwortung der Fragen einen größeren Lernerfolg und Erkenntnisgewinn verspricht.

4. Handlungsschritt: Ausfüllen des Alkoholfragebogens

Die Teilnehmer haben ca. 10 Minuten Zeit, den Fragebogen in Einzelarbeit auszufüllen. In dieser Zeit steht der Leiter für Verständnisfragen zur Verfügung.

5. Handlungsschritt: Auswertung der Ergebnisse und Erstellung eines Gefährdungsprofils

Die Auswertung in der Gruppe erfolgt, indem einzelne Patienten ihre Antworten vorstellen. Dabei gilt für den Leiter folgende Vorgehensweise: Zuerst werden zwischen der Lebensgeschichte (I. Teil) und der Einschätzung der aktuellen Alkoholgefährdung (II. Teil) sowohl sich widersprechende, unlogische (sog. Dissonanzphänomene) als auch stimmige, konsistente Ableitungen identifiziert. Im Anschluss werden zwischen der Einschätzung der aktuellen Alkoholgefährdung (II. Teil) und dem zukünftigen Umgang mit Alkohol (III. Teil) sowohl sich widersprechende, unlogische (sog. Dissonanzphänomene) als auch stimmige, konsistente Ableitungen festgestellt.

Dissonanzphänomene wie z.B. Patienten, die trotz massiver Alkoholprobleme in der Lebensgeschichte behaupten, mit Alkohol zukünftig umgehen zu können, werden thematisiert:

> Das klingt unlogisch. Wie passt das zusammen?

Stimmige, konsistente Ableitungen wie z.B. die Erfahrung, immer wieder über Alkohol rückfällig geworden zu sein und die Aussage, „mit Alkohol nicht umgehen zu können", werden positiv verstärkt:

> Das ist schlüssig. Das passt zusammen.

Dabei ist es Aufgabe des Leiters, die anderen Teilnehmer in die Analyse mit einzubeziehen, da deren Erfahrungen, Einschätzungen und Rückmeldungen eine andere Qualität bei den übrigen Teilnehmern besitzen als die des Leiters und zudem in der Arbeit mit Gruppen die Regel gelten sollte, dass „alles, was die Gruppe leisten kann, der Leiter nicht machen sollte".

6. Handlungsschritt: Diskussion/Austausch zur Frage nach dem zukünftigen Umgang mit Alkohol

Die letzte Frage des Fragebogens lautet: „Wollen Sie zukünftig auf Alkohol gänzlich verzichten?" Diese Frage stellt den Ausgangspunkt dar, um eine Diskussion bzw. einen Austausch über folgende Gesichtspunkte anzuregen.

> Wenn ja: Wird Ihnen dies zukünftig schwerfallen? In welchen Situationen am meisten?
>
> Wenn nein: Wie wollen Sie zukünftig den Konsum von Alkohol handhaben?

7. Handlungsschritt: Vorstellung des Modells der kleinen Schritte – Alkohol

Es wird an das Modell der kleinen Schritte erinnert, das in BM 6 Anwendung gefunden hat und auch für die Zielvorstellungen hinsichtlich des zukünftigen Umgangs mit Alkohol hilfreich sein kann (Arbeitsblatt IM 2.2). Für diejenigen Teilnehmer, die sich für eine zukünftige Alkoholabstinenz entschieden haben, ist das Modell relevant.

> Es gibt ein weiteres Modell, welches hinsichtlich einer zukünftigen Alkoholabstinenz wichtig sein kann und welches ich Ihnen zur Verfügung stellen will. Das Modell der kleinen Schritte. Das Modell vermittelt eine hilfreiche Technik zur Überwindung von „Schwächephasen" bzw. zur Entlastung in Zeiten starker Belastungen und Krisen. Wie Sie aus eigener Erfahrung wissen, erfordert die Erreichung langfristiger Ziele Geduld, Ausdauer und längerfristige Motivation. Die Motivation unterliegt aber Schwankungen und bei jedem längerfristigen Projekt gibt es Phasen, in denen es einem schwerfällt, das Projekt weiter zu verfolgen und nicht aufzuhören. Am besten kann ich Ihnen dies am Beispiel des Dauerlaufs bzw. des Marathons verdeutlichen. Wer von Ihnen schon mal Dauerlauf betrieben bzw. Erfahrung mit Joggen hat, wird einiges nachvollziehen können. Jeder erfahrene Dauerläufer teilt sich seine Strecke ein und setzt sich Teilziele. Dies hat mehrere positive Effekte: Zum einen führt das Erreichen von Teilzielen immer wieder zu Teilerfolgen, die ermutigen,

motivieren und kenntlich machen, was ich schon erreicht habe, bzw. welche Strecke ich schon zurückgelegt habe. Zum anderen sind Ziele leichter zu erreichen, die überschaubar sind. Wenn man beispielsweise eine Strecke von 42.195 km einem nicht allzu geübten Läufer nicht unterteilen, sondern an einem Stück sichtbar machen würde, könnte es sein, dass seine Motivation sinkt und er erst gar nicht losläuft. Zudem kennt jeder Läufer bei einem längeren Lauf Phasen, in denen es schwerfällt, weiterzulaufen und durchzuhalten. Übertragen auf den Versuch, langfristig alkoholabstinent zu leben, bedeutet dies: Das erstrebenswerte Ziel einer alkoholabstinenten Lebensführung stellt ein ebenso langes wie nicht überschaubares Ziel dar und kann zu Motivationsproblemen führen. Daher möchte ich Ihnen nahelegen, sich neben diesem übergeordneten Ziel überschaubare Zeiträume als Ziele vorzunehmen und in schwierigen Zeiten, in welchen Ihre Abstinenzmotivation geringer oder das Verlangen nach Alkohol größer ist, die Zeiten zu verkürzen.

Im Anschluss werden Nachfragen zur Verständlichkeit des Modells ermöglicht und die Teilnehmer zur Überprüfung des Modells an der eigenen Realität angeregt.

8. Handlungsschritt: Ausweitung auf das Thema „Kontrollierter Gebrauch einzelner illegaler Substanzen"

Die Frage nach dem zukünftigen Gebrauch von Alkohol legt auch das Thema nahe, ob einzelne illegale Substanzen kontrolliert konsumiert werden können. Der Leiter hat daher die Möglichkeit, die Teilnehmer zu fragen, inwiefern Vorstellungen existieren, einzelne Substanzen wie z. B. Cannabis oder Ecstasy kontrolliert konsumieren zu können. An den Erfahrungen der Teilnehmer orientiert, werden die Ansichten einzelner Teilnehmer diskutiert, Meinungsbilder erstellt und diese bezüglich ihrer Realitätsnähe überprüft.

9. Handlungsschritt: Abschluss- und Rückmelderunde

Die Rückmelde- und Befindlichkeitsrunde dient der Resonanz der Teilnehmer auf die aktuelle Gruppensitzung. Dabei liegt der Fokus einerseits auf der inhaltlichen Auseinandersetzung und kognitiven Resonanz, andererseits auch auf der Expression der emotionalen Resonanz, der Stimmungen und Befindlichkeiten in Bezug auf das jeweilige Thema. Leitfragen sind dabei z. B.:

> War das Thema „Drogenabhängigkeit und Alkoholkonsum" in irgendeiner Weise bedeutsam für Sie? Haben Sie etwas gelernt bzw. erkannt? Wie ging es Ihnen heute während der Gruppensitzung? Wie haben Sie sich erlebt? Mit welcher Stimmung gehen Sie nun aus der Gruppe?

Der Leiter gibt der Gruppe eine kurze Rückmeldung zum Gruppenprozess, der Arbeitsatmosphäre sowie zu seinem eigenen Erleben.

Das Handout IM 2 wird ausgeteilt. Der Fragebogen aus Arbeitsblatt IM 2.1 findet sich darin nochmals als Vorlage. Ausgehend von der letzten Frage, „Wollen Sie zukünftig auf Alkohol gänzlich verzichten?", ist im Handout eine Reflexionsübung enthalten, die die Teilnehmer dazu anregen kann, sich weitergehend mit dem Thema Alkoholkonsum auseinanderzusetzen. Der Leiter sollte darauf hinweisen, verbunden mit der Anregung, diese Aufgabe möglichst zeitnah zu bearbeiten und mögliche Rückfragen hierzu zu Beginn der nächsten Sitzung zu stellen.

Auf dem Bewertungsbogen (Teilnehmermappe) zeichnet der Leiter die Teilnahme ab. Die Teilnehmer bewerten das Modul.

5.2.4 Anmerkungen und Praxiserfahrung

- Der Einsatz des Fragebogens ist hilfreich, um mit den Teilnehmern über das Thema Alkoholkonsum ins Gespräch zu gelangen. Erfahrungsgemäß beantworten die Teilnehmer die Fragen recht ehrlich.
- Patienten haben einen sehr unterschiedlichen Bezug und eine sehr individuelle Geschichte mit Alkohol. Es sind Lebensverläufe zu konstatieren, in denen Alkohol überhaupt keine Rolle spielte, Alkohol sozial integriert oder zeitweilig missbräuchlich genutzt wurde bis hin zum Vorliegen einer manifesten Abhängigkeitsentwicklung mit langjährigem exzessivem Konsum von Alkohol.
- Der Umgang mit Alkohol bzw. existierende Alkoholprobleme werden von Patienten eher verharmlost und unterschätzt als dass sie dramatisiert bzw. überbewertet werden.
- Viele Patienten – gerade jüngere – können sich längere Zeiträume der Alkoholabstinenz oder die Perspektive, bis zum Lebensende keinen Alkohol mehr zu trinken, nicht vorstellen und fühlen sich mit dieser Vorstellung überfordert.

- Drogenabhängige Menschen befinden sich in dem Spannungsfeld, sich in eine „alkoholdurchtränkte" Gesellschaft integrieren zu wollen, in der Alkohol zu vielen Gelegenheiten eine große Rolle spielt und Alkoholmissbrauch an der Tagesordnung und gesellschaftsfähig ist. Die Tatsache, dass in unserer Kultur der Konsum von Alkohol eine wichtige Integrations- und Kontakthilfe darstellt und Gemeinsamkeiten schafft, und gerade bei jüngeren Menschen alkoholabstinente Haltungen diese Menschen eher zu Außenseitern machen, erschwert die Integrationsbemühungen der drogenabhängigen Menschen und erfordert von den Mitarbeitern einen reflektierten Umgang mit den gesellschaftlichen Ambivalenzen.
- Gerade Patienten, die sich mit der Vorstellung einer langfristigen Alkoholabstinenz schwertun, erleben das Modell der kleinen Schritte als entlastend.
- Praxiserfahrungen und -beobachtungen zeigen, dass die überwiegende Mehrzahl der drogenabhängigen Patienten sich nach einer Zeit der Abstinenz von Drogen weniger überlegt, ob Sie jemals wieder Alkohol trinken, sondern eher wann Sie erstmalig wieder Alkohol konsumieren.
- Bildgebende Verfahren aus der Neurologie zum Zusammenhang von psychoaktiven Substanzen und deren Auswirkungen auf die Transmittersysteme geben Hinweise bzw. lassen Ableitungen zu, warum ggf. ein erneuter Alkoholkonsum die Drogendistanz reduziert.
- Um die komplexen Zusammenhänge zum Thema Drogenabhängigkeit und Alkoholkonsum für Patienten zu verdeutlichen, kann auch eine Analogie genutzt werden: „Wenn Sie eine Fremdsprache erlernt haben, fällt Ihnen das Erlernen einer zweiten Fremdsprache deutlich leichter. Ähnlich ist es bei der Sucht: Wird eine Sucht ‚gelernt', fällt das ‚Erlernen' einer zweiten deutlich leichter".

5.3 Indikatives Modul 3: Kriminalität und Rückfälligkeit

Einführung

Bei einer erheblichen Zahl von drogenabhängigen Menschen ist Kriminalität nicht bloß als Folge oder Begleiterscheinung der Drogenabhängigkeit einzuordnen. Sie muss auch im Zusammenhang mit einem vor der Manifestierung der Drogenabhängigkeit existenten bzw. einem damit einhergehenden devianten Lebensstil mit eigener Problemkapazität betrachtet werden.

Anhand der biografischen Entwicklung der einzelnen Teilnehmer wird deren spezifisches Verhältnis zu kriminellen und illegalen Verhaltensweisen erfasst. Gegebenenfalls vorhandene, Identität stiftende Potenziale solcher Verhaltensweisen werden identifiziert. Durch prospektive Methoden werden mögliche Gefahren und Schwierigkeiten antizipiert, markiert und daraus folgend Konsequenzen für den weiteren Behandlungs- bzw. Betreuungsverlauf sowie die Rückfallgefährdung gezogen.

Ziele

Die Teilnehmer sollen
- sich mit ihrem Verhältnis zu kriminellen und illegalen Handlungen vor dem Hintergrund ihrer Lebensgeschichte auseinandersetzen,
- das Ausmaß ihrer bisherigen delinquenten „Identitätsfacetten" erkennen,
- ihre Kontaktbereitschaft zum bzw. Abgrenzung vom kriminellen Milieu wahrnehmen,
- ihre materiellen Ansprüche überprüfen und ihre zukünftige materielle Realität dazu in Beziehung setzen,
- die notwendigen Verzichtsleistungen bei Wahl eines straffreien Lebens erkennen,
- die Problembereiche „Drogenabhängigkeit" und „Kriminalität" individuell gewichten,
- Bewältigungsstrategien zur Vermeidung krimineller Aktivitäten entwickeln.

Materialien

Materialien für die Gruppenleitung (vgl. CD-ROM):
- Arbeitsblatt IM 3.1: Kriminalität und Drogenabhängigkeit – vier Typen
- Arbeitsblatt IM 3.2: Analogien bei Drogenabhängigkeit und Kriminalität
- Arbeitsblatt IM 3.3: Bewältigungsstrategien zur Vermeidung von Kriminalität
- Arbeitsblatt IM 3.4: Bewältigungsstrategien zur Vermeidung von Kriminalität – Teilnehmerantworten
- Arbeitsblatt IM 3.5: Erkenntnisse zum Thema Kriminalität und Rückfälligkeit

Materialien für die Teilnehmer (vgl. CD-ROM):
- Arbeitsblatt IM 3.3: Bewältigungsstrategien zur Vermeidung von Kriminalität
- Handout IM 3

Sonstige Arbeitsmaterialien:
- Flipchart, Moderationsstifte

5.3.1 Theoretischer Hintergrund

Die Kriminalitätsbelastung bei drogenabhängigen Menschen ist hoch. Rautenberg (1997) und Egg (1999a) kommen in ihren Untersuchungen über das Verhältnis von Drogenabhängigkeit und Delinquenz zu dem Ergebnis, dass
- die Kriminalitätsbelastung bei drogenabhängigen Menschen größer als angenommen ist und Therapeuten die Kriminalitätsbelastung bei Drogenabhängigen deutlich unterschätzen,
- Delinquenz und Drogenabhängigkeit nicht in einem kausalen Zusammenhang stehen, im Gefüge anderer Wirkfaktoren aber als Bestandteil einer generell devianten Lebensführung betrachtet werden müssen,
- die Beendigung des Drogenkonsums nicht zwangsläufig zu einer Einstellung strafbarer Verhaltensweisen führt.

Die Analysen von Karriereverläufen drogenabhängiger Menschen in Forschung (Kreuzer et al., 1991) und therapeutischer Praxis zeigen, dass ein beträchtlicher Teil der Patienten parallel mit oder zeitlich vor der Manifestierung der Drogenabhängigkeit delinquent war. Eine Sichtweise, die deviantes Verhalten drogenabhängiger Menschen ausschließlich bzw. in erster

Linie als Folge der Beschaffungskriminalität versteht, erfasst nur Teilaspekte des komplexen Zusammenhangs von Drogenabhängigkeit und Kriminalität. Bei einer solchen Sichtweise besteht mit Blick auf die Behandlung sowie die Rückfallprophylaxe die Gefahr, dass wichtige biografische Voraussetzungen und Gefährdungspotenziale unerkannt und unbearbeitet bleiben (vgl. Kap. 2.2.5).

Nicht nur die Abhängigkeitsentwicklung, sondern auch das Rückfallgeschehen bei drogenabhängigen Menschen steht vielfach in engem Zusammenhang mit Delinquenz und deviantem Verhalten. Hierbei spielen identitätstheoretische Aspekte wie z. B. Identitätsentwicklung, Milieu, Zugehörigkeit, Lifestyle und Lifestyle-Communities eine große Rolle und bedürfen einer angemessenen Bewertung. Gerade bei drogenabhängigen Menschen mit starren, wenig flexiblen Identitätsstilen und hoher Kriminalitätsbelastung sowie gering ausgeprägten „bürgerlichen" Identitätsfacetten müssen Rückfälle nicht nur unter stoffgebundener Perspektive, im Sinne der Regulierung von Stress, negativen Gefühlszuständen etc., sondern auch unter identitätstheoretischen Gesichtspunkten im Sinne eines Identitätswechsels und Identitätszugewinns verstanden und interpretiert werden.

Vor diesem Hintergrund ist es wichtig, gemeinsam mit den Teilnehmern die Aufmerksamkeit auf deviante Lebensstile und deren Bedeutung für die Identitätsentwicklung zu lenken. Besondere Aufmerksamkeit verdient dabei die Wahrnehmung analoger Phänomene bei Drogenabhängigkeit und Kriminalität. Neben der Illegalität/Strafbarkeit, der „Dosissteigerung", der Zugehörigkeit zu abweichenden abgegrenzten Milieus und weiteren Aspekten sind es vor allem die „einfachen, kurzfristigen Lösungen" für komplexe Problemlagen bei gleichzeitigem Fehlen von Handlungsalternativen, die in beiden Problembereichen von Betroffenen genutzt werden (Arbeitsblatt IM 3.2).

5.3.2 Fragestellungen und Thesen

Für das IM 3 sind die im unten stehenden Kasten dargelegten Fragen und Thesen handlungsleitend.

5.3.3 Durchführung

Die Durchführung des IM 3 erfolgt in neun Handlungsschritten.

1. Handlungsschritt: Begrüßung, Abklärung der Arbeitsfähigkeit und Rückschau

Der Leiter begrüßt die anwesenden Teilnehmer und überprüft die Arbeitsfähigkeit der Gruppe. Danach erfolgt eine kurze gemeinsame Rückschau auf die letzte Einheit unter folgenden Fragestellungen:

> Was ist Ihnen persönlich aus der letzten Sitzung im Gedächtnis geblieben? Was war Ihnen persönlich wichtig? Welche Erkenntnisse haben Sie gewonnen? Was ist Ihnen noch nachgegangen, was hat nachgewirkt?

Fragestellungen		Thesen
Gibt es – im Vergleich zu Alkoholabhängigen – besondere Rückfallgefährdungen bei Drogenabhängigen?	→	Ja, bei einigen Drogenabhängigen stehen die Kriminalität und der deviante Lebensstil im Vordergrund der Problematik.
Ist mit der Einstellung des Drogenkonsums auch eine Aufgabe des devianten Lebensstils bzw. der Delinquenz verbunden?	→	Die Kriminalitätsbelastung bei drogenabhängigen Menschen ist hoch und vielfach mit eigener Problemkapazität zu betrachten. Die Beendigung des Drogenkonsums führt nicht zwangsläufig zu einer Einstellung strafbarer Verhaltensweisen.
Ist die Neigung zu delinquentem Verhalten ein Rückfallrisiko?	→	Eine nicht bewältigte Neigung zu deviantem Verhalten bzw. Delinquenz stellt auch nach Abschluss einer Behandlung ein erhebliches Rückfallrisiko dar.
Bei welchen drogenabhängigen Menschen ist die Gefahr, über strafbare Verhaltensweisen wieder rückfällig zu werden, besonders hoch?	→	Drogenabhängige Menschen, die über die Wiederaufnahme strafbarer Handlungen eine Stärkung der Identität, verbunden mit Erfolgserlebnissen, Anerkennung und Gefühlen der Zugehörigkeit erfahren, sind besonders gefährdet.

Diese Wiederholung führt zur Verfestigung der zuletzt behandelten Lerninhalte und gibt dem Leiter Hinweise auf die Lerneffekte.

2. Handlungsschritt: Einführung

Danach findet eine kurze inhaltliche Einführung in das Indikative Modul 3: *Kriminalität und Rückfälligkeit* statt.

> Der Zusammenhang zwischen Kriminalität und Rückfälligkeit ist ein bedeutsames Thema, da es vielfach unterschätzt wird. Bei vielen Menschen herrscht die Meinung vor, dass drogenabhängige Menschen Straftaten wie z. B. Diebstähle, Einbrüche oder Betrug begangen haben, um sich den „teuren Stoff" finanzieren zu können. Daraus wird geschlossen, dass bei Einstellung des Konsums auch das Problem der Straftaten sozusagen „mitgelöst" werde. Auf eine kurze Formel gebracht: keine Drogen – keine Straftaten. Wie einige von Ihnen aus eigener Erfahrung wissen, ist dies nicht immer, vielleicht sogar eher selten der Fall. Einige von Ihnen sind vielleicht schon strafrechtlich in Erscheinung getreten, bevor Sie drogenabhängig geworden sind. Einige haben vielleicht schon ganz persönlich mitgekriegt, dass die Verlockung, Straftaten zu begehen, durch die Drogenfreiheit nicht automatisch weg ist. Die Schwierigkeit, mit wenig Geld auszukommen, der Wunsch nach materiellen Dingen – „das muss ich auf jeden Fall haben" –, der Drang nach Zugehörigkeit zum alten Milieu oder auch vielleicht die Idee, „schnelles Geld" zu machen, sind Themen, die viele von Ihnen beschäftigen und die nicht unter den Tisch fallen sollten. Denn bei einigen von Ihnen ist vielleicht die Gefahr, den abstinenten Lebensweg wieder zu verlassen, eher mit der Kriminalität als mit dem Drogenkonsum verbunden.
>
> In dieser Einheit wird es also darum gehen, ganz individuell herauszufinden, inwieweit kriminelle Verhaltensweisen eine Gefahr für Ihren zukünftigen Lebensweg darstellen und was Sie dafür tun können, dem entgegenzuwirken.

3. Handlungsschritt: Vorstellung der vier Typen der Kriminalitätsbelastung

Der Leiter stellt die vier Typen der Kriminalitätsbelastung (Arbeitsblatt IM 3.1, vgl. Abb. 22) vor:
- Typ 1: Drogenabhängigkeit (ohne Kriminalität),
- Typ 2: Drogenabhängigkeit führt zu Kriminalität,
- Typ 3: Parallele Entwicklung von Drogenabhängigkeit und Kriminalität,
- Typ 4: Kriminalität führt zu Drogenabhängigkeit.

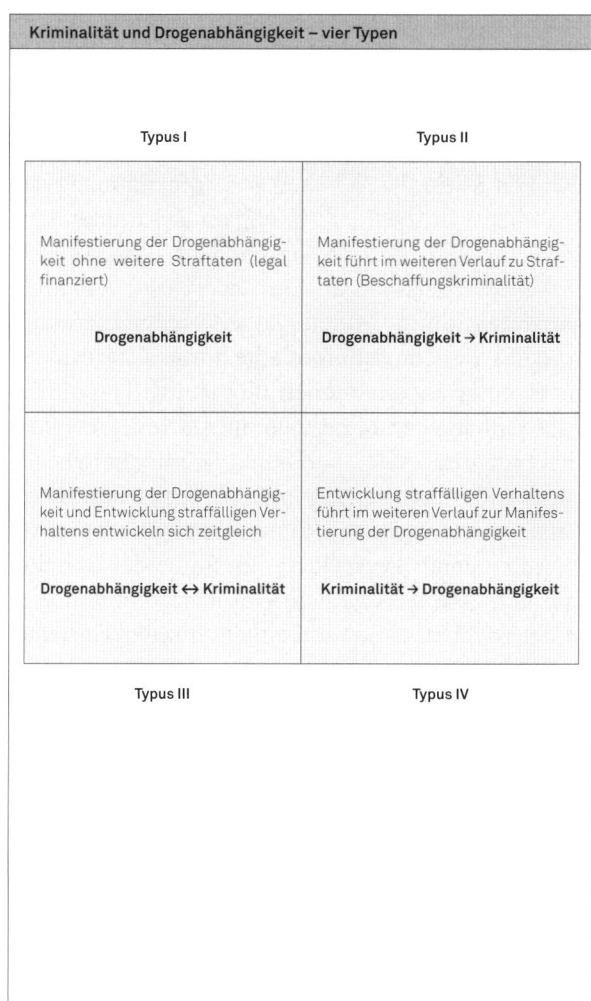

Abbildung 22: Arbeitsblatt IM 3.1: Kriminalität und Drogenabhängigkeit – vier Typen

4. Handlungsschritt: Selbsteinschätzung der Teilnehmer und Austausch

Die Teilnehmer werden aufgefordert, sich selbst einem der vier Typen zuzuordnen und dies kurz zu begründen.

Anschließend werden die Teilnehmer zu einem Austausch ihrer Erfahrungen im Sinne einer „narrativen Praxis" (Petzold, 2003) zu folgenden Schwerpunkten angeregt:

Begonnen wird mit einem Rückblick auf die individuelle Entwicklung devianten bzw. straffälligen Verhaltens. Den Teilnehmern wird Raum geboten, um von ersten Regelübertritten, „Streichen", Diebstählen, Sachbeschädigungen, Zuordnungen zu Gruppierungen mit devianten Verhaltensweisen etc. aus ihrem bisherigen Leben zu berichten. Darüber hinaus sollen sie Umfang und Ausmaß des delinquenten Verhaltens deutlich machen. Wie viele Anklagen, Verurteilungen und Inhaftierungen haben im bisherigen Lebensverlauf stattgefunden? Welche Hypothek, welche Strafzurückstellungen, offene Verfahren etc. warten noch?

Anschließend wird die aktuelle „strafrechtliche Gefährdung" der Teilnehmer thematisiert. Bin ich versucht, Gesetze zu übertreten, „schnelles Geld" zu machen oder handele ich vielleicht schon aktuell manchmal gegen das Gesetz?

Zuletzt wird ein Blick auf die zukünftige materielle Situation und eine eventuell drohende „strafrechtliche Gefährdung" der Teilnehmer geworfen.

> Welche inneren Bedingungen, Fähigkeiten und Strategien helfen Ihnen bei einer straffreien Lebensführung? Welche inneren Bedingungen gefährden dies? Stehen Ihnen die schützenden Fähigkeiten oder Strategien schon jetzt zur Verfügung? Welche müssen Sie noch entwickeln? Wie könnte das aussehen?
>
> Welche äußeren Bedingungen helfen Ihnen bei einer straffreien Lebensführung? Welche äußeren Bedingungen gefährden dies? Auf welche schützenden Bedingungen können Sie schon jetzt zurückgreifen? Welche müssen Sie noch aufbauen? Wie könnte das aussehen?
>
> Haben Ihre Strategien eine Aussicht auf Erfolg? Wie hoch schätzen Sie die Chance ein, straffrei zu leben?

5. Handlungsschritt: Erarbeitung von Analogien zwischen Sucht und Kriminalität

Der Leiter regt die Teilnehmer dazu an, darüber nachzudenken, welche Parallelen bzw. Ähnlichkeiten sie zwischen Drogenabhängigkeit und deviantem Verhalten/Kriminalität wahrnehmen. Nach dem Austausch in der Gruppe stellt der Leiter das Arbeitsblatt IM 3.2 „Analogien bei Drogenabhängigkeit und Kriminalität" vor und bittet die Teilnehmer um Resonanz bzw. moderiert den Diskussionsprozess.

6. Handlungsschritt: Sammeln von Bewältigungsstrategien

Der Leiter verteilt das Arbeitsblatt IM 3.3 „Bewältigungsstrategien zur Vermeidung von Kriminalität". In Einzelarbeit sammeln die Teilnehmer Ideen, welche Strategien ihnen zur Vermeidung kriminellen Verhaltens einfallen. Als Strukturierungshilfe dient hierbei die auf dem Arbeitsblatt vorgenommene Unterscheidung zwischen äußeren Bedingungen und persönlichen Eigenschaften/Fähigkeiten.

7. Handlungsschritt: Erarbeiten von Bewältigungsstrategien

Im Anschluss an die Einzelarbeit werden die Ergebnisse der einzelnen Teilnehmer in der Gruppe zusammengetragen, indem jeder Teilnehmer seine Strategien vorstellt (Arbeitsblatt IM 3.4). Diese werden dann hinsichtlich ihrer Effizienz und Praktikabilität diskutiert. Leitfragen für die Diskussion sind dabei:

8. Handlungsschritt: Erkenntnisse vorstellen

Der Leiter vermittelt abschließend die zentralen Erkenntnisse aus der Forschung zum Zusammenhang von Kriminalität und Rückfallgeschehen bei drogenabhängigen Menschen (Arbeitsblatt IM 3.5, vgl. folgenden Kasten).

Erkenntnisse zum Thema Kriminalität und Rückfälligkeit

- Die Kriminalitätsbelastung bei drogenabhängigen Menschen ist hoch und vielfach größer als angenommen.
- Kriminalität und Drogenabhängigkeit müssen als Bestandteil einer generell abweichenden Lebensführung betrachtet werden.
- Bei manchen drogenabhängigen Menschen ist Kriminalität in Verbindung mit einem abweichenden Lebensstil ein eigener Problembereich. Er ist zum Teil schwerwiegender als das Problem der Abhängigkeitserkrankung selbst.
- Die Beendigung des Drogenkonsums oder eine erfolgreiche ambulante bzw. stationäre Behandlung der Abhängigkeit führt nicht zwangsläufig zu einer Einstellung strafbarer Verhaltensweisen.
- Das Rückfallgeschehen steht vielfach in engem Zusammenhang mit Kriminalität und abweichendem Verhalten. Diese müssen zum Teil als vorrangige Risikofaktoren identifiziert werden.
- Eine nicht bewältigte Neigung zu abweichendem Verhalten bzw. Kriminalität stellt auch nach Abschluss einer Behandlung ein erhebliches Rückfallrisiko dar. Eine intensive Auseinandersetzung mit dieser Thematik ist daher erforderlich.

9. Handlungsschritt: Rückmelderunde und Abschluss des Moduls

Zum Abschluss des Moduls wird eine Rückmelde- und Befindlichkeitsrunde durchgeführt. Diese dient der Resonanz der Teilnehmer auf die aktuelle Gruppensitzung. Dabei liegt der Fokus einerseits auf der inhaltlichen Auseinandersetzung und kognitiven Resonanz, andererseits auch auf der Expression der emotionalen Resonanz, der Stimmungen und Befindlichkeiten in Bezug auf das Thema.

Leitfragen sind dabei z. B.:

> War das Thema „Kriminalität und Rückfälligkeit" in irgendeiner Weise bedeutsam für Sie? Haben Sie eine gute Einschätzung Ihrer Kriminalitätsbelastung gewinnen können? Haben Sie etwas gelernt bzw. erkannt? Wie ging es Ihnen heute während der Gruppensitzung? Wie haben Sie sich erlebt? Mit welcher Stimmung gehen Sie nun aus der Gruppe?

Der Leiter gibt der Gruppe eine kurze Rückmeldung zum Gruppenprozess, der Arbeitsatmosphäre sowie zu seinem eigenen Erleben.

Das Handout IM 3 wird ausgeteilt. Als Vertiefung zu den vier Typen der Kriminalitätsbelastung enthält das Handout eine Reflexionsübung, die zu Hause in schriftlicher Einzelarbeit von den Teilnehmern bearbeitet werden kann. Die Bearbeitung sollte möglichst zeitnah erfolgen, um die gelernten Inhalte zu festigen und den Lernerfolg zu intensivieren. Rückfragen sollten zu Beginn der nächsten Stunde gestellt werden.

Auf dem Bewertungsbogen (Teilnehmermappe) zeichnet der Leiter die Teilnahme ab. Die Teilnehmer bewerten das Modul.

5.3.4 Anmerkungen und Praxiserfahrung

Die Praxis bestätigt die – wenn auch spärlichen – Forschungsergebnisse:

- Eine große Zahl der Patienten beschreibt die Entwicklung von deviantem Lebensstil und kriminellem Verhalten parallel zur Abhängigkeitsentwicklung (Typ 3) bzw. eine hohe Kriminalitätsbelastung vor Manifestierung der Drogenabhängigkeit (Typ 4) und ordnet sich diesen Typen zu.
- Patienten gewichten ihr Kriminalitätsproblem vielfach genauso stark oder stärker als ihr Drogenproblem.
- Bezogen auf drohende Rückfälligkeit schätzen sie die Gefahr, zuerst wieder Straftaten zu begehen und darüber erneut mit Drogen in Kontakt zu kommen, als sehr hoch ein.
- Gerade die zukünftig geringen finanziellen Mittel und damit verbundene Einschränkungen hinsichtlich der Teilhabe am gesellschaftlichen Leben werden – z. T. in Verbindung mit hohen materiellen Ansprüchen – als „unlösbares Problem" erlebt, welches nicht ausgehalten werden kann und zu kriminellem Verhalten geradezu auffordert.
- Identitätstheoretische und -bildende Aspekte wie Selbstbild, Zuschreibungen von außen, Zugehörigkeit zu Milieu oder Drogenszene, Vorbilder, Werte und Normen, Anerkennung und Erfolg, Lifestyle etc. spielen bei diesem Modul eine große Rolle. Sie stellen bei eingehender individueller Analyse bei vielen Patienten eine große Gefahr dar, den devianten Lebensstil, das kriminelle Verhalten und den damit verbundenen Drogenkonsum wieder aufzunehmen.
- Hinsichtlich der Konkretisierung von Bewältigungs- und Lösungsstrategien im Hinblick auf die Vermeidung von kriminellem Verhalten erleben sich viele Patienten als ratlos.

5.4 Indikatives Modul 4: Kriminalität und materielle Sicherheit

Einführung

Dieses Modul stellt eine thematische Vertiefung bzw. Erweiterung des IM 3 dar. Liegt der Fokus des IM 3 auf der Kriminalitätsbelastung und auf der Ausprägung eines devianten Lebensstils, so wird in dieser Einheit die materielle Ausstattung und dabei speziell der Umgang der Teilnehmer mit Geld in den Mittelpunkt der Betrachtung gerückt. Unter Verwendung einer Vergangenheitsprojektion wird eine abgewandelte Form der Methode des *Lebenspanoramas* angewandt. Hierbei werden entlang des Lebensweges der Teilnehmer Aspekte wie materielle Sicherheit, Kriminalität und Lebensgefühl in Beziehung zueinander gesetzt. Die Erkenntnisse aus dieser Arbeit fließen ein in die Auseinandersetzung über die aktuelle und zukünftige materielle und finanzielle Situation der Teilnehmer sowie über materielle Ansprüche, mögliche Konfliktbereiche und potenzielle Rückfallgefahren.

Ziele

Die Teilnehmer sollen
- ihr Verhältnis zu materiellen Dingen überprüfen und einordnen,
- sich ihrer Ansprüche hinsichtlich finanzieller Ressourcen und Konsumgüter bewusst werden,
- sich bewusst werden, wie ihre finanzielle Situation und ihre Möglichkeiten zur Teilhabe am gesellschaftlichen „Reichtum" und Leben zukünftig aussehen werden,
- sich des persönlichen Zusammenhangs von Selbstwert und materiellen Gütern bewusst werden,
- sich ihrer Impulse hinsichtlich der Aufnahme strafbarer Verhaltensweisen zur Erhöhung ihres materiellen Wohlstands bewusst werden.

Materialien

Materialien für die Gruppenleitung (vgl. CD-ROM):
- Arbeitsblatt IM 4.1: Lebenspanorama zu den Bereichen „Lebensgefühl", „Kriminalität" und „materielle Sicherheit" – Beispiel
- Arbeitsblatt IM 4.2: Konfliktbereiche hinsichtlich der materiellen Sicherheit und Konsumgüter – Teilnehmerantworten

Materialien für die Teilnehmer (vgl. CD-ROM):
- Handout IM 4

Sonstige Arbeitsmaterialien:
- DIN-A3-Zeichenpapier für jeden Teilnehmer
- Jeweils Stifte in den Farben schwarz, blau, grün und rot für jeden Teilnehmer

5.4.1 Theoretischer Hintergrund

Drogenabhängigkeit ist nicht auf benachteiligte Bevölkerungsgruppen beschränkt, wobei Armut und geringe Teilhabe am gesellschaftlichen Leben durchaus starke Belastungsfaktoren darstellen, die pathogen wirken können. So zeigen drogenabhängige Menschen in Bezug auf ihre materielle Sicherheit sehr unterschiedliche Verhaltensweisen.

Einige befinden sich z. B. zu Beginn ihres Drogenkonsums in einer schwierigen materiellen Situation: Aufgrund ihrer sozialen Stellung oder als Folge eines nicht gelungenen Einstiegs in Ausbildung und/oder das Erwerbsleben. Durch Drogenhandel und kriminelle Handlungen werden fehlende Möglichkeiten der Erschließung legaler Erwerbsquellen und fehlende Perspektiven der Teilhabe am gesellschaftlichen Leben kompensiert. Manchen drogenabhängigen Menschen fehlen gänzlich die Erfahrungen, ihren Lebensunterhalt auf der Grundlage von Arbeit zu sichern. Anderen wiederum reichen die durchaus vorhandenen finanziellen Gegebenheiten aufgrund hoher Ansprüche nicht aus. Auch dies kann ein Motiv sein, strafbare Handlungen zu begehen und sich der Drogenszene zuzuwenden. Die Palette der Phänomene zu diesem Thema ist breit. Deformierte moralische Perspektiven, reine Risikoabwägungen, gestörte Verhältnisse zu Gegenständen und Sachwerten, enorme Verschuldungen sowie eine starke Abhängigkeit des Selbstwerts von materiellen Gütern sind nur einige zu beobachtende und in der Rückfallprophylaxe zu berücksichtigende Phänomene.

Das Lebenspanorama als Methode biografischer Arbeit dient der Gesamtschau und dem Überblick und wurde 1968 von H. G. Petzold entwickelt. Die Technik der Vergangenheitsprojektion als Zeitreise geht auf V. Iljine zurück (Hausmann & Neddermeyer, 1995).

Hintergrund dieser thematischen Einheit ist das Konzept der „5 Säulen der Identität" der Integrativen Therapie (Petzold, 2003), das im IM 9 explizit aufgegriffen und dort nochmals differenziert wird. Dabei wird davon ausgegangen, dass fünf Bereiche im wechselseitigen Prozess von Identifizierungen und Identifikationen und deren emotionale und kognitive Bewertung für die Identitätsbildung eines Menschen verantwortlich sind. Diese sind die Säulen (1) der Leiblichkeit/Psychosomatik, (2) des sozialen Netzwerks, (3) der Arbeit, Leistung und Freizeit, (4) der materiellen Sicherheit und (5) der Werte und Normen. Das IM 4 bezieht sich vorrangig auf die vierte Säule der Identität, die materielle Sicherheit.

5.4.2 Fragestellungen und Thesen

Für das IM 4 sind die im unten stehenden Kasten dargelegten Fragen und Thesen handlungsleitend.

5.4.3 Durchführung

Die Durchführung des IM 4 erfolgt in acht Handlungsschritten.

1. Handlungsschritt: Begrüßung, Abklärung der Arbeitsfähigkeit und Rückschau

Der Leiter begrüßt die anwesenden Teilnehmer und überprüft die Arbeitsfähigkeit der Gruppe. Danach erfolgt eine kurze gemeinsame Rückschau auf die letzte Einheit unter folgenden Fragestellungen:

> Was ist Ihnen persönlich aus der letzten Sitzung im Gedächtnis geblieben? Was war Ihnen persönlich wichtig? Welche Erkenntnisse haben Sie gewonnen? Was ist Ihnen noch nachgegangen, hat nachgewirkt?

Diese Wiederholung führt zur Verfestigung der zuletzt behandelten Lerninhalte und gibt dem Leiter Hinweise auf die Lerneffekte.

2. Handlungsschritt: Einführung

Danach findet eine kurze inhaltliche Einführung in das Indikative Modul 4: *Kriminalität und materielle Sicherheit* statt.

> Während in der ersten Sitzung zum Thema Kriminalität eher das strafrechtlich relevante Verhalten in Ihrem bisherigen Lebensverlauf im Vordergrund stand, wird heute dem Aspekt der „materiellen Sicherheit" und Ihrem Bezug zu Geld und Konsumgütern Beachtung geschenkt. Erfahrungen aus der Arbeit mit drogenabhängigen Menschen haben gezeigt, dass einige von Ihnen große Schwierigkeiten haben, Ihre materiellen Ansprüche und Wünsche mit den realen Einkommensverhältnissen und Geldressourcen in Einklang zu bringen und mit dem zur Verfügung stehenden Geld auszukommen. Dieser Umstand hat sich als nicht zu unterschätzendes Rückfallrisiko erwiesen, weil es sowohl Ausgangspunkt für die Wiederaufnahme eines delinquenten Lebensstils sein als auch letztlich zu Suchtmittelrückfällen führen kann. Sie werden in der heutigen Sitzung die Möglichkeit haben, sich einen Überblick über Ihr Verhältnis zu Geld und

Fragestellungen		Thesen
Spielen geringe finanzielle Mittel beim Rückfallgeschehen eine Rolle?	→	Ein Leben in Armut, verbunden mit der Schwierigkeit, mit begrenzten finanziellen Ressourcen angemessen umzugehen, stellt für drogenabhängige Menschen ein nicht zu unterschätzendes Rückfallrisiko dar.
Muss ich meine Ansprüche an meine materielle Situation überprüfen?	→	Manche drogenabhängige Menschen, gerade mit hoher Kriminalitätsbelastung, haben materielle Ansprüche bezüglich ihres zukünftigen Lebensstils, die nicht auf legalem Wege befriedigt werden können. Materielle Ausstattung und hoher Lebensstandard dienen dabei oft zur Kompensation mangelnden Selbstwertes.

Konsumgütern zu verschaffen und möglicherweise herausarbeiten, ob in diesem Bereich potenzielle Rückfallrisiken für Sie bestehen.

3. Handlungsschritt: Einführung in die Methode des Lebenspanoramas

Zu diesem Zweck nehmen Sie sich bitte jeder ein DIN-A3-Blatt und jeweils einen Stift der Farben grün, rot, blau und schwarz. Die Panoramaarbeit ist eine Methode, in der es nicht um einzelne Situationen im Leben, sondern eher um eine grobe Überschau geht. Ich möchte Sie nun bitten, mit dem schwarzen Stift eine waagerechte Linie (X-Achse) im unteren Bereich des Blattes zu ziehen, an dem linken Beginn der Linie Ihr Geburtsdatum einzutragen und an dem rechten Ende Ihr derzeitiges Alter. Danach unterteilen Sie die Linie zwischen den beiden Punkten in einzelne Zeitabschnitte ihrer Wahl z. B. 5-Jahres-Abschnitte. Tragen Sie nun auf der linken Seite eine Y-Achse auf das Blatt ein und markieren Sie die Linie im unteren Bereich mit „gering", im mittleren Bereich mit „mittel" und im oberen Bereich mit „hoch" (Arbeitsblatt IM 4.1, vgl. Abb. 23).

4. Handlungsschritt: Vergangenheitsprojektion als Zeitreise

Zum Erstellen des Panoramas und zur Einstimmung in das Thema bedarf es einer Hinführung in Form einer Vergangenheitsprojektion als geleitete Zeitreise.

Zur Einstimmung in die Panoramaarbeit möchte ich Sie nun bitten, es sich auf dem Stuhl bequem einzurichten, die Augen – wenn möglich – zu schließen und sich unter meiner Anleitung ein paar Minuten Zeit zu lassen, um eine Reise in die Vergangenheit zu unternehmen.

Jetzt werden die Teilnehmer angeleitet, Jahr für Jahr, Lebensphase für Lebensphase zurückzugehen und sich ihr Leben unter den Aspekten „materielle Sicherheit, „Kriminalität" und „Lebensgefühl" zu betrachten und zu schauen, was ihnen dazu einfällt, und an welche Ereignisse und Situationen sie sich erinnern.

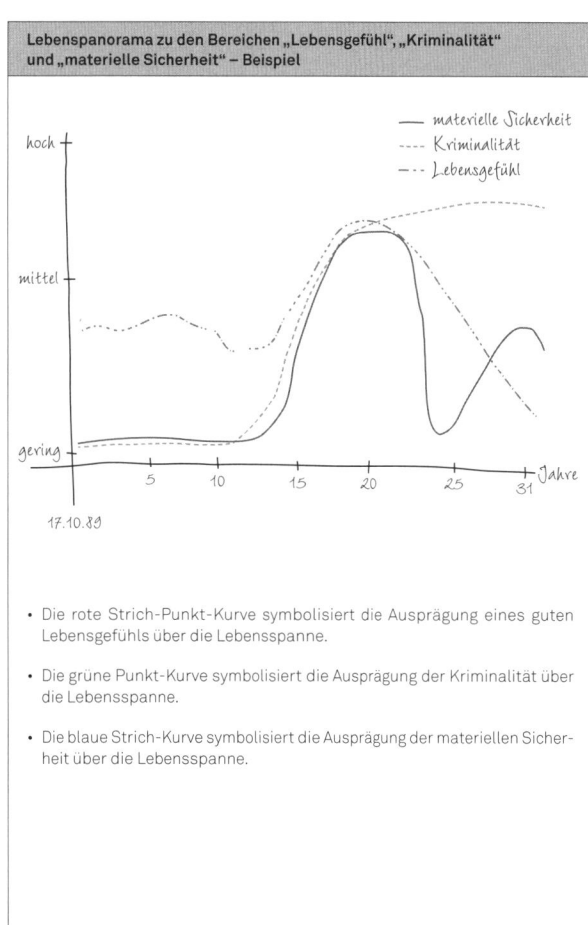

Abbildung 23: Arbeitsblatt IM 4.1: Lebenspanorama zu den Bereichen „Lebensgefühl", „Kriminalität" und „materielle Sicherheit" – Beispiel

Wenn Sie sich Ihre jetzige Lebenssituation vergegenwärtigen. Wie sieht Ihre materielle Situation und Sicherheit derzeit aus? Welches Lebensgefühl haben Sie aktuell? Welche Rolle spielt im Moment die Kriminalität? Gehen Sie nun ein Jahr zurück und schauen Sie von außen auf sich und Ihre Situation. Wie war es zu dieser Zeit mit der materiellen Sicherheit bestellt, welches Lebensgefühl herrschte vor? Welchen Stellenwert hatte zu dieser Zeit die Kriminalität? Gehen Sie nun die letzten 5 Jahre zurück und betrachten Sie diese Zeit unter den erwähnten Aspekten. Gehen Sie nun in Ihrem Tempo die Jahre in Ihrem Leben zurück und schauen Sie, welche Rolle Kriminalität dort jeweils gespielt hat. Betrachten Sie aber auch, welche materiellen Sicherheiten Sie besaßen, wie Ihr Umgang mit Geld war, welche Konsumgüter für Sie wichtig waren und wie das Lebensgefühl zu der jeweiligen Zeit gewesen ist.

> Gehen Sie nun zurück bis zu Ihrer Schulzeit und erinnern Sie sich, wie es in Ihrer Jugend um die materielle Sicherheit bestellt war. Wie viel Geld hatten Sie zur Verfügung? Wie wichtig waren Ihnen Konsumgüter? Unter welchen materiellen Bedingungen haben Sie Ihre Kindheit verbracht? Wie haben Sie diese Zeit erlebt? Woran erinnern Sie sich? Und wenn Sie am Beginn Ihres Lebens angekommen sind, so kommen Sie langsam wieder mit Ihrer Aufmerksamkeit in die Gegenwart und in diesen Raum zurück.

5. Handlungsschritt: Erstellen des Lebenspanoramas

Die Teilnehmer werden nun aufgefordert, das Lebenspanorama nach folgender Vorgehensweise zu erstellen:

> Nehmen Sie sich nun einen blauen Stift und zeichnen Sie eine blaue Verlaufslinie vom Anfang Ihres Lebens bis heute in das Diagramm ein, die für Ihre materielle Sicherheit, Ausstattung und Geldressourcen steht und orientieren Sie sich dabei an den Kategorien „gering", „mittel" und „hoch".
>
> Nehmen Sie nun einen grünen Stift und zeichnen eine Verlaufslinie auf das Blatt, welches für die Ausprägung der Kriminalität im jeweiligen Lebensalter steht.
>
> Nehmen Sie nun zuletzt einen roten Stift und zeichnen eine Verlaufslinie auf das Blatt, welches für das Ausmaß Ihres Lebensgefühls im jeweiligen Lebensalter steht (Arbeitsblatt IM 4.1).

6. Handlungsschritt: Auswertung des Lebenspanoramas

Nach Fertigstellung der Panoramen werden die Arbeiten in der Gruppe vorgestellt. Dabei werden Verlaufslinien durch die einzelnen Teilnehmer erklärt, Verbindungen zwischen Lebensgefühl, materieller Sicherheit und Kriminalität gezogen, individuelle Erkenntnisse mitgeteilt und Rückmeldungen durch andere Teilnehmer zur Vertiefung des Verständnisses genutzt.

7. Handlungsschritt: Bezug zur aktuellen und zukünftigen materiellen Situation

In diesem Schritt werden die Erkenntnisse aus der Panoramaarbeit in Bezug gesetzt zu der aktuellen und zukünftigen Situation der Teilnehmer hinsichtlich ihrer finanziellen Situation, ihrer Teilhabe am gesellschaftlichen Leben und möglicher Konfliktbereiche (Arbeitsblatt IM 4.2). Dem Leiter kommt die Aufgabe zu, dies zu moderieren.

8. Handlungsschritt: Abschluss- und Rückmelderunde

Die Rückmelde- und Befindlichkeitsrunde dient der Resonanz der Teilnehmer auf die aktuelle Gruppensitzung. Dabei liegt der Fokus einerseits auf der inhaltlichen Auseinandersetzung und kognitiven Resonanz, andererseits auch auf der Expression der emotionalen Resonanz, der Stimmungen und Befindlichkeiten in Bezug auf das jeweilige Thema.

Leitfragen sind dabei z. B.

> War das Thema „Kriminalität und materielle Sicherheit" in irgendeiner Weise bedeutsam für Sie? Haben Sie etwas gelernt bzw. erkannt? Wie ging es Ihnen heute während der Gruppensitzung? Wie haben Sie sich erlebt? Mit welcher Stimmung gehen Sie nun aus der Gruppe?"

Der Leiter gibt der Gruppe eine kurze Rückmeldung zum heutigen Gruppenprozess, der Arbeitsatmosphäre sowie eventuell zu eigenen Resonanzen.

Das Handout IM 4 wird ausgeteilt. Auf dem Bewertungsbogen (Teilnehmermappe) zeichnet der Leiter die Teilnahme ab. Die Teilnehmer bewerten das Modul.

5.4.4 Anmerkungen und Praxiserfahrung

- Viele Patienten haben nur geringe Lösungsstrategien hinsichtlich des Umgangs mit ihren zukünftigen, oftmals gering ausgeprägten finanziellen und materiellen Ressourcen.
- Manche Patienten sind der Ansicht, dass dieses Problem sie schnell wieder zu kriminellen Handlungen und zur Wiederaufnahme des Drogenkonsums führen könnte.
- Einige Patienten haben aufgrund ihrer kriminellen Aktivitäten zeitweilig über große finanzielle Ressourcen verfügt. Für diese Patienten sind notwendige Verzichtsleistungen und die Reduzierung von Ansprüchen sehr schwer zu erbringen.
- Die Panoramaarbeit kann als Grundlage für eine weiterführende Arbeit dienen. Dabei wird die Zukunftsperspektive mit hineingenommen, indem

die Teilnehmer die Verlaufskurven in Bezug auf ihre Zukunftsentwürfe über den aktuellen Zeitpunkt hinaus auf dem Blatt weiterzeichnen:

> Wie soll oder wird Ihr Leben in 2 Jahren oder in 5 Jahren aussehen? Wie wird Ihr Lebensgefühl sein? In welcher materiellen Situation werden Sie sich befinden? Welchen Stellenwert wird Kriminalität dann haben?

5.5 Indikatives Modul 5: Risikobereitschaft und Rückfallgeschehen

Einführung

In dieser Einheit wird das Thema der persönlichen Risikobereitschaft in den Mittelpunkt der Betrachtung gestellt. Mithilfe der szenischen Umsetzung einer Skalierungsfrage und anschließender Interviewtechnik werden erste persönliche Einschätzungen der Teilnehmer ermittelt, die unter Verwendung eines Arbeitsbogens vertieft werden. Lebensgeschichtlich relevante Ereignisse in Bezug auf die persönliche Risikobereitschaft werden zutage gefördert, eingeordnet und in ihrer Bedeutung für die Drogenabhängigkeit und eine zukünftige Rückfallgefahr erfasst.

Ziele

Die Teilnehmer sollen
- ihre Risikobereitschaft realistisch einschätzen können,
- lernen, ihre Fähigkeit zur Antizipation von Ereignissen zu stärken,
- lernen, nicht erst zu handeln und danach zu überlegen und etwaige Konsequenzen ihres Handelns mit einbeziehen,
- die Ausprägung ihrer Risikobereitschaft in Verbindung zu einer möglichen Rückfallgefahr setzen.

Materialien

Materialien für die Gruppenleitung (vgl. CD-ROM):
- Arbeitsblatt IM 5.1: Fragebogen zur Risikobereitschaft

Materialien für die Teilnehmer (vgl. CD-ROM):
- Arbeitsblatt IM 5.1: Fragebogen zur Risikobereitschaft
- Handout IM 5

Sonstige Arbeitsmaterialien:
- Markierungen für die Skala im Raum (Klebeband oder Seil)
- Stifte für alle Teilnehmer

5.5.1 Theoretischer Hintergrund

Drogenabhängige Menschen haben vielfach ein spezielles Verhältnis zu risikoreichem Verhalten. Schon beim Ausprobieren von Drogen und der Wahl des Suchtmittels scheinen sie geringere Hemmschwellen aufzuweisen als ihre Mitmenschen. Auch in anderen Verhaltensbereichen scheint ein Teil der Patienten überdurchschnittlich risikobereit zu sein. So werden in einigen Lebensverläufen drogenabhängiger Menschen biografische Facetten sichtbar, in denen Anerkennung und Erfolg weniger durch Leistung als vielfach durch Risikobereitschaft erzielt wurden. Bei der Lebenslaufanalyse drogenabhängiger Menschen zeigen sich in Kindheit und Jugend häufig das Aufsuchen gefährlicher Situationen wie Mutproben (Erklettern von Starkstrommasten, Tauchen in Baggerseen etc.) oder grenzüberschreitende, verbotene Handlungen wie z. B. das heimliche „Ausleihen" des elterlichen Kraftfahrzeugs und Fahren ohne Führerschein in der Jugendzeit. Vergleichbare Handlungen sind u. a. die Entwendung von Geld der Eltern, Beschädigung von fremdem Eigentum oder das Einbrechen in Häuser etc. Diese risikoreichen Verhaltensweisen zeichneten sich dadurch aus, dass sie nicht entdeckt werden durften, dass nicht in Konsequenzen gedacht wurde bzw. dass eine geringe Angst vor Konsequenzen vorhanden war. Dies erfasst aber nur eine Seite des Phänomens. Es gibt auch einen Teil der drogenabhängigen Menschen, für die der Drogenkonsum primär die Funktion hatte, geringes Zutrauen, Ängste und Hemmungen zu überwinden und die unter dem Einfluss von Drogen erst befähigt wurden, etwas zu wagen und ein riskantes Verhalten zu zeigen.

Aus neurophysiologischer Perspektive lassen sich diese Phänomene am ehesten mit Aussagen zum dopaminergen System in Verbindung bringen, bei dem von einer generell geringen Dopaminausschüttung bei suchtkranken Menschen ausgegangen wird, was die Suche nach starken äußeren Reizen nahelegen und erklären würde.

Es sind aber auch die prägenden Faktoren des sozialen Umfelds wie z. B. die Beziehungserfahrungen in den Primärbeziehungen bzw. anderen Sozialisationsinstanzen zu berücksichtigen, die Einfluss auf die Entwicklung von Gleichgültigkeit, Gedankenlosigkeit oder die Ausbildung geringer oder extrem hoher Hemmschwellen ausgeübt haben können.

Skalierungsfragen werden in Therapie und Beratung häufig eingesetzt, um Unterschiede in der Problemsicht der Patienten deutlich zu machen bzw. um Einschätzungen der Patienten hinsichtlich spezieller Themen zu erleichtern und Expression zu fördern.

5.5.2 Fragestellungen und Thesen

Für das IM 5 sind die im unten stehenden Kasten dargelegten Fragen und Thesen handlungsleitend.

5.5.3 Durchführung

Die Durchführung des IM 5 erfolgt in acht Handlungsschritten.

1. Handlungsschritt: Begrüßung, Abklärung der Arbeitsfähigkeit und Rückschau

Der Leiter begrüßt die anwesenden Teilnehmer und überprüft die Arbeitsfähigkeit der Gruppe. Danach erfolgt eine kurze gemeinsame Rückschau auf die letzte Einheit unter folgenden Fragestellungen:

> Was ist Ihnen persönlich aus der letzten Sitzung im Gedächtnis geblieben? Was war Ihnen persönlich wichtig? Welche Erkenntnisse haben Sie gewonnen? Was ist Ihnen noch nachgegangen, hat nachgewirkt?

Diese Wiederholung führt zur Verfestigung der zuletzt behandelten Lerninhalte und gibt dem Leiter Hinweise auf die Lerneffekte.

2. Handlungsschritt: Einführung

Danach findet eine kurze inhaltliche Einführung in das Indikative Modul 5: *Risikobereitschaft und Rückfallgeschehen* statt.

> Viele drogenabhängige Menschen zeigen in manchen Situationen ein überdurchschnittliches Maß an Risikobereitschaft. Dies mag eine besondere Eigenschaft einzelner Personen sein, kann aber auch mit einem fehlenden Risiko- bzw. Gefahrenbewusstsein zusammenhängen. Andere haben Drogen konsumiert, um Ängste und Hemmungen zu überwinden. In der heutigen Einheit gehen wir der Frage nach, wie stark Ihre persönliche Risikobereitschaft ausgeprägt ist, welche Ursachen das haben mag, und ob die Risikobereitschaft in Bezug auf ein mögliches Rückfallgeschehen für Sie persönlich eine Gefahr darstellt.

3. Handlungsschritt: Einschätzung der persönlichen Risikobereitschaft – szenische Umsetzung einer Skalierungsfrage

Der Leiter bittet die Teilnehmer, sich von den Stühlen zu erheben, diese beiseite zu stellen und sich in einem größeren Kreis einzufinden. Auf dem Boden des Raumes markiert der Leiter quer durch den Raum eine Skala von 0 bis 10, indem er mit Klebefolie auf dem Boden Markierungen anbringt. Die Skala kann auch z. B. mit einem Seil visualisiert werden. Danach fragt der Leiter die Teilnehmer nach ihrer persönlichen Einschätzung hinsichtlich der Stärke ihrer Risikobereitschaft. Dabei sollte die Risikobereitschaft sich nicht auf ein bestimmtes Verhalten oder eine bestimmte Situation beziehen, sondern als allgemeine Eigenschaft der Person verstanden werden.

Fragestellungen		Thesen
Haben drogenabhängige Menschen einen besonderen Bezug zu risikoreichem Verhalten?	→	Drogenabhängige Menschen zeigen oftmals eine hohe Risikobereitschaft. Risikoreiches Verhalten ist bei einem Teil der drogenabhängigen Menschen schon vor der Manifestierung der Abhängigkeitserkrankung zu konstatieren.
Stellt eine generell hohe Risikobereitschaft ein Rückfallrisiko dar?	→	Eine hohe Risikobereitschaft muss bei der Rückfallgefahr und bei dem Herauswachsen aus der Abhängigkeit berücksichtigt werden.
Erhöht der Drogenkonsum die Risikobereitschaft und steht dies im Zusammenhang mit einem Rückfallrisiko?	→	Bei einem Teil der drogenabhängigen Menschen ist ein stark risikoreiches Verhalten unter Drogeneinfluss festzustellen.

Sie sehen hier auf dem Boden eine Skala von 1 bis 10. Angenommen, Sie sollten Ihre generelle Risikobereitschaft auf einer Skala von 1 (gar keine Risikobereitschaft) bis 10 (extreme Risikobereitschaft) einstufen, welchen Wert würden Sie sich geben? Um Ihre Einschätzung zu verdeutlichen, positionieren Sie sich bitte auf der Skala im Raum bei dem jeweiligen persönlichen Skalenwert.

4. Handlungsschritt: Interviews zur persönlichen Risikobereitschaft

Die einzelnen Teilnehmer werden jetzt vom Leiter auf ihrer jeweiligen Position im Raum interviewt. Leitfragen sind dabei:

Warum stehen Sie gerade auf dieser Position? Was veranlasst Sie, Ihre Risikobereitschaft in dieser Form einzuschätzen? An welchen Erlebnissen oder Erfahrungen machen Sie Ihre Einschätzung fest?

Das Interview als Handlungstechnik führt zu einer ersten inhaltlichen Annäherung an die subjektiven Einschätzungen und ermöglicht die Exploration von ersten Ereignissen aus dem jeweiligen Lebenskontext der Teilnehmer. Zudem findet eine erste thematische Vernetzung in der Teilnehmergruppe statt.

5. Handlungsschritt: Verteilen und Ausfüllen des Arbeitsblattes

Die Teilnehmer finden sich wieder im Stuhlkreis zusammen und erhalten jeweils ein Arbeitsblatt (Arbeitsblatt IM 5.1, vgl. Abb. 24). Der Leiter bittet die Teilnehmer, sich 10 Minuten Zeit für das Ausfüllen des Arbeitsblattes zu nehmen. Verständnisfragen zu dem Arbeitsblatt sind möglich.

6. Handlungsschritt: Zusammentragen der Ergebnisse in der Gruppe

Einzelne Teilnehmer werden nun gebeten, ihre Ergebnisse des Arbeitsblattes den anderen Gruppenmitgliedern vorzustellen. Dabei sind Nachfragen der einzelnen Teilnehmer zu den Ergebnissen durchaus erwünscht, um über das Thema ins Gespräch zu kommen. Durch diese Form der „narrativen Praxis" werden Unterschiede und Gemeinsamkeiten hinsichtlich der Risikobereitschaft der Teilnehmer deutlich.

Fragebogen zur Risikobereitschaft

Beantworten Sie bitte zu diesem Thema folgende Fragen:

Wie würden Sie Ihre generelle Risikobereitschaft auf einer Skala von 1 bis 10 einschätzen?
Kreuzen Sie bitte an (1 = gar nicht risikobereit; 10 = extrem risikobereit):

1	2	3	4	5	6	7	8	9	10

Was war das Riskanteste, was Sie in Ihrem bisherigen Leben gemacht haben?

1. _____
2. _____
3. _____
4. _____
5. _____

Wenn Sie in Ihre nahe Zukunft schauen. In welchen Situationen werden Sie sich möglicherweise risikoreich verhalten?

1. _____
2. _____
3. _____

Was reizt Sie an diesem Risiko?

1. _____
2. _____
3. _____

Abbildung 24: Arbeitsblatt IM 5.1: Fragebogen zur Risikobereitschaft

7. Handlungsschritt: Einordnung der Risikobereitschaft in Bezug auf ein mögliches Rückfallgeschehen

Abschließend werden die bisher gewonnenen Aspekte von risikoreichem Verhalten in Bezug zu einem möglichen Drogenrückfall oder in Bezug zu einem potenziell straffälligen Verhalten gesetzt.

8. Handlungsschritt: Abschluss- und Rückmelderunde

Die Rückmelde- und Befindlichkeitsrunde dient der Resonanz der Teilnehmer auf die aktuelle Gruppensitzung. Dabei liegt der Fokus einerseits auf der inhaltlichen Auseinandersetzung und kognitiven Resonanz, andererseits auch auf der Expression der emotionalen Resonanz, der Stimmungen und Befindlichkeiten in Bezug auf das jeweilige Thema.

Leitfragen sind dabei z. B.

> War das Thema „Risikobereitschaft und Rückfallgeschehen" in irgendeiner Weise bedeutsam für Sie? Haben Sie etwas gelernt bzw. erkannt? Wie ging es Ihnen heute während der Gruppensitzung? Wie haben Sie sich erlebt? Mit welcher Stimmung gehen Sie nun aus der Gruppe?

Der Leiter gibt der Gruppe eine kurze Rückmeldung zum heutigen Gruppenprozess, der Arbeitsatmosphäre sowie eventuell zu eigenen Resonanzen.

Das Handout IM 5 wird ausgeteilt. Darin befindet sich der in der Sitzung bearbeitete Fragebogen nochmals für eine eventuelle Nachbearbeitung zu Hause.

Auf dem Bewertungsbogen (Teilnehmermappe) zeichnet der Leiter die Teilnahme ab. Die Teilnehmer bewerten das Modul.

5.5.4 Anmerkungen und Praxiserfahrung

- Ein Teil der drogenabhängigen Menschen scheint – nicht nur mit Blick auf die Wahl der konsumierten psychoaktiven Substanzen – erheblich risikobereiter zu sein als andere Menschen.
- Für einen anderen Teil der drogenabhängigen Menschen sind erst unter Drogeneinfluss bestimmte Handlungen und Verhaltensweisen möglich geworden.
- Bei der Analyse der Lebensverläufe von drogenabhängigen Menschen fällt auf, dass extremes Risikoverhalten schon oftmals vor der Manifestierung einer Abhängigkeitserkrankung festzustellen ist.
- Hintergrund von risikoreichem Verhalten in Kindheit und Jugendalter scheinen vielfach Situationen gewesen zu sein, in denen Patienten davon berichten „eh nichts mehr zu verlieren gehabt zu haben" bzw. die positive Bewertung und Anerkennung von Risikobereitschaft durch die Peergroup.
- Für eine nicht unerhebliche Zahl der Patienten ist das Thema Risikobereitschaft weniger in Bezug auf den Drogenrückfall als vielmehr in Bezug auf den Bereich des devianten und strafrechtlich relevanten Verhaltens aktuell.

5.6 Indikatives Modul 6: Angehörige und Rückfallgeschehen

Einführung

In dieser Einheit wird die Bedeutung von Angehörigen und Freunden in Bezug auf das Rückfallgeschehen aufgegriffen. Unter Anwendung der psychodramatischen Methode des „sozialen Atoms" werden bedeutsame Bezugspersonen im Umfeld des drogenabhängigen Menschen identifiziert und hinsichtlich ihrer Haltungen, Rollen und Einflüsse in Bezug auf die Suchterkrankung und das Rückfallgeschehen betrachtet. Notwendigkeiten der Distanzierung, der Kontaktintensivierung oder der Kontaktklärung werden daraus abgeleitet. Chancen zur Verständigung als auch Schwierigkeiten, Befürchtungen und Ängste in Bezug auf das Gespräch mit den jeweiligen Bezugspersonen werden erarbeitet. Abschließend werden wirksame Ansatzpunkte zur förderlichen Gestaltung von Angehörigengesprächen entwickelt.

Ziele

Die Teilnehmer sollen
- sich der Haltungen, Rollen und Einflussgrößen ihrer Bezugspersonen zur Suchterkrankung und zum Rückfallgeschehen bewusst werden,
- für den Gesundungsprozess förderliche und somit die Abstinenzbemühungen stärkende Bezugspersonen identifizieren,
- für den Gesundungsprozess schädliche, belastende und somit die Abstinenzbemühungen schwächende Bezugspersonen identifizieren,
- erkennen, bei welchen Bezugspersonen jeweils Distanzierung, Kontaktintensivierung oder Kontaktklärung notwendig erscheint,
- angeregt werden, das Thema „Rückfälligkeit" mit ihren Angehörigen und Freunden zu besprechen und diese somit in den eigenen Gesundungsprozess einzubeziehen,
- mögliche Ansatzpunkte und Schwierigkeiten für ein Gespräch mit Angehörigen zum Thema „Rückfallgeschehen" erarbeiten,
- auf ein Gespräch mit Angehörigen vorbereitet werden,
- Anregungen für die Einbeziehung von Angehörigen und Freunden zur Vermeidung von Rückfällen sowie im Falle eines Rückfalls erhalten.

Materialien

Materialien für die Gruppenleitung (vgl. CD-ROM):
- Arbeitsblatt IM 6.1: Systemische Perspektive – Mobilé
- Arbeitsblatt IM 6.2: Das soziale Atom – Beispiel
- Arbeitsblatt IM 6.3: Ansatzpunkte für Gespräche mit Angehörigen über die Suchterkrankung und mögliche Rückfallgefahren – Teilnehmerantworten

Materialien für die Teilnehmer (vgl. CD-ROM):
- Handout IM 6

Sonstige Arbeitsmaterialien:
- DIN-A3-Zeichenpapier für jeden Teilnehmer
- Moderationsstifte für jeden Teilnehmer

5.6.1 Theoretischer Hintergrund

Drogenabhängige Menschen können nicht isoliert von ihrem sozialen Umfeld und Netzwerk gesehen werden. Um drogenabhängige Menschen zu verstehen und zu behandeln, bedarf es der systemischen Perspektive. Erfahrungsgemäß ist mit der Manifestierung der Abhängigkeitserkrankung immer auch das soziale Netzwerk mitgeschädigt. Konfliktreiche Beziehungen, vielfältige Schädigungen und Beziehungsabbrüche im Vorfeld als auch im weiteren Verlauf der Suchterkrankung und verstärkt durch den Prozess der Abhängigkeit sind zu konstatieren. Im Vergleich zu alkoholabhängigen Menschen scheinen die sozialen Netzwerke drogenabhängiger Menschen einschneidender und umfassender geschädigt. Dies steht im Zusammenhang mit der Tatsache, dass die Möglichkeit, eine Alkoholabhängigkeit sozial integriert zu leben, in unserer Kultur deutlich leichter ist. Angehörige sind Beteiligte, lösen z. T. Suchterkrankungen mit aus und verkörpern unter Umständen suchterhaltende, verlängernde bzw. suchtfördernde Rollen. Dabei werden Co-abhängige Beziehungsmuster mit all ihren schädigenden Implikationen beobachtet. Andererseits sind neben pathogenen Einflüssen im sozialen Netzwerk auch latent vorhandene und aktivierbare positive Potenziale zu konstatieren, die in die Behandlung oder Betreuung einzubeziehen sind. So sind Angehörige oftmals ein zentrales Motiv für Patienten, um zu einem suchtmittelfreien Leben zurückzufinden oder Abstinenz aufrechtzuerhalten und nehmen damit eine benigne und unterstützende Rolle ein.

Die zentrale Bedeutung von Netzwerkarbeit beschreiben Hass und Petzold (1999): „Soziale Netzwerke sind die tragende Struktur für das menschliche Leben, ihr Unterstützungspotential, ihre Ressourcenanlage, ihre positive oder destruktive Qualität sind ausschlaggebend für Gesundheit und Krankheit, für Wohlbefinden und Lebensglück, aber auch für Unglück, Leid und Ohnmacht. Die „Pflege sozialer Netzwerke", von Familienbanden, Freundeskreisen und Kollegialität ist eine wichtige Aufgabe für die persönliche Lebensarbeit und für die professionelle Hilfe. Umfangreiche Forschungen zu Netzwerkarbeit und Netzwerktherapie haben gezeigt, dass Netzwerkinterventionen im Vergleich zu unbehandelten Kontrollgruppen eine sehr gute Wirksamkeit zeigen und dass sie im Vergleich zu anderen Formen der Hilfeleistung, insbesondere zur Psychotherapie, gleichwertig und oftmals in den Effekten leicht überlegen sind".

Angehörigenarbeit hat viele Aspekte, die über die Rolle der Angehörigen bei der Krankheitsentwicklung hinausreichen (Schmidt, 1992; Aßfalg, 2006). Im Hinblick auf die Kernaspekte des Rückfallgeschehens kann festgestellt werden:
- Angehörige können beim Rückfallgeschehen drogenabhängiger Menschen eine bedeutende Rolle spielen. Sie können z. T. als Mitverursacher identifiziert werden, andererseits hilfreiche Positionen bei der Beendigung des Rückfalls einnehmen.
- Angehörige reagieren auf Rückfälle – ähnlich wie die Betroffenen selbst – sehr emotional. Enttäuschung, Wut, Angst, Vorwürfe etc. können z. T. das krisenhafte Rückfallgeschehen verstärken.
- Angehörige sind in vielen Fällen nur unzureichend über die Krankheitsverläufe und Rückfallprozesse von drogenabhängigen Menschen informiert. Mangelndes Verständnis wie z. B. die Vorstellung, dass mit einer einmaligen Behandlung der Patient „geheilt" sei und Rückfälle nicht mehr vorkommen könnten, sind nur eine mögliche Folge.

Die Einbeziehung von Angehörigen in die Betreuung und Behandlung von drogenabhängigen Menschen ist deshalb meist sinnvoll. Im Hinblick auf das Rückfallgeschehen muss die Angehörigenarbeit angelegt sein auf:
- zielgruppenorientierte und auf die Bedürfnisse und Perspektiven der Angehörigen angepasste Aufklärung sowie Informationen über die mit der Drogenabhängigkeit verbundenen Krankheitsphänomene und -prozesse,
- Initiierung und Moderation von Gesprächen,
- Identifizierung von pathogenen und salutogenen Einflüssen der Angehörigen in Bezug auf die Suchterkrankung und das Rückfallgeschehen,
- Stärkung der Angehörigen durch Vermittlung von Hilfeangeboten wie z. B. hilfreiche Angehörigengruppen und Elternkreise.

Das soziale Atom hat J. L. Moreno im Rahmen seiner Theorie sozialer Netzwerke entwickelt. Das soziale Atom eines Menschen repräsentiert die Gesamtheit der für ihn relevanten Beziehungen zu seinen Bezugspersonen (Verwandte, Freunde, Kollegen usw.). Es kann Aufschluss geben über die soziale Eingebundenheit des Menschen, die Qualität seiner Beziehungen oder Veränderungen dieser Beziehungen über die Lebensspanne. Das soziale Atom kann auf einzelne Lebensaspekte (berufliche Beziehungen, sexuelle Attraktivität etc.) fokussieren. Eine Möglichkeit der Visualisierung des sozialen Atoms ist eine spezielle Form des Soziogramms (vgl. Ameln, Gerstmann & Kramer, 2005; Bosselmann, Lüffe-Leonhardt & Gellert, 2006). Das Individuum wird dabei als Atomkern vorgestellt, um den seine Mitmenschen als Elektronen auf den verschiedenen Schalen kreisen. Es gibt einen Nahbereich (Lebenspartner, Eltern, Kinder, bedeutsame Freunde), einen Bereich mittlerer Distanz (Freunde, Bekannte, Arbeitskollegen, weitere Familie) sowie lose aber eventuell wichtige Kontakte im äußeren Bereich (Nachbarn, Vereinskontakte etc.). Die Methode wird in den Durchführungsschritten ausführlich beschrieben.

5.6.2 Fragestellungen und Thesen

Für das IM 6 sind die im nachfolgenden Kasten dargelegten Fragen und Thesen handlungsleitend.

5.6.3 Durchführung

Die Durchführung des Moduls erfolgt in sieben Handlungsschritten.

Fragestellungen		Thesen
Welche Rolle spielen Angehörige beim Rückfallgeschehen?	→	Angehörige nehmen eine wichtige Rolle beim Rückfallgeschehen ein und sollten, wenn möglich, mit eingebunden werden.
		Angehörige können sowohl einen positiven als auch einen schädlichen Einfluss auf den Gesundungsprozess des Betroffenen ausüben.
Was macht die Gespräche mit Angehörigen zum Rückfallgeschehen so schwierig? Was hilft bei solchen Gesprächen?	→	Die Beziehungen zu den Angehörigen sind oftmals problembelastet. Gespräche mit Angehörigen zum Thema Rückfall sind vielfach herausfordernd.
		Ein differenziertes Krankheitsverständnis bei den Angehörigen ist dabei förderlich.
Was sollte man beachten, wenn mit Angehörigen über das Thema Rückfall geredet wird?	→	Ein Gespräch mit den Angehörigen ist oftmals sinnvoll. Es sollte aber vorbereitet sein.

1. Handlungsschritt: Begrüßung, Abklärung der Arbeitsfähigkeit und Rückschau

Der Leiter begrüßt die anwesenden Teilnehmer und überprüft die Arbeitsfähigkeit der Gruppe. Danach erfolgt eine kurze gemeinsame Rückschau auf die letzte Einheit unter folgenden Fragestellungen:

> Was ist Ihnen persönlich aus der letzten Sitzung im Gedächtnis geblieben? Was war Ihnen persönlich wichtig? Welche Erkenntnisse haben Sie gewonnen? Was ist Ihnen noch nachgegangen, hat nachgewirkt?

Diese Wiederholung führt zur Verfestigung der zuletzt behandelten Lerninhalte und gibt dem Leiter Hinweise auf die Lerneffekte.

2. Handlungsschritt: Einführung

Danach findet anhand des Arbeitsblattes IM 6.1 (vgl. Abb. 25) eine kurze inhaltliche Einführung in das Indikative Modul 6: *Angehörige und Rückfallgeschehen* statt.

> Einige von Ihnen haben Angehörige, seien es Eltern, Partner oder Kinder, die in Ihrem Leben eine zentrale Rolle spielen und die von daher bei Ihrem weiteren Lebensverlauf und Ihrem Herauswachsen aus der Abhängigkeit mitberücksichtigt werden sollten. Dabei kann man sich ein Familiensystem wie ein Mobilé vorstellen. Nun sind die Beziehungen zu Ihren Angehörigen nicht immer ohne Schwierigkeiten, zumal die Abhängigkeitserkrankung mit all ihren Auswirkungen die Beziehungen in der Vergangenheit oftmals stark belastet hat. Zumeist sind die Angehörigen froh, dass der Drogenkonsum eingestellt wurde und man „wieder gesund" sei und sie hoffen, dass die negativen Auswirkungen der Erkrankung nun ein Ende haben. Ein mögliches Rückfallgeschehen wird daher oftmals als bedrohlich und mit sehr viel Angst erlebt. Der Wunsch, „geheilt zu sein", und die Erwartungen Ihrer Angehörigen können für Sie zu einem starken Erwartungsdruck führen. Mithilfe einer Methode, die „Das soziale Atom" heißt, werden Sie einen Überblick über Ihnen bedeutsame Bezugspersonen gewinnen. In einem zweiten Schritt wird überlegt, welche dieser Personen für Ihren Gesundungsprozess und rückfallprophylaktisch hilfreich und förderlich sind, wer Sie also in Ihren Abstinenzbemühungen stärkt und unterstützt, und welche Personen Ihnen im Hinblick auf die Suchterkrankung und Rückfälle nicht guttun und eher belastend sind. Daraus können Ableitungen getroffen werden, zu welchen Menschen Sie den Kontakt intensivieren, sich distanzieren oder den Kontakt vermeiden bzw. mit welchen Menschen Sie den Kontakt noch in einem Gespräch klären sollten.
>
> Abschließend werden wir gemeinsam Ansatzpunkte zusammentragen, die es Ihnen erleichtern, die Gespräche mit Angehörigen über die Suchterkrankung und ein mögliches Rückfallgeschehen erfolgreich zu führen.

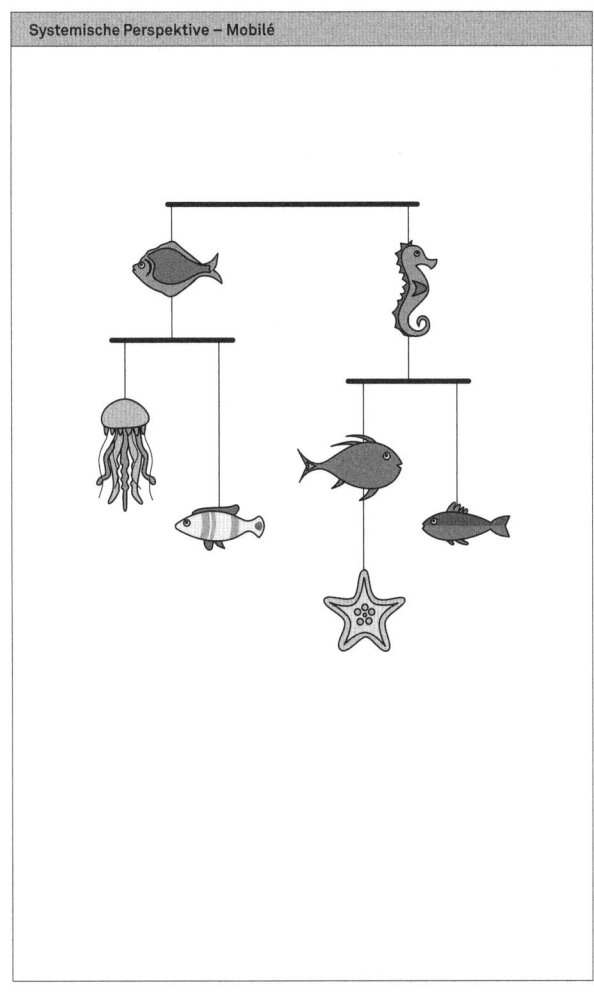

Abbildung 25: Arbeitsblatt IM 6.1: Systemische Perspektive – Mobilé

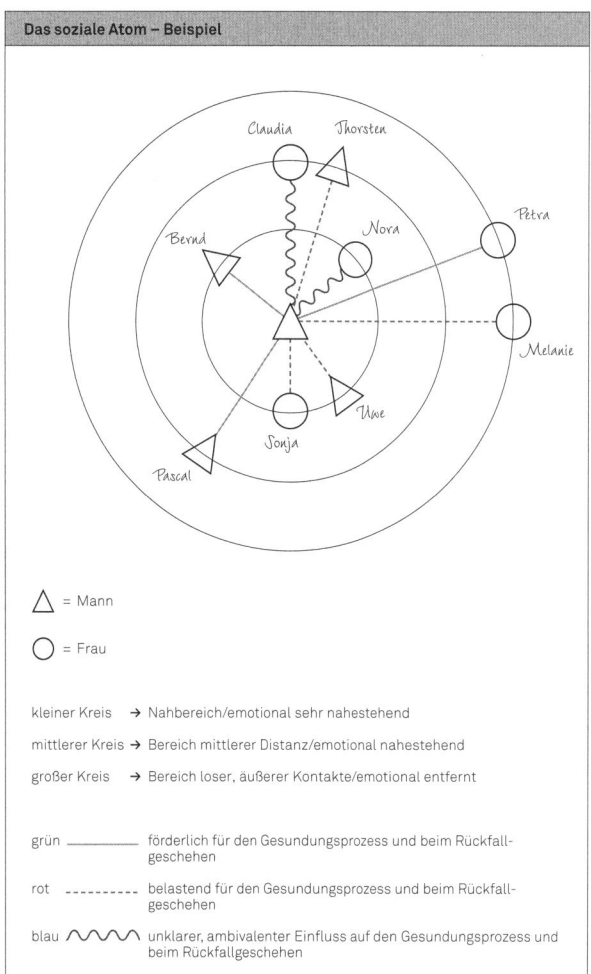

Abbildung 26: Arbeitsblatt IM 6.2: Das soziale Atom – Beispiel

3. Handlungsschritt: Erstellung des „sozialen Atoms"

Als Hilfestellung bzw. zur Erläuterung kann der Gruppenleiter sich am Arbeitsblatt IM 6.2 orientieren (vgl. Abb. 26).

Zu diesem Zweck nehmen Sie sich bitte jeder ein DIN-A3-Blatt und einen Moderationsstift. Das „soziale Atom" ist eine Methode, um eine grobe Übersicht über Ihre Bezugspersonen bzw. Ihr soziales Netzwerk zu erhalten.

Das soziale Atom zeigt all diejenigen Menschen auf, die für Sie aktuell eine Bedeutung haben und Ihnen emotional etwas bedeuten. Bitte zeichnen Sie in die Mitte des Papierbogens ein Symbol, welches für Sie selber steht (Atomkern). Dabei werden weibliche Personen durch einen Kreis und männliche Personen durch ein Dreieck dargestellt. Um diesen Kern herum zeichnen Sie nun drei unterschiedlich große Kreise, wobei die jeweilige Entfernung die emotionale Nähe und Distanz ausdrückt. Ihre Angehörigen und aktuellen Bezugspersonen zeichnen Sie nun um dieses Symbol herum auf die jeweiligen Kreise. Also emotional sehr bedeutsame Personen auf den Innenkreis, emotional weniger bedeutsame Angehörige auf den mittleren oder äußeren Kreis. Schreiben Sie zu jedem Symbol den Namen der Person bzw. deren Abkürzung.

Drücken Sie nun durch die Einzeichnung von Linien zwischen den Symbolen der Angehörigen und Ihnen den Einfluss dieser Personen auf Ihre Suchterkrankung und Ihre Abstinenzbemühungen aus. Dabei bedeuten:

1. *Durchgezogene Linien:* die Personen sind förderlich für den Gesundungsprozess und die Abstinenz.
2. *Gestrichelte Linien:* die Personen sind eher schädlich für den Gesundungsprozess und die Abstinenz.
3. *Wellenförmige Linien:* bei diesen Personen ist der Einfluss auf den Gesundungsprozess und die Abstinenz unklar oder ambivalent.

4. Handlungsschritt: Auswertung des „sozialen Atoms"

Nachdem die Teilnehmer ausreichend Zeit hatten, in Einzelarbeit ihr soziales Atom zu erstellen, werden im nächsten Schritt die einzelnen Arbeiten in der Gruppe präsentiert. Dies erfolgt, indem die Teilnehmer die einzelnen persönlichen Bezugspersonen auf ihrem sozialen Atom kurz vorstellen und hinsichtlich ihres Einflusses und ihrer Bedeutung für die Suchterkrankung und ein mögliches Rückfallgeschehen einordnen. Leitfragen sind dabei:

> Welche Personen spielen aktuell eine bedeutsame Rolle in Ihrem Leben? Welche Haltungen, Funktionen und Einflüsse haben diese Personen in Bezug auf die Suchterkrankung und die Abstinenzbemühungen? Welche förderliche oder belastende Rolle spielen sie bzw. welchen positiven oder negativen Einfluss haben diese Angehörigen auf ein mögliches Rückfallgeschehen? Bei welchen Personen wäre eine Kontaktintensivierung, eine Distanzierung oder eine Kontaktklärung hilfreich? Mit wem kann ich über ein mögliches Rückfallgeschehen sprechen?

5. Handlungsschritt: Erarbeitung von Schwierigkeiten und Chancen zur Verständigung

Die Erkenntnisse aus der Arbeit mit dem „sozialen Atom" werden in Bezug zu möglichen Schwierigkeiten sowie Chancen zur Verständigung mit den Angehörigen über das Rückfallgeschehen gesetzt. Befürchtungen und Ängste hinsichtlich der Reaktionen der Angehörigen dürfen benannt werden.

6. Handlungsschritt: Sammlung von förderlichen Ansatzpunkten für ein Angehörigengespräch

Es werden mit den Teilnehmern Ansatzpunkte gesammelt, wie und unter welchen Bedingungen die Chancen erhöht werden, dass ein Angehörigengespräch erfolgreich verläuft. Die Beiträge der Teilnehmer werden auf der Flipchart notiert und durch den Leiter ergänzt (Arbeitsblatt IM 6.3; vgl. folgenden Kasten).

> **Ansatzpunkte für Gespräche mit Angehörigen über die Suchterkrankung und mögliche Rückfallgefahren – Teilnehmerantworten**
> - Ich sollte mich auf das Gespräch vorbereiten.
> - Ich sollte mir vorher Stichpunkte machen, was ich ansprechen möchte.
> - Ich könnte zum Gespräch mit den Angehörigen vielleicht einen dritten Unbeteiligten hinzu bitten, der das Gespräch moderiert.
> - Ich könnte meine Befürchtungen hinsichtlich des Gesprächs am Anfang formulieren.
> - Ich könnte meine Wünsche an meine Gesprächspartner oder hinsichtlich des Gesprächs formulieren.
> - Wir sollten uns für das Gespräch Zeit nehmen und für eine ungestörte Atmosphäre sorgen.

7. Handlungsschritt: Abschluss- und Rückmelderunde

Die Rückmelde- und Befindlichkeitsrunde dient der Resonanz der Teilnehmer auf die aktuelle Gruppensitzung. Dabei liegt der Fokus einerseits auf der inhaltlichen Auseinandersetzung und kognitiven Resonanz, andererseits auch auf der Expression der emotionalen Resonanz, der Stimmungen und Befindlichkeiten in Bezug auf das jeweilige Thema. Leitfragen sind dabei z. B.:

> War das Thema „Angehörige und Rückfallgeschehen" in irgendeiner Weise bedeutsam für Sie? Haben Sie etwas gelernt bzw. erkannt? Wie ging es Ihnen heute während der Gruppensitzung? Wie haben Sie sich erlebt? Mit welcher Stimmung gehen Sie nun aus der Gruppe?

Der Leiter gibt der Gruppe eine kurze Rückmeldung zum Gruppenprozess, der Arbeitsatmosphäre sowie zu seinem eigenen Erleben.

Das Handout IM 6 wird ausgeteilt. Das Handout enthält eine kleine Aufgabe zum Thema „Angehörigengespräch", die zur Ergebnissicherung und Intensivierung des Lernerfolgs bearbeitet werden kann. Der Leiter sollte darauf hinweisen, versehen mit der Anregung, den Fragebogen möglichst zeitnah in Einzelarbeit auszufüllen und mögliche Rückfragen hierzu zu Beginn der nächsten Sitzung zu stellen.

Auf dem Bewertungsbogen (Teilnehmermappe) zeichnet der Leiter die Teilnahme ab. Die Teilnehmer bewerten das Modul.

5.6.4 Anmerkungen und Praxiserfahrung

- Der Einsatz der Methode des „sozialen Atoms" gibt einen guten Überblick über das Eingebundensein des Menschen in sein Umfeld und eröffnet in diesem Fall eine systemische Perspektive auf die Suchterkrankung, die Abstinenzbemühungen und das Rückfallgeschehen. Es existieren bei vielen Teilnehmern Befürchtungen und Vorbehalte, über das Thema „Rückfälligkeit" zu sprechen. Dies gilt insbesondere für Gespräche mit Angehörigen.
- Es wird in der praktischen Arbeit deutlich, dass Angehörigen hinsichtlich der Motivation der drogenabhängigen Menschen zu einer drogenfreien Lebensführung eine große Bedeutung zukommt.
- Angehörige als Teil des sozialen Systems von drogenabhängigen Menschen sind zumeist ebenfalls (hoch)belastet und zum Teil selbst erkrankt. Beziehungs- und Kommunikationsstörungen sind oftmals zu konstatieren. Die Notwendigkeit der Analyse der Beziehungsqualitäten und daraus zu folgenden Konsequenzen für die weitere Beziehungsgestaltung ist in den Betreuungs- und Behandlungsprozessen indiziert.
- Angehörige sind oftmals ungenügend über die Abhängigkeitserkrankung informiert. Vielfach haben sie die übersteigerte Erwartung, dass der „Betroffene" bald „geheilt" sei und nie wieder rückfällig werden könnte. Manche Angehörige vertreten das veraltete Bild des „willensschwachen" Abhängigen, der nur den Willen aufbringen muss, um abstinent zu leben.
- In diesem Modul liegt der Fokus auf den Beziehungen der Teilnehmer zu nahen Angehörigen. Über die Beziehungen zu den Angehörigen hinaus kann die systemische Perspektive auf das gesamte soziale Netzwerk und seine Beziehungsqualitäten ausgeweitet werden (z. B. Arbeitskollegen, Nachbarn). Hierfür können auch andere Methoden aus der systemischen Arbeit wie z. B. „Netzwerkkarten/Eco-Map" Verwendung finden (Wirth & Kleve, 2012; von Sydow & Borst, 2018).
- Der Leiter sollte in diesem Modul darauf achten, stets auch die positiven Seiten und Bemühungen der Angehörigen zu betonen und damit Wertschätzung für sie auszudrücken.

5.7 Indikatives Modul 7: Komorbide Störungen und Rückfall I – Zusammenhang der Erkrankungen

Einführung

Diese Einheit zielt auf drogenabhängige Menschen ab, die eine weitere diagnostizierte psychische Erkrankung haben. In dieser Einheit wird mit den Teilnehmern der individuelle Zusammenhang von psychischen Erkrankungen und der Substanzstörung thematisiert und dieser Zusammenhang auf seine rückfallprophylaktische Relevanz hin überprüft. Über die vereinfachte Vorstellung von Modellen zur Entstehung und zum Zusammenhang von psychischen Erkrankungen und Substanzkonsum wird den Teilnehmern Raum geboten, Erkenntnisse über die individuellen Zusammenhänge ihrer Störungsbilder zu gewinnen. Unter Verwendung einer Vergangenheitsprojektion wird eine abgewandelte Form der Methode des Lebenspanoramas angewandt. Hierbei wird die Konsum- bzw. Abhängigkeitsentwicklung zu der psychischen Verfassung über die Lebenszeit in Beziehung gesetzt. Die Erkenntnisse aus dieser Arbeit fließen in die Auseinandersetzung über den Zusammenhang zwischen der eigenen Suchtentwicklung und der psychischen Erkrankung ein. Anhand eines 4-Felder-Schemas wird ein Einordnungsversuch unternommen, welche Störung aktuell wie stark ausgeprägt ist bzw. welche im Vordergrund steht. Dies wird in Bezug zu potenziellen Rückfallrisiken gesetzt.

Ziele

Die Teilnehmer sollen
- die Information erhalten, dass komorbide Störungen bei suchtkranken Menschen keine Ausnahme sind,
- die Erfahrung machen, über eigene psychische Erkrankungen sprechen zu dürfen,
- eine Einschätzung hinsichtlich der individuellen Entstehungszusammenhänge gewinnen,
- ein Verständnis für den Ausprägungsgrad der beiden Störungsbilder erhalten,
- eine realistische Einordnung der Rückfallgefahr durch Belastungen aufgrund der psychischen Zusatzerkrankung gewinnen.

Materialien

Materialien für die Gruppenleitung (vgl. CD-ROM):
- Arbeitsblatt IM 7.1: Sucht und psychische Erkrankungen
- Arbeitsblatt IM 7.2: Theoretische Modelle bei Doppeldiagnosen
- Arbeitsblatt IM 7.3: Teufelskreis-Modell
- Arbeitsblatt IM 7.4: Lebenspanorama Sucht und psychische Erkrankung – Beispiel
- Arbeitsblatt IM 7.5: 4-Felder-Übersicht

Materialien für die Teilnehmer (vgl. CD-ROM):
- Handout IM 7

Sonstige Arbeitsmaterialien:
- Flipchart, Moderationsstifte
- Flipchart-Blätter und Stifte für jeden Teilnehmer in den Farben blau, grün, rot und schwarz

5.7.1 Theoretischer Hintergrund

Die Prävalenz von komorbiden psychischen Störungen bei Drogenabhängigkeit ist hoch. Seien es psychotische Störungen, affektive Störungen, Persönlichkeitsstörungen oder neurotische Störungen. Alle Störungsbilder korrelieren hoch mit substanzgebundenen Störungen (vgl. Abb. 27). Dabei gibt es unterschiedliche Erklärungsmodelle und Theorien zum Entstehungszusammenhang der beiden Störungsbilder (vgl. Kap. 2.2.1).

Betrachtet man sich die Wirkspektren psychoaktiver illegaler Substanzen, wird die Attraktivität dieser Substanzen für Menschen mit z.B. Depressionen, Ängsten, ADHS etc. offensichtlich. Andererseits zeitigt der selbstorganisierte Rückgriff auf Drogen zur Regulierung der jeweiligen unangenehmen Symptome zumeist nur kurzzeitige Effekte. Mittel- bzw. langfristig verschlimmert sich in der Regel die psychische Zusatzerkrankung, was zumeist zur Steigerung bzw. Verstärkung des Drogenkonsums führen kann (bidirektionales Modell/Teufels-

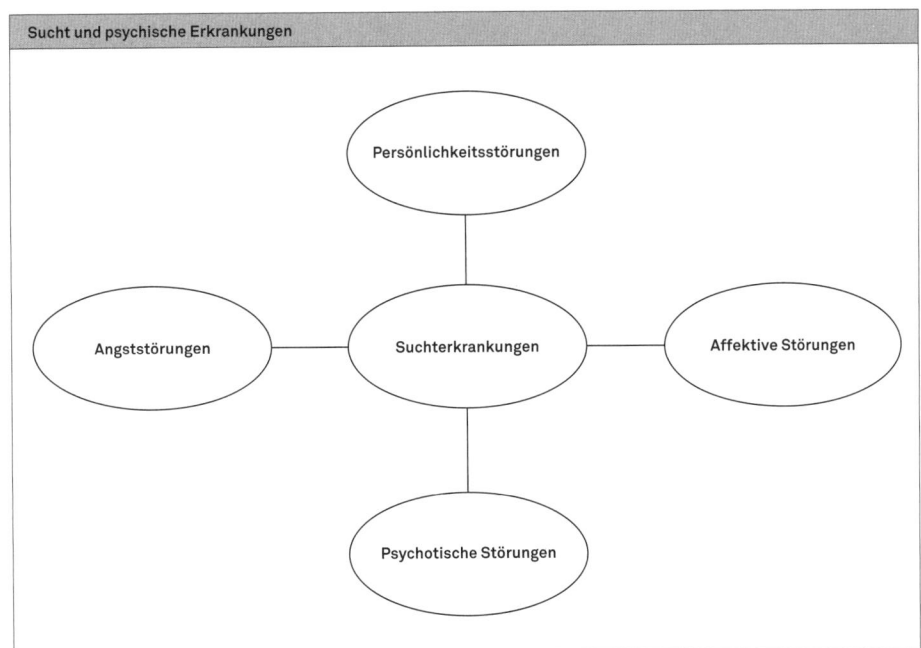

Abbildung 27:
Arbeitsblatt IM 7.1: Sucht und psychische Erkrankungen

kreismodell). Neben diesem bidirektionalen Erklärungsmodell, welches von einem gegenseitigen „Aufschaukeln" der Erkrankungen ausgeht, werden weitere Theorien diskutiert. Neben einem unidirektionalen Erklärungsansatz (psychische Störung führt zu Substanzstörung, Selbstheilungshypothese), welcher sich auch gegenläufig entwickeln kann (Substanzstörung führt zu psychischer Störung, z. B. zu substanzinduzierten Psychosen), existiert noch das Erklärungsmodell der gemeinsamen Belastungsfaktoren, welche jeweils sowohl die eine als auch die andere Erkrankung unabhängig voneinander bedingen (Gouzoulis-Mayfrank, 2007; vgl. Arbeitsblätter 7.2. und 7.3).

Das Lebenspanorama als Methode biografischer Arbeit dient der Gesamtschau und dem Überblick und wurde 1968 von H. G. Petzold entwickelt. Die Technik der Vergangenheitsprojektion als Zeitreise geht auf V. Iljine zurück (Hausmann & Neddermeyer, 1995).

5.7.2 Fragestellungen und Thesen

Für das IM 7 sind die im folgenden Kasten dargelegten Fragen und Thesen handlungsleitend.

Fragestellungen		Thesen
Treten Suchterkrankungen und psychische Erkrankungen eigentlich häufig zusammen auf? Kommt dies bei drogenabhängigen Menschen vermehrt vor?	→	Die Prävalenz psychischer Störungsbilder ist bei drogenabhängigen Menschen im Vergleich zur Gesamtbevölkerung deutlich erhöht.
Kann man den Entstehungszusammenhang der substanzgebundenen Störung und psychischen Störung erklären?	→	Es gibt individuell unterschiedliche Zusammenhänge zwischen dem Substanzkonsum und den jeweiligen psychischen Störungen.
Hat der Drogenkonsum im Laufe der Zeit zu nennenswerten psychischen Problemen geführt?	→	Der Drogenkonsum hat zumeist schwer einschätzbare Auswirkungen auf das Zentralnervensystem und kann – je nach Vulnerabilität – zu psychischen Problemen und psychischen Störungsbildern führen.
Welche Störung ist derzeit wie stark ausgeprägt? Steht eine Störung im Vordergrund?	→	Dies ist im Einzelfall zu betrachten, um die Behandlungsplanung und Hilfestellungen darauf abzustimmen.
Können Belastungen durch die psychische Zusatzerkrankung zu erneutem Drogenkonsum führen?	→	Für einige drogenabhängige Menschen stellt das Vorhandensein bzw. die Nichterkennung oder Nichtbehandlung einer psychischen Erkrankung ein hohes Rückfallrisiko dar.

5.7.3 Durchführung

Die Durchführung des IM 7 erfolgt in zehn Handlungsschritten.

1. Handlungsschritt: Begrüßung, Abklärung der Arbeitsfähigkeit und Rückschau

Der Leiter begrüßt die anwesenden Teilnehmer und überprüft die Arbeitsfähigkeit der Gruppe. Danach erfolgt eine kurze gemeinsame Rückschau auf die letzte Einheit unter folgenden Fragestellungen:

> Was ist Ihnen persönlich aus der letzten Sitzung im Gedächtnis geblieben? Was war Ihnen persönlich wichtig? Welche Erkenntnisse haben Sie gewonnen? Was ist Ihnen noch nachgegangen, hat nachgewirkt?

Diese Wiederholung führt zur Verfestigung der zuletzt behandelten Lerninhalte und gibt dem Leiter Hinweise auf die Lerneffekte.

2. Handlungsschritt: Einführung

Danach findet anhand des Arbeitsblattes IM 7.1 eine kurze inhaltliche Einführung in das Indikative Modul 7: *Komorbide Störungen und Rückfall I – Zusammenhang der Erkrankungen* statt.

> Psychische Erkrankungen sind in unserer Allgemeinbevölkerung weit verbreitet. So schätzt die WHO z. B. die Zahl der Menschen mit Depressionen in Deutschland auf 4.1 Millionen, d. h. ca. 5.2 % der Bevölkerung (WHO, 2017). Aber auch Angststörungen oder psychotische Störungen sind in unserer Gesellschaft nicht selten. Es ist nachgewiesen, dass Menschen mit einer Substanzstörung überhäufig auch von einer psychischen Zusatzerkrankung betroffen sind. Dabei kann der Entstehungszusammenhang sehr unterschiedlich sein. Einerseits kann die Sucht – vereinfacht ausgedrückt – eine psychische Erkrankung nach sich ziehen, andererseits kann das Vorhandensein einer psychischen Erkrankung zur Entstehung einer Suchterkrankung beitragen. Daneben können sich beide Erkrankungen gegenseitig bedingen („hochschaukeln"). Dies kann man sich wie einen „Teufelskreis" vorstellen, wo das eine zur Erhöhung des anderen führt. Manchmal scheinen sich die Erkrankungen auch ganz unabhängig voneinander zu entwickeln. Ich möchte Sie in dieser Sitzung dazu einladen, einmal gemeinsam zu überprüfen, wie sich Ihre psychische Erkrankung in Ihrem Leben entwickelt, welche Rolle sie gespielt hat oder noch spielt bzw. welche Bedeutung die Erkrankung für die Entwicklung Ihrer Drogenabhängigkeit gehabt haben könnte und welche Rückfallrisiken damit verbunden sind.

3. Handlungsschritt: Vorstellen der Modelle zur Entstehung von Doppeldiagnosen

Der Leiter stellt die drei Ätiologiemodelle (Arbeitsblatt IM 7.2; vgl. auch Abb. 3 auf S. 18) sowie das Teufelskreis-Modell (Arbeitsblatt IM 7.3, vgl. Abb. 28) vor. Fragen der Teilnehmer zum Verständnis sind erwünscht und sind vom Leiter zu beantworten. Eine erste Annäherung an die konkreten Erfahrungen der Teilnehmer kann mit der Frage eingeleitet werden, ob Ihnen eines der theoretischen Erklärungsmodelle in Bezug auf Ihre Krankheitsentwicklung vertraut bzw. plausibel erscheint. Zur näheren Betrachtung der individuellen Zusammenhänge wird zu Handlungsschritt 4 übergegangen.

4. Handlungsschritt: Einführung in die Methode des Lebenspanoramas

> Zu diesem Zweck nehmen Sie sich bitte jeder ein DIN-A3-Blatt und jeweils einen Stift der Farben grün, rot, blau und schwarz. Die Panoramaarbeit ist eine Methode, in der es nicht um einzelne Situationen im Leben, sondern eher um eine grobe Überschau geht. Ich möchte Sie nun bitten, mit dem schwarzen Stift eine waagerechte Linie (X-Achse) im unteren Bereich des Blattes zu ziehen, an dem linken Beginn der Linie Ihr Geburtsdatum einzutragen und an dem rechten Ende Ihr derzeitiges Alter. Danach unterteilen Sie die Linie zwischen den beiden Punkten in einzelne Zeitabschnitte Ihrer Wahl z. B. 5-Jahres-Abschnitte. Tragen Sie nun auf der linken Seite eine Y-Achse auf das Blatt ein und markieren Sie die Linie im unteren Bereich mit „gering", im mittleren Bereich mit „mittel" und im oberen Bereich mit „hoch" (Arbeitsblatt IM 7.4).

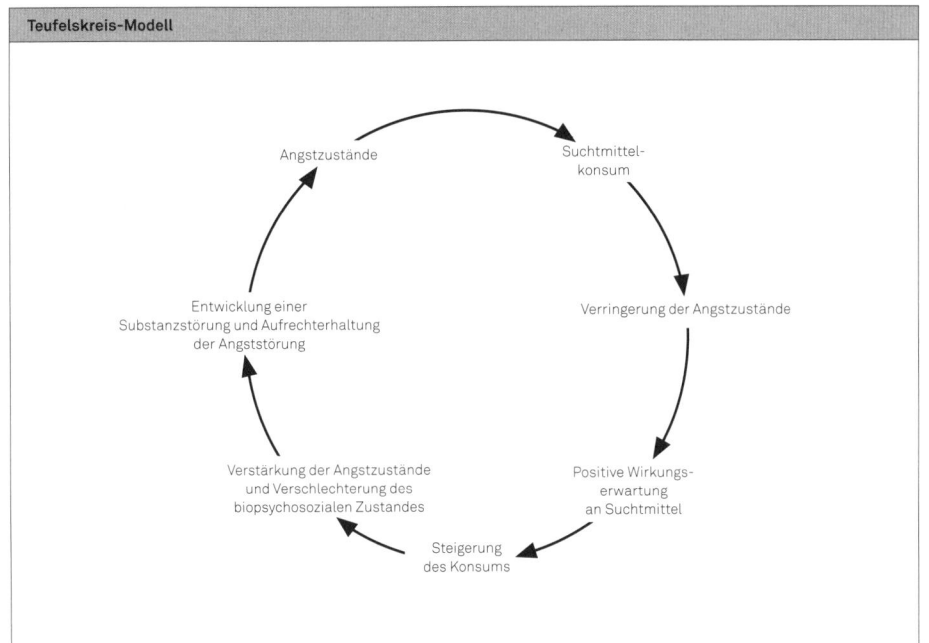

Abbildung 28:
Arbeitsblatt IM 7.3:
Das Teufelskreis-Modell

5. Handlungsschritt: Vergangenheitsprojektion als Zeitreise

> Zur Einstimmung in die Panoramaarbeit möchte ich Sie nun bitten, es sich auf dem Stuhl bequem einzurichten, die Augen – wenn möglich – zu schließen und sich unter meiner Anleitung ein paar Minuten Zeit zu lassen, um eine Reise in die Vergangenheit zu unternehmen.

Jetzt werden die Teilnehmer angeleitet, Jahr für Jahr, Lebensphase für Lebensphase zurückzugehen und sich ihr Leben unter den Aspekten *„Substanzkonsum"* und *„psychische Erkrankung"* zu betrachten und zu schauen, was ihnen dazu einfällt, und an welche Ereignisse und Situationen sie sich erinnern.

> Wenn Sie sich Ihre jetzige Lebenssituation vergegenwärtigen. Wie sieht Ihre psychische Verfassung derzeit aus? Welches Lebensgefühl haben Sie aktuell? Gehen Sie nun ein Jahr zurück und schauen Sie von außen auf sich und Ihre Situation.
>
> Wie war zu dieser Zeit ihre psychische Verfassung, welches Lebensgefühl herrschte vor? Welchen Stellenwert hatte zu dieser Zeit der Drogenkonsum? Gehen Sie nun die letzten 5 Jahre zurück und betrachten Sie diese Zeit unter den erwähnten Aspekten. Gehen Sie nun in Ihrem Tempo die Jahre in Ihrem Leben zurück und schauen Sie, welche Rolle der Drogenkonsum gespielt hat. Betrachten Sie aber auch, in welcher jeweiligen psychischen Verfassung Sie gewesen sind.

> Gehen Sie nun zurück bis zu Ihrer Schulzeit und erinnern Sie sich, wie es in Ihrer Jugend um Ihre psychische Verfassung bestellt war. Wie haben Sie diese Zeit erlebt? Woran erinnern Sie sich? Und wenn Sie am Beginn Ihres Lebens angekommen sind, so kommen Sie langsam wieder mit Ihrer Aufmerksamkeit in die Gegenwart und in diesen Raum zurück.

6. Handlungsschritt: Erstellen des Lebenspanoramas

Die Teilnehmer werden nun aufgefordert, das Lebenspanorama nach folgender Vorgehensweise zu erstellen:

> Nehmen Sie sich nun einen blauen Stift und zeichnen Sie eine blaue Verlaufslinie vom Anfang Ihres Lebens bis heute in das Diagramm ein, die für die Entwicklung Ihrer Drogenabhängigkeit steht und orientieren Sie sich dabei an den Kategorien „gering", „mittel" und „hoch". Nehmen Sie nun einen roten Stift und zeichnen eine Verlaufslinie auf das Blatt, welches für das Ausmaß Ihrer psychischen Probleme im jeweiligen Lebensalter steht (Arbeitsblatt IM 7.4).

7. Handlungsschritt: Auswertung des Lebenspanoramas in 2er Gruppen

Nach Fertigstellung der Panoramen werden die Teilnehmer aufgefordert, sich jeweils ein anderes Gruppenmitglied zu suchen, mit dem sie sich über die erstellten Arbeiten austauschen. Dabei werden die angefertigten Verlaufslinien durch die einzelnen Teilnehmer erklärt, und Verbindungen zwischen psychischen Störungen und Substanzkonsum gezogen. Die Teilnehmer werden aufgefordert, erlebte Rückfälle im Zeitverlauf zu identifizieren. Individuelle Erkenntnisse können mitgeteilt und Rückmeldungen durch das Gegenüber zur Vertiefung des Verständnisses genutzt werden. Der Leiter hat die Aufgabe, bei der Kleingruppenarbeit ggf. unterstützend zu intervenieren.

8. Handlungsschritt: Austausch über die individuellen Zusammenhänge und den Bezug zur aktuellen und zukünftigen Situation

Es wird Raum gegeben, die Erfahrungen, Überlegungen und Erkenntnisse aus der Kleingruppe (dyadischen Arbeit) zusammenzufassen und den anderen Gruppenteilnehmern mitzuteilen. Die Erkenntnisse aus der Panoramaarbeit werden in Bezug gesetzt zu der aktuellen und zukünftigen Situation der Teilnehmer hinsichtlich ihrer psychischen Verfassung und möglicher Rückfallgefahren. Dem Leiter kommt die Aufgabe zu, dies zu moderieren.

9. Handlungsschritt: Klärung der Vorrangigkeit der unterschiedlichen Störungen

Der Leiter stellt die 4-Felder-Übersicht (Arbeitsblatt IM 7.5, vgl. Abb. 29) zur Gewichtung der einzelnen Störungsbilder vor und leitet daraus ein Gespräch über die individuelle Einschätzung der einzelnen Teilnehmer ab.

10. Handlungsschritt: Rückmelderunde und Abschluss des Moduls

Die Rückmelde- und Befindlichkeitsrunde dient der Resonanz der Teilnehmer auf die aktuelle Gruppensitzung. Dabei liegt der Fokus einerseits auf der inhaltlichen Auseinandersetzung und kognitiven Resonanz, andererseits auch auf der Expression der emotionalen Resonanz, der Stimmungen und Befindlichkeiten in Bezug auf das jeweilige Thema. Leitfragen sind dabei z. B.:

> „War das Thema „Drogenabhängigkeit und psychische Störung – Zusammenhang der Erkrankungen" in irgendeiner Weise bedeutsam für Sie? Konnten Sie durch die Methode/die Modelle Ihre persönlichen Erfahrungen reflektieren? Haben Sie

4-Felder-Übersicht	Hohe psychopathologische Belastung	Geringe psychopathologische Belastung
Schwere Substanzstörung	++	+−
Leichte Substanzstörung	−+	−−

Diagnostik: Steht *eine* Störung im Vordergrund? Welche? Wie *schwer* ist die Störung?

Abbildung 29: Arbeitsblatt IM 7.5: 4-Felder-Übersicht

etwas gelernt bzw. erkannt? Wie ging es Ihnen heute während der Gruppensitzung? Wie haben Sie sich erlebt? Mit welcher Stimmung gehen Sie nun aus der Gruppe?"

Der Leiter gibt der Gruppe eine kurze Rückmeldung zum heutigen Gruppenprozess, der Arbeitsatmosphäre sowie eventuell eigener Resonanzen.

Das Handout IM 7 wird ausgeteilt. Es enthält einige Reflexionsfragen zu eventuell vorhandenen psychischen Erkrankungen. Diese sollten im Nachgang an diese Sitzung möglichst zeitnah in Einzelarbeit ausgefüllt werden.

Auf dem Bewertungsbogen (Teilnehmermappe) zeichnet der Leiter die Teilnahme ab. Die Teilnehmer bewerten das Modul.

5.7.4 Anmerkungen und Praxiserfahrung

- Wenn es gelingt einen Rahmen zu schaffen, in welchem die Erfahrung gemacht wird, über die eigenen psychischen Erkrankungen ohne negative Konsequenzen sprechen zu dürfen, so führt dies zu einer Entlastung der Patienten und zu einer Basis für eine weitere Auseinandersetzung mit dem Thema.

- Dieses Modul steht inhaltlich in enger Verbindung zum Indikativen Modul 8 „Komorbide Störungen und Rückfall II – Funktion der Substanzen" und dient hierfür als Einstieg.
- Der Leiter ist gefordert, das Thema Rückfall an relevanten Stellen der Durchführung zu thematisieren.

5.8 Indikatives Modul 8: Komorbide Störungen und Rückfall II – Funktion der Substanzen

Einführung

Diese Einheit zielt auf drogenabhängige Menschen ab, die eine weitere diagnostizierte psychische Erkrankung haben. In dieser Einheit wird mit den Teilnehmern der Zusammenhang von psychischen Erkrankungen und Substanzkonsum thematisiert und dieser auf seine rückfallprophylaktische Relevanz hin überprüft. Aufbauend auf IM 7 zur Entstehung und zum Zusammenhang von psychischen Erkrankungen und Substanzkonsum werden die positiven Effekte/Wirkweisen der einzelnen psychoaktiven Substanzen herausgearbeitet und in Zusammenhang mit den Symptomen unterschiedlicher psychischer Störungsbilder gesetzt. Mögliche Konsummotive werden untersucht. Dieser Überblick wird in Beziehung zu den Erfahrungen der Teilnehmer gestellt. Behandlungsoptionen der psychischen Zusatzerkrankung werden ins Feld geführt, in ersten Ansätzen entwickelt und Behandlungserfahrungen und Behandlungshürden (Ambivalenzen) thematisiert. Abschließend werden die Behandlungsphasen bei Vorliegen einer Doppeldiagnose sowie die Notwendigkeit einer „multimodalen Behandlungsführung" in vereinfachter Form skizziert bzw. vorgestellt.

Ziele

Die Teilnehmer sollen
- die Information erhalten, dass komorbide Störungen bei suchtkranken Menschen keine Ausnahme sind,
- die Erfahrung machen, über eigene psychische Erkrankungen sprechen zu dürfen,
- ein Verständnis für die jeweiligen Konsummotive entwickeln,
- eine realistische Einordnung der Rückfallgefahr durch Belastungen der psychischen Zusatzerkrankung gewinnen,
- Behandlungshürden bzw. -hemmnisse erkennen und bestenfalls abbauen,
- motiviert werden, sich aktiv für eine Behandlung der psychischen Zusatzerkrankung einzusetzen.

Materialien

Materialien für die Gruppenleitung (vgl. CD-ROM):
- Arbeitsblatt IM 8.1: Substanzkarten (mehrfach ausgedruckt und ausgeschnitten)
- Arbeitsblatt IM 8.2: Substanzen, Wirkungen und psychische Erkrankungen
- Arbeitsblatt IM 8.3: Waage-Modell – Abwägen einer medikamentös unterstützenden Behandlung
- Arbeitsblatt IM 8.4: Vierstufiges Behandlungsmodell bei Patienten mit Doppeldiagnosen
- Arbeitsblatt IM 8.5: Wichtige Behandlungselemente bei komorbiden Störungen

Materialien für die Teilnehmer (vgl. CD-ROM):
- Handout IM 8

Sonstige Arbeitsmaterialien:
- Flipchart, Moderationsstifte
- optional: Infocards Drogen (ginko-Stiftung für Prävention)

5.8.1 Theoretischer Hintergrund

Betrachtet man sich die Wirkspektren psychoaktiver illegaler Substanzen, wird die Attraktivität dieser Substanzen für Menschen mit z. B. Depressionen, Ängsten, ADHS etc. offensichtlich. Positive Veränderungen der Stimmungslagen werden gesucht und gefunden. Hemmungen, Ängste und Selbstwertproblematiken werden über den Konsum von Alkohol oder Kokain abgebaut, aber auch z. T. depressive Phänomene reguliert. Ausdauer und Aktivität werden durch den Konsum von Amphetaminen gesteigert, aber auch Phänomene aus dem Krankheitsspektrum ADHS gemildert bzw. reguliert. Entspannung und Stressreduzierung bietet der Konsum von Cannabinoiden, welcher aber auch zur kurzzeitigen Regulierung von psychotischen Phänomenen genutzt werden kann. Zudem müssen die positiven „sozialen Nebenwirkungen" des Konsums wie Zugehörigkeit zu Konsumgruppen, Gestaltung des Alltags, Ritualisierungen etc. mit betrachtet werden. Dabei erleben drogenabhängige Menschen in den ersten Konsumphasen vor der Manifestierung der Abhängigkeitserkrankung vorwiegend die positiven Auswirkungen des Konsums und ein Ausbleiben negativer Konsequenzen. Andererseits zeigt der selbstorganisierte Rückgriff auf Drogen zur Regulierung der jeweiligen unangenehmen Symptome zumeist nur kurzzeitige Effekte. Mittel- bzw. langfristig

Tabelle 17: Vierstufiges Behandlungsmodell bei Patienten mit Doppeldiagnosen

Stufe	Beschreibung
1. Aufbau einer Behandlungsallianz	• Entwicklung einer stabilen Arbeitsbeziehung • Förderung des Problembewusstseins
2. Überzeugung	• Förderung der Veränderungsmotivation • Entscheidung zur Verhaltensänderung
3. Aktive Behandlung	• Unterstützung bei Substanzreduktion oder -entzug • Therapie der psychischen Störung und Substanzstörung
4. Rückfallprävention	• Sensibilisierung für das Rückfallgeschehen • Ausweitung der Genesung auf andere Lebensbereiche

verschlimmert sich in der Regel die psychische Zusatzerkrankung, was dann zumeist wiederum zur Steigerung bzw. Verstärkung des Drogenkonsums führen kann (bidirektionales Modell/Teufelskreis-Modell).

Das Behandlungsmodell bei Patienten mit einer vorliegenden Doppeldiagnose unterscheidet vier Phasen (vgl. Tab. 17, Arbeitsblatt IM 8.4).

Die drei Phasen, die sich um die aktive Behandlung (Phase 3) herumgruppieren, berücksichtigen in den Phasen 1 (Aufbau der Behandlungsallianz) und 2 (Überzeugung) die oft ambivalente bis ablehnende Haltung der Patienten mit Doppeldiagnosen gegenüber einer therapeutischen Behandlung. Die Phase 4 (Rückfallprävention) unterstreicht die besondere Bedeutung rückfallprophylaktischer Maßnahmen zur nachhaltigen Sicherung des Behandlungsergebnisses.

Patienten mit psychiatrischen Krankheitsbildern sind gegenüber medikamentöser Behandlung nicht selten skeptisch bis ablehnend eingestellt, zumindest in den meisten Fällen ambivalent. Fehlende Problemeinsicht, geringes Vertrauen in die Behandler, Unsicherheit bezüglich der Wirksamkeit der Behandlung, vor allem aber die mit einer medikamentösen Behandlung einhergehenden subjektiv unterschiedlich stark wahrgenommenen negativen Nebenwirkungen erschweren das Sich-Einlassen auf eine medikamentös gestützte Behandlung.

5.8.2 Fragestellungen und Thesen

Für das IM 8 sind folgende Fragen und Thesen handlungsleitend.

Fragestellungen		Thesen
Warum ist der Substanzkonsum für Patienten mit einer psychischen Zusatzerkrankung so attraktiv? Welche positiven Wirkungen wurden gesucht und erlebt? Was waren die Konsummotive?	→	Die Auswahl von Suchtmitteln hängt von der Verfügbarkeit/Griffnähe, aber auch von der gewünschten und als positiv erlebten Wirkung auf die Stimmungslage ab. Dabei sind die Konsummotive sehr individuell. Der Drogenkonsum kann zur Selbstmedikation und Stimmungsregulierung eingesetzt werden.
Gibt es positive soziale Nebenwirkungen wie z.B. Zugehörigkeit zu Gruppen?	→	Neben den direkten auf das zentrale Nervensystem zielenden Wirkungen psychoaktiver Substanzen sind die „sozialen Nebenwirkungen" nicht außer Acht zu lassen.
Inwiefern können Belastungen durch die psychische Zusatzerkrankung ein Rückfallrisiko darstellen und jemanden zu einem erneuten Drogenkonsum veranlassen?	→	Für einige drogenabhängige Menschen stellt das Vorhandensein bzw. die Nichterkennung oder Nichtbehandlung einer psychischen Erkrankung ein hohes Rückfallrisiko dar.
Was ist zu tun, um sich der Behandlung einer psychischen Zusatzerkrankung zu unterziehen? Und welche Art der Behandlung ist notwendig?	→	Es bedarf zumeist erst einer professionellen psychiatrischen Diagnostik sowie im Weiteren des Vertrauens des Patienten in die medizinische und psychologische Betreuung.
Welche Vor- und Nachteile hat eine medikamentös unterstützende Behandlung?	→	Wirkungen und Nebenwirkungen einer medikamentös unterstützenden Behandlung sind individuell unterschiedlich und sollten zwischen Behandlern und Patient thematisiert werden.

5.8.3 Durchführung

Die Durchführung des IM 8 erfolgt in neun Handlungsschritten.

1. Handlungsschritt: Begrüßung, Abklärung der Arbeitsfähigkeit und Rückschau

Der Leiter begrüßt die anwesenden Teilnehmer und überprüft die Arbeitsfähigkeit der Gruppe. Danach erfolgt eine kurze gemeinsame Rückschau auf die letzte Einheit unter folgenden Fragestellungen:

> Was ist Ihnen persönlich aus der letzten Sitzung im Gedächtnis geblieben? Was war Ihnen persönlich wichtig? Welche Erkenntnisse haben Sie gewonnen? Was ist Ihnen noch nachgegangen, hat nachgewirkt?

Diese Wiederholung führt zur Verfestigung der zuletzt behandelten Lerninhalte und gibt dem Leiter Hinweise auf die Lerneffekte.

2. Handlungsschritt: Einführung

Danach findet eine kurze inhaltliche Einführung in das Indikative Modul 8: *Komorbide Störungen und Rückfall II – Funktion der Substanzen* statt.

> Wir haben im letzten Modul (IM 7) gelernt, dass psychische Erkrankungen in unserer Allgemeinbevölkerung weit verbreitet sind. Es ist nachgewiesen, dass Menschen mit einer Substanzstörung überdurchschnittlich häufig auch von einer psychischen Zusatzerkrankung betroffen sind. Dabei kann der Entstehungszusammenhang – wie im Indikativen Modul 7 bereits dargestellt – sehr unterschiedlich sein. Ich möchte Sie in dieser Sitzung dazu einladen, einmal zu überprüfen, inwieweit der Drogenkonsum bei Ihnen in Verbindung mit psychischen Problemen stand. Dabei hilft es, sich vor Augen zu führen, welche positiven Auswirkungen die Substanzen auf Ihre Stimmungen und psychische Verfassung gehabt haben und welche Wirkungen Sie gezielt gesucht haben. Abschließend können wir uns mit Behandlungsmöglichkeiten psychischer Erkrankungen und mit deren Vor- und Nachteilen beschäftigen sowie die Frage nach einer möglichen Rückfallgefahr durch die Zusatzerkrankung diskutieren.

3. Handlungsschritt: Sammeln der positiven Wirkungen/Effekte der Drogen

Der Leiter fordert die Teilnehmer auf, anhand ihrer Erfahrungen die jeweiligen für sie positiven Wirkungen/Effekte der von ihnen konsumierten Substanzen zu benennen. Diese werden vom Leiter per Zuruf der Teilnehmer auf der Flipchart notiert.

4. Handlungsschritt: Substanzkarten verteilen und in Bezug zur psychischen Erkrankung setzen

Jeder Teilnehmer erhält vom Leiter eine Substanzkarte (Alkohol, Cannabis, Amphetamine, Kokain etc., Arbeitsblatt IM 8.1) zu der Substanz, von der er eine Abhängigkeit entwickelt hat. Der Leiter bittet die Teilnehmer, sich etwas Zeit zu nehmen, um die Karten genauer zu betrachten, sie zu studieren und sich den Text dazu durchzulesen.

5. Handlungsschritt: Austausch in Kleingruppen

Die Teilnehmer werden aufgefordert, sich jeweils einen anderen Gruppenteilnehmer zu suchen, mit dem sie sich – angeregt über die Substanzkarten – darüber austauschen, welche Wirkungen gesucht bzw. welche Konsummotive zu Beginn ihrer Konsumentwicklung vorgelegen und andererseits bei Rückfällen eine Rolle gespielt haben.

6. Handlungsschritt: Auswertung der Kleingruppenprozesse im Plenum

Die Prozesse in den Kleingruppen werden im Plenum zusammengeführt. Erkenntnisse und Resonanzen der Teilnehmer können geäußert, einzelne Konsummotive näher beleuchtet werden. Der Leiter gibt abschließend einen Überblick über den Zusammenhang von Substanzen, deren Wirkungen und möglichen psychischen Erkrankungen (Arbeitsblatt IM 8.2).

7. Handlungsschritt: Abwägen der Vor- und Nachteile einer medikamentösen Behandlung

In diesem Schritt werden die positiven und negativen Erfahrungen bzw. Erwartungen der Teilnehmer hinsichtlich einer medikamentös unterstützten Behandlung eruiert und Ambivalenzen herausgearbeitet. Dies erfolgt unter Zuhilfenahme des Waage-Modells (Arbeitsblatt IM 8.3, vgl. Abb. 30). Dem Leiter kommt die Aufgabe zu, dies zu moderieren und gemeinsam mit den Teilnehmern jeweilige Gewichtungen des Für und Wider herauszuarbeiten.

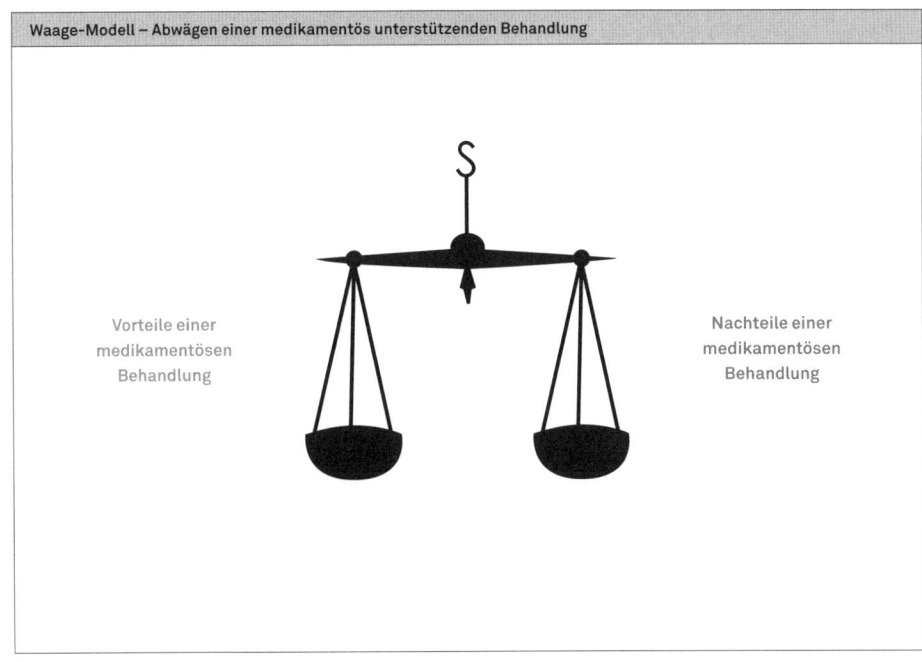

Abbildung 30:
Arbeitsblatt IM 8.3:
Waage-Modell – Abwägen einer medikamentös unterstützenden Behandlung

8. Handlungsschritt: Vorstellung des vierstufigen Behandlungsmodells sowie der multimodalen Behandlungsführung

Der Leiter stellt den Teilnehmern das vierstufige Behandlungsmodell bei Patienten mit Doppeldiagnosen (Arbeitsblatt IM 8.4) sowie das Arbeitsblatt zu wichtigen Behandlungselementen bei komorbiden Störungen (Arbeitsblatt 8.5) vor und klärt Verständnisfragen. Abschließend wird die Frage nach einer möglichen Rückfallgefahr aufgrund der psychischen Zusatzerkrankung im Plenum diskutiert.

9. Handlungsschritt: Abschluss- und Rückmelderunde

Die Rückmelde- und Befindlichkeitsrunde dient der Resonanz der Teilnehmer auf die aktuelle Gruppensitzung. Dabei liegt der Fokus einerseits auf der inhaltlichen Auseinandersetzung und kognitiven Resonanz, andererseits auch auf der Expression der emotionalen Resonanz, der Stimmungen und Befindlichkeiten in Bezug auf das jeweilige Thema. Leitfragen sind dabei z. B.:

> War das Thema „Drogenabhängigkeit und psychische Störung – Funktion der Substanzen" in irgendeiner Weise bedeutsam für Sie? Konnten Sie durch die Methode/die Modelle Ihre persönlichen Erfahrungen reflektieren? Haben Sie etwas gelernt bzw. erkannt? Wie ging es Ihnen heute während der Gruppensitzung? Wie haben Sie sich erlebt? Mit welcher Stimmung gehen Sie nun aus der Gruppe?

Der Leiter gibt der Gruppe eine kurze Rückmeldung zum Gruppenprozess, der Arbeitsatmosphäre sowie zu seinem eigenen Erleben.

Das Handout IM 8 wird ausgeteilt. Das Handout enthält einen Fragebogen, der zur Reflexion und Intensivierung des Lernerfolgs ausgefüllt werden kann. Der Leiter sollte darauf hinweisen, versehen mit der Anregung, den Fragebogen möglichst zeitnah in Einzelarbeit auszufüllen und mögliche Rückfragen hierzu zu Beginn der nächsten Sitzung zu stellen.

Auf dem Bewertungsbogen (Teilnehmermappe) zeichnet der Leiter die Teilnahme ab. Die Teilnehmer bewerten das Modul.

5.8.4 Anmerkungen und Praxiserfahrung

- Die Infocards Drogen (Alkohol, Cannabis, Amphetamine etc.) können bei „ginko", der Landeskoordinierungsstelle für Suchtvorbeugung in NRW (www.ginko-stiftung.de), bezogen werden. Die Karten verdeutlichen die positiven und negativen Wirkungen von einzelnen psychoaktiven Substanzen und werden auch in der Suchtprävention eingesetzt.
- Für detaillierte Kenntnisse zu den einzelnen Suchtstoffen empfehlen sich – neben der Website: www.drugcom.de der BZgA – folgende Broschüren und Faltblätter der Deutschen Hauptstelle für Suchtfragen (DHS): *Die Sucht und ihre Stoffe – eine Informationsreihe über die gebräuchlichen Suchtstoffe*

- (2018) sowie die Bände 1 bis 5 der *Suchtmedizinischen Reihe* (2017). Die Broschüren sind direkt bei der DHS zu beziehen (www.dhs.de).
- Wie schon in BM 5 (Ambivalenzen – Vor- und Nachteile der Drogenfreiheit) herausgearbeitet, ist es für Patienten notwendig bzw. hilfreich zu erkennen, dass psychoaktive Substanzen gerade deshalb so attraktiv und als Suchtmittel so geeignet sind, da sie schnell bzw. zeitnah wirken. Längerfristig ist der Substanzkonsum zumeist eine dysfunktionale Bewältigungsstrategie mit z. T. verheerenden Auswirkungen.
- Von Seiten der Behandler ist es wichtig, für die Ambivalenzphänomene der Patienten im Hinblick auf eine medikamentös gestützte Behandlung der psychischen Erkrankung offen zu sein. Grundsätzlich sollte nicht davon ausgegangen werden, dass Patienten einer gründlichen Diagnostik gegenüber offenstehen und sich bei Indikation auf eine medikamentös gestützte Behandlung einlassen. Ambivalenzphänomene werden zumeist symbolisch in einem „Waage-Modell" dargestellt (vgl. Körkel & Schindler, 2003; Miller & Rollnick, 2004), was durchaus der Anschaulichkeit dieser Phänomene dienen kann. Andere methodische Vorgehen wie die Verwendung von Pro- und Contra-Listen, Moderationskarten, Münzen, Steinen etc. zur Symbolisierung unterschiedlicher Wertigkeiten in der Ambivalenz sind möglich. Patienten bemühen hinsichtlich ihrer inneren Ambivalenzkonflikte gerne das Bild vom „Teufel und Engel", welche auf jeweils einer ihrer Schultern sitzen.
- Der Leiter ist gefordert, das Thema Rückfall an relevanten Stellen der Durchführung zu thematisieren.

5.9 Indikatives Modul 9: Identitätsentwicklung und Rückfall I – die 5 Säulen der Identität

Einführung

In dieser Einheit wird den Teilnehmern das Konzept der 5 Säulen der Identität vermittelt. Thematisch lehnt es sich an das Modell der „Mauer gegen den Rückfall" an, da beide Modelle eine vereinfachte Form der Persönlichkeit darstellen, wobei das Konzept der 5 Säulen der Identität sich mit seinen Identitätsbereichen durch seine stärkere Strukturierung auszeichnet. Nach der Vorstellung des Modells wird es jedem Teilnehmer ermöglicht, anhand eines Arbeitsblattes oder unter Anwendung der Methode der „Zettelboxen" einen Überblick bzw. eine Bestandsaufnahme der eigenen Identität zu entwickeln und seine persönliche Identität prägnant zu beschreiben. Schutz- und Risikofaktoren (sowie Defizitfaktoren) in den einzelnen Identitätsbereichen können herausgearbeitet und auf ihre Bedeutung für eine Rückfallgefährdung hin untersucht werden. Abschließend kann das Identitätsmodell von den Teilnehmern genutzt werden, um daraus Behandlungs- bzw. Entwicklungsziele abzuleiten.

Ziele

Die Teilnehmer sollen
- ein Modell an die Hand bekommen, das aufgrund seiner Strukturierung einen einfachen Überblick über die eigene Identität bieten kann,
- die individuellen Auswirkungen einer Suchterkrankung auf die Identitätsentwicklung und -ausprägung vor Augen geführt bekommen,
- für die eigenen Schutzfaktoren, aber auch für die eigenen Risikofaktoren sensibilisiert werden,
- die Schutz- und Risikofaktoren in Bezug zu einer möglichen Rückfallgefahr setzen können,
- Behandlungsziele und Entwicklungsziele aus dem Modell heraus ableiten können.

Materialien

Materialien für die Gruppenleitung (vgl. CD-ROM):
- Arbeitsblatt IM 9.1: Die 5 Säulen der Identität – das Modell
- Arbeitsblatt IM 9.2: Die 5 Säulen der Identität – Leerfolie
- Arbeitsblatt IM 9.3: Die 5 Säulen der Identität – Beispiel
- Arbeitsblatt IM 9.4: Aufgabenstellung als Vorbereitung auf das Thema „Vorbilder – Werte"

Materialien für die Teilnehmer (vgl. CD-ROM):
- Arbeitsblatt IM 9.2: Die 5 Säulen der Identität – Leerfolie
- Arbeitsblatt IM 9.4: Aufgabenstellung als Vorbereitung auf das Thema „Vorbilder – Werte"
- Handout IM 9

Zu verwendende Arbeitsmaterialien
- Flipchart, Moderationsstifte
- Kugelschreiber, Eddingstifte
- Alternative zu Arbeitsblatt IM 9.2: je 5 Zettelboxen pro Teilnehmer sowie ausreichend Moderationskarten

5.9.1 Theoretischer Hintergrund

Mit der Einstellung des Drogenkonsums und dem Versuch, einen abstinenten Lebensstil aufzunehmen, sind viele Veränderungen im Verhalten als auch in den Bereichen der Identität verbunden. Das Modell der 5 Säulen der Identität („Leiblichkeit/Psychosomatik", „Soziales Netzwerk", „Arbeit und Leistung", „Materielle Sicherheit", „Werte und Normen") von H.G. Petzold ist eine pragmatische Strukturierungshilfe zur Betrachtung der Identitätsbildung von Menschen und zur Nutzung im Rahmen einer umfassenden integrativen prozessualen Persönlichkeitsdiagnostik gut geeignet (Petzold, 2001, 2002; vgl. auch Kap. 2.2.4).

5.9.2 Fragestellungen und Thesen

Für das IM 9 sind folgende Fragen und Thesen handlungsleitend.

Fragestellungen		Thesen
Was macht mich persönlich aus? Welche Identitätsfacetten sind bei mir zentral?	→	Die Identitätsbereiche und -facetten eines Menschen sind von Person zu Person unterschiedlich ausgeprägt.
Wie verändern sich Schutz- und Risikofaktoren im Laufe einer Suchterkrankung?	→	In der Regel verringern sich im Verlauf der Suchterkrankung die Schutzfaktoren, während die Risikofaktoren zunehmen.
Welche der fünf Identitätsbereiche sind gut, welche weniger gut gefüllt? Was fehlt? (Defizitfaktoren)	→	Dies ist von Person zu Person unterschiedlich.
Wie viel Wandel der Identität ist mit der Aufnahme eines abstinenten Lebensstils verbunden?	→	Mit einem abstinenten Lebensstil ist vielfach eine große Veränderung in vielen Bereichen der Identität verbunden.
In welchen Bereichen der Identität sollen Veränderungen vorgenommen werden? Welche Risikofaktoren sollen reduziert, bzw. welche Schutzfaktoren entwickelt werden?	→	Behandlungs- und Entwicklungsziele sind individuell zu entwickeln.

5.9.3 Durchführung

Die Durchführung des IM 9 erfolgt in neun Handlungsschritten (bzw. zehn mit einer Vorbereitung auf IM 10).

1. Handlungsschritt: Begrüßung, Abklärung der Arbeitsfähigkeit und Rückschau

Der Leiter begrüßt die anwesenden Teilnehmer und überprüft die Arbeitsfähigkeit der Gruppe. Danach erfolgt eine kurze gemeinsame Rückschau auf die letzte Einheit unter folgenden Fragestellungen:

> Was ist Ihnen persönlich aus der letzten Sitzung im Gedächtnis geblieben? Was war Ihnen persönlich wichtig? Welche Erkenntnisse haben Sie gewonnen? Was ist Ihnen noch nachgegangen, hat nachgewirkt?

Diese Wiederholung führt zur Verfestigung der zuletzt behandelten Lerninhalte und gibt dem Leiter Hinweise auf die Lerneffekte.

2. Handlungsschritt: Einführung

Danach findet eine kurze inhaltliche Einführung in das Indikative Modul 9: *Identitätsentwicklung und Rückfall I – die 5 Säulen der Identität* statt.

> Jeder Mensch macht „einen ersten Eindruck". Sogenannte „Identitätsfacetten" sind Merkmale, die einem von außen direkt ins Auge fallen, Merkmale, die die Aufmerksamkeit auf einen lenken. Entwickelt sich ein intensiverer Kontakt, werden Identitätsbereiche deutlicher und können ein differenziertes Bild des Gegenübers entstehen lassen. Um sich einen Überblick über seine eigene Identität zu verschaffen und Antworten auf die Fragen zu erhalten, „Was macht mich derzeit aus?" bzw. „Wo besteht ein Entwicklungs- oder Veränderungswunsch?" hilft uns ein Modell, welches ich Ihnen gerne in der heutigen Sitzung vorstellen möchte. Es nennt sich das Modell der „5 Säulen der Identität".

3. Handlungsschritt: Vorstellen des Modells der 5 Säulen der Identität

In diesem Schritt stellt der Leiter mithilfe des Arbeitsblattes IM 9.1 das Modell der 5 Säulen der Identität kurz vor. Zudem erklärt er den Unterschied zwischen Schutz- und Risikofaktoren.

4. Handlungsschritt: Verteilen der Arbeitsblätter/Zettelboxen

Der Leiter verteilt das Arbeitsblatt IM 9.2 bzw. alternativ die Boxen und Moderationskarten sowie Stifte an jeden Teilnehmer und bittet die Teilnehmer, einen für ihn geeigneten Platz im Raum zur Beschäftigung mit diesem Modell einzunehmen.

5. Handlungsschritt: Erstellen der individuellen Identitätssäulen

Die Teilnehmer werden aufgefordert, sich nun mit den einzelnen Identitätssäulen zu beschäftigen und diese auf dem Arbeitsblatt IM 9.2 auszufüllen, indem sie für sich markante Identitätsaspekte/Identitätsfacetten in die jeweiligen Identitätsbereiche eintragen. Dazu sollte ausreichend Zeit zur Verfügung gestellt werden. Der Leiter betreut die Einzelarbeiten der Teilnehmer und unterstützt bei Unklarheiten, Fragen oder anderweitigen Schwierigkeiten der Teilnehmer.

Wird mit der etwas aufwändigeren Methode der „Zettelboxen" gearbeitet, erhält oder besorgt sich jeder Teilnehmer im Vorfeld fünf Zettelboxen. Diese werden in der Sitzung in einem ersten Schritt mit den jeweiligen Identitätsbereichen beschriftet/versehen. Im Anschluss daran nehmen sich die Teilnehmer eine Box nach der anderen vor und füllen die jeweiligen Säulen mithilfe der Moderationskarten, welche sie beschriften und in die jeweilige Box werfen.

6. Handlungsschritt: Austausch in Zweiergruppen über die individuell ausgearbeiteten Identitätssäulen

Die Teilnehmer finden sich zu zweit zusammen, verschaffen sich kurz einen Überblick über ihr jeweiliges Arbeitsblatt bzw. sortieren die Boxen mit den einzelnen Moderationskarten, sodass das Gegenüber dies gut übersehen kann. Erste Eindrücke können ausgetauscht werden. Danach stellt jeder seine einzelnen Identitätsbereiche dem Gegenüber vor. Nachfragen des Gegenübers sind erwünscht. Grenzen der Vertraulichkeit müssen beachtet und respektiert werden.

7. Handlungsschritt: Sammeln der persönlichen Erkenntnisse

Nachdem sich die Teilnehmer wieder im Plenum zusammengefunden haben, besteht die Möglichkeit, Erkenntnisse oder Resonanzen auf die Arbeit zurückzumelden.

> Ist Ihnen die Erstellung der Säulen leicht oder schwer gefallen? Welche Erkenntnisse haben Sie durch den Austausch gewonnen?

Die Modelle einzelner Gruppenteilnehmer können auf freiwilliger Basis exemplarisch für den weiteren Erkenntnisgewinn herangezogen werde. Das Arbeitsblatt IM 9.3 kann an dieser Stelle eingesetzt werden, um beispielhaft das Verhältnis von Schutz- und Risikofaktoren in den einzelnen Säulen der Identität zu verdeutlichen.

8. Handlungsschritt: Entwicklungsziele formulieren

Der Leiter lädt die Teilnehmer ein, sich die eigenen einzelnen Identitätssäulen noch einmal zu betrachten und zu überlegen, ob sich daraus Veränderungswünsche bzw. Entwicklungsziele ableiten lassen. Sei es im Hinblick auf die Entwicklung von weiteren Schutzfaktoren oder sei es im Hinblick auf die Reduzierung von Risikofaktoren. Diese können dann der Gruppe mitgeteilt und – wenn gewünscht – vom Leiter auf der Flipchart schriftlich fixiert bzw. festgehalten werden.

9. Handlungsschritt: Vorbereitung auf IM 10

Als Vorbereitung für IM 10 (Vorbilder, Werte, Lebensstil) wird Arbeitsblatt IM 9.4 den Teilnehmern ausgehändigt und die Aufgabenstellung vorgelesen:

> Zur Vorbereitung auf die nächste Sitzung möchte ich Sie um Folgendes bitten: Lassen Sie sich mal einen Moment Zeit und überlegen Sie, welche Vorbilder oder Menschen es in Ihrem Leben (Kindheit und Jugend) gegeben hat, die Sie stark beeinflusst haben, an denen Sie sich orientiert haben oder wo Sie gedacht haben, „so oder so ähnlich will ich auch sein/werden".
>
> Das können nahe Angehörige, Personen aus dem nahen Umfeld/der Peergroup, Menschen aus der Öffentlichkeit, wie Musikstars, Politiker oder Fernsehlieblinge, sein. Wenn Ihnen eine oder mehrere Personen einfallen, versuchen Sie, wenn möglich, ein Foto oder ein Bild von der Person zu organisieren, entweder auf dem Handy oder als Ausdruck.

10. Handlungsschritt: Rückmelderunde und Abschluss des Moduls

Die Rückmelde- und Befindlichkeitsrunde dient der Resonanz der Teilnehmer auf die aktuelle Gruppensitzung. Dabei liegt der Fokus einerseits auf der inhaltlichen Auseinandersetzung und kognitiven Resonanz, andererseits auch auf der Expression der emotionalen Resonanz, der Stimmungen und Befindlichkeiten in Bezug auf das jeweilige Thema. Leitfragen sind dabei z. B.:

> War das Thema „Identitätsentwicklung und Rückfall I – die 5 Säulen der Identität" in irgendeiner Weise bedeutsam für Sie? Konnten Sie durch die Methode/die Modelle Ihre persönlichen Erfahrungen reflektieren? Haben Sie etwas gelernt bzw. erkannt? Wie ging es Ihnen heute während der Gruppensitzung? Wie haben Sie sich erlebt? Mit welcher Stimmung gehen Sie nun aus der Gruppe?

Der Leiter gibt der Gruppe eine kurze Rückmeldung zum heutigen Gruppenprozess, der Arbeitsatmosphäre sowie eventuell eigener Resonanzen.

Das Handout IM 9 wird ausgeteilt. Darin finden sich Fragen, die dazu anleiten, sich persönlich mit dem Modell der 5 Säulen auseinanderzusetzen und daraus Risiko- und Schutzfaktoren abzuleiten. Diese Aufgabe sollte möglichst zeitnah in Einzelarbeit bearbeitet werden, mögliche Rückfragen hierzu sollten zu Beginn der nächsten Sitzung gestellt werden. Das Handout beinhaltet zudem das Arbeitsblatt BM 9.2 „Die 5 Säulen der Identität – Leerfolie" nochmals als Vorlage für die Teilnehmer.

Auf dem Bewertungsbogen (Teilnehmermappe) zeichnet der Leiter die Teilnahme ab. Die Teilnehmer bewerten das Modul.

5.9.4 Anmerkungen und Praxiserfahrung

- Als Zettelboxen können leere Pappkartons unterschiedlicher Größe oder auch Büroablagefächer dienen.
- Die Strukturiertheit und Einfachheit des Modells ermöglicht es den Teilnehmern, sich einen Überblick über die derzeitige Identitätsverfassung zu verschaffen und einfache Antworten zu der komplexen Frage „Was macht mich aus?" zu generieren.
- Darüber hinaus lassen sich aus der Analyse der Identitätsbereiche individuelle Entwicklungsziele und Behandlungsschwerpunkte ableiten.

5.10 Indikatives Modul 10: Identitätsentwicklung und Rückfall II – Vorbilder, Werte, Lebensstil

Einführung

Eine Abhängigkeitserkrankung von illegalen Drogen, aber auch kriminelle Handlungsweisen prägen wesentlich den Lebensalltag und Lebensstil von Menschen. In dieser Einheit wird der Frage nachgegangen, inwieweit schon in der Jugendzeit bzw. Adoleszenz ein abweichender, von Drogenkonsum und/oder Kriminalität geprägter Lebensstil entwickelt wurde und wie es dazu gekommen ist. Die Ausprägung eines Lebensstils ist stark von der jeweiligen Wertebestimmung einer Person abhängig. Hierbei spielen, aus entwicklungspsychologischer Perspektive, bedeutsame und Orientierung gebende Bezugspersonen bzw. Vorbilder eine wichtige Rolle. Die mit diesen Personen verbundenen Werte und Lebensüberzeugungen werden herausgearbeitet und in ihrer Bedeutung für den aktuellen Lebensstil betrachtet. Mit der Einstellung des Drogenkonsums und der Abwendung von einem abweichenden Lebensstil ergibt sich die Notwendigkeit einer zumeist umfassenden Veränderung des Alltags sowie der Aufnahme eines veränderten Lebensstils. Andere Bezugspersonen werden notwendig, Werte werden neu gewichtet und bisher gültige Glaubenssätze überprüft und ggf. verändert. Dieser notwendige Veränderungsprozess wird in Bezug auf seine Umsetzungsschwierigkeiten hin überprüft und Chancen, Risiken und Grenzen herausgearbeitet.

Ziele

Die Teilnehmer sollen
- sich ihrer Orientierung gebenden Bezugspersonen und Vorbilder in Jugend und Adoleszenz bewusst werden und deren Bedeutung für die Herausbildung eines eigenen Wertekanons erarbeiten,
- ihren zumeist in der Jugendzeit begonnenen Drogenkonsum in Bezug setzen zu Fragen des Lebensstils,
- die Schwierigkeiten thematisieren, die mit der Aufnahme eines abstinenten Lebensstils verbunden sind,
- sich der Chancen, aber auch Grenzen von Veränderungen des Lebensstils gewahr werden,
- überprüfen, inwiefern ein möglicher Rückfall mit psychoaktiven Substanzen in Verbindung mit der Aufnahme eines alten und vertrauten Lebensstils steht.

Materialien

Materialien für die Gruppenleitung (vgl. CD-ROM):
- Arbeitsblatt IM 10.1: Aufgabenstellung als Vorbereitung auf das Thema „Vorbilder – Werte" (identisch mit Arbeitsblatt IM 9.4; diese Aufgabenstellung sollte am Ende der vorangegangenen Sitzung präsentiert worden sein)
- Arbeitsblatt IM 10.2: Fragebogen zum Thema „Vorbilder – Werte"

Materialien für die Teilnehmer (vgl. CD-ROM):
- Arbeitsblatt IM 10.2: Fragebogen zum Thema „Vorbilder – Werte"
- Handout IM 10

Zu verwendende Arbeitsmaterialien
- von den Teilnehmern mitgebrachte Bilder und Fotos von Vorbildern
- Flipchart, Moderationsstifte
- optional: Laptop und Beamer zur Präsentation des Videoclips „Reece – Identität 44 (offizielles Musikvideo)" (verfügbar auf YouTube: https://www.youtube.com/watch?v=r4Ehxokb3rk)

5.10.1 Theoretischer Hintergrund

Der Drogenkonsum ist vielfach im Kontext der Aufnahme eines generell abweichenden „Lebensstils" zu betrachten, in welchem der Drogenkonsum nur einen unter mehreren abweichenden Aspekten wie z. B. Schulschwänzen, Diebstähle, Einbrüche, Gewalttaten etc. darstellt (vgl. Kap. 2.2.4).

Mit der Beendigung des Substanzkonsums geht in der Regel eine radikale Änderung des Lebensstils einher. Aufgaben und Herausforderungen wie z. B. berufliche Tätigkeiten, die Übernahme erzieherischer Aufgaben, aktive Freizeitgestaltung etc., die unter Substanzkonsum unzureichend oder gar nicht mehr wahrgenommen wurden, müssen nun angenommen und angemessen gelöst werden. Tagesabläufe müssen neu strukturiert, gesellschaftliche Rollen neu eingenommen und aktiv gestaltet werden. Lebensstile werden u. a. durch Vorbilder und damit verbundene Werte konstituiert.

5.10.2 Fragestellungen und Thesen

Für das IM 10 sind die im unten stehenden Kasten dargelegten Fragen und Thesen handlungsleitend.

5.10.3 Durchführung

Die Durchführung des IM 10 erfolgt in neun Handlungsschritten.

1. Handlungsschritt: Begrüßung, Abklärung der Arbeitsfähigkeit und Rückschau

Der Leiter begrüßt die anwesenden Teilnehmer und überprüft die Arbeitsfähigkeit der Gruppe. Danach erfolgt eine kurze gemeinsame Rückschau auf die letzte Einheit unter folgenden Fragestellungen:

> Was ist Ihnen persönlich aus der letzten Sitzung im Gedächtnis geblieben? Was war Ihnen persönlich wichtig? Welche Erkenntnisse haben Sie gewonnen? Was ist Ihnen noch nachgegangen, hat nachgewirkt?

Diese Wiederholung führt zur Verfestigung der zuletzt behandelten Lerninhalte und gibt dem Leiter Hinweise auf die Lerneffekte.

2. Handlungsschritt: Einführung

Danach findet eine kurze inhaltliche Einführung in das Indikative Modul 10: *Identitätsentwicklung und Rückfall II – Vorbilder, Werte und Lebensstil* statt (Arbeitsblatt IM 10.1).

> Sie haben ja in der letzten Sitzung eine Aufforderung erhalten, sich auf diese Einheit vorzubereiten, indem Sie sich Gedanken machen sollten, welche Vorbilder in Ihrem Leben eine Rolle gespielt haben, welche Menschen Sie geprägt haben und von diesen Personen – wenn möglich – ein Bild zu der Gruppensitzung mitzubringen. Wem ist dies denn möglich gewesen?

Fragestellungen		Thesen
Welche Menschen waren im Lebensverlauf Orientierung gebend bzw. prägend? Gab es Vorbilder, an denen sich orientiert wurde?	→	In der Auseinandersetzung mit Orientierung gebenden Menschen in der Jugend und Adoleszenz werden Werte und Überzeugungen entwickelt, die den Lebensstil mitbestimmen.
Welche Faszination übten diese Personen aus? Welchen Wertekanon haben diese Personen vertreten?	→	Bei drogenabhängigen Menschen ist vielfach die Hinwendung zu Personen mit einem abweichenden Lebensstil zu konstatieren.
Gibt es Werte, die übernommen wurden und heute noch Gültigkeit besitzen? Sind diese Werte im jetzigen Lebensstil wiederzufinden?	→	Werte und Lebensüberzeugungen unterliegen im Lebensverlauf Veränderungen, haben aber in der Regel eine gewisse Konstanz.
Gehen mit dem Verzicht auf den Drogenkonsum Veränderungen des Lebensstils einher?	→	Mit der Aufnahme eines abstinenten Lebensstils sind notwendigerweise vielfältige Veränderungen verbunden.
Welche Schwierigkeiten und Grenzen, aber auch Chancen ergeben sich bei der Veränderung des Lebensstils?	→	Die Abkehr von einem abweichenden und die Hinwendung zu einem abstinenten Lebensstil ist mit Chancen, aber auch vielen Schwierigkeiten verbunden. Grenzen von Veränderungsprozessen sind zu beachten.
Gibt es einen Zusammenhang zwischen einem Rückfall mit psychoaktiven Substanzen und dem Lebensstil?	→	Ein Rückfall mit psychoaktiven Substanzen kann in Verbindung mit der Wiederaufnahme eines alten und vertrauten, zumeist abweichenden Lebensstils stehen.

3. Handlungsschritt: Zusammentragen der mitgebrachten Bilder bzw. Ausfüllen des Arbeitsblattes IM 10.2

Die mitgebrachten Bilder werden kurz gesichtet und weiteres Material für das Thema zusammengetragen. Für die Teilnehmer, die sich nicht auf das Modul haben vorbereiten können und keine Bilder mitgebracht haben, wird das Arbeitsblatt IM 10.2 verteilt, mit der Bitte, diesen Fragebogen kurz auszufüllen.

> Wer nicht dazu gekommen ist, dies zu tun, kann kurz das Arbeitsblatt IM 10.2 zu diesem Thema ausfüllen, um sich in der heutigen Gruppenstunde auch an dem Thema beteiligen zu können.

4. Handlungsschritt: Austausch über das Thema Vorbilder in Kleingruppen

Die Gruppe wird dann in zwei annähernd gleich große Gruppen unterteilt mit der Bitte, sich mithilfe der mitgebrachten Bilder bzw. der Arbeitsblätter über das Thema Vorbilder und deren Einfluss auf die eigene Person auszutauschen. Dabei ist, neben der Vorstellung der Personen, die Fragestellung interessant, durch was sich diese Personen auszeichneten, was sie verkörperten und welche Werte mit ihnen verbunden waren.

5. Handlungsschritt: Zusammentragen der Kleingruppenprozesse im Plenum

In der Gesamtgruppe wird die Möglichkeit gegeben, den Austausch in den jeweiligen Untergruppen in Kürze zu vermitteln und Eindrücke, Fragen bzw. Erkenntnisse aus den Kleingruppenprozessen zu formulieren.

6. Handlungsschritt: Diskussion über im Leben relevante Werte und Glaubenssätze

Die Teilnehmer werden eingeladen, zu überprüfen, inwiefern die mit den Vorbildern bzw. Orientierung gebenden Personen verbundenen Werte und Lebensüberzeugungen in ihrem weiteren Lebensvollzug Gültigkeit besaßen bzw. vielleicht heute noch haben. Leitfragen wären dabei:

> Welche Auswirkungen hatten die Personen – und die mit ihnen verbundenen Werte – auf Ihren persönlichen Lebensstil bzw. haben ihn vielleicht noch? Welche Werte haben für Sie in Ihrer derzeitigen Lebenssituation weiterhin Gültigkeit?

Auch der Einsatz des Musikvideos „Identität 44" des Rappers Reece (vgl. die Anmerkungen am Ende dieses Moduls, Kap. 5.10.4) kann in diesem Handlungsschritt zur Veranschaulichung des Themas genutzt werden.

7. Handlungsschritt: Austausch über die mit der Einstellung des Drogenkonsums verbundenen Veränderungen des Lebensstils

Die Teilnehmer werden eingeladen, sich die Veränderungen des Lebensstils bewusst zu machen, die mit der Aufnahme einer abstinenten Lebensführung einhergehen. Es wird Raum gegeben, erfolgreiche Veränderungen zu benennen, aber auch Schwierigkeiten bei der Veränderung des Lebensstils aufzuwerfen und zu diskutieren. Dabei können auch Aspekte der Abgrenzung von alten Milieus und früheren Kontakten mit in das Gespräch eingebracht werden.

8. Handlungsschritt: Rückfall und Lebensstil

Der Leiter bittet die Teilnehmer, für sich zu überprüfen, inwiefern ein möglicher Rückfall mit psychoaktiven Substanzen in Verbindung mit der Aufnahme eines alten und vertrauten Lebensstils stehen könnte. Er lädt dazu ein, dies in der Gruppe zu kommunizieren.

9. Handlungsschritt: Rückmelderunde und Abschluss des Moduls

Die Rückmelde- und Befindlichkeitsrunde dient der Resonanz der Teilnehmer auf die aktuelle Gruppensitzung. Dabei liegt der Fokus einerseits auf der inhaltlichen Auseinandersetzung und kognitiven Resonanz, andererseits auf der Expression der emotionalen Resonanz, der Stimmungen und Befindlichkeiten in Bezug auf das jeweilige Thema. Leitfragen sind dabei z. B.:

> War das Thema „Identitätsentwicklung und Rückfall II – Vorbilder, Werte und Lebensstil" in irgendeiner Weise bedeutsam für Sie? Konnten Sie durch die Methode Ihre persönlichen Erfahrungen reflektieren? Haben Sie etwas gelernt bzw. erkannt? Wie ging es Ihnen heute während der Gruppensitzung? Wie haben Sie sich erlebt? Mit welcher Stimmung gehen Sie nun aus der Gruppe?

Der Leiter gibt der Gruppe eine kurze Rückmeldung zum heutigen Gruppenprozess, der Arbeitsatmosphäre sowie eventuell eigener Resonanzen.

Das Handout IM 10 wird ausgeteilt. Darin findet sich das Arbeitsblatt IM 10.2 (Fragebogen zum Thema „Vorbilder – Werte") nochmals als Vorlage sowie einige weitergehende Fragen zur Auseinandersetzung mit den persönlichen Vorbildern und Werten. Der Leiter sollte darauf hinweisen, verbunden mit der Anregung, die Fragen möglichst zeitnah in Einzelarbeit auszufüllen und mögliche Rückfragen hierzu zu Beginn der nächsten Sitzung zu stellen.

Auf dem Bewertungsbogen (Teilnehmermappe) zeichnet der Leiter die Teilnahme ab. Die Teilnehmer bewerten das Modul.

5.10.4 Anmerkungen und Praxiserfahrung

- Die Verwendung des Videos kann als Impuls für das Thema „Identität – Werte, Vorbilder, Lebensstil" Verwendung finden. Dabei handelt es sich um ein Musikvideo zum Song „Identität 44" des Rappers Reece, in welchem wesentliche Aspekte von Identitätsbildung aus der Sicht eines Dortmunder Fußballfans aufgegriffen werden. Das Video ist auf YouTube verfügbar (https://www.youtube.com/watch?v=r4Ehxokb3rk). Für die Präsentation empfiehlt sich der Einsatz von Laptop und Beamer.
- Das Thema „Feindbilder" („Wie oder wer will ich auf keinen Fall sein bzw. werden?") und die damit verbundene Abgrenzung von Personen, Gruppen, Lebensstilen und Werten ist ebenso identitätsstiftend und steht in enger Verbindung mit dem Thema dieses Moduls. Es kann bei Bedarf wahlweise mit aufgegriffen werden.

5.11 Indikatives Modul 11: Identitätsentwicklung und Rückfall III – Gruppenzugehörigkeit

Einführung

In dieser Einheit wird in einem ersten Schritt den „sozialen" Konsummotiven in Bezug auf die Entwicklung einer Abhängigkeitserkrankung nachgegangen. Neben der Wirkung von psychoaktiven Substanzen spielen bei den ersten Konsumerfahrungen vielfach die Peergroup und damit verbundene „soziale Nebenwirkungen" eine Rolle. Die Partizipation an unterschiedlichen sozialen Gruppen in der Jugendzeit und Adoleszenz ist zentral für die Identitätsentwicklung und wird in diesem Modul als Ausgangspunkt genommen, um die Funktion des Drogenkonsums im Lebensverlauf einzuordnen. Zentrale Bedürfnisse, wie die Erfahrungen von Zugehörigkeit, Akzeptanz, Anerkennung und Beachtung, werden thematisiert und in Bezug zu potenziellen Rückfallgefahren gesetzt. Die mit der Hinwendung zu einem abstinenten Lebensstil notwendige Suche nach neuen sozialen Kontexten und Integration in soziale Gruppen wird betrachtet und auf ihre Möglichkeiten und Schwierigkeiten hin untersucht.

Ziele

Die Teilnehmer sollen

- etwas über den Einfluss der Peergroup in Bezug auf den Drogenkonsum und die Abhängigkeitsentwicklung erfahren,
- sich der Funktion des Drogenkonsums im Kontext der sozialen Gruppen sowie der eigenen Konsummotive bewusst werden,
- sich vergegenwärtigen, dass Akzeptanz, Zugehörigkeit, Anerkennung und Beachtung zentrale menschliche Bedürfnisse sind, die angemessen Befriedigung erfahren müssen,
- erkennen, dass es nicht ausreicht, sich von „schädlichen" alten Kontakten zu distanzieren, sondern dass die Abgrenzung langfristig nur Erfolg verspricht, wenn man andere soziale Milieus findet, in denen diese grundlegenden Bedürfnisse erfüllt werden,
- sich der Hindernisse als auch Chancen beim Aufbau eines gesundheitsfördernden, drogenfreien Umfelds bewusst werden,
- motiviert werden, sich aktiv um den Aufbau neuer Kontakte und die Integration in neue soziale Gruppen zu bemühen.

Materialien

Materialien für die Gruppenleitung (vgl. CD-ROM):
- Arbeitsblatt IM 11.1: Soziale Gruppen – Beispiele für schriftliche Karten und Bildmaterial
- Arbeitsblatt IM 11.2: Beachtung und Anerkennung
- Arbeitsblatt IM 11.3: Identifizierung und Identifikation
- Arbeitsblatt IM 11.4: Identität im Kontext
- Arbeitsblatt IM 11.5: Schaubild: Integration (enthält zwei Bilder, eines davon auswählen)

Materialien für die Teilnehmer (vgl. CD-ROM):
- Handout BM 11

Zu verwendende Arbeitsmaterialien
- Flipchart, Moderationsstifte
- Karten, die mit verschiedenen sozialen Gruppen beschriftet sind (vgl. Arbeitsblatt IM 11.1); alternativ Bilder/Fotos von verschiedenen sozialen Gruppen (vgl. Arbeitsblatt IM 11.1) sowie einige unbeschriftete Karten
- optional: Laptop und Beamer zur Präsentation des Videoclips „All that we share" (verfügbar auf YouTube: https://www.youtube.com/watch?v=i1AjvFjVXUg)

5.11.1 Theoretischer Hintergrund

Zwischen dem Begriff des „Lebensstils" und dem Begriff des „sozialen Milieus" besteht ein enger inhaltlicher Zusammenhang. Spezifische Lebensstile konstituieren spezifische Milieus bzw. werden als distinktives (abgrenzendes) Charakteristikum eines spezifischen Milieus betrachtet. Standen im IM 10 die Entwicklung und Herausbildung von „Lebensstilen" im Zusammenhang mit der Bedeutung von Vorbildern im Vordergrund, geht es in diesem Indikativen Modul um die Bedeutung der sozialen Gruppe im Zusammenhang mit dem „Drang nach Zugehörigkeit zur Szene, zum Milieu" (vgl. Kap. 2.2.4 und BM 4).

Während der Einfluss der Familie in der Phase der Pubertät und Adoleszenz schwindet, gewinnen die Peergroups an Bedeutung für die Identitätsentwicklung und Herausbildung von Lebensstilen. Auf der Suche nach Vorbildern und positiven Attribuierungen führt dies zu einer verstärkten Hinwendung zu Peergroups, die Zugehörigkeit, Anerkennung und Erfolg versprechen, Ähnlichkeiten aufweisen und auch eine positive Identifizierung ermöglichen. Vielfach sind dies im Fall drogenabhängiger Menschen Peergroups bzw. Milieus, die einen devianten Lebensstil verfolgen, in welchem der Drogenkonsum dabei nur einen unter mehreren abweichenden Aspekten wie. z.B. Schulschwänzen, Diebstähle, Einbrüche, Gewalttaten etc. darstellt. Der Aufenthalt in diesen positiv wahrgenommenen und Gleichwertigkeit vermittelnden Milieus verstärkt vielfach die Delinquenz-Entwicklung, stabilisiert den Drogenkonsum und unterstützt den devianten Lebensstil. Zeitlich ausgeweitete Aufenthalte in diesen Milieus können zu einer stark subkulturellen Prägung der persönlichen und sozialen Identität führen.

Die mit einem abstinenten Lebensstil verbundene Notwendigkeit der Abwendung bzw. Abgrenzung von vertrauten „schädlichen" Milieus, welche allein ja noch keine Lösung darstellt, stellt drogenabhängige Menschen vor erhebliche Schwierigkeiten, zumal auch die Hinwendung und Integration in andere positive, gesundheitlich orientierte Milieus und soziale Gruppen vielfach ein großes Problem darstellen (vgl. Kap. 2.2.4). Diese Prozesse sind daher auf ihre Rückfallrelevanz hin zu untersuchen.

5.11.2 Fragestellungen und Thesen

Für das IM 11 sind folgende Fragen und Thesen handlungsleitend.

Fragestellungen		Thesen
Welchen sozialen Gruppen hat man sich im bisherigen Leben zugehörig gefühlt?	→	Manche drogenabhängige Menschen haben sich schon früh Peergroups gesucht, die sich durch einen abweichenden Lebensstil auszeichneten.
Welche Zugangsvoraussetzungen waren dafür notwendig?	→	Für Menschen mit hohen Belastungsfaktoren und geringen Schutzfaktoren waren und sind Gruppen mit niedrigen Zugangsvoraussetzungen interessant.
Was hat die Gruppenmitglieder verbunden? Welche Werte waren in der Gruppe bestimmend? Welche „Währung" galt in der Gruppe?	→	Soziale Gruppen sind durch gemeinsame Werte zu identifizieren, die von den Mitgliedern geteilt werden.
Wodurch bekam man in der Gruppe Anerkennung? Welche Rolle hat dabei der Substanzkonsum gespielt?	→	Jede soziale Gruppe hat bestimmte „Währungen" für die man Zugehörigkeit, Akzeptanz und Anerkennung erwirbt. Der gemeinsame Substanzkonsum kann eine mögliche „Währung" sein.
Von welchen Gruppen hat man sich abgegrenzt?	→	Die Abgrenzung von anderen Menschen und Gruppen ist Identität stiftend und beeinflusst den gewählten Lebensstil.
Welche Schwierigkeiten ergeben sich bei der Suche nach der Zugehörigkeit zu neuen Gruppen?	→	Die Integrationsbemühungen von drogenabhängigen Menschen in neue soziale Gruppen sind vielfach problematischer Natur.

5.11.3 Durchführung

Die Durchführung des IM 11 erfolgt in neun Handlungsschritten.

1. Handlungsschritt: Begrüßung, Abklärung der Arbeitsfähigkeit und Rückschau

Der Leiter begrüßt die anwesenden Teilnehmer und überprüft die Arbeitsfähigkeit der Gruppe. Danach erfolgt eine kurze gemeinsame Rückschau auf die letzte Einheit unter folgenden Fragestellungen:

> Was ist Ihnen persönlich aus der letzten Sitzung im Gedächtnis geblieben? Was war Ihnen persönlich wichtig? Welche Erkenntnisse haben Sie gewonnen? Was ist Ihnen noch nachgegangen, hat nachgewirkt?

Diese Wiederholung führt zur Verfestigung der zuletzt behandelten Lerninhalte und gibt dem Leiter Hinweise auf die Lerneffekte.

2. Handlungsschritt: Einführung

Danach findet eine kurze inhaltliche Einführung in das Indikative Modul 11: *Identitätsentwicklung und Rückfall III – Gruppenzugehörigkeit* statt.

> Menschen sind bezogene Wesen. Die Zugehörigkeit zu Gruppen ist für eine gesunde Entwicklung notwendig. Gerade in der Jugendzeit sind Peergroups von großer Bedeutung. In der Beziehungsgestaltung der Gruppenmitglieder untereinander finden wesentliche Prozesse zur Identitätsbildung statt. Um herauszufinden, was das „Eigene" ist, was man gut kann, wo man angesagt ist, wo das Leben hingehen soll, wie man aber auch nicht sein will, spielt die Peergroup eine bedeutsame Rolle. Aber auch im Erwachsenenalter ist das Bedürfnis nach Zugehörigkeit und Verbindung zu anderen Menschen und Gruppen, nach Anerkennung und Beachtung bedeutsam. Die Hinwendung zu einem abstinenten Lebensstil ist oftmals zwingend mit einem Wechsel der sozialen Kontakte und Gruppen verbunden. In dieser Einheit gehen wir der Frage nach, welche sozialen Gruppen für Sie attraktiv sein könnten und welche Schwierigkeiten Sie bei der Integration in diese Gruppen erwarten.

3. Handlungsschritt: Reflexion über Zugehörigkeit zu Gruppen in Kindheit/Jugend/Adoleszenz

Den Teilnehmern werden Karten vorgelegt, die mit verschiedenen sozialen Gruppen beschriftet sind (z. B. Fußballmannschaft, Punker-Szene, Freiwillige Feuerwehr, Nachbarschaftsclique; beispielhaft ist dies auf Arbeitsblatt IM 11.1 dargestellt, vgl. Abb. 31). Daneben gibt es unbeschriftete Karten, sogenannte „Wild-Cards", auf die die Teilnehmer selber die sozialen Gruppen eintragen können, in denen sie sich

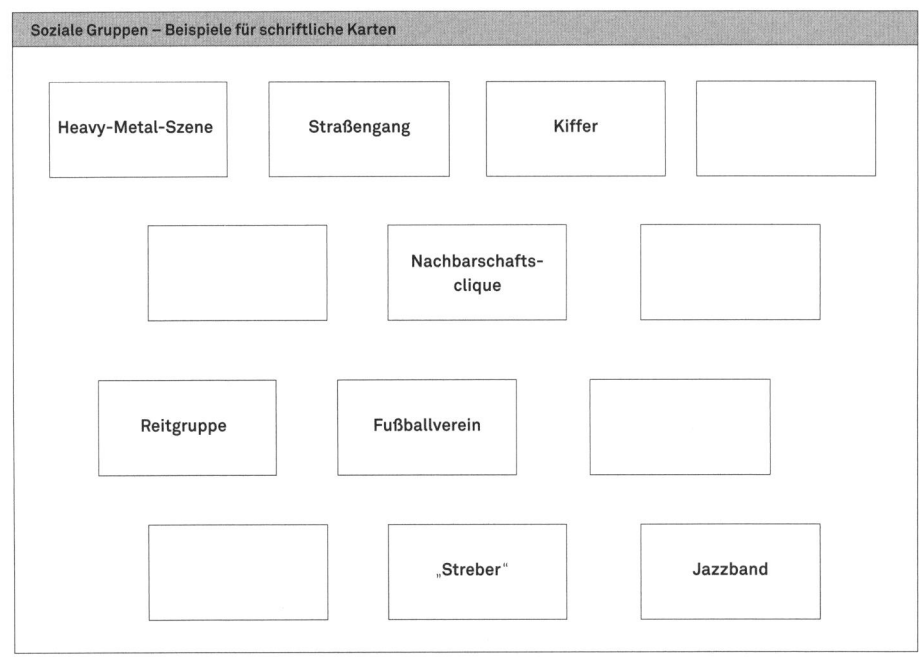

Abbildung 31:
Arbeitsblatt IM 11.1:
Soziale Gruppen – Beispiele für schriftliche Karten

in der Kindheit, Jugend oder Adoleszenz aufgehalten haben bzw. denen sie sich zugehörig fühlten. Alternativ kann Bildmaterial verwendet werden; Arbeitsblatt IM 11.1 bietet hierfür einige Beispiele.

4. Handlungsschritt: Austausch in Zweiergruppen

Die Teilnehmer werden eingeladen, sich nun in Zweiergruppen über die Zugehörigkeit zu Gruppen in Kindheit und Jugend auszutauschen. In dieser narrativen Praxis soll weiterhin der Frage nachgegangen werden, welche Zugangsvoraussetzungen für die Zugehörigkeit zu diesen Gruppen existierten und welche Werte in der Gruppe einen zentralen Stellenwert spielten. Eventuell ist auch die individuelle Rolle der einzelnen Teilnehmer innerhalb der Gruppe (Anführer, Mitläufer, Außenseiter etc.) zu reflektieren.

5. Handlungsschritt: Auswertung im Plenum und Funktion des Substanzkonsums in der Gruppe

Die Prozesse in den Kleingruppen werden im Plenum zusammengeführt. Erkenntnisse und Resonanzen der Teilnehmer können geäußert werden. Attraktivität der Gruppen, Zugangsvoraussetzungen, Wertekanon sowie die Funktion des Substanzkonsums im Rahmen der jeweiligen Gruppe können zusammengetragen und diskutiert werden.

6. Handlungsschritt: Anerkennung, Akzeptanz, Beachtung als menschliche Grundbedürfnisse

Der Leiter regt an, sich mit der Frage zu beschäftigen, in welchen sozialen Kontexten bzw. Gruppen die Teilnehmer Anerkennung, Akzeptanz und Beachtung erfahren haben. Hierzu nutzt er das Arbeitsblatt IM 11.2 („Beachtung und Anerkennung"), das Arbeitsblatt IM 11.3. („Identifizierung und Identifikation") sowie das Arbeitsblatt IM 11.4 („Identität im Kontext", vgl. Abb. 32).

> Beachtung und Anerkennung sind zwei menschliche Grundbedürfnisse. Bei der Beachtung, die unabhängig von Ihrem Verhalten oder Ihrer Leistungen erfolgt, werden Sie als Mensch in Ihrem Dasein wahrgenommen. Anerkennung hingegen bezieht sich auf das, was Sie tun oder leisten. Welche Situationen erinnern Sie spontan, in denen Ihnen Beachtung oder Anerkennung in Ihrer aktuellen Lebenssituation begegnet?

> Auf dem zweiten Arbeitsblatt (IM 11.3) sehen Sie eine Skizze zu diesem Thema. In dieser Darstellung wird betont, dass positive Wahrnehmungen und Anerkennung durch andere Mitmenschen positive Stimmungen bei einem selber auslösen können und daher von Menschen gesucht werden. Können Sie das mit Ihrem Erleben teilen?

Das Arbeitsblatt IM 11.4 macht deutlich, dass die Frage, wie man wahrgenommen wird, stark davon abhängt, in welchem Milieu man sich bewegt. Anschließend kann den Teilnehmern Raum für Resonanz zu diesen drei Arbeitsblättern gegeben werden.

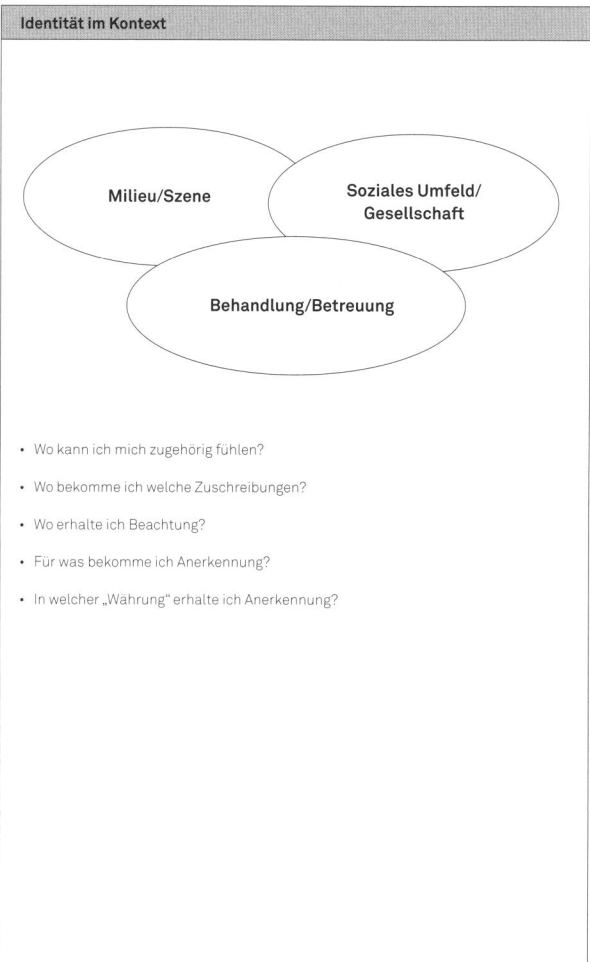

Abbildung 32: Arbeitsblatt IM 11.4: Identität im Kontext

7. Handlungsschritt: Aktuelle Zugehörigkeit zu Gruppen/Rolle innerhalb der Gruppe

Unter Zuhilfenahme des Arbeitsblattes IM 11.5 („Integration"; hier kann eines der beiden Bilder ausgewählt werden) lädt der Leiter die Teilnehmer dazu ein, sich darüber auszutauschen, zu welchen sozialen Gruppen sie sich derzeit zugehörig fühlen und welche Bedeutung die jeweiligen Gruppen für die Teilnehmer in ihrer aktuellen Lebenssituation haben. Auch der Einsatz des Videos: „All that we share" kann in diesem Handlungsschritt alternativ als Impulsgebung für das Thema genutzt werden (vgl. Anmerkung am Ende dieses Moduls, Kap. 5.11.4).

8. Handlungsschritt: Integration in neue Gruppen – Chancen und Schwierigkeiten

Mit der Hinwendung zu einem abstinenten Lebensstil ist der Aufbau neuer Kontakte und sozialer Netzwerke vielfach notwendig. Vielen drogenabhängigen Menschen fällt es nicht leicht, sich dieser Integrationsaufgabe zu stellen und diese angemessen zu bewältigen. Daher wird abschließend Raum gegeben, sich über die individuellen Schwierigkeiten bei der Integration in neue soziale Gruppen auszutauschen. Positive Erfahrungen beim Aufbau neuer Kontakte, Bedingungen für gelingende Integrationsbemühungen sowie Anregungen zur aktiven Gestaltung dieser Entwicklungsaufgabe werden ausgetauscht.

9. Handlungsschritt: Rückmelderunde und Abschluss des Moduls

Die Rückmelde- und Befindlichkeitsrunde dient der Resonanz der Teilnehmer auf die aktuelle Gruppensitzung. Dabei liegt der Fokus einerseits auf der inhaltlichen Auseinandersetzung und kognitiven Resonanz, andererseits auch auf der Expression der emotionalen Resonanz, der Stimmungen und Befindlichkeiten in Bezug auf das jeweilige Thema. Leitfragen sind dabei z. B.:

> War das Thema „Identitätsentwicklung und Rückfall III – Gruppenzugehörigkeit" in irgendeiner Weise bedeutsam für Sie? Konnten Sie durch die Methode/die Modelle Ihre persönlichen Erfahrungen reflektieren? Haben Sie etwas gelernt bzw. erkannt? Wie ging es Ihnen heute während der Gruppensitzung? Wie haben Sie sich erlebt? Mit welcher Stimmung gehen Sie nun aus der Gruppe?

Der Leiter gibt der Gruppe eine kurze Rückmeldung zum heutigen Gruppenprozess, der Arbeitsatmosphäre sowie eventuell eigener Resonanzen.

Das Handout IM 11 wird ausgeteilt. Darin finden sich weitergehende Reflexionsfragen, die die Teilnehmer dazu anregen sollen, sich alternative soziale Gruppen zu überlegen, die sie in einem abstinenten Lebensstil unterstützen könnten. Diese Aufgabe sollte möglichst zeitnah in Einzelarbeit bearbeitet werden, mögliche Rückfragen hierzu sollten zu Beginn der nächsten Sitzung gestellt werden.

Auf dem Bewertungsbogen (Teilnehmermappe) zeichnet der Leiter die Teilnahme ab. Die Teilnehmer bewerten das Modul.

5.11.4 Anmerkungen und Praxiserfahrung

- Die Verwendung des angegebenen Videos („All that we share") ist optional und kann als Impuls für das Thema für das Thema dieses Moduls dienen. Dabei handelt es sich um einen Werbefilm eines dänischen Fernsehsenders, der das Thema der unterschiedlichen Identitätsfacetten von Menschen aufgreift und dabei die gesellschaftliche Notwendigkeit der Verbundenheit von Menschen bei gleichzeitigem Respekt vor der Individualität betont. Das Video ist auf YouTube verfügbar (https://www.youtube.com/watch?v=i1AjvFjVXUg). Für die Präsentation empfiehlt sich der Einsatz von Laptop und Beamer.

5.12 Indikatives Modul 12: Zukunftsentwurf und Rückfall – Perspektiven, Visionen und Hoffnung

Einführung

In dieser Einheit wird den Teilnehmern ermöglicht, sich mit ihren Erwartungen an die zukünftige Lebensgestaltung, ihren Zukunftsentwürfen und Visionen auseinanderzusetzen und persönliche Fernziele zu formulieren. Es wird Raum gegeben, aus den Fernzielen Ableitungen für die nächsten Schritte zu tätigen. Wünsche können geäußert und Ziele auf ihre Realisierbarkeit hin überprüft werden. Die drei Ebenen des Kohärenzkonzeptes von A. Antonovsky werden in einfacher Form vorgestellt. Hoffnung und Zuversicht gebende Faktoren, als notwendige Voraussetzungen für eine aktive Lebensgestaltung sowie für eine positive Entwicklung, werden gemeinsam erarbeitet.

Ziele

Die Teilnehmer sollen
- sich ihrer Vorstellungen, Erwartungen und Ziele bezüglich ihres zukünftigen Lebensverlaufs bewusst werden,
- die selbstgesteckten Ziele hinsichtlich ihrer Realisierbarkeit überprüfen,
- Ableitungen tätigen, welche nächsten Schritte zu gehen sind, um entferntere Ziele zu erreichen,
- eine Idee erhalten, welche Grundhaltungen für die Bewältigung zukünftiger Aufgaben und einen gesundheitsorientierten Lebensstil förderlich sind
- in ihrer Hoffnung gestärkt werden, dass positive Veränderungen ihrer Lebenssituation möglich sind,
- persönliche Faktoren und Umstände finden, die Hoffnung begründen.

Materialien

Materialien für die Gruppenleitung (vgl. CD-ROM):
- Arbeitsblatt IM 12.1: Der Weg und das Ziel
- Arbeitsblatt IM 12.2: Der Mensch in Kontext und Kontinuum
- Arbeitsblatt IM 12.3: Kohärenzkonzept (nach Antonovsky)

Materialien für die Teilnehmer (vgl. CD-ROM):
- Handout BM 12

Zu verwendende Arbeitsmaterialien
- Flipchart, Moderationsstifte
- DIN-A5-Blätter und Moderationskarten

5.12.1 Theoretischer Hintergrund

H. Petzold (1974) hat in seinen Ausführungen zu einer anthropologischen Grundformel, in welcher „der Mensch als ein Körper-Seele-Geist-Wesen in Kontext und Kontinuum" definiert wird (Arbeitsblatt IM 12.2), auf die Bedeutung der Zukunftsentwürfe für die Gegenwart des Menschen hingewiesen.

Das Verständnis menschlichen Verhaltens geschieht dabei auf Basis der jeweiligen Lebenskontexte des Individuums sowie des Lebenskontinuums. Menschliches Verhalten und Entwicklungsprozesse, die zumeist aus der Analyse der Vergangenheit abgeleitet und erklärt werden, können ebenso aus den Zukunftsentwürfen des Einzelnen verstanden werden, da diese unmittelbar aktuelles Verhalten und Lebenseinstellungen beeinflussen. Daher ist auch in der rückfallprophylaktischen Arbeit mit drogenabhängigen Menschen „der Blick nach vorne" zu richten. Das Konzept der Kohärenz nach Antonovsky (vgl. Abb. 33; Arbeitsblatt IM 12.3) kann hierbei ein vertieftes Verständnis befördern.

Das *Kohärenzgefühl*, auch Sense of Coherence (SOC) oder „Sinn für Kohärenz" genannt, ist ein zentraler Aspekt in der Salutogenese von Aaron Antonovsky (1997) und durch drei Ebenen charakterisiert:
1. *Das Gefühl der Verstehbarkeit*: Die Fähigkeit, die Zusammenhänge des Lebens zu verstehen, sodass die Stimuli, die sich im Verlauf des Lebens aus der inneren und äußeren Umgebung ergeben, strukturiert, vorhersehbar und erklärbar sind.

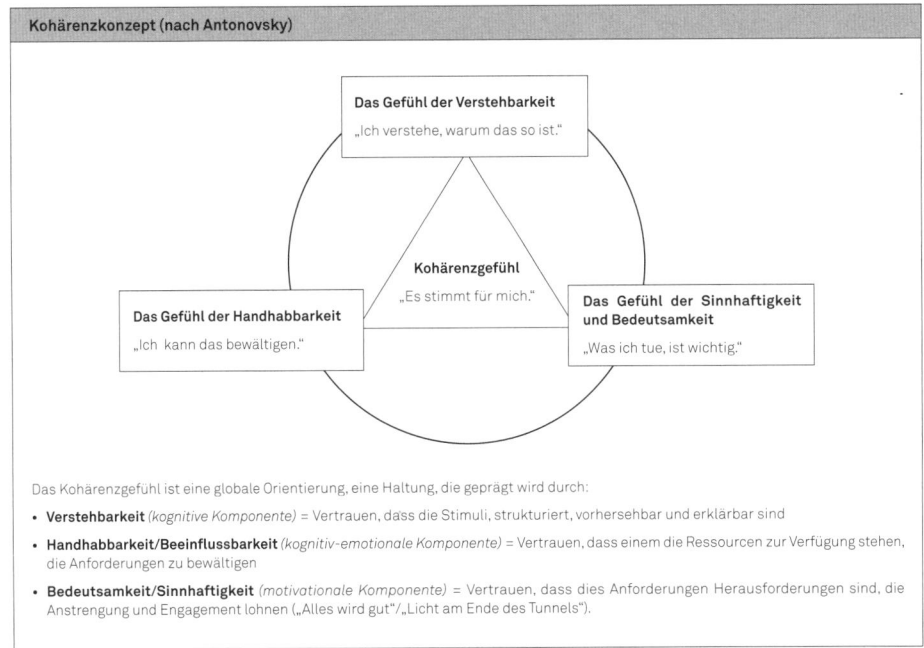

Abbildung 33:
Arbeitsblatt IM 12.3:
Kohärenzkonzept
(nach Antonovsky)

2. *Das Gefühl der Handhabbarkeit oder Bewältigbarkeit*: Die Überzeugung, das eigene Leben – auch mit Hilfe anderer – gestalten zu können und somit die Ressourcen zur Verfügung zu haben, um den Anforderungen, die die Stimuli des Lebens stellen, begegnen zu können.
3. *Das Gefühl der Sinnhaftigkeit*: Der Glaube an den Sinn des Lebens, in dem Anforderungen als Herausforderungen erlebt werden, die Anstrengung und Engagement lohnen.

Sind diese drei Ebenen gut entwickelt, kann den Anforderungen und Krisen des Lebens eher angemessen begegnet werden, und diese können gesund überstanden werden. Bei drogenabhängigen Menschen ist das Kohärenzgefühl vielfach auf allen drei Ebenen nur eingeschränkt vorhanden und beschädigt. Die Förderung und Stärkung des Kohärenzgefühls ist deshalb eine wichtige gesundheitsfördernde Aufgabe. Dabei sind drei Fragen handlungsleitend.
1. Was ist zu tun, um das Verständnis für die Zusammenhänge der Ereignisse zu erhöhen, um wieder „durchzublicken"?
2. Wie können Handlungsspielräume erweitert, adäquate Bewältigungsstrategien entwickelt, Selbstwirksamkeit erhöht und gegenseitige Unterstützung gesichert werden?
3. Wie kann der Sinn der Aktivitäten deutlicher erfasst und Anstrengungen als lohnenswert erfahren werden? Wie kann wieder „Licht am Ende des Tunnels" wahrgenommen werden?

Drogenabhängige Menschen benötigen Hoffnung und eine positive Vorstellung ihrer zukünftigen Lebenssituation, um von einer passiven Resignation in eine Haltung der aktiven Gestaltung zu gelangen. Dabei stellt sich die Überzeugung, dass Gesundung und Verbesserung der Lebenssituation möglich sind, nicht sofort ein, sondern muss schrittweise erarbeitet werden. Professionelle Hilfe kann durch das Prinzip einer „stellvertretenden Hoffnung", durch Ermutigung und den Glauben an die Patienten und ihre Potenziale den persönlichen Aneignungsprozess beim Patienten unterstützen.

Das Konzept des Kohärenzgefühls hat Schnittstellen mit Konstrukten wie Resilienz, Kontrollüberzeugung und Selbstwirksamkeitserwartung.

5.12.2 Fragestellungen und Thesen

Für das IM 12 sind die im Kasten auf der folgenden Seite dargelegten Fragen und Thesen handlungsleitend.

5.12.3 Durchführung

Die Durchführung des IM 12 erfolgt in neun Handlungsschritten.

1. Handlungsschritt: Begrüßung, Abklärung der Arbeitsfähigkeit und Rückschau

Der Leiter begrüßt die anwesenden Teilnehmer und überprüft die Arbeitsfähigkeit der Gruppe. Danach erfolgt eine kurze gemeinsame Rückschau auf die letzte Einheit unter folgenden Fragestellungen:

Fragestellungen		Thesen
Welche Erwartungen und Visionen gibt es zum weiteren Lebensverlauf? Wo soll die Reise hingehen? Welche Wünsche werden mit dem weiteren Lebensverlauf verbunden?	→	Es ist hilfreich, sich seiner Erwartungen und Vorstellungen hinsichtlich der zukünftigen Lebensgestaltung bewusst zu werden.
Wie wird das Leben konkret in 1 bzw. in 2 Jahren aussehen? Lebensort, Beruf, soziale Kontakte, Hobbys und Interessen?	→	Ziele sind auf ihre Realisierbarkeit hin zu überprüfen und hinsichtlich ihrer Erreichbarkeit zu konkretisieren.
Was sind die nächsten zeitnahen Schritte, um diese Ziele zu erreichen?	→	Jeder auch noch so lange Weg beginnt mit einem ersten Schritt.
Was sind gute Grundhaltungen, um den zukünftigen Anforderungen gut zu begegnen und gesund zu bleiben?	→	Sind (a) das Verständnis für die eigene Lebenssituation sowie (b) die Überzeugung Anforderungen angemessen begegnen zu können und Dinge beeinflussen zu können gut ausgeprägt und zudem (c) die Zuversicht vorhanden, dass das eigene Handeln Sinn macht, ist man für den weiteren Lebensverlauf gut gerüstet.
Was gibt Hoffnung, dass sich der weitere Lebensverlauf positiv entwickelt?	→	Hoffnung und Zuversicht zu besitzen, ist notwendig, um aktiv das eigene Leben zu gestalten, sich um positive Veränderungen zu bemühen und Zielvorstellungen zu erreichen.

Was ist Ihnen persönlich aus der letzten Sitzung im Gedächtnis geblieben? Was war Ihnen persönlich wichtig? Welche Erkenntnisse haben Sie gewonnen? Was ist Ihnen noch nachgegangen, hat nachgewirkt?

Diese Wiederholung führt zur Verfestigung der zuletzt behandelten Lerninhalte und gibt dem Leiter Hinweise auf die Lerneffekte.

2. Handlungsschritt: Einführung

Danach findet eine kurze inhaltliche Einführung in das Indikative Modul 12: *Zukunftsentwurf und Rückfall – Perspektiven, Visionen und Hoffnung* statt.

In dieser Einheit können wir uns Zeit nehmen, den Blick nach vorne zu richten und uns darüber zu verständigen, welche Ziele Sie im weiteren Lebensverlauf verfolgen möchten und wohin die Reise gehen soll. Sind die persönlichen Ziele klar formuliert, ist der Frage nachzugehen, welcher nächsten Schritte es bedarf, um sich diesen Zielen zu nähern. Bei der Erreichung von Zielen ist ein gewisses Maß an Zuversicht und Hoffnung vonnöten, sodass wir abschließend untersuchen, wodurch sich unsere Hoffnung hinsichtlich einer positiven Weiterentwicklung begründet.

3. Handlungsschritt: Einstimmung über eine angeleitete Zeitreise

Die Teilnehmer werden eingeladen, es sich auf ihrem Stuhl bequem zu machen und die Augen zu schließen.

Stellen Sie sich in Ihrer Fantasie vor, dass Sie sich auf den Weg machen, um mal wieder ein Museum zu besuchen. Vielleicht ist es ein real existierendes Museum aus Ihrer Heimatstadt, vielleicht eines, was es nur in Ihrer Fantasie gibt. Stellen Sie sich nun vor, wie Sie vor dem Museum angekommen sind, im Eingangsbereich eine Eintrittskarte kaufen und dann das Museum betreten. Lassen Sie sich Zeit, wahrzunehmen, wie das Innere des Museums sich Ihnen präsentiert. Schlendern Sie nun durch einige Räume des Museums und lassen Sie sich Zeit, die dort befindlichen Bilder, Plastiken oder Skulpturen zu betrachten. Stellen Sie sich nun vor, dass Sie einen weiteren Raum des Museums betreten und dort wahrnehmen, dass sich in diesem Raum nur ein einziges großes Bild befindet. Das Bild weckt Ihre Neugierde und Sie sehen sich die neben dem Bild befindliche Schrifttafel an. Das Bild trägt den Titel „Mein Leben in einem Jahr". Treten Sie nun einen Schritt zurück und schauen Sie, was Sie auf dem Bild entdecken können, wie es aussieht und wirkt, ob es sich um ein abstraktes Bild oder um ein Bild mit realistischen Perspektiven handelt, und lassen Sie sich Zeit, sich mit dem Bild zu beschäftigen und die Einzelheiten auf dem Bild wahrzunehmen.

Den Teilnehmern wird ausreichend Zeit gegeben, das Bild in ihrer Vorstellung zu betrachten.

> Nachdem Sie das Bild zu ihrer zukünftigen Lebenssituation ausreichend betrachtet haben, verlassen Sie den Raum und anschließend das Museum. Wieder draußen vor dem Museum angekommen, genießen Sie das Sonnenlicht und die gute Luft. Nach mehrmaligem tiefen Einatmen kommen Sie mit Ihrer Aufmerksamkeit wieder in den Raum zurück und öffnen in Ihrem eigenen Tempo die Augen.

4. Handlungsschritt: Austausch über die in der Zeitreise wahrgenommenen Bilder zur zukünftigen Lebenssituation

Die Teilnehmer werden aufgefordert, das Bild zu ihrer zukünftigen Lebenssituation, dass sie in ihrer Fantasiereise visualisiert haben, zu beschreiben. Dabei ist interessant, welche Themen und Lebensbereiche wie z. B. Arbeit, Urlaub, Freizeit, Mitmenschen etc. auf dem Bild wahrgenommen wurden, sowie auch die Frage, welche Themen ausgelassen wurden und fehlen. Bei konkreten Bildern, wie z. B. „ich sehe mich auf dem Bild in einem Verein Fußball spielen" oder „ich sehe mich mit meiner Partnerin vor dem Traualtar", sind die Ziele einfacher abzuleiten als bei abstrakten Bildern, bei denen die Suche nach damit verbundenen Themen mehr Zeit benötigt.

5. Handlungsschritt: Erarbeitung der Fernziele

Die Teilnehmer werden eingeladen, sich drei DIN-A5-große Zettel zu nehmen und auf jedem einzelnen Zettel jeweils ein Fernziel zu formulieren, das sich aus der Bildbetrachtung ergeben hat. Konnte die Methode der Bildbetrachtung bei einzelnen Teilnehmern nicht zur Erfassung von individuellen Fernzielen beitragen, so können die Teilnehmer unabhängig von der Methode überlegen, welche drei Fernziele für sie erstrebenswert sind. Zur Veranschaulichung wird Arbeitsblatt IM 12.1 (vgl. Abb. 34) ausgehändigt.

6. Handlungsschritt: Herunterbrechen der Ziele auf die nächsten Schritte

Nach der Klärung der Fernziele werden die Teilnehmer nun gebeten, sich mit der Frage zu beschäftigen, wie der Weg dahin aussehen könnte und was die nächsten kleinen Schritte sein könnten, um sich den Fernzielen zu nähern. Dafür werden für jedes Fernziel drei Moderationskarten verwendet, auf welchen die Teilnehmer die nächsten zeitnahen kleinen Schritte festhalten. Diese Konkretisierungen werden den jeweiligen Fernzielen zugeordnet und den anderen Teilnehmern mitgeteilt.

7. Handlungsschritt: Vereinfachte Vorstellung des Kohärenzkonzeptes

Unter Zuhilfenahme der Arbeitsblätter IM 12.2 und IM 12.3 stellt der Leiter den Teilnehmern in verein-

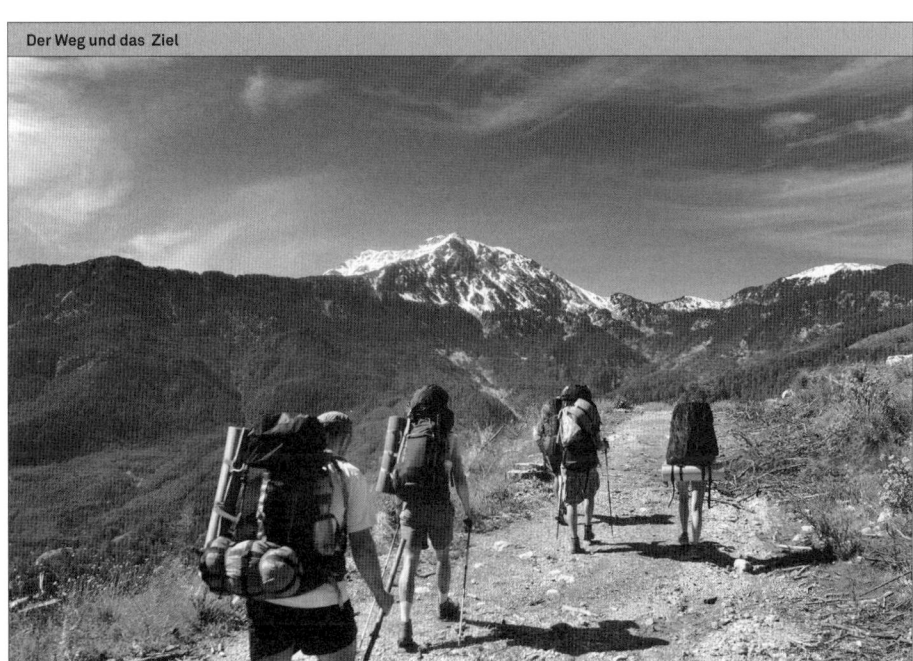

Abbildung 34:
Arbeitsblatt IM 12.1:
Der Weg und das Ziel

fachter Form die drei Ebenen/Grundhaltungen des Kohärenzkonzeptes vor.

> Für einen zukünftig gesunden Lebensstil und zur Erreichung von selbstgesteckten Zielen sind aus unserer Sicht drei Grundhaltungen von besonderer Bedeutung. Diese möchte ich Ihnen kurz in vereinfachter Form vorstellen:
> 1. Ein gutes Verständnis für die Zusammenhänge der Ereignisse und die eigene Lebenssituation: „Durchblick".
> 2. Die Zuversicht, die eigene Lebenssituation positiv beeinflussen und verändern zu können und kommende Aufgaben, vielleicht auch mit Hilfe anderer, zu bewältigen: „Selbstwirksamkeit".
> 3. Die Überzeugung, dass das Leben einen wie auch immer gearteten Sinn macht, Anstrengung sich lohnt sowie die Hoffnung, dass Dinge des Lebens auch wieder besser oder gut werden: „Hoffnung und Sinn".

Eventuell können in der Gruppe gemeinsam konkrete praktische Beispiele aus dem persönlichen Lebensvollzug, wo diese Grundhaltungen auftauchen, gesammelt werden. Zum Abschluss dieses Handlungsschrittes verweist der Leiter auf die dritte Ebene/Grundhaltung der „Hoffnung und Zuversicht, dass Dinge wieder gut werden bzw. sich verbessern" und lädt die Teilnehmer ein, sich im nächsten Schritt etwas Zeit zu nehmen, sich mit dem Thema Hoffnung zu beschäftigen.

8. Handlungsschritt: Quellen der Hoffnung

Zum Abschluss dieses Moduls wird gemeinsam der Frage nachgegangen, was in der derzeitigen Lebenssituation Hoffnung begründet. Dabei kann das Ausmaß der Hoffnung zuvor über eine Skalierungsfrage und die „Quellen der Hoffnung" durch eine anschließende Interviewtechnik (vgl. IM 5, Kap. 5.5.3, Handlungsschritt 3 und 4) erhoben werden.

9. Handlungsschritt: Rückmelderunde und Abschluss des Moduls

Die Rückmelde- und Befindlichkeitsrunde dient der Resonanz der Teilnehmer auf die aktuelle Gruppensitzung. Dabei liegt der Fokus einerseits auf der inhaltlichen Auseinandersetzung und kognitiven Resonanz, andererseits auf der Expression der emotionalen Resonanz, der Stimmungen und Befindlichkeiten in Bezug auf das jeweilige Thema. Leitfragen sind dabei z. B.:

> War das Thema „Zukunftsentwurf und Rückfall – Visionen, Perspektiven und Hoffnungen" in irgendeiner Weise bedeutsam für Sie? Konnten Sie durch die Methode/die Modelle Ihre persönlichen Erfahrungen reflektieren? Haben Sie etwas gelernt bzw. erkannt? Wie ging es Ihnen heute während der Gruppensitzung? Wie haben Sie sich erlebt? Mit welcher Stimmung gehen Sie nun aus der Gruppe?

Der Leiter gibt der Gruppe eine kurze Rückmeldung zum heutigen Gruppenprozess, der Arbeitsatmosphäre sowie eventuell eigener Resonanzen.

Das Handout IM 12 wird ausgehändigt. Das Handout beinhaltet eine Aufgabe zur Formulierung eigener Ziele und dient zur Auseinandersetzung mit den dafür notwendigen Voraussetzungen. Es empfiehlt sich, die Aufgabe zeitnah nach Abschluss der Sitzung zu bearbeiten, um die Inhalte zu festigen und die Motivation zu stärken.

5.12.4 Anmerkungen und Praxiserfahrung

- Das Kohärenzkonzept von Antonovsky ist aufgrund seiner einfachen Strukturierung und der damit verbundenen Nachvollziehbarkeit gut einsetzbar, um der Frage nachzugehen, wie Gesundheit und Abstinenz selbst unter schwierigen Bedingungen aufrechterhalten werden können.
- Erwartungen und Zielperspektiven der einzelnen Teilnehmer sollten in diesem Modul auch immer wohlwollend auf ihre Realisierbarkeit hin hinterfragt werden, um unrealistischen Perspektiven, Zielformulierungen und damit verbundenen Phänomenen von Überforderung und Scheitern entgegenzuwirken.
- Für Teilnehmer, bei denen die Einschätzung vorliegt, dass die Methode der angeleiteten Zeitreise bzw. Bildbetrachtung überfordernd oder kontraindiziert sei, wäre der „Zeitstrahl als verlängerte Lebenslinie" eine alternative und eventuell einfachere Methode zur Erarbeitung von Zielen. Dabei wird auf einem Blatt Papier eine waagerechte Linie gezeichnet, deren Anfangspunkt mit dem aktuellen Datum versehen wird und dessen Endpunkt ein Jahr in der Zukunft liegt. Die Teilnehmer können dann konkrete Symbole oder Bilder zeichnen, die am Endpunkt des Zeitstrahls, also in einem Jahr, aus ihrer Sicht eingetreten sind bzw. gewünscht werden.
- Die angeleitete „Imagination des Museumbesuchs" und der „Zeitstrahl als verlängerte Lebens-

linie" sind Methoden, um konkrete Erwartungen an die Zukunft zu erarbeiten. Hoffnung wird oftmals mit der Erfüllung von Erwartungen gleichgesetzt, ist aber ein abstraktes Konstrukt im Sinne eines Grundgefühls, welches vermittelt, dass etwas Sinn hat, egal wie es ausgeht.

„Hoffnung ist nicht die Überzeugung, dass etwas gut ausgeht, sondern die Gewissheit, dass etwas Sinn hat, egal wie es ausgeht." (Vaclav Havel)

Kapitel 6
Ausblick

Die Überarbeitung des Rückfallprophylaxetrainings (RPT) 10 Jahre nach der Erstveröffentlichung ist mit einer zweifachen Erkenntnis einhergegangen: Bei den drogenabhängigen Menschen, dem Hilfesystem und den gesellschaftlichen Rahmenbedingungen hat sich einiges verändert, gleichzeitig sind aber auch Bekanntes, Bewährtes und Kontinuität festzustellen. Die 10 Jahre RPT haben dazu beigetragen, das Programm mit „Erfahrungsevidenz" auszurüsten und gleichzeitig neue Perspektiven zu erschließen.

Die Arbeit mit drogenabhängigen Menschen ist auch weiterhin eine anspruchsvolle Tätigkeit mit hohen Anforderungen an die Mitarbeiter. Um Menschen für diese Arbeit zu gewinnen, sind eine gute Qualifizierung sowie eine gesellschaftliche Anerkennung dieser Arbeit notwendig. Ob dies gelingt, hängt u. a. von einer qualifizierten Ausbildung an den Hochschulen sowie von professionellen und praxisorientierten Ausbildungs- und Qualifizierungsmöglichkeiten ab. Wir hoffen, dass das RPT hierzu einen Beitrag leistet, indem es gelingt, über den Fokus auf die Rückfallprophylaxe ein vertieftes Verständnis für die Arbeit mit drogenabhängigen Menschen zu vermitteln.

Beim RPT handelt es sich um ein psychoedukatives und manualisiertes Trainingsprogramm. Die gewählte Form sollte jedoch nicht dazu verleiten, es in einem „technischen Anwendungssetting" umzusetzen. Es sollte deutlich geworden sein, dass eine beziehungsorientierte und akzeptierende Grundhaltung die zentrale Basis für eine erfolgreiche Anwendung darstellt. Ob die Inhalte und Methoden des RPT drogenabhängige Menschen erreichen und berühren, ist u. a. abhängig davon, ob ein in Beziehung gehen, ein sich einlassen, ein Kontakt und eine Berührung gelingen – auf beiden Seiten.

Immer noch gilt: Drogenabhängige Menschen leben am Rande unserer Gesellschaft. Trotz differenzierter Hilfeangebote sind sie bedroht, ausgegrenzt und abgeschrieben zu werden. Diese immer schon vorhandene Dynamik wird gegenwärtig durch eine gesellschaftliche Grundströmung verstärkt, die Ab- und Ausgrenzung des „Anderen" im Alltag wie in der Politik zum Programm erklärt. Dem gilt es entgegenzutreten. Denn: Effektivität und Nachhaltigkeit von Maßnahmen wie auch von diesem Trainingsprogramm können nur gesichert werden, wenn drogenabhängige Menschen in unserer Gesellschaft eine Perspektive haben und am sozialen Leben umfassend teilhaben können. Anstrengung und Leistung – und diese muss jeder drogenabhängige Mensch beim Herauswachsen aus der Drogenabhängigkeit erbringen – müssen sich lohnen. Hoffnungen und Visionen und die Zuversicht, an der Gesellschaft teilhaben zu können, müssen begründbar sein. Nur dann werden die Aktivitäten und Anstrengungen der von Drogenabhängigkeit Betroffenen, deren Angehörigen und Helfern nachhaltige Erfolge aufweisen können.

Literatur

Abels, H. (2017). *Identität* (3. Aufl). Wiesbaden: Springer VS. https://doi.org/10.1007/978-3-658-14155-4

Altmannsberger, W. (2004). *Kognitiv-verhaltenstherapeutische Rückfallprävention bei Alkoholabhängigkeit*. Göttingen: Hogrefe.

Ameln, F. von, Gerstmann, R. & Kramer, J. (2005). *Psychodrama*. Berlin: Springer.

American Psychiatric Association/Falkai, P., Wittchen, H.-U. et al. (Hrsg.). (2018). *Diagnostisches und Statistisches Manual Psychischer Störungen – DSM-5* (2., korrigierte Aufl.). Göttingen: Hogrefe.

Antonovsky, A. (1997). *Salutogenese. Zur Entmystifizierung der Gesundheit*. Tübingen: dgvt.

Arbeitsgemeinschaft der Wissenschaftlichen Medizinischen Fachgesellschaften (AWMF), Deutsche Gesellschaft für Psychiatrie und Psychotherapie, Psychosomatik und Nervenheilkunde (DGPPN) & Deutsche Gesellschaft für Suchtforschung und Suchttherapie (DG-Sucht) (Hrsg.). (2016). *S3-Leitlinie „Screening, Diagnose und Behandlung alkoholbezogener Störungen" AWMF-Register Nr. 076-001*. Verfügbar unter: https://www.awmf.org/

Arnold, T., Feldmeier-Thon, J., Frietsch, R. & Simmedinger, R. (1995). *Begleitforschung zur Substitutionsbehandlung Opiatabhängiger in Rheinland-Pfalz*. Mainz: Ministerium für Kultur, Jugend, Familie und Frauen Rheinland-Pfalz.

Arnold, T. & Korndörfer, G. (1993). *Modellprogramm Aufsuchende Sozialarbeit für langjährig Drogenabhängige* (Schriftenreihe des Bundesministeriums für Gesundheit, Bd. 15). Baden-Baden: Nomos.

Arnold, T. & Simmendinger, R. (1999). *Substitutionsbehandlung Drogenabhängigkeitskranker in Schwerpunktpraxen*. Stuttgart: Sozialministerium Baden-Württemberg.

Aßfalg, R. (2006). *Die heimliche Unterstützung der Sucht: Co-Abhängigkeit* (5., überarb. Aufl.). Freiburg i. Br.: Lambertus.

Bachmann, O. (2011). Einjahres-Katamnese in der Langzeittherapiestation Carina, Vorarlberg. *Abhängigkeiten, 17*, 38-49.

Bachmeier, R., Feindel, H., Herder, F., Kemmann, D., Kersting, S., Lange, N. et al. (2017). Effektivität der stationären Suchtrehabilitation – FVS-Katamnesen des Entlassjahrgangs 2014 von Fachkliniken für Alkohol- und Medikamentenabhängige. *Sucht aktuell (1/2017)*, 53-69.

Bandura, A. (1982). Self-efficacy mechanism in human agency. *American Psychologist, 37* (2), 122-147. https://doi.org/10.1037/0003-066X.37.2.122

Bandura, A. (1997). *Self-efficacy. The exercise of control*. New York: Freeman.

Barth, B., Kroczek, A., Deppermann, S., Dresler, T., Fallgatter, A.J. & Ehlis, A.-C. (2015). Epidemiologie und Pathogenese der Komorbidität von Aufmerksamkeitsdefizit-/Hyperaktivitätsstörungen (ADHS) und Sucht - Die Rolle der Exekutivfunktionen. *Sucht, 61*, 279-291. https://doi.org/10.1024/0939-5911.a000384

Bartsch, G. (2017). Versorgung abhängigkeitskranker Menschen in Deutschland. In Deutsche Hauptstelle für Suchtfragen (Hrsg.), *Jahrbuch Sucht 2017* (S. 161-176). Lengerich: Pabst.

Bartsch, G., Friedrich, M. & Schulte, L. (2017). *Deutschland. Bericht 2017 des nationalen REITOX-Knotenpunkts an die EBDD (Datenjahr 2016/2017). Behandlung*. München: Deutsche Beobachtungsstelle für Drogen und Drogensucht.

Batra, A. & Bilke-Hentsch, O. (Hrsg.). (2012). *Praxisbuch Sucht: Therapie der Suchterkrankungen im Jugend- und Erwachsenenalter*. Stuttgart: Thieme.

Becker, M. H. (1974). The health belief model and personal health behaviour. *Health Education Monographs, 2*, 324-508. https://doi.org/10.1177/109019817400200407

Behrendt, B. & Schaub, A. (2005). *Handbuch Psychoedukation und Selbstmanagement*. Tübingen: dgvt.

Berger, C. (2017). Stigmatisierung trotz guter Absicht. Zum Umgang mit einem konstitutiven Dilemma. *Verhaltenstherapie & psychosoziale Praxis, 49* (2), 335-344.

Birke, S. A., Edelmann, R. J. & Davis, P. E. (1990). An analysis of the abstinence violation effect in a sample of illicit drug users. *British Journal of Addiction, 85*, 1299-1307. https://doi.org/10.1111/j.1360-0443.1990.tb01606.x

Böllinger, L. & Stöver, H. (Hrsg.). (2002). *Drogenpraxis, Drogenrecht, Drogenpolitik*. Frankfurt a. M.: Fachhochschulverlag.

Böning, J. (1994). Warum muss es ein Suchtgedächtnis geben? Klinische Empirie und neurobiologische Argumente. *Sucht, 40*, 244-252.

Bosselmann, R., Lüffe-Leonhardt, E. & Gellert, M. (Hrsg.). (2006). *Variationen des Psychodramas. Ein Praxishandbuch – nicht nur für Psychodramatiker* (3. Aufl.). Meezen: Limmer.

Bowen, S., Chawla, N. & Marlatt, G. A. (2012). *Achtsamkeitsbasierte Rückfallprävention bei Substanzabhängigkeit: Das MBRP-Programm* (dt. Ausgabe hrsg. von J. Lindenmeyer & G. Mundle). Weinheim: Beltz.

Büchner, U. (2002). Rückfallbearbeitung – psychoanalytisch orientiert. *Sucht, 48,* 95–97. https://doi.org/10.1024/suc.2002.48.2.95

Büge, M. (2017). *Cannabiskonsum und psychische Störungen.* Köln: Psychiatrie-Verlag.

Bühringer, G., Angustin, R., Bergmann, E., Bloumfield, K., Funk, W., Junge, B. et al. (2000). *Alkoholkonsum und alkoholbezogene Störungen in Deutschland.* Baden-Baden: Nomos.

Bundesverband für stationäre Suchtkrankenhilfe (BUSS). (2011). Verbandsauswertung des „buss": Basis- und Katamnesedaten zu den Entlassungsjahrgängen 2005 bis 2010. *Konturen, 32* (1), 32–43.

Bundeszentrale für gesundheitliche Aufklärung. (Hrsg.). (2003). *Leitbegriffe der Gesundheitsförderung.* Schwabenheim: Sabo.

Bundeszentrale für gesundheitliche Aufklärung. (2006). *Kriterien guter Praxis in der Gesundheitsförderung bei sozial Benachteiligten* (Gesundheitsförderung konkret, Bd. 5). Köln: BzGA.

Burian, W. (2000). Psychodynamische Psychotherapie bei Suchterkrankungen. In R. Thomasius (Hrsg.), *Psychotherapie der Suchterkrankungen* (S. 90–101). Stuttgart: Thieme.

Carrière, C., Horel, S. & Lentin, J.-P. (2004). *Gehirn unter Drogen* [Filmdokumentation]. Straßburg: arte.

Claßen, A., Erb, M. & Knecht, G. (2006). Therapie suchtkranker Menschen im Maßregelvollzug. *Konturen, 27* (3), 11–14.

Cohn, R. C. (2004). *Von der Psychoanalyse zur themenzentrierten Interaktion. Von der Behandlung einzelner zu einer Pädagogik für alle.* Stuttgart: Klett-Cotta.

Cummings, C., Gordon, J. R. & Marlatt, G. A. (1980). Relapse: Strategies of prevention and prediction. In W. R. Miller (Ed.), *The addictive behaviors: Treatment of alcoholism, drug abuse, smoking and obesity* (pp. 291–321). Oxford: Pergamon.

D'Amelio, R., Behrendt, B. & Wobrock, T. (2007). *Psychoedukation Schizophrenie und Sucht.* München: Urban & Fischer.

Datzer, S., Härtel-Petri, R., Schiller, M. & Wolfersdorf, M. (2002). Rückfallrate metamphetaminabhängiger PatientInnen nach niedrigschwelligem Drogenentzug – Ergebnisse einer mittelfristigen Katamnese. *Suchttherapie, 3,* 48–51. https://doi.org/10.1055/s-2002-23523

Davids, E. & Gaspar, M. (2003). Aufmerksamkeitsdefizit-/Hyperaktivitätsstörung und Substanzmittelabhängigkeit. *Psychiatrische Praxis, 30,* 182–186. https://doi.org/10.1055/s-2003-39496

Degkwitz, P., Krausz, M. & Verheim, U. (1999). Biographische Belastungen bei Hamburger Drogenabhängigen im Vergleich zu ihren Altersgenossen. In M. Krausz & P. Raschke (Hrsg.), *Drogen in Metropolen* (S. 149–163). Freiburg i. Br.: Lambertus.

Dehmel, S. (1989). Therapieergebnisse von Unterschieden zwischen planmäßigen Therapiebeendern und Abbrechern bei der ambulanten Behandlung von Drogenabhängigen. In W. Feuerlein, G. Bühringer & R. Wille (Hrsg.), *Therapieverläufe bei Drogenabhängigkeit* (S. 75–101). Berlin: Springer.

de Jong-Meyer, R. & Farke, M. (1993). Lebensstilfaktoren und scheinbar irrelevante Entscheidungen bei rückfälligen und nicht-rückfälligen Alkoholabhängigen. In R. de Jong-Meyer & T. Heyden (Hrsg.), *Rückfälle bei Alkoholabhängigen* (S. 83–94). München: Röttger.

De Leon, G. (1995). Therapeutic communities for addictions: A theoretical framework. *International Journal of the Addictions, 30,* 1603–1645. https://doi.org/10.3109/10826089509104418

de Shazer, S. (2006). *Wege der erfolgreichen Kurztherapie* (Konzepte der Humanwissenschaften). Stuttgart: Klett-Cotta.

DeJong, W. (1994). Relaps Prevention: An Emerging Technology for Promoting Long-Term Drug Abstinence. *The International Journal of the Addictions, 29* (6), 681–705. https://doi.org/10.3109/10826089409047904

Deutsche Beobachtungsstelle für Drogen und Drogensucht (DBDD). (2017). *Germany. Country Drug Report 2017.* Verfügbar unter https://www.dbdd.de/fileadmin/user_upload_dbdd/05_Publikationen/CountryDrugReport-Germany.pdf

Deutsche Gesellschaft für Kinder- und Jugendpsychiatrie, Psychosomatik und Psychotherapie e. V. (DGKJP), Deutsche Gesellschaft für Psychiatrie und Psychotherapie, Psychosomatik und Nervenheilkunde (DGPPN), Deutsche Gesellschaft für Sozialpädiatrie und Jugendmedizin e. V. (DGSPJ) et al. (Hrsg.). (2017). S3-Leitlinie „Aufmerksamkeitsdefizit-/Hyperaktivitätsstörung (ADHS) in Kinder-, Jugend- und Erwachsenenalter" (AWMF-Registernummer 028-045). Verfügbar unter https://www.awmf.org/leitlinien.html

Deutsche Gesellschaft für Suchtforschung und -therapie e. V. (Hrsg.). (1985). *Standards für die Durchführung von Katamnesen bei Abhängigen.* Freiburg i. Br.: Lambertus.

Deutsche Gesellschaft für Suchtforschung und -therapie e. V. (Hrsg.). (2001). *Katamnesestandards III.* Freiburg i. Br.: Lambertus.

Deutsche Hauptstelle für Suchtfragen e.V. (2015). *Versorgung* (Webseite). Verfügbar unter: http://www.dhs.de/datenfakten/versorgung.html

Deutsche Suchthilfestatistik (2017). *Jahrgang 2016.* Verfügbar unter: https://www.suchthilfestatistik.de/daten/downloadbereich-daten

DG-Sucht (Hrsg.). (2015). ADHS und substanzbezogene Störungen [Themenheft]. *Sucht, 61* (5).

Draig, I., Bermpohl, F., Kienast, T. (2011). Psychotherapie von Patienten mit Borderline Persönlichkeitsstörung und Abhängigkeitserkrankung. *Sucht, 57,* 363–371. https://doi.org/10.1024/0939-5911.a000139

Drogenbeauftragte der Bundesregierung, Bundesministerium für Gesundheit (BMG), Bundesärztekammer (BÄK) Arbeitsgemeinschaft der deutschen Ärztekammern & Deutsche Gesellschaft für Psychiatrie und Psychotherapie, Psychosomatik und Nervenheilkunde (DGPPN), (Hrsg.). (2016). *S3-Leitlinie Methamphetamin-bezogene Störungen.* Verfügbar unter: http://www.aezq.de/aezq/crystal-meth

Dürsteler-McFarland, K.M., Prica, M. & Vogel, M. (2013). Psychotherapeutische Herausforderungen in der Behandlung von Substanzmittelstörungen: alte und neue Erkenntnisse unter Berücksichtigung psychischer Komorbidität. *Abhängigkeiten, 13,* 60–83.

Dürsteler-McFarland, K. & Wiesbeck, G.A. (2014). In M. Walter & E. Gouzoulis-Mayfrank (Hrsg.), *Psychische Störungen und Suchterkrankungen. Diagnostik und Behandlung von Doppeldiagnosen* (S. 52-61). Stuttgart: Kohlhammer.

Egg, R. (Hrsg.). (1999a). *Drogenmißbrauch und Delinquenz. Kriminologische Perspektiven und praktische Konsequenzen* (Berichte, Materialien, Arbeitspapiere aus der Kriminologischen Zentralstelle, Heft 15). Wiesbaden: Kriminologische Zentralstelle.

Egg, R. (1999b). Verhältnis Kriminalität - Abhängigkeit. In Arbeitsgemeinschaft Drogenarbeit und Drogenpolitik in NRW (Hrsg.), *Drogenhilfe und Justiz. Die Normalität des Unnormalen. Die Justiz als Standbein der Drogenhilfe. Tagungsbericht* (S. 27-34, Schriftenreihe Drogenarbeit und Drogenpolitik, Bd. 4). Herne: Eigenverlag.

Erikson, E.H. (1973). *Identität und Lebenszyklus*. Frankfurt a.M.: Suhrkamp.

Faraone, S.V., Perlis, R.H., Doyle, A.E., Smoller, J.W., Goralnick, J.J., Holmgren, M.A. et al. (2005). Molecular genetics of attention-deficit/hyperactivity disorder. *Biological Psychiatry, 57*, 1313-1323. https://doi.org/10.1016/j.biopsych.2004.11.024

Fengler, J. (Hrsg.). (2002). *Handbuch der Suchtbehandlung*. Landsberg a. Lech: ecomed.

Fengler, J. (2004). *Feedback geben. Strategien und Übungen*. Weinheim: Beltz.

Ferenczi, S. (1988). *Ohne Sympathie keine Heilung: Das klinische Tagebuch von 1932*. Frankfurt a. M.: Fischer.

Feuerlein, W., Küfner, H. & Soyka, M. (1998). *Alkoholismus - Missbrauch und Abhängigkeit* (5. Aufl.). Stuttgart: Thieme.

Fischer, M., Kemman, D., Domma-Reichart, J., Henrich, J., Schulze, M., Post, Y., Susemihl, I. et al. (2017). Effektivität der stationären abstinenzorientieren Drogenrehabilitation - FVS-Katamnese des Entlassjahrgangs 2014 von Fachkliniken für Drogenrehabilitation. *Sucht aktuell (1/2017)*, 70-78.

Fischer, M., Missel, P., Nowak, M., Roeb-Rienas, W., Schiller, A. & Schwehm, H. (2007a). Ergebnisqualität in der stationären medizinischen Rehabilitation von Drogenabhängigen (Drogenkatamnese). Teil I: Einführung in die Thematik, Untersuchungsdesign und Behandlungseffekte. *Sucht aktuell (1/2007)*, 41-47.

Fischer, M., Missel, P., Nowak, M., Roeb-Rienas, W., Schiller, A. & Schwehm, H. (2007b). Ergebnisqualität in der stationären medizinischen Rehabilitation von Drogenabhängigen (Drogenkatamnese). Teil II: Abstinenz und Rückfall in der Halbjahres- und Jahreskatamnese. *Sucht aktuell (2/2007)*, 37-46.

Follman, A. & Gerlach, R. (2002). Substitutionsbehandlung Opiatabhängiger. In L. Böllinger & H. Stöver (Hrsg.), *Drogenpraxis, Drogenrecht, Drogenpolitik*, (5., vollst. überarb. Aufl., S. 266-286). Frankfurt a. M.: Fachhochschulverlag.

Frölich, J. & Lehmkuhl. G. (2006). Epidemiologie und pathogenetische Aspekte von Substanzmissbrauch und -abhängigkeit bei ADHS. *Sucht, 52*, 367-375. https://doi.org/10.1024/2006.06.03

Gaspar, M. & Rommelspacher, H. (Hrsg.). (1999). *Lehrbuch der Suchterkrankungen*. Stuttgart: Thieme.

Gellert, M. & Nowak, C. (2002). *Teamarbeit - Teamentwicklung - Teamberatung. Ein Praxisbuch für die Arbeit in und mit Teams*. Meezen: Limmer.

Görgen, W. & Hartmann, R. (2003). *Qualifizierte Entzugsbehandlung Drogenabhängiger in Rheinland-Pfalz*. Mainz: Ministerium für Arbeit, Soziales, Familie und Gesundheit, Referat Öffentlichkeitsarbeit.

Görgen, W., Hartmann, R., Möller, I. & Oliva, H. (1997). *Modellprogramm Kompakttherapie im Verbund der Drogenhilfe* (Schriftenreihe des Bundesministeriums für Gesundheit, Bd. 81). Baden-Baden: Nomos.

Goffman, E. (2010). *Stigma. Über Techniken der Bewältigung beschädigter Identität*. Frankfurt a. M.: Suhrkamp.

Gossop, M. (1989). Laps, relaps, and continued abstinence among opiate addicts after inpatient treatment: A prospective follow-up study of a British sample. In W. Feuerlein, G. Bühringer & R. Wille (Hrsg.), *Therapieverläufe bei Drogenabhängigkeit* (S. 128-147). Berlin: Springer.

Gouzoulis-Mayfrank, E. (2007). *Komorbide Psychose und Sucht. Grundlagen und Praxis* (2., erweiterte Auflage unter Mitarbeit von T. Schnell). Darmstadt: Steinkopff.

Groß, S. & Philipsen, A. (2015). Konzeptualisierung der Psychotherapie bei ADHS und Sucht. *Sucht, 61*, 311-318 https://doi.org/10.1024/0939-5911.a000387

Grothe, C. (1999). *Komorbidität bei Drogenabhängigen: Einflüsse komorbider Störungen auf den Verlauf einer Langzeittherapie*. Dissertation, Rheinische Friedrich-Wilhelms-Universität Bonn.

Grüsser, S. M., Flor, H. & Heinz, A. (1999). Drogenverlangen und Drogengedächtnis. In J. Gölz (Hrsg.), *Moderne Suchtmedizin* (S. 611-614). Stuttgart: Thieme.

Grüsser, S. M., Wölfling, K. & Heinz, A. (2002). Sucht, Verlangen und lerntheoretische Erklärungsansätze zur Entstehung und Aufrechterhaltung von süchtigem Verhalten. (Schwerpunktthema: Suchtforschung. Das Verlangen nach der Droge. Drogengedächtnis). *Psychomed, 14/2*, 68-73.

Grüsser-Sinopoli, S. M. (2006). *Lerntheoretischer Erklärungsansatz zur Entstehung und Aufrechterhaltung von abhängigem Verhalten: Empirische Erhebungen des Verlangens*. Dissertation, FU Berlin.

Günthner, A., Dedner, C., Schäfer, G., Berl, J., Kuder, T., Bader, T. & Dengler, W. (2000). Komorbidität bei Drogenabhängigen. *Suchttherapie, 1*, 16-20. https://doi.org/10.1055/s-2000-13257

Hall, S. M., Havassy, B. E. & Wasserman, D. A. (1990). Commitment to abstinence and acute stress in relapse to alcohol, opiates and nicotine. *Journal of Consulting and Clinical Psychology, 58*, 175-181. https://doi.org/10.1037/0022-006X.58.2.175

Hamdorf, W., Susemihl, I. & Schacht-Jablonowsky, M. (2015). Katamneseergebnisse der Entwöhnungsbehandlung bei methamphetaminabhängigen Patienten. *Sucht aktuell (2/2015)*, 43-46.

Hartmann, R., Möller, I., Schmid, R. & Schu, M. (1994). *Modellprogramm Verstärkung in der Drogenarbeit - „Booster-Programm"* (Schriftenreihe des Bundesministeriums für Gesundheit, Bd. 35). Baden-Baden: Nomos.

Hass, W. & Petzold, H. (1999). Die Bedeutung der Forschung über soziale Netzwerke, Netzwerktherapie und soziale Unterstützung für die Psychotherapie. In H. Petzold & M. Märtens (Hrsg.), *Wege zur effektiven Psychotherapie. Band 1: Modelle, Konzepte, Settings* (S. 193-272). Opladen: Leske & Buderich.

Hausmann, B. & Neddermeyer, R. (1995). *Bewegt sein: Integrative Bewegungs- und Leibtherapie in der Praxis* (2. Aufl.). Paderborn: Junfermann.

Havemann-Reinecke, U. (2009). ADHS (Aufmerksamkeits-Defizit-Hyperaktivitäts-Störung) und Suchterkrankungen. In K. Mann, U. Havemann-Reinecke & R. Gaßmann (Hrsg.). *Jugendliche und Suchtmittelkonsum: Trends – Grundlagen – Maßnahmen* (2., überarb. Aufl., S. 95-109). Freiburg i. Br.: Lambertus.

Havemann-Reinecke, U., Küfner, H., Schneider, U., Günthner, H., Schalast, N. & Vollmer, H. C. (2004). AWMF-Leitlinien: Postakutbehandlung bei Störungen durch Opioide. *Sucht, 50*, 226-257. https://doi.org/10.1024/2004.04.02

Heather, N., Stallard, A. & Tebbutt, J. (1991). Importance of substance cues in relapse among heroin users: Comparison of two methods of investigation. *Addictive Behaviors, 16*, 41-49. https://doi.org/10.1016/0306-4603(91)90038-J

Heidenreich, T. & Hoyer, J. (2001). Stadien der Veränderung bei Substanzmissbrauch und -abhängigkeit. Eine methodenkritische Übersicht. *Sucht, 47*, 158-170. https://doi.org/10.1024/suc.2001.47.3.158

Heilmann, M. & Scherbaum, N. (2016). Cannabis und Kriminalität. *Suchttherapie, 17*, 81-84. https://doi.org/10.1055/s-0042-101151

Heinz, A., Batra, A., Schermbaum, N. & Gouzoulis-Mayfrank, E. (2012). *Neurobiologie der Abhängigkeit: Grundlagen und Konsequenzen für Diagnose und Therapie von Suchterkrankungen.* Stuttgart: Kohlhammer.

Heinz, A., Wrase, J. & Grüsser, S. M. (2002). Neurobiologische Grundlagen des Suchtgedächtnisses alkoholabhängiger Patienten (Schwerpunktthema: Suchtforschung. Das Verlangen nach der Droge. Drogengedächtnis). *Psychomed, 14/2*, 81-85.

Henkel, D. (2007). Sucht und soziale Lage. In Deutsche Hauptstelle für Suchtfragen (Hrsg.), *Jahrbuch Sucht 2007* (S. 179-192). Geesthacht: Neuland.

Herbst, K. (1992). Verlaufsanalyse bei Drogenabhängigkeit nach stationärer Behandlung. *Sucht, 3*, 147-154.

Herbst, K., Hanel, E. & Hadersdorfer, B. (1989). Rückfallgeschehen bei stationär behandelten Drogenabhängigen. In H. Watzl & R. Cohen (Hrsg.), *Rückfall und Rückfallprophylaxe* (S. 139-148). Berlin: Springer.

Hüther, G. (2004). *Neurowissenschaft als Grundlage der Psychotherapie? (Die Wirkung des serotonergen und dopaminergen Systems und deren Beeinflussbarkeit durch Medikamente, Drogen und psychotherapeutische Behandlungen).* Vortrag C. G. Jung Institut 2004 [DVD]. Müllheim-Baden: Auditorium Netzwerk.

Hüther, G. (2006). *Bedienungsanleitung für ein menschliches Gehirn.* Göttingen: Vandenhoeck & Ruprecht.

Isebaert, L. (2002). Rückfall. In J. Fengler (Hrsg.), *Handbuch der Suchtbehandlung* (S. 459-462). Landsberg a. Lech: ecomed.

Jakob, L., Stöver, H. & Pfeiffer-Gerschel, G. (2013). Suchtbezogene Gesundheitsversorgung von Inhaftierten in Deutschland – Eine Bestandsaufnahme. *Sucht, 59*, 39-50. https://doi.org/10.1024/0939-5911.a000228

Janis, I. L. & Mann, L. (1977). *Decision Making: A psychological analysis of conflict, chance,* and *commitment*. London: Cassil & Collier Macmillan.

Kampe, H. & Kunz, D. (1985). Evaluation der Langzeitbehandlung von Drogenabhängigen in einer therapeutischen Gemeinschaft. *Suchtgefahren, 31*, 236-245.

Kampe, H., Kunz, D. & Schreck, T. (1989). Der Rückfall Drogenabhängiger als Forschungsproblem. Eine Untersuchung zur Rückfalltheorie von G. A. Marlatt. *Suchtgefahren, 35*, 289-299.

Keller, S. (1998). *Zur Validität des Transtheoretischen Modells – Eine Untersuchung zur Veränderung des Ernährungsverhaltens.* Dissertation, Uni Marburg.

Keller, S. (Hrsg.). (1999). *Motivation zur Verhaltensveränderung. Das Transtheoretische Modell in Forschung und Praxis.* Freiburg i. Br.: Lambertus.

Kemper, U. (2016). Rückfall: Vorfall, Unfall oder Notwendigkeit? *SuchtMagazin* (1/2016), 4-11.

Keupp, H., Ahbe, T., Gmür, W., Höfer, R., Mitzscherlich, B., Kraus, W. & Sraus, F. (2008). *Identitätskonstruktionen: Das Patchwork der Identitäten in der Spätmoderne* (4. Aufl). Reinbek: Rowohlt.

Keupp, H. & Höfer, R. (1997). *Identitätsarbeit heute.* Frankfurt a. M.: Suhrkamp.

Killias, M., Rabasa, J. & Villettaz, P. (1994). Drogenkonsum und abweichendes Verhalten. Vorläufige Ergebnisse einer international-vergleichenden Studie bei 970 Schweizer Jugendlichen. *Drogalkohol, 1*, 183-194.

Klär, I. I. (2002). Die Validität und Reliabilität von Studien zur Delinquenz bei Drogenkonsumenten. In M. Rihs-Middel, N. Jacobsagen & A. Seidenberg (Hrsg.), *Ärztliche Verschreibung von Betäubungsmitteln* (S. 401-420). Bern: Huber.

Klett, F. (1987). Langzeitverläufe bei Drogenabhängigen bis zu 10 Jahren nach Behandlungsende. In D. Kleiner (Hrsg.), *Langzeitverläufe bei Suchtkrankheiten* (S. 162-178). Berlin: Springer.

Klos, H. (2010). Identität im Wandel – Zur Bedeutung der Identitätstheorie der Integrativen Therapie für die Behandlung und das Rückfallgeschehen von drogenabhängigen Menschen. *Polyloge – Online* (8/2010). Verfügbar unter: https://www.fpi-publikation.de

Klos, H. (2016). Rückfallprozesse und Identität bei drogenabhängigen Menschen. *SuchtMagazin* (1/2016), 23-26.

Klos, H. & Görgen, W. (2009). *Rückfallprophylaxe bei Drogenabhängigkeit. Ein Trainingsprogramm.* Göttingen: Hogrefe.

Kluge, W. (2003). *Mit Konzept planen – effektiv helfen. Ökosoziales Case Management in der Gefährdetenhilfe.* Freiburg i. Br.: Lambertus.

Knibbe, R. A., Joosten, J., Choquet, M., Marin, D., Derickx, M., Monshouwer, K. et al. (2006). Assoziation of adolescent substanz use with peer group and deviancy. *Sucht, 52,* 245–252. https://doi.org/10.1024/2006.04.04

König, J. M. (2003). Drogen und Delinquenz. Über den Zusammenhang von Drogenabhängigkeit und Kriminalität. *Bewährungshilfe-Soziales, Strafrecht, Kriminalpolitik, 2,* 182–191.

Körkel, J. (1995). Drogenabhängigkeit im Spannungsfeld widersprüchlicher Ätiologie- und Behandlungsparadigmen. In J. Rink (Hrsg.), *Zur Wirklichkeit der Abstinenzabhängigkeit* (S. 43–62). Geesthacht: Neuland.

Körkel, J. (1999). Rückfälle Drogenabhängiger: Eine Übersicht. *Abhängigkeiten, 5,* 24–45.

Körkel, J. (2010). Motivational Interviewing bei Doppeldignose-Patienten. In H. Sadowski & F. Niestrat (Hrsg.), *Psychose und Sucht* (S. 108–123). Bonn: Psychiatrie-Verlag.

Körkel, J. & Lauer, G. (1995). Rückfälle Alkoholabhängiger: Ein Überblick über die neueren Forschungsergebnisse und -trends. In J. Körkel, G. Lauer & R. Scheller (Hrsg.), *Sucht und Rückfall. Brennpunkte deutscher Rückfallforschung* (S. 154–185). Stuttgart: Enke.

Körkel, J. & Schindler, C. (2003). *Rückfallprävention mit Alkoholabhängigen.* Berlin: Springer. https://doi.org/10.1007/978-3-662-09788-5

Krapp, A. & Weidenmann, B. (Hrsg.). (2006). *Pädagogische Psychologie. Ein Lehrbuch* (5. Aufl.). Weinheim: Beltz.

Krausz, M. (2001). Stand der Entwicklung der Komorbiditätsforschung. In Landschaftsverband Rheinland, Amt für Planung und Förderung, Koordinationsstelle Sucht (Hrsg.), *Suchtkrank und psychisch krank – zwischen allen Stühlen? Dokumentation der Fachtagung am 27. Juni 2001 in Köln.* Köln: Landschaftsverband Rheinland.

Krausz, M., Degwitz, P. & Vertheim, U. (2000). Psychiatrische Komorbidität und Suchtbehandlung. *Suchttherapie, 1,* 3–7. https://doi.org/10.1055/s-2000-13130

Krausz, M. & Raschke, P. (1999). *Drogen in der Metropole.* Freiburg i. Br.: Lambertus.

Krausz, M., Vertheim, U. & Degkwitz, P. (1998). Prävalenz psychischer Störungen bei Opiatabhängigen mit Kontakt zum Drogenhilfesystem. *Nervenarzt, 69,* 557–567. https://doi.org/10.1007/s001150050312

Kreh, O., Lava, J. & Hofer, K. (2016). Achtsamkeitsbasierte Rückfallprävention bei Substanzabhängigkeit. *SuchtMagazin (1/2016),* 27–30.

Kreuzer, A. (1999). Delinquenzbelastung von Drogenkonsumenten. In R. Egg (Hrsg.), *Drogenmißbrauch und Delinquenz. Kriminologische Perspektiven und praktische Konsequenzen* (Berichte, Materialien, Arbeitspapiere aus der Kriminologischen Zentralstelle, Heft 15, S. 37–55). Wiesbaden: Kriminologische Zentralstelle.

Kreuzer, A. (2015). Zusammenhänge zwischen Drogen und Kriminalität. *Forensische Psychiatrie, Psychologie, Kriminologie, 9,* 3–9. https://doi.org/10.1007/s11757-014-0297-9

Kreuzer, A. & Köllisch, T. (2006). *Quantitative kriminologische Untersuchung. Spezialstudie im Rahmen des bundesdeutschen Modellprojekts zur kontrollierten Heroinvergabe an Schwerstabhängige.* Verfügbar unter: http://www.heroinstudie.de/Kriminologie_qualitativ_Kurzf_abg.pdf.

Kreuzer, A., Römer-Klees, R. & Schneider, H. (1991). *Beschaffungskriminalität Drogenabhängiger* (BKA-Forschungsreihe, Bd. 24). Wiesbaden: Bundeskriminalamt.

Küfner, H., Arzt, J., Roch, I., Denis, A. & Rug, U. (1995). Suchtmitteleinnahme während der stationären Behandlung von Drogenabhängigen. In J. Körkel, G. Lauer & R. Scheller (Hrsg.), *Sucht und Rückfall* (S. 112–126). Stuttgart: Enke.

Küfner, H., Bühringer, G., Schumann, J. & Duwe, A. (1999). Die Rolle der Devianz und Delinquenz bei der Entwicklung und Aufrechterhaltung des Drogenmissbrauchs. In R. Egg (Hrsg.), *Drogenmißbrauch und Delinquenz. Kriminologische Perspektiven und praktische Konsequenzen* (Berichte, Materialien, Arbeitspapiere aus der Kriminologischen Zentralstelle, Heft 15, S. 9–36). Wiesbaden: Kriminologische Zentralstelle.

Küfner, H., Denis, A., Roch, I., Arzt, J. & Rug, U. (1994). *Stationäre Krisenintervention bei Drogenabhängigen* (Schriftenreihe des Bundesministeriums für Gesundheit, Bd. 37). Baden-Baden: Nomos.

Kulick, B. (2004). Fachliche Perspektiven der Suchtbehandlung. *Sucht Aktuell (2/2004),* 23–30.

Ladewig, D. (1986). Katamnesen bei Opiatabhängigkeit. In D. Kleiner (Hrsg.), *Langzeitverläufe bei Suchtkrankheiten* (S. 55–69). Berlin: Springer.

Lazarus, R. S. (1991). *Emotion and Adaptation.* London: Oxford University Press.

Leonhardt, H.-J. & Mühler, K. (2010). *Rückfallprävention für Chronisch Mehrfachgeschädigt Abhängigkeitskranke.* Freiburg i. Br.: Lambertus.

Lindenmeyer, J. (2000). Rückfallprävention. In J. Margraf (Hrsg.), *Lehrbuch der Verhaltenstherapie* (Bd. 1, S. 565–584). Berlin: Springer.

Lindenmeyer, J. (2004). Neue aktuelle Suchttheorien, mit Bezug auf den Bereich Nachsorge. In S. Bürkle (Hrsg.), *Nachsorge in der Suchthilfe* (S. 268–280). Freiburg i. Br.: Lambertus.

Lindenmeyer, J. (2008). AMAZ - Zur Krise des sozialkognitiven Rückfallmodells. *Sucht, 54,* 332–333. https://doi.org/10.1024/2008.06.01

Lindenmeyer, J. (2016). *Alkoholabhängigkeit* (3. Aufl.). Göttingen: Hogrefe. https://doi.org/10.1026/02791-000

Löbmann, R. (2006). *Der Einfluss heroingestützter Behandlung auf die Delinquenz – Spezialstudie im Rahmen des bundesdeutschen Modellprojekts zur kontrollierten Heroinvergabe an Schwerstabhängige.* Verfügbar unter: http://www.heroinstudie.de/Kriminologie_kurzfassung_Dunkelfeld.pdf.

Löhmer, C. & Standhardt, R. (2006). *TZI – Die Kunst, sich selbst und eine Gruppe zu leiten. Einführung in die Themenzentrierte Interaktion.* Stuttgart: Klett-Cotta.

Lyons, R. (2004). Zukünftige Herausforderungen für Theorie und Praxis von gemeinsamer Stressbewältigung. In P. Buchwald, C. Schwarzer & S. E. Hobfoll (Hrsg.), *Stress gemeinsam bewältigen – Ressourcenmanagement und multiaxiales Coping* (S. 199–204). Göttingen: Hogrefe.

Marlatt, G. A. (1985). Relapse prevention: Theoretical rationale and overview of the model. In G. A. Marlatt & J. R. Gordon (Eds.), *Relapse prevention: Maintenance strategies in the treatment of addictive behaviours* (pp. 3–70). New York: Guilford.

Marlatt, G. A. (1996). Taxonomy of high-risk situations for alcohol relapse: Evolution and development of a cognitive-behavioral model. *Addiction, 91* (Suppl.), 37–49. https://doi.org/10.1046/j.1360-0443.91.12s1.15.x

Marlatt, G. A. & Gordon, J. R. (Hrsg.). (1985). *Relapse prevention: Maintenance strategies in the treatment of addictive behaviours.* New York: Guilford.

McKay, J. R. (1999). Studies of Factors in Relapse to Alcohol, Drug and Nicotine Use: A critical Review of Methodologies and Findings. *Journal of Studies on Alcohol, 60,* 566–576. https://doi.org/10.15288/jsa.1999.60.566

Mehrmann, E. (1994). *Moderierte Gruppenarbeit mit Metaplan-Technik.* Leipzig: Admos Media.

Meissner, A., Burkhardt, D., Donath, E. & Tretter, F. (1997). Erfahrungen der Münchener Methadon Ambulanzen. *Psychiatrische Praxis, 24,* 291–295.

Merleau-Ponty, M. (1965). *Phänomenologie der Wahrnehmung* (6. Aufl). Berlin: De Gruyter.

Michalak, J., Heidenreich, T. & Williams, J. M. G. (2012). *Achtsamkeit.* Göttingen: Hogrefe.

Miller, W. R. & Rollnick, S. (2004). *Motivierende Gesprächsführung.* Freiburg i. Br.: Lambertus.

Miller, W. R. & Rollnick, S. (2015). *Motivierende Gesprächsführung. Motivational Interviewing* (3. Aufl). Freiburg i. Br.: Lambertus.

Moggi, F. (2014). Theoretische Modelle von Doppeldiagnosen. In M. Walter & E. Gouzoulis-Mayfrank (Hrsg.), *Psychische Störungen und Suchterkrankungen. Diagnostik und Behandlung von Doppeldiagnosen* (S. 13–25). Stuttgart: Kohlhammer.

Moggi, F. & Donati, R. (2004). *Psychische Störungen und Sucht: Doppeldiagnosen.* Göttingen: Hogrefe.

Möller, C. (2005). Sucht und ADHS im Jugendalter. *Suchttherapie, 6,* 6–12. https://doi.org/10.1055/s-2005-923733

Möller, I., Oliva, H. & Schmid, R. (1993). *Modellprogramm Ambulante Ganztagsbetreuung Drogenabhängiger* (Schriftenreihe des Bundesministeriums für Gesundheit, Bd. 14). Baden-Baden: Nomos.

Moreno, J. L. (2008). *Gruppenpsychotherapie und Psychodrama.* Stuttgart: Thieme.

Muhl, C., Kemmann, D., Abu Khatir, M., Bachmeier, R., Claussen, U., Erben, C. et al. (2018). Teilband II. Basisdatendokumentation 2017 – Fachkliniken für Drogenabhängigkeit. In Fachverband Sucht e.V. (Hrsg.), *Basisdatendokumentation 2017. Ausgewählte Daten zur Entwöhnungsbehandlung im Fachverband Sucht e.V.* (Qualitätsförderung in der Entwöhnungsbehandlung, Bd. 25, S. 28–48). Bonn: Fachverband Sucht e.V.

Münzel, B. (2007). Bausteine und Arbeitsmaterialien. In Landeszentrale für Gesundheitsförderung in Rheinland-Pfalz e. V. (Hrsg.), *Curriculum zur Fachkräfteschulung im Themengebiet „Kinder aus suchtbelasteten Familien".* Mainz: Ministerium für Gesundheit, Familie und Soziales.

O'Brien, C. P., Childress, A. R. & McLellan, T. (1990). Integrating systematic cue exposure with standard treatment in recovering drug dependent cases. *Addictiv Behaviors, 15,* 355–365. https://doi.org/10.1016/0306-4603(90)90045-Y

Ohlmeier, M., Peters, K., Buddensiek, N., Seifert, J., te Wildt, B., Emrich, H. E. & Schneider, U. (2005). ADHS und Sucht. *Psychoneuro, 31,* 554–561. https://doi.org/10.1055/s-2005-923369

Oliva, H. (2001). *Case Management in der Suchtkranken- und Drogenhilfe* (Schriftenreihe des Bundesministeriums für Gesundheit, Bd. 139). Baden-Baden: Nomos.

Orth, I. & Petzold, H. G. (2004). Theoriearbeit, Praxeologie und „Therapeutische Grundregel". In H. Petzold, P. Schay & W. Ebert (Hrsg.), *Integrative Suchttherapie – Theorien, Methoden, Praxis, Forschung* (S. 297–342). Wiesbaden: VS-Verlag.

Ortiz-Müller, W., Scheuermann, U. & Gahleitner, S.-B. (Hrsg.). (2010). *Praxis Krisenintervention.* Stuttgart: Kohlhammer.

Ortmann, R. (2000). *Abweichendes Verhalten und Anomie: Entwicklung und Veränderung abweichenden Verhaltens im Kontext der Anomietheorien von Durkheim und Merton* (Kriminologische Forschungsberichte aus dem Max-Planck-Institut für ausländisches und internationales Strafrecht, Bd. 89). Freiburg i. Breisgau: Ed. iuscrim.

Osten, P. (2004). Integrative Diagnostik bei Sucht- und Abhängigkeitserkrankungen. In H. Petzold, P. Schay & W. Ebert (Hrsg.), *Integrative Suchttherapie – Theorien, Methoden, Praxis, Forschung* (S. 221–294). Wiesbaden: VS-Verlag.

Pabst, A., Kraus, L., Gomes de Matos, E. & Piontek (2013). Substanzkonsum und substanzbezogene Störungen in Deutschland im Jahr 2012. *Sucht, 59,* 321–331. https://doi.org/10.1024/0939-5911.a000275

Parks, G. A., Anderson, B. K. & Marlatt, G. A. (2001). Relapse prevention therapy. In N. Heather, T. J. Peters & T. Stockwell (Eds.), *Handbook of alcohol problems and dependence* (pp. 575–592). New York: Wiley.

Paslakis, G., Kiefer, F., Diehl, A., Alm, B. & Sobanski, E. (2010). Methylphenidat. Therapieoptionen bei ADHS und Suchterkrankung im Erwachsenenalter? *Nervenarzt, 81,* 277–288. https://doi.org/10.1007/s00115-009-2916-9

Petzold, H. G. (1974). *Psychotherapie und Körperdynamik.* Paderborn: Junfermann.

Petzold, H. G. (2001). Transversale Identität und Identitätsarbeit. Die Integrative Identitätstheorie als Grundlage für eine entwicklungspsychologisch und sozialisationstheoretisch begründete Persönlichkeitstheorie und Psychotherapie. *Polyloge – Online* (10/2001). Verfügbar unter: https://www.fpi-publikation.de

Petzold, H. G. (2002). *Zentrale Modelle und Kernkonzepte der „Integrativen Therapie".* Düsseldorf/Hückeswagen. *Polyloge – Online* (2/2002). Verfügbar unter: https://www.fpi-publikation.de

Petzold, H. G. (2003). *Integrative Therapie* (Bd. 1-3). Paderborn: Junfermann.

Petzold, H. G. (Hrsg.). (2012). *Identität. Ein Kernthema moderner Psychotherapie – interdisziplinäre Perspektiven.* Wiesbaden: VS-Verlag.

Petzold, H. G., Schay, P. & Ebert, W. (Hrsg.). (2004). *Integrative Suchttherapie – Theorien, Methoden, Praxis, Forschung.* Wiesbaden: VS-Verlag.

Powell, J., Dawe, S., Richards, D., Gossop, M., Marks, I., Strang, J. & Gray, J. (1993). Can opiate addicts can tell us about their relapse risk? Subjective predictors of clinical prognosis. *Addictive Behaviors, 18,* 473–490. https://doi.org/10.1016/0306-4603(93)90065-H

Prochaska, J. O. (1994). Strong and weak principles for progressing from precontemplation to action on the basis of twelve problem behaviours. *Health Psychology, 13,* 47–51. https://doi.org/10.1037/0278-6133.13.1.47

Prochaska, J. O. & DiClemente, C. C. (1982). Transtheoretical therapy: Toward a more integrative model of change. *Psychotherapy Theory, Research and Practice, 19,* 276–288. https://doi.org/10.1037/h0088437

Prochaska, J. O. & DiClemente, C. C. (1983). Stages and processes of self-change of smoking: Toward an integrative model of change. *Journal of Consulting and Clinical Psychology, 51,* 390–395. https://doi.org/10.1037/0022-006X.51.3.390

Prochaska, J. O., DiClemente, C. C. & Norcross, J. C. (1992). In search of how people change. *American Psychologist, 47,* 1102–1114. https://doi.org/10.1037/0003-066X.47.9.1102

Prochaska, J. O., Norcross, J. C. & DiClemente, C. C. (1997). *Jetzt fange ich neu an. Das revolutionäre Sechs-Schritte-Programm für ein dauerhaft suchtfreies Leben.* München: Knaur.

Rahm, D., Otte, H., Bosse, S. & Ruhe-Hollenbach, H. (1993). *Einführung in die Integrative Therapie. Grundlagen und Praxis.* Paderborn: Junfermann.

Raschke, P. & Rometsch, W. (1987). Ausgewählte Ergebnisse einer Zwölfjahresstudie behandelter Drogenkonsumenten. In D. Kleiner (Hrsg.), *Langzeitverläufe bei Suchtkrankheiten* (S. 179–196). Berlin: Springer.

Rautenberg, M. (1997). *Zusammenhänge zwischen Devianzbereitschaft, kriminellem Verhalten und Drogenmissbrauch* (Schriftenreihe des Bundesministeriums für Gesundheit, Bd. 103). Baden-Baden: Nomos.

Reilly, P. M., Sees, K. L., Shopshire, M.S., Hall, S.M., Delucchi, K.L., Tusel, D.J. et al. (1995). Self-efficacy and illicit opioid use in a 180-day methadone detoxification treatment. *Journal of Consulting and Clinical Psychology, 63,* 158–162. https://doi.org/10.1037/0022-006X.63.1.158

Rentrop, M., Müller, R. & Willner, H. (2017). *Klinikleitfaden Psychiatrie, Psychotherapie* (6. Aufl.). München: Elsevier.

Retz, W., Retz-Junginger, P., Schneider, M., Scherk, H., Hengesch, G. & Rösler, M. (2007). Suchtmittelgebrauch bei jungen erwachsenen Straftätern mit und ohne Aufmerksamkeitsdefizit-/Hyperaktivitätsstörung (ADHS). *Fortschritte der Neurologie Psychiatrie, 75,* 285–292. https://doi.org/10.1055/s-2005-919080

Roghmann, R. & Lüdtke, G.-P. (1991). Ergebnisse einer 18-Monatskatamnese der LVA Berlin über stationäre Entwöhnungsbehandlung. *Sucht, 37,* 37–41.

Rost, W. D. (1994). Der psychoanalytische Ansatz: Die Therapie der Grundstörung. In W. Scheiblich (Hrsg.), *Sucht aus der Sicht psychotherapeutischer Schulen* (S. 36–39). Freiburg i. Br.: Lambertus.

Rost, W. D. (2001). *Psychoanalyse des Alkoholismus. Theorie, Diagnostik, Behandlung.* Stuttgart: Klett-Cotta.

Rubischung, G. (1997). Leitlinien zur ambulanten Behandlung von Doppeldiagnosepatient(inne)en. *Abhängigkeiten, 3,* 52–57.

Sadowski, H. & Niestrat, F. (Hrsg.). (2010). *Psychose und Sucht.* Bonn: Psychiatrie-Verlag.

Scherbaum, N. & Specka, M. (2014). Komorbide psychische Störungen bei Opiatabhängigen. *Suchttherapie: Prävention, Behandlung, wissenschaftliche Grundlagen, 15,* 22–28.

Schlippe, A. von & Schweitzer, J. (2016). *Lehrbuch der systemischen Therapie und Beratung.* Göttingen: Vandenhoeck & Ruprecht. https://doi.org/10.13109/9783666401855

Schmidt, G. (1992). Rückfälle von als suchtkrank diagnostizierten Patienten aus systemischer Sicht. In J. Körkel (Hrsg.), *Der Rückfall des Suchtkranken. Flucht in die Sucht?* (S. 173–213). Berlin: Springer.

Schmidt, L. G., Gastpar, M., Falkai, P. & Gaebel, W. (Hrsg.). (2006). *Evidenzbasierte Suchtmedizin. Behandlungsleitlinie Substanzbezogene Störungen.* Köln: Deutscher Ärzte-Verlag.

Schmid, M. (2003). *Drogenhilfe in Deutschland. Entstehung und Entwicklung* 1970–2000. Frankfurt a. M.: Campus.

Schneider, P. & Ünlü, C. (2016). Rückfalle – die moralische Dimension der Krankheit. *SuchtMagazin* (1/2016), 12–15.

Schneider, R. (2018). „Das Richtige tun – was sonst?" Ethik in der Suchttherapie. *Sucht aktuell* (1/2018), 16–24.

Schnyder, U. & Sauvant, J.-D. (Hrsg.). (1993). *Krisenintervention in der Psychiatrie.* Bern: Hans Huber.

Schwertl, W., Emlein, G., Staubach, M. L. & Zwingmann, E. (Hrsg.). (1998). *Sucht in systemischer Perspektive: Theorie – Forschung – Praxis.* Göttingen: Vandenhoeck & Ruprecht.

Sennett, R. (2000). *Der flexible Mensch.* Berlin: Berlin Verlag.

Sickinger, R. (1994). *Ausstieg aus der Heroinabhängigkeit.* Freiburg i. Br.: Lambertus.

Simon, R., Pfeiffer-Genschel, T. & Kraus, L. (2018). Globale, europäische, nationale und regionale Langzeittrends im Drogenkonsum: Gemeinsamkeiten und Unterschiede. *Sucht aktuell* (1/2018), 10–15.

Soyka, M. (1995). *Die Alkoholkrankheit – Diagnose und Therapie.* London: Chapman & Hall.

Specht, S., Braun, B., Künzel, J. & Thaller, R. (2018). Jahresstatistik 2016 der professionellen Suchthilfe. In Deutsche Hauptstelle für Suchtfragen (Hrsg.), *Jahrbuch Sucht 2018* (S. 143–168). Lengerich: Pabst.

Stadler, C., Hofecker Fallahpour, M. & Stieglitz, R.-D. (2014). ADHS und komorbide Suchterkrankungen. In M. Walter & E. Gouzoulis-Mayfrank (Hrsg.), *Psychische Störungen und Suchterkrankungen. Diagnostik und Behandlung von Doppeldiagnosen* (S. 120–134). Stuttgart: Kohlhammer.

Statistisches Bundesamt (2018). *2017: 3% weniger Verurteilte als im Vorjahr* (Pressemitteilung vom 28. November 2018). Verfügbar unter: https://www.destatis.de

Steier, M., Kampe, H. & Kunz, D. (1995). Rückfälligkeit, Therapieabbruch und Rückfallprävention bei Drogenabhängigen. *Verhaltenstherapie und psychosoziale Praxis, 1*, 47–63.

Steingass, H. P. (Hrsg.). (2015). *Aspekte der Soziotherapie chronisch mehrfach beeinträchtigter Abhängiger* (Remscheider Gespräche 3). Lengerich: Pabst.

Stieglitz, R.-D. & Rösler, M. (2006). Aufmerksamkeitsdefizit-/Hyperaktivitätsstörung (ADHS) im Erwachsenenalter - Eine Herausforderung an Diagnostik und Therapie. *Zeitschrift für Psychiatrie, Psychologie und Psychotherapie, 54*, 75–76. https://doi.org/10.1024/1661-4747.54.2.75

Sydow, K. von & Borst, U. (Hrsg.). (2018). *Systemische Therapie in der Praxis*. Weinheim: Beltz.

Thomasius, R., Schulte-Markwort, M., Küstner, U. J. & Riedesser, P. (Hrsg.). (2009). *Suchtstörungen im Kindes- und Jugendalter. Das Handbuch: Grundlagen und Praxis*. Stuttgart: Schattauer.

Tretter, F. (2000). *Suchtmedizin*. Stuttgart: Schattauer.

Tretter, F. (2012). Kritik der Neurobiologie der Sucht - Philosophische Aspekte. *Sucht aktuell (3/2012)*, 26–35.

Tretter, F. (Hrsg.). (2016). *Suchtmedizin kompakt: Suchtkrankheiten in Klinik und Praxis* (3. Aufl.). Stuttgart: Schattauer.

Tretter, F., Küfner, H., Kümmler, P., Beloch, E., Drobik, H., Burkhardt, D. et al. (2001). Katamnese nach antagonistenindiziertem narkosegestütztem Opiatentzug. *Sucht, 47*, 189–200. https://doi.org/10.1024/suc.2001.47.3.189

Uchtenhagen, A. & Zimmer-Höfler, D. (1985). *Heroinabhängige und ihre „normalen" Altersgenossen*. Bern: Haupt.

Veltrup, C. (1995). *Abstinenzgefährdung und Abstinenzbeendigung bei Alkoholabhängigen nach einer umfassenden stationären Entzugsbehandlung*. Münster: Waxmann.

Vogelgesang, M. & Schuhler, P. (Hrsg.). (2016). *Psychotherapie der Sucht: Methoden, Komorbidität und klinische Praxis* (3., erw. u. aktual. Aufl.). Lengerich: Pabst.

Vogt, M., Küfner, H., Hinkelmann, H. & Fahrner, E.-M. (1995). *Modellprogramm Therapie auf dem Bauernhof* (Schriftenreihe des Bundesministeriums für Gesundheit, Bd. 62). Baden-Baden: Nomos.

Vollmer, H.C. & Domma-Reichart, J. (2016). Unterschiede im Therapieerfolg zur Ein-Jahres-Katamnese zwischen stationär behandelten Drogen- und Alkoholabhängigen. *Sucht aktuell (2/2016)*, 5–10.

Vollmer, H. C., Ferstl, R. & Leitner, A. (1989). Der Rückfallprozess bei Drogenabhängigen aus lerntheoretischer Sicht. In H. Watzl & R. Cohen (Hrsg.), *Rückfall und Rückfallprophylaxe* (S. 53–69). Berlin: Springer.

Walter, M. & Gouzoulis-Mayfrank, E. (Hrsg.). (2014). *Psychische Störungen und Suchterkrankungen. Diagnostik und Behandlung von Doppeldiagnosen*. Stuttgart: Kohlhammer.

Weber, G. & Schneider, W. (1992). *Herauswachsen aus der Sucht illegaler Drogen. Selbstheilung, kontrollierter Gebrauch und therapiegestützter Ausstieg*. Münster: Westfälische Wilhelms-Universität Münster, Institut für Soziologie/Sozialpädagogik i. G.

Wecker, K. (1981). *Und die Seele nach außen kehren. Ketzerbriefe eines Süchtigen*. München: Ehrenwirth.

Weinbrenner, S., Hitzel, M., Schulte, A. & Köhler, J. (2018). Sucht und Komorbidität – Sucht als Komorbidität. *Sucht aktuell (2/2018)*, 13–16.

Wirth, J. V. & Kleve, H. (Hrsg.). (2012). *Lexikon des systemischen Arbeitens*. Heidelberg: Carl Auer.

Wijnen, H. van & Petzold, H. G. (2003). Moderne Identitätstheorien und ihre Bedeutung für die Supervision. *Supervision – Online (15/2003)*. Verfügbar unter: https://www.fpi-publikation.de

Wilken, B. (2006). *Methoden der kognitiven Umstrukturierung: ein Leitfaden für die psychotherapeutische Praxis* (3. Aufl.). Stuttgart: Kohlhammer.

Witkiewitz, K. & Marlatt, G.A. (2004). Relapse prevention for alcohol and drug problems: That was Zen, this is Tao. *American Psychologist, 59*, 224–235. https://doi.org/10.1037/0003-066X.59.4.224

Wittchen, H.-U., Bühringer, G. & Rehm, J. (2011). *Predictors, Moderators and Outcome of Substitution Treatments – Effekte der langfristigen Substitution Opioidabhängiger: Prädiktoren, Moderatoren und Outcome* (Abschlussbericht der PREMOS-Studie). Verfügbar unter: https://www.bundesgesundheitsministerium.de

Wittmann, B. (2012). Zur Forensischen Behandlung Drogenabhängiger. *Suchttherapie, 13*, 66–73. https://doi.org/10.1055/s-0032-1306316

Wolin, S. & Wolin, S. (1995). Resilience among youth growing up in substance-abusing families. *Substance Abuse, 42*, 415–429.

World Health Organization (WHO). (2017). *Depression and Other Common Mental Disorders: Global Health Estimates*. Geneva: World Health Organization. Verfügbar unter: https://apps.who.int/iris/handle/10665/254610

World Health Organization (WHO) (2020). https://www.who.int/substance_abuse/terminology/who_lexicon/en/ [Zugriff: 10.02.2020]

World Health Organization (WHO)/Deutsches Institut für Medizinische Dokumentation und Information (DIMDI) (Hrsg.). (2005). *ICF – Internationale Klassifikation der Funktionsfähigkeit, Behinderung und Gesundheit*. Köln: DIMDI.

World Health Organization (WHO)/Dilling, H., Mombour, W. & Schmidt, M. H. (Hrsg.). (2015). *Internationale Klassifikation psychischer Störungen. ICD-10 Kapitel V (F). Klinisch-diagnostische Leitlinien* (10., überarb. Aufl.). Bern: Hogrefe.

World Health Organization (WHO)/Dilling, H., Mombour, W., Schmidt, M. H. & Schulte-Markwort, E. (Hrsg.). (2016). *Internationale Klassifikation psychischer Störungen. ICD-10 Kapitel V (F). Diagnostische Kriterien für Forschung und Praxis* (6., überarb. Aufl. unter Berücksichtigung der Änderungen gemäß ICD-10-GM). Bern: Hogrefe.

Zaudig, M., Wittchen, H.-U. & Saß, H. (2000). *DSM-IV und ICD-10 Fallbuch. Fallübungen zur Differenzialdiagnose nach DSM-IV und ICD-10*. Göttingen: Hogrefe.

Zinkler, M., Valdes, J., Cranach, M. von & Soyka, M. (1998). Katamnestische Untersuchung niedrigschwellig entgifteter Opiatabhängiger. *Sucht, 44*, 25–33.

Anhang

Übersicht über die Materialien auf der CD-ROM

Materialien für die Gruppenleitung
Basismodule – BM für Gruppenleitung

Arbeitsblätter BM 1:
- Arbeitsblatt BM 1.1: Teilnehmerinteressen und Zugang zum Thema „Rückfallgeschehen"
- Arbeitsblatt BM 1.2: Grundregeln für die Gruppe
- Arbeitsblatt BM 1.3: Übergeordnete Ziele des Rückfallprophylaxetrainings (RPT)
- Arbeitsblatt BM 1.4: Übersicht über das Rückfallprophylaxetraining (RPT): Basismodule (BM)
- Arbeitsblatt BM 1.5: Übersicht über das Rückfallprophylaxetraining (RPT): Indikative Module (IM)
- Arbeitsblatt BM 1.6: Vier Thesen zum Rückfallgeschehen
- Arbeitsblatt BM 1.7: Rückfallhäufigkeit
- Arbeitsblatt BM 1.8: Das Transtheoretische Modell (TTM)
- Arbeitsblatt BM 1.9: Rückfallrisiko
- Arbeitsblatt BM 1.10: Rückfallrisiko – Teilnehmerantworten
- Arbeitsblatt BM 1.11: Rückfallrisiko – Statistik
- Arbeitsblatt BM 1.12: Dauer der Inanspruchnahme von Hilfen
- Arbeitsblatt BM 1.13: Bewertungsbogen zum Rückfallprophylaxetraining (RPT)

Arbeitsblätter BM 2:
- Arbeitsblatt BM 2.1: Die Phasen der Veränderung – das Stuhlreihen-Modell
- Arbeitsblatt BM 2.2: Absichtslosigkeit
- Arbeitsblatt BM 2.3: Absicht
- Arbeitsblatt BM 2.4: Vorbereitung
- Arbeitsblatt BM 2.5: Aktion
- Arbeitsblatt BM 2.6: Stabilisierung
- Arbeitsblatt BM 2.7: Integration

Arbeitsblätter BM 3:
- Arbeitsblatt BM 3.1: Fragen zu Schutzfaktoren
- Arbeitsblatt BM 3.2: Mauer gegen den Rückfall
- Arbeitsblatt BM 3.3: Mauer I
- Arbeitsblatt BM 3.4: Mauer II
- Arbeitsblatt BM 3.5: Mauer III
- Arbeitsblatt BM 3.6: Bausteine Drogen
- Arbeitsblatt BM 3.7: Mauer IV
- Arbeitsblatt BM 3.8: Bausteine Lösungen
- Arbeitsblatt BM 3.9: Mauer V

Arbeitsblätter BM 4:
- Arbeitsblatt BM 4.1: Risikofaktoren und Rückfallvorläufer – Teilnehmerantworten
- Arbeitsblatt BM 4.2: Risikofaktoren und Rückfallvorläufer – acht Risikobereiche
- Arbeitsblatt BM 4.3: Erkenntnisse zu den Risikobereichen
- Arbeitsblatt BM 4.4: Warnlampen-Modell

Arbeitsblätter BM 5:
- Arbeitsblatt BM 5.1: Die Vor- und Nachteile von Drogenfreiheit und Drogenkonsum
- Arbeitsblatt BM 5.2: Die Vor- und Nachteile von Drogenfreiheit und Drogenkonsum – Zeitreise
- Arbeitsblatt BM 5.3: Die Vor- und Nachteile von Drogenfreiheit und Drogenkonsum – Teilnehmerantworten

Arbeitsblätter BM 6:
- Arbeitsblatt BM 6.1: Ausprägung des Drogenverlangens
- Arbeitsblatt BM 6.2: Ausprägung des Drogenverlangens – Teilnehmerantworten
- Arbeitsblatt BM 6.3: Ausprägung des Drogenverlangens – Intensivierung
- Arbeitsblatt BM 6.4: Bewältigungsstrategien – Teilnehmerantworten
- Arbeitsblatt BM 6.5: Staubsauger-Modell
- Arbeitsblatt BM 6.6: Wellen-Modell
- Arbeitsblatt BM 6.7: Modell der kleinen Schritte – Drogen

Arbeitsblätter BM 7:
- Arbeitsblatt BM 7.1: Verhalten nach dem Rückfall
- Arbeitsblatt BM 7.2: Verhalten nach dem Rückfall – Teilnehmerantworten
- Arbeitsblatt BM 7.3: Vereinfachtes Schema zu „Rückfall" und „Ausrutscher"
- Arbeitsblatt BM 7.4: Airbag I – Strategie
- Arbeitsblatt BM 7.5: Airbag II – Eigenschaften der Vertrauensperson
- Arbeitsblatt BM 7.6: Airbag III – Konkrete Personen
- Arbeitsblatt BM 7.7: Airbag-Modell
- Arbeitsblatt BM 7.8: Zusammenfassung: Verhalten nach dem Rückfall
- Arbeitsblatt BM 7.9: Rückfallvariablen

Arbeitsblätter BM 8:
- Arbeitsblatt BM 8.1: Lustvolle Aktivitäten
- Arbeitsblatt BM 8.2: Möglichkeiten der Freizeitgestaltung – Teilnehmerantworten

Arbeitsblätter BM 9:
- Arbeitsblatt BM 9.1: Erfolge, Anerkennung und Belohnungen
- Arbeitsblatt BM 9.2: Identifizierung und Identifikation
- Arbeitsblatt BM 9.3: Belohnungen – Teilnehmerantworten

Indikative Module – IM für Gruppenleitung

Arbeitsblätter IM 1:
- Arbeitsblatt IM 1.1: Staubsauger-Modell (identisch mit Arbeitsblatt BM 6.5)
- Arbeitsblatt IM 1.2: Wellen-Modell (identisch mit Arbeitsblatt BM 6.6)
- Arbeitsblatt IM 1.3: Modell der kleinen Schritte – Drogen (identisch mit Arbeitsblatt BM 6.7)
- Arbeitsblatt IM 1.4: Risikosituationen

Arbeitsblätter IM 2:
- Arbeitsblatt IM 2.1: Fragebogen – Drogenabhängigkeit und Alkoholkonsum
- Arbeitsblatt IM 2.2: Modell der kleinen Schritte – Alkohol

Arbeitsblätter IM 3:
- Arbeitsblatt IM 3.1: Kriminalität und Drogenabhängigkeit – vier Typen
- Arbeitsblatt IM 3.2: Analogien bei Drogenabhängigkeit und Kriminalität
- Arbeitsblatt IM 3.3: Bewältigungsstrategien zur Vermeidung von Kriminalität
- Arbeitsblatt IM 3.4: Bewältigungsstrategien zur Vermeidung von Kriminalität – Teilnehmerantworten
- Arbeitsblatt IM 3.5: Erkenntnisse zum Thema Kriminalität und Rückfälligkeit

Arbeitsblätter IM 4:
- Arbeitsblatt IM 4.1: Lebenspanorama zu den Bereichen „Lebensgefühl", „Kriminalität" und „materielle Sicherheit" – Beispiel
- Arbeitsblatt IM 4.2: Konfliktbereiche hinsichtlich der materiellen Sicherheit und Konsumgüter – Teilnehmerantworten

Arbeitsblätter IM 5:
- Arbeitsblatt IM 5.1: Fragebogen zur Risikobereitschaft

Arbeitsblätter IM 6:
- Arbeitsblatt IM 6.1: Systemische Perspektive – Mobilé
- Arbeitsblatt IM 6.2: Das soziale Atom – Beispiel
- Arbeitsblatt IM 6.3: Ansatzpunkte für Gespräche mit Angehörigen über die Suchterkrankung und mögliche Rückfallgefahren – Teilnehmerantworten

Arbeitsblätter IM 7:
- Arbeitsblatt IM 7.1: Sucht und psychische Erkrankungen
- Arbeitsblatt IM 7.2: Theoretische Modelle bei Doppeldiagnosen
- Arbeitsblatt IM 7.3: Teufelskreis-Modell
- Arbeitsblatt IM 7.4: Lebenspanorama Sucht und psychische Erkrankung – Beispiel
- Arbeitsblatt IM 7.5: 4-Felder-Übersicht

Arbeitsblätter IM 8:
- Arbeitsblatt IM 8.1: Substanzkarten
- Arbeitsblatt IM 8.2: Substanzen, Wirkungen und psychische Erkrankungen
- Arbeitsblatt IM 8.3: Waage-Modell – Abwägen einer medikamentös unterstützenden Behandlung
- Arbeitsblatt IM 8.4: Vierstufiges Behandlungsmodell bei Patienten mit Doppeldiagnosen
- Arbeitsblatt IM 8.5: Wichtige Behandlungselemente bei komorbiden Störungen

Arbeitsblätter IM 9:
- Arbeitsblatt IM 9.1: Die 5 Säulen der Identität – das Modell
- Arbeitsblatt IM 9.2: Die 5 Säulen der Identität – Leerfolie
- Arbeitsblatt IM 9.3: Die 5 Säulen der Identität – Beispiel
- Arbeitsblatt IM 9.4: Aufgabenstellung als Vorbereitung auf das Thema „Vorbilder – Werte"

Arbeitsblätter IM 10:
- Arbeitsblatt IM 10.1: Aufgabenstellung als Vorbereitung auf das Thema „Vorbilder – Werte" (identisch mit Arbeitsblatt IM 9.4)
- Arbeitsblatt IM 10.2: Fragebogen zum Thema „Vorbilder – Werte"

Arbeitsblätter IM 11:
- Arbeitsblatt IM 11.1: Soziale Gruppen – Beispiele für schriftliche Karten und Bildmaterial
- Arbeitsblatt IM 11.2: Beachtung und Anerkennung
- Arbeitsblatt IM 11.3: Identifizierung und Identifikation
- Arbeitsblatt IM 11.4: Identität im Kontext
- Arbeitsblatt IM 11.5: Schaubild: Integration

Arbeitsblätter IM 12:
- Arbeitsblatt IM 12.1: Der Weg und das Ziel
- Arbeitsblatt IM 12.2: Der Mensch in Kontext und Kontinuum
- Arbeitsblatt IM 12.3: Kohärenzkonzept (nach Antonovsky)

Materialien für die Teilnehmer	
Basismodule – BM für Teilnehmer	**Indikative Module – IM für Teilnehmer**
- Handout Einleitung - Handout BM 1 - Handout BM 2 - Handout BM 3 - Handout BM 4 - Handout BM 5 - Handout BM 6 - Handout BM 7 - Handout BM 8 - Handout BM 9 - Handout BM 10 - Zertifikat	- Handout IM 1 - Handout IM 2 - Handout IM 3 - Handout IM 4 - Handout IM 5 - Handout IM 6 - Handout IM 7 - Handout IM 8 - Handout IM 9 - Handout IM 10 - Handout IM 11 - Handout IM 12

Unsere Empfehlungen

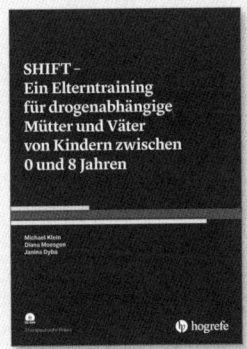

Michael Klein / Diana Moesgen / Janina Dyba
SHIFT – Ein Elterntraining für drogenabhängige Mütter und Väter von Kindern zwischen 0 und 8 Jahren

(Reihe: „Therapeutische Praxis"). 2019, 115 Seiten, Großformat, inkl. CD-ROM,
€ 29,95 / CHF 39.90
ISBN 978-3-8017-2964-6
Auch als eBook erhältlich

Das standardisierte Behandlungs- und Präventionsmanual dient der Gruppenarbeit mit Eltern, die von illegalen Drogen abhängig sind oder waren. Ziele des Trainings sind u. a. die Stärkung von Elternkompetenzen und Familienresilienz sowie die Stabilisierung von Substanzabstinenz. Auf diese Weise soll die Situation betroffener Familien verbessert und eine gesunde Entwicklung der Kinder gefördert werden. Das SHIFT-Elterntraining wurde im Setting der Sucht- und Jugendhilfe erprobt und evaluiert.

Michael Klein / Diana Moesgen / Sonja Bröning / Rainer Thomasius
Kinder aus suchtbelasteten Familien stärken
Das „Trampolin"-Programm

(Reihe: „Therapeutische Praxis"). 2013, 129 Seiten, Großformat, inkl. CD-ROM,
€ 24,95 / CHF 35.50
ISBN 978-3-8017-2527-3
Auch als eBook erhältlich

Das modularisierte Präventionsprogramm „Trampolin" will die Resilienz von Kindern und Jugendlichen im Alter zwischen 8 und 12 Jahren aus suchtbelasteten Familien stärken und sie befähigen, möglichst unbeschadet mit den Folgen der belastenden Lebensumstände umzugehen. Dazu werden Informationen und effektive Stressbewältigungsstrategien vermittelt. Die psychische Belastung der Kinder soll reduziert und ein positives Selbstkonzept aufgebaut werden. Es eignet sich insbesondere für den Einsatz in Beratungsstellen der Sucht-, Jugend- und Familienhilfe. Die beiliegende CD-ROM enthält alle Arbeitsmaterialien, die für die Durchführung benötigt werden.

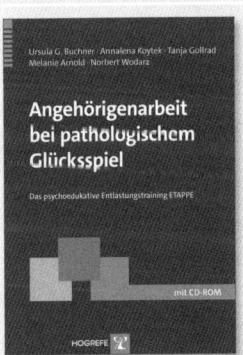

Ursula G. Buchner / Annalena Koytek / Tanja Gollrad / Melanie Arnold / Norbert Wodarz
Angehörigenarbeit bei pathologischem Glücksspiel
Das psychoedukative Entlastungstraining ETAPPE

(Reihe: „Therapeutische Praxis"). 2013, 76 Seiten, Großformat, inkl. CD-ROM,
€ 39,95 / CHF 53.90
ISBN 978-3-8017-2464-1
Auch als eBook erhältlich

Glücksspielsucht und problematisches Glücksspielverhalten sind vor allem für die Angehörigen der Betroffenen sehr belastend. Das „Entlastungstraining für Angehörige problematischer und pathologischer Glücksspieler – psychoedukativ (ETAPPE)" bietet erstmalig ein manualisiertes und evaluiertes Programm für deren Beratung und psychosoziale Begleitung. Neben Strategien zur Bewältigung von Stresssituationen sowie zur Kommunikation und Beziehungsgestaltung mit dem Betroffenen werden Informationen zu Recht und Schulden vermittelt.

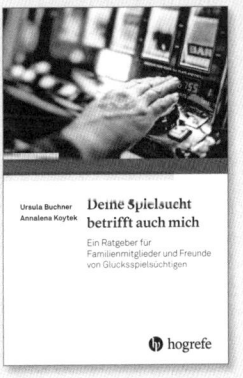

Ursula G. Buchner / Annalena Koytek
Deine Spielsucht betrifft auch mich
Ein Ratgeber für Familienmitglieder und Freunde von Glücksspielsüchtigen

2017, 159 Seiten, Kleinformat,
€ 19,95 / CHF 26.90
ISBN 978-3-8017-2626-3
Auch als eBook erhältlich

Dieser Ratgeber erklärt, was Glückspiele sind, informiert darüber, wie Glücksspielsucht entsteht und zeigt verschiedene Handlungsmöglichkeiten auf. Darüber hinaus wird auf die Auswirkungen auf Betroffene und deren Familienmitglieder und Freundeskreis sowie auf häufig auftretende Probleme, wie Misstrauen und Schuldzuweisungen, eingegangen.

www.hogrefe.com

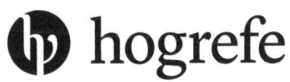

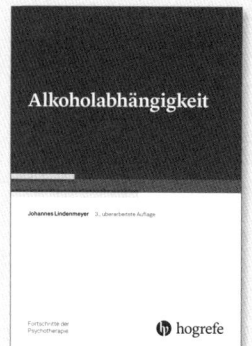

Johannes Lindenmeyer
Alkoholabhängigkeit

(Reihe: „Fortschritte der Psychotherapie", Band 6)
3., überarbeitete Auflage 2016,
VIII/126 Seiten,
€ 19,95 / CHF 26.90
(Im Reihenabonnement
€ 15,95 / CHF 21.50)
ISBN 978-3-8017-2791-8
Auch als eBook erhältlich

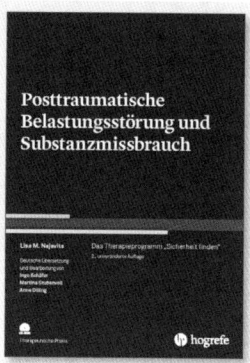

Lisa M. Najavits
Posttraumatische Belastungsstörung und Substanzmissbrauch
Das Therapieprogramm „Sicherheit finden"

(Reihe: „Therapeutische Praxis"). 2., unveränderte Auflage 2019, 371 Seiten, Großformat, inkl. CD-ROM,
€ 59,95 / CHF 75.00
ISBN 978-3-8017-3020-8
Auch als eBook erhältlich

Der Band liefert einen Leitfaden für die ambulante und stationäre Behandlung von Patienten mit einer Alkoholabhängigkeit. Die Neubearbeitung berücksichtigt den aktuellen Stand der Forschung, integriert die S3-Leitlinie und die Veränderungen nach dem DSM-5. Praxisorientiert werden u.a. folgende Therapieschritte vorgestellt: Erstgespräch, Diagnose und Differenzialdiagnose, Motivierungsstrategien, Rückfallprävention, Gruppentherapie mit Alkoholabhängigen, Umgang mit rückfälligen Patienten und Einbeziehung von Angehörigen.

Bei „Sicherheit finden" handelt es sich um ein integratives Behandlungsprogramm für Personen mit Suchterkrankungen, die an den Folgen traumatischer Erfahrungen leiden. In 25 Einzelsitzungen werden Problembereiche bearbeitet, die bei dieser Patientengruppe besonders häufig anzutreffen sind. Das evidenzbasierte Therapieprogramm stellt dazu umfangreiche Arbeitsmaterialien zur Verfügung, die auch auf CD-ROM vorliegen.

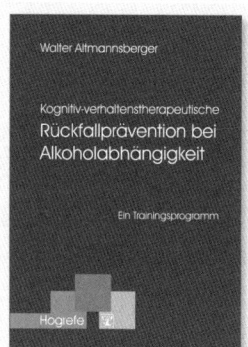

Walter Altmannsberger
Kognitiv-verhaltens-therapeutische Rückfallprävention bei Alkoholabhängigkeit
Ein Trainingsmanual

(Reihe: „Therapeutische Praxis"). 2004, 181 Seiten,
Großformat,
€ 29,95 / CHF 39.90
ISBN 978-3-8017-1678-3
Auch als eBook erhältlich

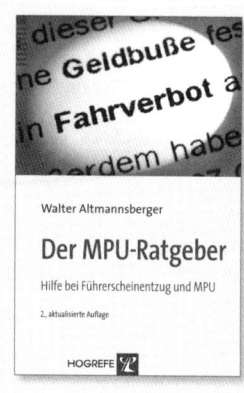

Walter Altmannsberger
Der MPU-Ratgeber
Hilfe bei Führerscheinentzug und MPU

2., aktualisierte Auflage 2012,
166 Seiten, Kleinformat,
€ 16,95 / CHF 24.50
ISBN 978-3-8017-2361-3
Auch als eBook erhältlich

Das Rückfallpräventionstraining (R.P.T.) bietet auf der Grundlage des Rückfallmodells von Marlatt und Gordon einen strukturierten Zugang zur psychotherapeutischen Bearbeitung der Rückfallthematik mit Alkoholabhängigen. Das kognitiv-verhaltenstherapeutisch orientierte Training unterstützt die Teilnehmer in 14 Sitzungen, ihre Abstinenzentscheidung zu vertiefen sowie ihre individuellen Kompetenzen zur Rückfallvorbeugung und -bewältigung zu stärken. Anhand zahlreicher Gruppenübungen und mit Hilfe detaillierter Arbeitsaufgaben wird die Eigeninitiative der Teilnehmer gefördert. Eine Vielzahl von Strategien wird für eine zukünftige „Hilfe zur Selbsthilfe" erarbeitet.

Pro Jahr müssen etwa über 100.000 „Verkehrssünder" wegen Alkohol-, Punkte- oder Drogendelikten zur Medizinisch-Psychologischen-Untersuchung (MPU). Der MPU-Ratgeber bietet wertvolle Anregungen und Tipps, wie Betroffene sich selbst aktiv auf die MPU vorbereiten können. Zahlreiche Beispiele aus der verkehrstherapeutischen Praxis helfen dabei, das Problembewusstsein zu schärfen und schädliche Gewohnheiten nachhaltig zu ändern. Mit diesem Ratgeber verbessern sich nicht nur die Chancen auf eine positive MPU, die ausführlichen Informationen helfen dabei, dauerhaft aus „alten Fehlern" zu lernen und sich so viel Zeit, Geld und Ärger zu ersparen.

www.hogrefe.com

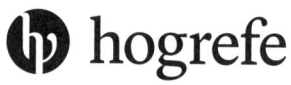